Inhaltsverzeichnis

Gehirnsoftware

Die Technologie in Patañjalis Yoga Sūtras

Heinz Krug und Gerd Unruh

Zweite überarbeitete und erweiterte Auflage: März 2018
Erste Auflage: April 2017
Umschlag Design: Michael Adamidis
www.adamidis-art.com
Druck: IngramSpark
Autoren E-Mail-Kontakt: heinz@gehirnsoftware.com
gerd.unruh@gmx.net
Buch Webseite: gehirnsoftware.com

Haftungsausschluss

Inhalt des Buchs

Autoren, Herausgeber und Verlag übernehmen keinerlei Gewähr für die Aktualität, Korrektheit, Vollständigkeit oder Qualität der bereitgestellten Informationen. Haftungsansprüche gegen die Autoren oder den Verlag, welche sich auf Schäden materieller oder ideeller Art beziehen, die durch die Nutzung oder Nichtnutzung der dargebotenen Informationen bzw. durch die Nutzung fehlerhafter und unvollständiger Informationen verursacht wurden, sind grundsätzlich ausgeschlossen, sofern seitens der Autoren kein nachweislich vorsätzliches oder grob fahrlässiges Verschulden vorliegt.

Gesundheit

Dieses Buch hat den Zweck, unseren Lesern Informationen über die besprochenen Themen bereitzustellen. Dieses Buch soll nicht dazu benutzt werden, um medizinische Krankheitsbilder zu diagnostizieren oder zu behandeln. Für die Diagnose oder Behandlung medizinischer Probleme holen Sie den Rat ihres Arztes. Herausgeber, Autoren oder Verlag sind nicht verantwortlich für die Gesundheits- oder Allergiebedürfnisse, die einer medizinischen Überwachung bedürfen und sind auch nicht haftbar für Schäden oder negative Auswirkungen irgendwelcher Behandlungen, Tätigkeiten, Anwendungen oder Mittel für Personen, die dieses Buch lesen. Referenzen gelten nur als Information und nicht als Empfehlung irgendwelcher Webseiten oder anderer Quellen.

Urheber- und Kennzeichenrecht

Die Autoren sind bestrebt, in allen Publikationen die Urheberrechte der verwendeten Bilder, Grafiken, Tondokumente, Videosequenzen und Texte zu beachten, von ihnen selbst erstellte Bilder, Grafiken, Tondokumente, Videosequenzen und Texte zu nutzen oder auf lizenzfreie Grafiken, Tondokumente, Videosequenzen und Texte zurückzugreifen.

Alle innerhalb des Buchs genannten und ggf. durch Dritte geschützten Marken und Warenzeichen unterliegen uneingeschränkt den Bestimmungen des jeweils gültigen Kennzeichenrechts und den Besitzrechten der jeweiligen eingetragenen Eigentümer. Allein aufgrund der bloßen Nennung ist nicht der Schluss zu ziehen, dass Marken nicht durch Rechte Dritter geschützt sind!

Das Copyright für veröffentlichte, von den Autoren selbst erstellte Objekte bleibt allein bei den Autoren des Buchs. Eine Vervielfältigung oder Verwendung solcher Grafiken, Tondokumente, Videosequenzen und Texte in anderen elektronischen oder gedruckten Publikationen ist ohne ausdrückliche Zustimmung der Autoren nicht gestattet.

Rechtswirksamkeit dieses Haftungsausschlusses

Sofern Teile oder einzelne Formulierungen dieses Haftungsausschlusses der geltenden Rechtslage nicht, nicht mehr oder nicht vollständig entsprechen sollten, bleiben die übrigen Teile des Dokumentes in ihrem Inhalt und ihrer Gültigkeit davon unberührt.

ISBN 978-0-9955961-2-2

gehirnsoftware.com

10 9 8 7 6 5 4 3 2

Inhaltsverzeichnis

अहं ब्रह्मास्मि

ahaṁ brahmāsmi

Ich bin die Ganzheit

0

Einführung

Inhaltsverzeichnis

aham brahmāsmi 1

Ich bin die Ganzheit 1

0 4

Einführung 4

Inhaltsverzeichnis 5

Vorworte 8

Tradition der Yoga Sūtras 23

Yoga Sūtras heute 26

Erforschung Ihrer Gehirnsoftware 33

Test der Version Ihrer Gehirnsoftware 40

Upgrade der Gehirnsoftware 45

Begriffsdefinitionen zur Gehirnsoftware 49

1 59

Samādhi Pāda 59

Ebenen der Stille 59

Denkvorgänge – Vṛttis 60

Methoden des Yoga 91

Gelassenheit 96

Beginnendes samādhi 101

Methoden der Beruhigung 119

Gefestigtes Samādhi 171

2 ***183***

Sādhana Pāda ***183***

Beseitigung der Unwissenheit **183**

Illusionen **184**

Karma **201**

Guṇas **207**

Zweck der Erfahrung **215**

Einheitsbewusstsein **221**

Die acht Bereiche des Yoga **226**

Yama und Niyama **228**

Nutzen der Yamas **235**

Nutzen der Niyamas **241**

Āsana **247**

Prāṇāyāma **250**

Pratyāhāra **257**

3 ***259***

Vibhūti Pāda ***259***

Außergewöhnliche Fähigkeiten **259**

Technik der Siddhis **264**

Transformationen **282**

Natürliche Abläufe **291**

Orte und Ergebnisse des Saṁyama **295**

4 ***411***

Kaivalya Pāda *411*

Befreiung 411

Transformation der Gehirnsoftware 412

Gesetze des Karma 418

Macht der Gehirnsoftware 428

Evolution des Verstands 435

Perfektion 442

Guṇas und Kaivalya 448

Lobpreisung 453

Anhang *455*

A - Yoga Sūtras ohne Kommentare 455

B - Glossar 468

C - Simulation der Schadsoftware im Gehirn 479

Vorworte

Ergebnis einer lebenslangen Suche

Dieses Buch ist das Ergebnis einer lebenslangen Suche nach der richtigen Anwendung der mentalen Techniken, die seit Urzeiten unter dem Namen *siddhis* (außergewöhnliche Fähigkeiten) bekannt sind. Ich hatte schon als junger Mann begonnen, regelmäßig zu meditieren. Dabei fand ich die Meditationsmethode von Maharishi™ Mahesh Yogi[1] am geeignetsten. Die tiefe Stille der Transzendenz-Erfahrung stellte sich von Anfang an ein. Ab und zu erhaschte ich sogar einen Blick in eine fantastische geistige Welt, die ich nur als himmlisch bezeichnen kann.

Ich wurde mit der tiefen Ruhe der Meditation sehr erfolgreich. Damals war ich noch Schüler am Gymnasium. Die Schulnoten verbesserten sich und alles wurde leichter. Mit dem Beginn meines Elektrotechnikstudiums wurde ich dann richtig kreativ. In den Meditationen kamen die tollsten Erfindungen auf, von denen ich dann einige später auch noch patentieren konnte. Eine davon, die sogenannten FPGA Computerchips, hat sogar die gesamte Elektronikindustrie revolutioniert.

Drei Jahre später begann ich, die *siddhis* regelmäßig zu üben. Nach einigen Anfangserfolgen mit korrekten *siddhi*-Erfahrungen stellte sich aber recht schnell ein gewisser Alltagstrott ein. Man machte die *siddhis* einfach so, weil man sich erhoffte, irgendwann in der Zukunft würden sich die Ergebnisse schon noch zeigen. Das war nicht ganz zufriedenstellend und ich machte nochmals Auffrischungskurse und übte sie ganz genau so aus, wie sie gelehrt wurden. Dienst nach Vorschrift! Das Ergebnis war aber noch enttäuschender. Es stellten sich fast gar keine Resultate bei den *siddhi*-

---

[1] Es ist schon witzig, dass man immer das ™ Zeichen erwähnen muss, auch wenn man in freier Meinungsäußerung über ihn als Person schreibt.
Obwohl es uns selbst widerstrebt, sehen wir uns aus rechtlichen Gründen dennoch genötigt, alle Marken einzeln aufzuführen. Siehe dazu auch den Haftungsausschluss am Anfang des Buchs.
Maharishi ist eine Marke der Maharishi Foundation Ltd. Corporation United Kingdom, P.O. Box 652 St. Helier, Jersey Great Britain JE48Y2.

Übungen mehr ein. Sie waren nur noch wie eine fortgesetzte Meditation, jedoch blieben die von *Patañjali* vorhergesagten Ergebnisse aus.

Ich widmete mich wieder hauptsächlich meinen Industrietätigkeiten und praktizierte die *siddhis* zwar noch, aber hoffte nicht mehr auf viele Ergebnisse. Zugegeben, die tiefe Ruhe war da und bei Übungen in Gruppen gab es auch eine gewisse Begeisterung, vor allem bei den sogenannten Flugübungen. Jedoch passierte es fast nie, dass irgendjemand wirklich längere Zeit den Körper in einer Schwebe über dem Boden halten konnte. Ja, da waren, ganz selten, diese etwas verlangsamten, parabelförmigen Flugbahnen, aber so richtig überzeugend waren diese auch noch nicht. Einer wissenschaftlichen Überprüfung hätten sie nicht wirklich standgehalten.

In den Gruppen, bei denen viele *siddhas* ihr sogenanntes „Programm" zusammen praktizierten, stellte sich immer mehr Müdigkeit ein. Man achtete nicht mehr auf die notwendige Frische während des Tagesablaufs, gönnte sich zu wenig Schlaf, sondern kam stattdessen zum Programm übermüdet an. Wen wundert es dann, dass dabei viele während der Entspannung der Meditation und der *siddhis* einfach einschliefen? Das Geschnarche der anderen störte mich zunehmend und ich ging dazu über, mein *siddhi* Programm für mich alleine zu Hause auszuüben. Ich fühlte mich dabei zwar frischer, aber die Ergebnisse kamen immer noch ganz selten und sie waren immer noch nicht zuverlässig. Sie waren einfach nicht vorhersagbar.

Reparatur der Siddhi Maschine

Als Ingenieur stellte mich das alles nicht zufrieden. Warum 30 Jahre lang eine Technik ausüben, die letztendlich nicht funktionierte? Ich ging also mit meinem technologisch-wissenschaftlichen Verstand erneut an die Sache heran. Die Maschine funktioniert nicht! Die Maschine muss repariert werden! Wo anfangen? Beim Reparieren fängt man immer bei der korrekten Funktion, dem Sollzustand an. Wo war der richtige Sollzustand der *siddhis* zu finden? Da fielen mir die *yoga sūtras* des *Patañjali* ein. Maharishi™[2] hatte uns gesagt, dass er seine Technik der *siddhis* aus den

[2] Maharishi ist eine Marke der Maharishi Foundation Ltd. Corporation United Kingdom, P.O. Box 652 St. Helier, Jersey Great Britain JE48Y2.

yoga sūtras entnommen hatte. Also lag es nahe, dieses Original noch einmal genauer zu untersuchen. Er hatte uns allerdings verschwiegen, dass er *Patañjalis* Technik wesentlich verändert hatte.

Bei dem neuen Vorhaben kam mir mein Freund Robert sehr zur Hilfe. Er hatte auch, so wie ich, einen technisch geschulten Verstand. Wir sagten uns beide, wir müssen zugeben, dass dieses Fliegen wirklich nicht funktioniert. Man kann es tausende Male „Fliegen" nennen, dadurch würde es aber noch nicht zum Fliegen. Mit positivem Denken allein kam man hier nicht weiter. Es war immer noch ein Hopsen, was man auch mit Muskelkraft erreichen konnte. Viele unserer meditierenden Freunde hatten das inzwischen aufgegeben. Damit hatten wir eine schonungslose Analyse des Istzustands der sogenannten „Flugübungen" zu jener Zeit durchgeführt.

Ein Marketingprofi, Lehrer oder geistiger Anführer möchte das vielleicht noch schönreden, aber für den Ingenieur, der die Maschine wieder zum Laufen bringen will, geht es nicht anders. Er muss zuerst feststellen, was der tatsächliche Zustand ist.

Der nächste Reparaturschritt bestand darin, herauszufinden, warum der Istzustand nicht mit dem Sollzustand übereinstimmte. Zum einen war da diese Müdigkeit. Sie kam aber erst nach zehn und mehr Jahren vergeblicher Mühe auf; eigentlich verständlich. Jedoch auch vorher, vor dieser Müdigkeitsphase des Gruppenprogramms gab es kein richtiges Fliegen. Die Müdigkeit konnte also nicht die eigentliche Ursache sein.

Könnte es sein, dass das Fliegen prinzipiell unmöglich ist? Es ist ja sicherlich nicht die alltägliche Erfahrung, dass Menschen ohne weitere Hilfsmittel fliegen können. Nun hatte ich aber schon einmal persönlich einen Menschen mehrere Minuten lang schweben gesehen. Es geschah während meiner Forschungsarbeiten im EEG-Labor in der europäischen Universität des Maharishi™[3]. Dort hatten wir die Aufgabe, die Gehirnwellen der besten *siddhas* zu messen und auszuwerten. Ich wusste also, dass es prinzipiell möglich war, dass Menschen fliegen konnten.

---

[3] Maharishi ist eine Marke der Maharishi Foundation Ltd. Corporation United Kingdom, P.O. Box 652 St. Helier, Jersey Great Britain JE48Y2.

Warum konnten wir noch nicht fliegen? Die Standardantwort bei den *siddhas*, die ich kannte, bezog sich auf das Weltbewusstsein. Erst wenn sich das Weltbewusstsein höher entwickeln würde, käme auch das Fliegen zustande. Das war zwar ein guter Anreiz, um größere Gruppen zum gemeinsamen Programm zu motivieren, solange aber kein richtiges Fliegen zustande kam, würde unweigerlich diese Motivation irgendwann einmal auch nicht mehr ausreichen.

So empfand ich dann dieses Argument, was ursprünglich von Maharishi™ kam, immer weniger zutreffend. Für mich war es vielmehr eine nette Geste von ihm, um lieb zu seinen Schülern zu sein. Er wollte eben nicht so direkt sagen: „Es tut mir leid, oder es schmerzt mich, dass Ihr das noch nicht könnt." Stattdessen fand er einen anderen Grund, an dem wir letztendlich nichts machen konnten. Es war nicht unsere Schuld oder unsere eigene Unfähigkeit oder unser fehlendes Wissen. Es war das schlechte Weltbewusstsein, das durch Stress, Kriege und Missachtung der Natur heruntergezogen wurde. Durch unser gemeinsames Programm sollte das Weltbewusstsein verbessert werden. Somit blieb da immer noch dieser Schimmer einer besseren Zukunft, dieses Licht am Ende des Tunnels.

Nun überlegte ich mir, dass dieses Argument auch aus anderen Gründen nicht völlig zutreffen konnte. Zum einen hatte ich ja eine Person gesehen, die schweben konnte. Zum anderen gab es aber auch Berichte von Heiligen aus verschiedenen Religionen, die in einer viel dunkleren Zeit der Menschheit, im Mittelalter, auch schon schweben konnten. Meist waren es Mönche, Nonnen oder Menschen, die ihr Leben Gott gewidmet hatten. Oft waren sie auch von ihren außergewöhnlichen Fähigkeiten selbst überrascht oder wollten sie sogar wieder loswerden. Fazit: Es war also durchaus möglich, in einer noch dunkleren Zeit als jetzt, dieses Fliegen zu beherrschen und auch zu demonstrieren. Folglich musste es auch jetzt möglich sein. Es musste möglich sein, sich vom Weltbewusstsein soweit abzukoppeln, dass zumindest einzelne Menschen schweben konnten.

Siddhi Technik

Die einzige weitere Fehlerursache, die zu diesem Zeitpunkt noch unerforscht blieb, war die eigentliche *siddhi*-Technik des Fliegens. Ich marschierte also mit meinem Freund Robert in eine vedische Bibliothek an unserem gemeinsamen Wohnort in England und holte die Originale der *yoga sūtras* des *Patañjali*. Sie waren in *saṁskṛt* (sprich: Sanskrit) und auch auf Englisch übersetzt. Ich dachte mir, dass wir doch einmal probieren sollten, die *siddhis* im *saṁskṛt*-Originaltext zu üben. Das taten dann sowohl Robert als auch ich und zuerst dachten wir, dass wir damit eine Verbesserung erreicht hätten. Die *yoga sūtras* sind kurze Formeln, bei deren Anwendung sofort die vorhergesagten Ergebnisse eintreten sollten, sofern der richtige Bewusstseinszustand vorhanden war. Nach zwei Wochen bemerkten wir aber zunehmend, dass dieser neue Ansatz auch keine Verbesserung brachte. Es waren zwar immer noch gelegentliche Lichtblicke da, aber der echte Durchbruch war noch nicht geschafft.

Ich ging dann in die nächste Reparaturphase. Dies war ein weiterer Test. Ich übte die *siddhis*, welche ich bisher – so wie ich sie gelernt hatte – mit englischer Sprache geübt hatte, nun in meiner Muttersprache, in Deutsch. Das Ergebnis war auch nicht richtig überzeugend und andere Freunde übten das ja auch schon seit Jahren in ihrer Muttersprache. Dann probierte ich es noch in meinem Heimatdialekt, auf Fränkisch. Das hörte sich zwar lustig an, aber die Ergebnisse waren immer noch nicht da.

Es blieb noch die Frage, ob es an unserem mangelnden Bewusstsein liegen könnte? Wir hatten inzwischen schon 30 Jahre lang regelmäßig morgens und abends meditiert. War das etwa immer noch nicht genug? Ich weiß, dass viele meiner meditierenden Freunde so dachten und immer noch so denken. Einige dachten sogar, es würde mehrere Leben benötigen, um die *siddhis* zu beherrschen. Welch eine Ausdauer! Diese hatte ich nicht.

Außerdem konnte das bei mir nicht der Grund sein, da mir mein geliebter Meister Maharishi™[4] bereits 20 Jahre vorher bestätigt hatte, dass ich den höchsten Bewusstseinszustand, das Einheitsbewusstsein, erreicht hatte. Ich hatte nie viel darüber gesprochen, weil es dann doch immer ganz schnell unnötigen Neid geben würde. Aber für mich wusste ich, was Sache war. Ich hatte mich seitdem sicherlich in meinem Bewusstsein nicht zurückentwickelt. Das fehlende Bewusstsein konnte es nicht sein. Es musste also irgendetwas an der Technik falsch sein.

---

[4] Maharishi ist eine Marke der Maharishi Foundation Ltd. Corporation United Kingdom, P.O. Box 652 St. Helier, Jersey Great Britain JE48Y2.

Das Naheliegendste waren mögliche Übersetzungsfehler bei den *yoga sūtras.* Ein großer Teil des vedischen Wissens ist durch Übersetzungsfehler verloren gegangen. Das hatte ich von Maharishi™ gelernt. Ich begann dann immer häufiger das *saṁskṛt*-Original der *yoga sūtras* zu lesen. Es half alles nichts, ich musste meine, bis dahin recht dürftigen, Kenntnisse des *saṁskṛt* verbessern. Also begann ich drei Jahre lang, intensiv *saṁskṛt* zu lernen. Ich besorgte mir fünf *saṁskṛt* Lexika und vier Grammatiken und begann, intensiv zu studieren. Dazu kamen noch etliche Online-Kurse und circa 50 vedische Bücher in meiner Bibliothek, die ich sowohl auf *saṁskṛt* als auch auf Englisch oder Deutsch vorliegen hatte. Ich wollte die Grammatik beherrschen und einen genügend großen Wortschatz haben, um die *yoga sūtras* richtig übersetzen zu können. Es war viel Arbeit, aber die Mühe hatte sich gelohnt. Das Lesen des *devanāgarī* wurde immer leichter, die *sandhis*, die Wortverbindungen, konnte ich richtig entschlüsseln, die vielfältigen Deklinationen und Konjugationen wurden mir auch immer klarer und das ganze System erschloss sich mir. Welch ein Wunder, bei den schlechten Lateinnoten, die ich früher hatte! Irgendwie war *saṁskṛt* aber doch viel systematischer und auch sympathischer, außerdem hatte ich ja ein klares Ziel vor Augen.

Präsentation

Nun kam meine liebe Schwester Sigrid ins Spiel. Sie drängte mich, jedes Wochenende einen Teil der *yoga sūtras* nebst den Kommentaren von *Vyāsa* und *Śaṅkara* für sie zu übersetzen. Zunächst war das eine Übersetzung von Englisch auf Deutsch eines Buchs, das Trevor Leggett direkt aus dem *saṁskṛt* übersetzt hatte: „The complete commentary by Śaṅkara on the Yoga Sūtras." Erst später übersetzte ich dann alle *sūtras* und die wichtigsten Kommentare direkt aus dem *saṁskṛt*.

Die ersten Übersetzungen begannen im Jahr 2007. Sigrid schrieb alles fein säuberlich in ihrem Notebook Computer auf. Viele der Kommentartexte in diesem Buch stammen noch aus dieser Zeit und später habe ich sie mit den direkten *saṁskṛt* Übersetzungen ergänzt. Mein Kriterium war immer, dass ich alle Gedankengänge der Kommentatoren richtig verstehen wollte. Dann gab es keine logischen Lücken mehr. Solche Lücken konnten verblüffender weise in jedem Fall, das heißt in hunderten von Fällen, durch die korrekte Übersetzung direkt aus dem *saṁskṛt* ausgeräumt werden.

Unsere Mutter Katharina trat unserem Gelehrtenclub auch noch bei. Sie hatte richtig gute Erfahrungen mit den *siddhis*. Zwei Jahre später, nachdem wir dreimal unseren ganzen Text gelesen, verbessert und Schreibfehler korrigiert hatten, lag uns dann endlich eine vollständige deutsche Übersetzung des englischen Buchs von Leggett vor. Ich habe sie aber nie veröffentlicht. Es war alles noch viel zu kompliziert. Wie sollte das irgendjemand verstehen? Die Sprache wirkte auch irgendwie altertümlich. Wir haben dann weitestgehend versucht, kompliziert erscheinende Gedankengänge in einem moderneren Sprachstil noch einfacher darzustellen. Manchmal ist es uns nicht ganz gelungen.

Die nächste Phase war eine Vereinfachungsphase. Hier kam mein Freund Gerd Unruh, den ich schon seit 30 Jahren kannte, zu Hilfe. Er war daran interessiert, zusammen mit mir eine vollständige Vortragsreihe der *yoga sūtras* als PowerPoint-Präsentation auszuarbeiten. Wir arbeiteten hauptsächlich per Skype-Audiokonferenz, er in Deutschland und ich in England und trafen uns auch ab und zu mal für eine oder zwei Wochen intensiverer Zusammenarbeit.

Die Vortragsreihe wurde richtig gut. Nun ging es darum, diese mit verschiedenem Publikum zu testen. Wir hatten sowohl eine deutsche als auch eine englische Version vorliegen. Bei der englischen Version halfen uns einige meiner englischen und amerikanischen Freunde in drei Monaten konzentrierter Zusammenarbeit, den richtigen Feinschliff und eleganten Schreibstil in den Text zu bringen, die ganzen „Germanisms" zu beseitigen und natürlich auch, alle Kommas richtig zu setzen. Kommas sind im Englischen eine Kunst für sich!

Dann reisten meine Mutter und Schwester ebenfalls nach England, um in einem „Arbeitsurlaub" die deutsche Version so sehr zu vereinfachen, dass sie allgemein verständlich wurde.

Gerd testete die deutsche Präsentation in Kursen mit seinen deutschen Kursteilnehmern und ich die englische mit meinen englischen Freunden. Sie alle haben das neue Wissen richtig gut verstanden und konnten es auch gut anwenden. Viele der Kursteilnehmer waren *siddhas*, die sich schon seit

Jahrzehnten vergeblich abmühten, um endlich Erfolge der *siddhi*-Übungen zu erfahren. Einige hatten mit der früher erlernten *siddhi*-Technik noch niemals irgendeine Erfahrung erlebt. Und siehe da! Es klappte nun auf Anhieb. Nicht nur die *siddhis* funktionierten, sondern sie sagten auch, dass sie zum ersten Mal in ihrem Leben so viel spirituelles Wissen in so kurzer Zeit gelernt hätten.

Einige andere Kursteilnehmer hatten *siddhis* vorher noch nicht erlernt und sie hatten es fast einfacher, da sie keine alten Gewohnheiten verlernen mussten. Ihnen fehlte aber eher die Motivation, die *siddhis* auch regelmäßig zu üben. Jeder Kursteilnehmer und jede Kursteilnehmerin hatten am Ende des Kurses, der in der Regel zwischen 7 und 10 Tagen dauerte, zumindest einige *siddhis*, die wirklich gut, wie auf Knopfdruck, funktionierten.

Erste Erfolge

Meine Reparaturarbeit zeigte nun die ersten Erfolge. Die „*siddhi*-Maschinen" liefen zumindest teilweise wieder. Bei mir selbst kamen nach recht kurzer Zeit alle *siddhis*, die ich übte, richtig gut zur Wirkung. Alles klappte innerhalb weniger Sekunden, mit Ausnahme der sehr fortgeschrittenen, wie zum Beispiel des Fliegens. Der Nachweis dieser *siddhi* ist noch zu erbringen und insofern ist meine Forschung noch nicht abgeschlossen. Aber zumindest funktionierten die anderen schon ganz gut und in diesem Buch können Sie Erfahrungsberichte unserer ersten Kursteilnehmer lesen.

Wir kannten solche Bücher mit Erfahrungsberichten von *siddhas* schon zur Genüge. Sie waren alle recht positiv geschrieben; was aber meistens fehlte, waren die spezifischen Erfahrungen, wie sie *Patañjali* vorhersagte. Solche Erfahrungen kamen mit der Technik, die wir vor 40 Jahren erlernt hatten, nur zufällig und nur selten zustande und das war ein Anzeichen, dass die korrekte Beherrschung der *siddhi*-Techniken noch fehlte.

Das war bei uns nun anders geworden. Wir erlangten die Kontrolle über die *siddhis*. Es war wie mit einem Lichtschalter. Schalter an – Licht an; Schalter aus – Licht aus.

Wir kannten nun die Technik, wie die Lichtschalter dieser außergewöhnlichen menschlichen Fähigkeiten einzuschalten waren. Wir hatten sie selbst inzwischen tausende Male erfolgreich benutzt. Es wurde immer einfacher. Nun sind die *siddhis* ein Teil unseres ganz normalen, täglichen

Lebens geworden. Dennoch konnten wir immer noch nicht fliegen. Wir wussten zwar, wie wir den entsprechenden Lichtschalter einschalten mussten, aber wir hatten seinen genauen Platz noch nicht gefunden.

Vor unserer Erforschung der *yoga sūtras* war es so ähnlich, wie in einem dunklen Zimmer nach Lichtschaltern zu suchen. Ab und zu hatte man mal einen Zufallstreffer. Am nächsten Tag war es dann wieder völlig dunkel und unklar, wie und warum das richtige Ergebnis zustande gekommen war. Daher hießen unsere *siddhi*-Übungen auch Forschung im Bewusstsein. Wir suchten 30 Jahre lang nach Lichtschaltern, hatten aber in unserer Ausrüstung keine Taschenlampen mitbekommen!

Jetzt war alles anders geworden. Mit dem Licht der *yoga sūtras* konnten wir den Raum richtig erkennen. Dadurch hatten wir das Wissen gewonnen, wo die meisten Schalter-Plätze waren und wie die Schalter einzuschalten waren. Durch unsere gründliche Erforschung der *yoga sūtras* haben wir gelernt, das Wissen so einfach auszudrücken, dass wir es hier im Buch wiedergeben können. Wenn Sie das Buch aufmerksam lesen, können Sie also selbst ihre eigenen Erfahrungen machen.

Von einer großen Geheimnistuerei um die richtigen *siddhi* Techniken halte ich inzwischen nichts mehr, denn was hat sie uns eigentlich gebracht? Sie hat nur geschickt versteckt, dass das korrekte Wissen der *siddhis* im Grunde noch gar nicht entdeckt worden war. Wozu dieses geheimnisvolle System unnötig lange fortsetzen? Richtiges, echtes, ehrliches Wissen ist mehr gefragt denn je.

Wissen

Jetzt schloss sich die Frage an, wie wir das neu gewonnene Wissen ausdrücken sollten, sodass es eine Vielzahl von Menschen verstehen konnte? Wir entschlossen uns, es in diesem Buch zusammenzufassen. Es hat fünf Kapitel: Eine ausführliche Einleitung und die vier Kapitel der *yoga sūtras.* In allen Kapiteln gibt es die Theorie, die Übungen, die Tests und die Erfahrungsberichte, um es an Beispielen zu demonstrieren. Als wir mit dem Buch einigermaßen fertig waren, hielten wir wieder etliche Kurse, um zu sehen, wie das neue Wissen ankommen würde. Gerd Unruh hatte seine Industriekontakte und er stellte fest, dass Begriffe wie Erleuchtung, Geist und Bewusstsein einfach noch nicht in der Industrie akzeptiert werden konnten.

Diese Begriffe waren im Grunde wissenschaftlich zu ungenau und unpräzise oder gar nicht definiert.

Forscher im Bereich der künstlichen Intelligenz können ein Lied davon singen. Es soll dort angeblich mehr als 400 verschiedene Definitionen des Begriffs „Wissen“ geben. Hier in den *yoga sūtras* haben wir nun eine sehr genaue Definition des Begriffs Wissen auf mehreren Ebenen gefunden, vielleicht nur eine weitere Definition, vielleicht aber auch die ursprünglichste und genaueste. Aufbauend auf unseren eigenen wissenschaftlich-technologischen Erfahrungen und Erkenntnissen bei der Erforschung der künstlichen Intelligenz waren wir mit dieser Wissensdefinition in den *yoga sūtras* sehr zufrieden.

Wir legten dann noch größeren Wert auf präzise definierte Begriffe. Dabei half die Terminologie aus der Informatik, der Wissenschaft mit dem Ziel, intelligente Systeme zu erstellen, zu kontrollieren und zu beschreiben. Diese Terminologie stellte sich als außerordentlich hilfreich für ein tieferes Verständnis heraus.

Gehirnsoftware

Schließlich kam mir die Idee – aus der Quelle des reinen Wissens – den Begriff „Gehirnsoftware“ zu verwenden. Dieses war die richtige, der heutigen Zeit angepasste Übersetzung des Begriffs „Geist“. Geist ist etwas anderes als reines Bewusstsein. Das reine Bewusstsein ist der stille Beobachter des Geistes, also im Grunde ein stiller Nutzer der Gehirnsoftware. Dieses Konzept haben wir nun durchdekliniert und waren außerordentlich überrascht, wie gut sich alle *yoga sūtras* damit erklären ließen. Einige der komplexeren Zusammenhänge haben wir damit erst selbst richtig verstanden. In den Ausdrücken der Gehirnsoftware wurden sie nun überraschend einfach und verständlich.

Bei der Analyse der fundamentalsten Naturgesetze aus der Sicht der *yoga sūtras*, wie auch der modernen Physik, hat sich ganz unvermittelt eine neue Sichtweise, vielleicht sogar ein Paradigmenwechsel, für eine neue einheitliche Feldtheorie ergeben. Dieses neue Paradigma ist andeutungsweise in den Kommentaren der *yoga sūtras* 1.23 bis 1.29 enthalten. Wahrscheinlich werde ich dieses noch weiter ausarbeiten und später in einem ganzen Buch veröffentlichen.

Jetzt haben Sie, lieber Leser, also diese kreative, neue und dennoch genaue Übersetzung der *yoga sūtras* des *Patañjali* mit den ausführlichen Kommentaren von *Vyāsa* und *Śaṅkara* und unseren wissenschaftlich-technologischen Erläuterungen vor sich. Es ist ein umfangreiches Werk. Es stecken 10 Jahre Übersetzungsarbeit und 40 Jahre Meditationspraxis mehrerer Personen dahinter und es gründet auf den eigenen Lebenserfahrungen in höheren Bewusstseinszuständen. Wir möchten Sie inspirieren, das Werk nicht nur intellektuell zu betrachten, sondern als eine praktische Anleitung für Sie selbst, um die *siddhis* zu erkunden und Ihr Leben damit zu bereichern und recht schnell die Befreiung, den höchsten Bewusstseinszustand, zu realisieren.

Dieser Vorgang ist so ähnlich wie eine neue Software in Ihren Gehirncomputer zu laden. Es muss wirklich nicht lange dauern. Sollten Sie dabei auf den einen oder anderen neuen Platz für weitere „*siddhi*-Lichtschalter" stoßen, sind wir jederzeit auf Ihre Rückmeldungen gespannt. Die Fähigkeit des Menschen, fliegen zu können, also das Gravitationsfeld zu beherrschen, sehen wir als ein gemeinsames Projekt der Menschheit an, das nicht nur einigen elitären Kreisen vorbehalten sein sollte. Wir haben in diesem Buch „Gehirnsoftware" den ungefähren Bereich beschrieben, wo sich der Gravitations-Lichtschalter befindet. Sollte jemand noch vor uns herausfinden, wo genau er ist, bitten wir um einen entsprechenden Gedankenaustausch. Sollten wir es vor Ihnen herausfinden, werden wir das ebenfalls veröffentlichen. Ob wir das dann allerdings noch in Form von Büchern machen wollen, bleibt abzuwarten. Gehen Sie einfach davon aus, dass Sie das Wissen in irgendeiner passenden Form erreichen wird, eventuell auch aus einer Umlaufbahn um die Erde.

Heinz Krug, März 2018

SELBST-Erforschung als Lebensziel

Der deutsche Dichter Goethe drückte das Streben nach SELBST-Erkenntnis im „Faust" vortrefflich so aus: „Dass ich erkenne, was die Welt im Innersten zusammenhält." Goethe warnte aber den Suchenden durch Mephisto, den Widersacher: „Verachte nur Vernunft und Wissenschaft, des Menschen allerhöchste Kraft, lass nur in Blend- und Zauberwerken Dich von dem Lügengeist bestärken, so hab ich dich schon unbedingt." Die Vorgehensweise muss wissenschaftlich sein, so dass die Aussagen beobachtbar, erklärbar, voraussagbar und überprüfbar sind. Nützliche Erkenntnisse zu diesem Thema fand ich im westlichen Kontext in folgenden Büchern.

(1) Thomas Kuhn: „Die Struktur wissenschaftlicher Revolutionen."

(2) Max Planck drückte mögliche Hindernisse einer Forschung in seiner "Wissenschaftliche Selbstbiographie" so aus: „Eine neue wissenschaftliche Wahrheit pflegt sich nicht in der Weise durchzusetzen, dass ihre Gegner überzeugt werden und sich als belehrt erklären, sondern vielmehr dadurch, dass ihre Gegner allmählich aussterben und dass die heranwachsende Generation von vornherein mit der Wahrheit vertraut gemacht ist."

(3) Der Mathematiker Jacques Hadamard schildert in seinem Buch „The Psychology of Invention in the Mathematical Field", wie herausragende Größen seiner Zeit, wie zum Beispiel er selbst, Einstein und Brahms zu Erfindungen kamen. Die grundlegende Methode war die, dass sie sich in einen Zustand der Gedanken-Stille versetzen konnten, sozusagen als Beobachter ihrer Gedankenvorgänge. Sie waren dabei in der Lage, verschiedene Ideen wie in einem Film zu beobachten, aus denen sie welche nach bestimmten Kriterien auswählten, wie zum Beispiel dem Glücksgefühl, das dabei entstand. Diese Fähigkeit besitzen nicht viele Menschen.

Yoga – Ein Weg zur SELBST-Erforschung

Als Student kam ich in Berührung mit der Meditationstechnik von Maharishi™ Mahesh Yogi[5]. Maharishi™ bemühte sich, seinem System eine wissenschaftliche Basis zu geben.

Aufgrund der erlernten Meditationstechniken fiel mir das Studium leicht. Während meiner Promotionszeit, die ein Jahr dauerte, konnte ich mich aufgrund der Meditationstechniken in einen kreativen Zustand versetzen, so dass die Ideen von alleine kamen - wie im Buch von Hadamard beschrieben.

[5] Maharishi ist eine Marke der Maharishi Foundation Ltd. Corporation United Kingdom, P.O. Box 652 St. Helier, Jersey Great Britain JE48Y2.

Als Professor für Informatik der Hochschule Furtwangen erkannte ich mit Hilfe der Meditationstechniken intuitiv zukünftige wegweisende - Trends in Forschung und Lehre. Die Meditationstechniken verbesserten bei mir Gesundheit, Wohlbefinden, Klarheit des Denkens und intuitives Wissen.

Unterstützung vom Śaṅkarācārya aus Südindien

Ich hatte 1999 das große Glück, Schüler des hochverehrten und herausragendsten *Advaita-Vedanta*-Lehrer – His Holiness *Śri Śri Bharati Tirtha Mahaswamiji, Śaṅkarācārya* von Südindien, zu werden. Ich lernte von ihm *Vedanta* in Theorie und Praxis (Meditation). His Holiness transformierte meinen Geist und meinen Körper, so dass sich meine geistigen Fähigkeiten und meine Gesundheit enorm verbesserten. Sein Wissen half mir bei der Ausarbeitung dieses Buchs. Ich bin ihm unendlich dankbar.

Erlernen der Yoga Sūtras

Meinem Freund Heinz bin ich zutiefst dankbar, dass er mich in seine Forschung über *yoga* und *siddhis* einbezog. Ich konnte dazu meine Erkenntnisse aus Indien einbringen. Die Hinweise von ihm hatten den sofortigen Erfolg meiner *siddhi*-Übungen bewirkt. Ich habe anschließend Menschen im Berufsleben die *siddhis* gelehrt. Sie erfuhren unmittelbar die Ergebnisse, wie in den *yoga sūtras* vorausgesagt. Das Verstehen der Theorie der *yoga sūtras* ist für den Erfolg ebenso wichtig. Daher legten Heinz und ich großen Wert auf präzise Definitionen und Anwendungen der *saṁskṛt* -Begriffe.

EU-Indien Projekt

Ich hatte mich mit Computer-Linguistik, mit der Grammatik des *saṁskṛt*, mit indischer Logik (*nyāya*) und mit Ontologie (*vaiśeṣika*) befasst. Als Informatiker war ich bestens mit der Modellierung von Systemen vertraut. In *saṁskṛt* half mir meine indische Ehefrau, Dr. Rashmi Bahadur. Sie hatte *saṁskṛt* und Linguistik in Vārāṇasī, Indien, studiert und konnte mich daher auf diesen Gebieten unterstützten.

Im Jahr 2006 beendete ich ein dreijähriges EU-Indien-Projekt, wo es um Syntax und Semantik der Sprache *saṁskṛt* und um indische Logik und Ontologie ging. Das „Sri Shankara Advaita Research Centre“ in Sringeri, Karnataka, unter organisatorischer Leitung von V.R. Gowrishankar, war Partner im Projekt. His Holiness, der *Śaṅkarācārya* von Südindien, unterstützte das Projekt massiv.

Ein weiterer Partner war eine Abteilung des Ministeriums für Elektronik & Informations-Technology der Regierung von Indien. Wir kooperierten mit Dr. Om Vikas, dem Leiter des Programms TDIL (Technology Development for Indian Languages). Wir kannten somit den Stand der Forschung über *saṁskṛt* in Indien. Die Erkenntnisse aus diesem Projekt halfen mir bei der Übersetzung der *yoga sūtras*.

Historische Dimension der Yoga Sūtras

Die historische Dimension der Technologie in den *yoga sūtras* wird erst dann richtig verstanden, wenn die eigenen Erfahrungen die Theorie bestätigen. Das geht schrittweise, denn die „Gehirnsoftware" (mentale Fähigkeiten) funktioniert zusammen mit ihrer „Hardware" (Physiologie), die erst durch mentale Übungen optimiert werden muss, damit dann wiederum verbesserte Gehirnsoftware laufen kann. Das geschieht durch regelmäßige Übung und Gelassenheit.

Im Westen begann das Zeitalter der Aufklärung mit systematischem Untersuchen von Phänomenen: beobachten, erklären, voraussagen und verifizieren. Der Untersuchungsbereich bezieht sich nur im Wesentlichen auf die Materie. Wie der menschliche Geist - in unseren Begriffen die „Gehirnsoftware" - funktioniert, konnte bisher nicht wirklich erforscht werden, weil es keine Möglichkeit gibt, die Effektivität des Geistes zu verbessern.

Aber mit der Bereitstellung der *yoga*-Technologie und ihren Upgrades der Gehirnsoftware eröffnen sich nun ganz neue Anwendungsbereiche, da Aussagen überprüfbar werden. Wir sehen hier nicht nur ein neues Paradigma, sondern auch eine Grundlage für die erfolgreiche Weiterentwicklung vieler Disziplinen.

Kommunikation mit Naturgesetzen

Viele von Ihnen werden sich sicherlich schon öfter über Ihren Computer geärgert und ihn direkt als ein Wesen ausgeschimpft haben. In der Natur finden Sie viele eigenständige Systeme, die sich intelligent und fehlerfrei voraussagbar verhalten und die komplexer sind als die von Menschen geschaffenen. Sie werden als Naturgesetze bezeichnet. Man kann sie als Software-Funktionen betrachten. Machen Sie nun einen kleinen Schritt weiter und stellen sich vor, Sie könnten mit den Naturgesetzen wie mit perfekter Spracherkennungs- und Wiedergabe-Software sprechen, mit anderen Worten, diese hätten eine Kommunikationsschnittstelle wie ein Computer. Unmöglich, denken Sie? Es ist nur Gewohnheitssache, sie zu nutzen! Wenn man mit unsichtbaren Wesen zuerst kommuniziert, kann es passieren, dass man selbst schockiert ist und denkt, man fantasiert. Wenn Sie die Kommunikation aber öfter durchführen, gewöhnen Sie sich dran. Mehr noch, wenn Sie öfter Naturgesetze bitten, eine bestimmte Handlung durchzuführen und es auch meistens tatsächlich geschieht, würden Sie wissen, dass sie auch als reale Wesen zu betrachten sind. Alte Sagen berichten darüber. In der Sprache der Vorfahren sind es Götter und Göttinnen, in der heutigen Sprache Software oder Naturgesetze die eine Kommunikationsschnittstelle haben. Man muss diese allerdings erst kennen bzw. aufbauen.

Überzeugen Sie sich selbst durch Übung und Gelassenheit

Sie, lieber Leser, können unsere Darstellungen und Techniken selbst überprüfen, indem sie diese einfach üben. Sie werden dann immer freier und unabhängiger von Meinungen und Dogmen, Sie werden die Befreiung, *kaivalya,* leben. Sie werden glücklicher, gesünder, klarer und intuitiver. Sie werden ihre mentalen Fähigkeiten verbessern, kurz, Sie werden ein erfüllteres Leben führen und das relativ schnell. Studieren Sie die *siddhis*! Sie haben unbegrenzte Möglichkeiten!

Gerd Unruh, Freiburg, März 2018

Tradition der Yoga Sūtras

Herkunft der Yoga Sūtras

Autoren

Die *yoga sūtras* (Leitfaden des *yoga*) stammen von *Patañjali*. Die wichtigsten Kommentatoren sind *Vyāsa* (um 3000 v. Chr.) und *Śaṅkara* (um 800 n. Chr.). Die *yoga sūtras* bestehen aus 195 wohl strukturierten und komprimierten Sätzen, die zunächst mündlich überliefert und erst später aufgeschrieben wurden.

Mündliche Überlieferung

Die *yoga sūtras* wurden Jahrtausende lang mündlich in der Sprache *saṁskṛt* (sprich: Sanskrit) überliefert und dafür in einer kompakten und wohlstrukturierten Form gehalten. Die Struktur der *yoga sūtras* ist hierarchisch. Wortbedeutungen werden in hierarchischen Ebenen von Ober- und Unterbegriffen erklärt.

Obwohl die *yoga sūtras* jahrtausendealt sind, hat uns die Präzision Ihrer Formulierungen immer wieder überrascht. Ihre Art der kompakten, hierarchischen Strukturierung entspricht dem heutigen Stand der Technik bei der Softwareerstellung.

Struktur der Yoga Sūtras

Die vier Kapitel der Yoga Sūtras

Kapitel 1:	*samādhi pāda*	Ebenen der Stille
Kapitel 2:	*sādhana pāda*	Beseitigung der Unwissenheit
Kapitel 3:	*vibhūti pāda*	Außergewöhnliche Fähigkeiten
Kapitel 4:	*kaivalya pāda*	Befreiung (*kaivalya*)

Nummerierung

Die *yoga sūtras* sind im Original in *devanāgarī*-Schrift aufgeschrieben, so dass sie leicht rezitiert werden können. Sie enden jeweils mit der Nummer des *sūtras*. Vedische Texte sind durchnummeriert.

Saṁskṛt Alphabet

Das *saṁskṛt* Alphabet ist systematisch aufgebaut. Es besteht aus kurzen und langen Vokalen, Halbvokalen, Doppelvokalen, Konsonanten, Zischlauten und einigen, wenigen besonderen Lauten. In der Transliteration schreiben wir das kurze a mit *a*, das doppelt so lange mit *ā*. Gleiches gilt für *i* und *u*. Eine Besonderheit ist der Vokal *ṛ* der mit dem Konsonanten *r* verwandt ist, jedoch wie alle anderen Vokale beliebig lange gesprochen werden könnte. In der Praxis wird er jedoch so lang wie das *a* gesprochen. Im *saṁskṛt* entspricht die Aussprache der Schrift. Dabei gibt es sogar noch weniger Ausnahmen als im Deutschen.

Saṁskṛt kennt keine Großbuchstaben. Um das Lesen zu erleichtern, haben wir daher im Namen den ersten Buchstaben groß geschrieben, ebenso bei Satzbeginn.

Saṁskṛt verwendet im Plural verschiedene Endungen. Den Plural vereinfachen wir, indem wir an nicht übersetzte *saṁskṛt*-Wörter die Endung ‚s' anfügen.

Textstruktur

In den *yoga sūtras* kommen fast keine Verben vor. Meist sind es nur aneinander gereihte Substantive und Adjektive. Die *saṁskṛt*-Sprache bevorzugt zusammengesetzte Wörter, sogenannte Komposita, wobei es eine besondere Kunst ist, diese richtig aufzulösen. Ein ganzer Satz kann manchmal aus einem einzigen Kompositum bestehen. Hier ist es dann wichtig, die richtigen Worttrennungen zu erkennen.

Sandhi

Beim Herausfinden der Worttrennungen hält das *saṁskṛt* eine weitere Überraschung in Form der sogenannten *sandhis* bereit. *Sandhis* sind Anpassungen, die zwischen dem Wortende und dem folgenden Wortanfang gebildet werden. Sie ergeben sich aus einem natürlichen Sprachfluss. Der Endlaut und der nächste Anfangslaut passen sich aneinander an. Dies geschieht nach genau festgelegten Regeln. Insgesamt gibt es 58 solche Regeln, welche auch unter Umständen auf die gleiche Wortlücke mehrfach hintereinander angewendet werden. Der wissenschaftliche Fachausdruck für *sandhis* heißt euphonische Regeln. Bei der Übersetzung sind *sandhis* eine Herausforderung, vor allem wenn mehrere in umgekehrter Reihenfolge aufzulösen sind. Wir haben bei unserer Übersetzung sehr genau darauf geachtet, die *sandhis* immer korrekt aufzulösen.

Grammatik

Saṁskṛt hat eine sehr systematische Grammatik. Es ist im Grunde eine mathematisch präzise Sprache. Die Substantive und Adjektive werden in acht Fälle dekliniert (Nominativ, Vokativ, Akkusativ, Instrumental, Dativ, Ablativ, Genitiv, Lokativ) mit einem dreifachen Genus (maskulin, feminin, neutrum) und einem dreifachen Numerus (singular, dual, plural). Daraus ergeben sich 8*3*3 = 72 Kombinationen von Wortendungen. Etliche dieser Endungen sind vor allem im dualen Numerus gleich. Diese 72 Deklinationsendungen gibt es in verschiedenen Varianten, je nachdem, auf welchen Laut das Wort endet. Am häufigsten kommt die a-Deklination vor. Mit mittlerer Häufigkeit folgen dann die Deklinationen auf i, u, ī, ū, seltener auf ṛ, welches im *saṁskṛt* ein Vokal ist. Ganz selten sind irreguläre Deklinationen auf ī, ū und Konsonanten wie t, c, d und auf Silben as, is, us, at, in, an. Zum krönenden Abschluss gibt es noch 30 irreguläre Deklinationen einzelner Wörter.

Dann gibt es noch Steigerungsformen, deklinierte Zahlwörter und deklinierte Pronomen verschiedenster Art. Wer das nicht alles auswendig lernen will, muss bei Übersetzungen mit entsprechenden guten Tabellen arbeiten.

Die Konjugation der Verben ist noch wesentlich komplexer. Da sie aber in den *yoga sūtras* glücklicherweise nicht oft vorkommen, ersparen wir Ihnen die genaue Aufschlüsselung der zehn Verbklassen mit ihren verschiedenen Zeit- und Modalformen.

Wir haben bemerkt, dass viele andere Übersetzer der *yoga sūtras* nur wenige Grammatikkenntnisse hatten. Das war bei uns durchaus anders und oft konnten wir erst durch vollständige Grammatik- und *sandhi*-Regeln die wahre Bedeutung eines Satzes erschließen. Wundern Sie sich also nicht, wenn unsere Übersetzung von bekannten Übersetzungen öfters abweichen. Aufgrund der korrekten Anwendung der Grammatik sind wir sicher, dass unsere Übersetzungen stimmig sind.

Vor allem aber bestätigen unsere eigenen Erfahrungen, die mit den im Buch vorhergesagten Ergebnissen übereinstimmen, dass auch die Übersetzung korrekt ist.

Pronomen

Da die *yoga sūtras* mündlich überliefert und auswendig gelernt wurden, sind sie sehr kompakt gehalten. Daher kommen häufig Demonstrativpronomen vor, wie zum Beispiel die Wörter „dieses" und „jenes". Wir haben Wert darauf gelegt, immer den grammatisch richtigen Bezug zum entsprechenden Wort in vorherigen *sūtras* herzustellen.

Kommentare

Die Kommentare der alten befreiten Meister, *Vyāsa* und *Śaṅkara*, waren außerordentlich hilfreich. Viele *sūtras* haben wir erst durch sie verstanden. Vielen Dank für Eure Hilfe! Ein großer Teil unserer Texte stammt von diesen Kommentaren.

Yoga Sūtras heute

Kategorien des Wissens aus der Sicht der Yoga-Technologie

(1) **Intuitives Wissen**: Wissen wird direkt erkannt. In der Mathematik heißt es daher oft: „man sieht sofort, dass ... " Durch intuitives Wissen entstehen auch Vermutungen, die erst Jahre später bewiesen werden.

Beispiele: Mathematik, Naturwissenschaften, *yoga*-Technologie.

(2) **Überprüfbares Wissen**: Es bestehen fundierte Theorien und Methoden, die Theorien zu überprüfen. Das führt zu weitgehend gesichertem Wissen: es ist beobachtbar, erklärbar, voraussagbar und überprüfbar.

Beispiele: Mathematik, Naturwissenschaften, *yoga*-Technologie.

(3) **Halbwissen**: Theorien und Methoden sind unvollständig. Sie sind nur zum Teil gesichert.

Beispiele: Medizin, Psychologie, Soziologie, Philosophie, Politik.

(4) **Nicht-Wissen**: Grundlage ist blinder Glaube. Es besteht keine Möglichkeit, die Aussagen zu überprüfen. Es kann daher zur Unterdrückung oder Lähmung einer Gesellschaft führen, so dass diese darunter leidet.

Beispiele: Religionen, Ideologien.

Technologie der Yoga Sūtras

Ein vollständiges System

Es ist mit der Wiederentdeckung der mentalen Technologie in den *yoga sūtras* gelungen, die *yoga sūtras* als ein in sich vollständiges System wiederherzustellen, das die Merkmale einer Wissenschaft erfüllt. Die *yoga sūtras* sind damit für alle zugänglich und verifizierbar.

Die Theorie

- erklärt Bewusstseins-Prozesse;
- beschreibt mentale Vorgänge und sagt sie voraus. „Mental" bezieht sich auf die Gesamtheit der gefühlsmäßigen, sinnesorientierten und intellektuellen Aktivitäten und Zustände eines Lebewesens;
- verwendet klare, eindeutige Begriffe aus der Sprache *saṁskṛt*;
- ist in sich widerspruchsfrei;
- benutzt keine Dogmen und ist kein blinder Glaube wie „die Erde ist eine Scheibe."

Die Praxis

- besteht aus mentalen Übungen;
- führt zu Erfolg und Erfüllung im Leben;
- verbessert die Leistungsfähigkeit des Organismus;
- verbessert die Gehirnfunktionen;
- ermöglicht, die Theorie zu bestätigen.

Inhaltliche Verifizierung durch persönliche Erfahrung

Wir haben die Wortbedeutungen und den Sinn von Sätzen sehr genau überprüft und konnten sie in fast allen Fällen durch eigene persönliche Erfahrungen verifizieren. Zugegeben, arbeiten wir selbst noch an einigen, vor allem den höheren *sūtras*, wie zum Beispiel dem yogischen Fliegen oder dem Beherrschen der Elemente. Auf der anderen Seite sind aber viele der außergewöhnlichen *yoga*-Fähigkeiten bei uns zur alltäglichen Erfahrung geworden.

Wenn wir bestimmte Begriffe, wie zum Beispiel das Wort „*citta*" nicht mehr als „Geist", sondern als „Gehirnsoftware" übersetzen, haben wir uns das sehr gründlich überlegt. Beide Autoren kommen aus der Computerwissenschaft, hatten sowohl Ausbildung als auch lebenslange Erfahrung und Lehrtätigkeit in der Computerwissenschaft. Mit dem Wort Gehirnsoftware bringen wir nun die *yoga sūtras* aus dem Mystischen heraus in die moderne Wissenschaft und Technologie.

Yoga ist keine Religion

- Alle Aussagen der Theorie kann jeder in der Praxis durch eigene Erfahrungen bestätigen.
- Lediglich zu Beginn ist ein gewisses Vertrauen in die Wirkungen als Inspiration zum Erlernen der Techniken erforderlich.
- Später wird das Vertrauen durch Wissen aufgrund der eigenen Erfahrungen ersetzt.
- Auch ein Wissenschaftler muss vor der Ausführung seiner Experimente Vertrauen in seine Hypothesen haben.

Sprache der Computer-Wissenschaft

Übersetzungen

Die *yoga sūtras* des *Patañjali* sind einer der ältesten Texte der Menschheit und wurden hundertfach von *saṁskṛt* in verschiedene andere Sprachen übersetzt. Viele der Übersetzer und Kommentatoren hatten nicht den Zugang zu höheren Bewusstseinszuständen und konnten dementsprechend nicht das Wesentliche der *yoga sūtras* erkennen und richtig übersetzen. Vielen fehlte auch nur die grammatikalische Präzision.

Sogar diejenigen Übersetzer, die selbst Erfahrungen höherer Bewusstseinszustände hatten und über ausreichende *saṁskṛt*-Kenntnisse, sowohl des Wortschatzes als auch der Grammatik, verfügten, hatten immer noch die Schwierigkeit, ein geeignetes Begriffssystem zu finden, welches das *saṁskṛt*-Original passend widerspiegeln konnte. Viele Übersetzer haben zum Beispiel das Begriffssystem und die entsprechenden Konzepte der Psychologie verwendet. Dabei entsteht die Schwierigkeit, dass die Psychologie die meisten Konzepte der *yoga sūtras* einfach nicht kennt und dementsprechend die Worte fehlen. Ähnliches gilt für die Philosophie, bei der noch erschwerend hinzukommt, dass nur wenige Leser Ihre Sprache und Denkweise verstehen.

Computer-Begriffe

Warum gerade Begriffe aus der Computer-Technologie? Informatik, die Wissenschaft der Computer-Technologie, beschreibt die Konstruktion und die Funktionsweise intelligenter Systeme. Da sich die *yoga sūtras* mit den Grundlagen der menschlichen Intelligenz und Ihrer Entwicklung befassen, ist es naheliegend, dieses jahrtausendealte System der Intelligenz in das heute bekannte System der Computer-Technologie zu übertragen. Es kommt hinzu, dass die Begriffe der Computer-Technologie den modernen Menschen leichter zugänglich sind, da sie täglich mit ihnen zu tun haben.

Zum Beispiel bezeichnet der *saṁskṛt*-Begriff „*saṁskāra*" abgespeicherte Eindrücke, die Abläufe im Denken und Handeln beeinträchtigen. Mit den Techniken der *yoga sūtras* können diese Eindrücke neutralisiert werden, so dass sie keine Wirkung mehr haben.

Der Begriff „*saṁskāra*" entspricht einem Schadprogramm in der Computertechnologie. Ein Schadprogramm ist ein intelligentes Muster, das sich selbst aktiviert und negativ in Programmabläufe eingreift. Schadprogramme sind zum Beispiel Viren, Würmer, Trojaner usw. Ein Scanner-Programm kann diese Muster aufdecken und neutralisieren. Dann funktioniert die Software wieder richtig.

In der Medizin würde man den *saṁskāra* als Stress oder Verspannung im Nervensystem bezeichnen.

Software

- Software bestimmt, was eine datenverarbeitende Hardware tut und wie sie das tut.

- Software umfasst in einer strukturierten Weise sowohl Anweisungen als auch zugehörige Daten.
- Hardware sind zum Beispiel Computer, Mobiltelefone, Fernseher, aber auch Netzwerke von Neuronen, wie zum Beispiel das menschliche Gehirn.
- Die Hardware führt die Befehle der Software aus.
- Während der Befehlsausführung durchläuft die Software verschiedene Zustände, die sich entsprechend in der Hardware widerspiegeln.
- Hardware kann dadurch individuell arbeiten.
- Software kann durch neue Versionen (Upgrades) verbessert werden.
- Während früher Upgrades mittels Datenträger (Disk usw.) installiert wurden, erfolgen diese heutzutage mit einer Datenverbindung.

Die Yoga Sūtras beschreiben Gehirnsoftware

- Die Gehirnsoftware umfasst alle mentalen Aktivitäten und Zustände.
- Die *yoga sūtras* sind in der *saṁskṛt*-Sprache kurz, einfach, logisch aufgebaut und leicht zu verstehen.
- Verständnisschwierigkeiten sind überhaupt erst durch Übersetzungen und Kommentare entstanden. Zum Beispiel gibt es für den Begriff „Erleuchtung" die verschiedenartigsten Interpretationen, die in keiner Weise wissenschaftlichen oder technologischen Anforderungen genügen.
- Wir übersetzen in diesem Buch zum ersten Mal die *saṁskṛt*-Begriffe direkt in die Sprache der Computertechnologie, um Bewusstsein und die Funktionsweise des Gehirns zu erklären.
- Dadurch kann jeder moderne Mensch die *yoga sūtras* verstehen und anwenden.
- Die Beschreibung des *yoga* in der Sprache der Computertechnologie ist nicht als Analogie zu verstehen, sondern als ein konkretes Erklärungsmodell für die Gehirnforschung.

- Wir möchten uns an dieser Stelle deutlich von Autoren distanzieren, die Begriffe, wie zum Beispiel das Wort „Quanten", nicht mit naturwissenschaftlicher Präzision sondern stattdessen in einer Art Marketingsprache verwenden.
- Wenn wir vom Quantencomputer sprechen, dann meinen wir das tatsächliche physikalische Phänomen. Dieses Buch ist aber bewusst verständlich gehalten und wir haben daher vermieden, die Leser mit mathematischen Formeln zu beeindrucken.
- Die Wirkungen der Gehirnsoftware sind in der Praxis direkt am Körper messbar.
- In diesem Buch entwickeln wir zum ersten Mal eine wissenschaftlich überprüfbare Beschreibung der Gehirnsoftware, die alle Aspekte des Bewusstseins umfasst.
- Damit bringen wir *yoga* endlich aus dem Mystischen heraus in die reale heutige Welt.

Format der Übersetzungen	
sūtra-Nummer →	**1.1**
Übersetzung →	**Jetzt beginnt die Darlegung des *yoga***
Devanāgarī →	अथ योगानुशासनम्
Transliteration →	*atha yoga-anuśāsanam*
Lexikon mit Grammatik →	*atha (jetzt [kommt]) yoga (m. Komp. [definiert in 1.2] anuśāsana (n. Nom. Akk. s.: Darlegung, Unterweisung in))*
Kommentar →	*Yoga* ist ein höherer Bewusstseinszustand, den wir für den modernen Menschen als eine höhere Version der Gehirnsoftware beschreiben.

Saṁskṛt Wörter werden *kursiv* dargestellt. Die meisten Kommentare stammen von den Autoren dieses Buchs. Kommentare von *Śaṅkara* sind durchgehend *kursiv* dargestellt. *Vyāsas* kurze Kommentare sind meist in den ausführlichen Kommentaren von *Śaṅkara* enthalten. Wenn Sie den Begriff „Gehirnsoftware" in *Śaṅkaras* Kommentaren sehen, ist das lediglich unsere Übersetzung des Wortes *citta*.

Erforschung Ihrer Gehirnsoftware

Wir beginnen mit der Erforschung, wer Sie im Grunde sind, mit der Erforschung des SELBST.

Ich suche nach mir SELBST

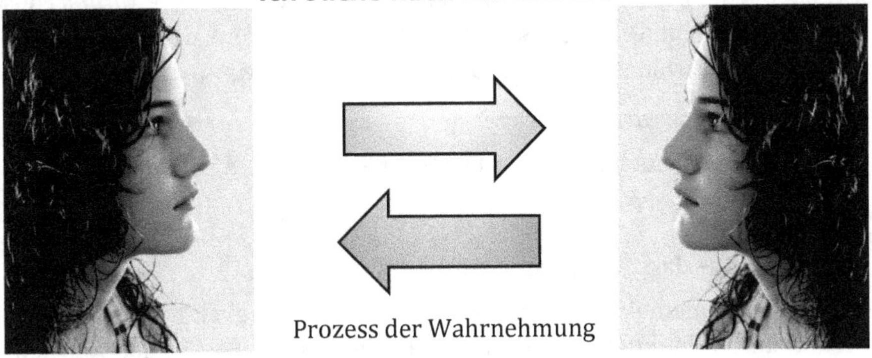

Wahrnehmende Wahrgenommene

Bei dieser Suche sind Sie gleichzeitig Wahrnehmende und Wahrgenommene. Durch die Suche nach Ihrem SELBST erzeugen Sie eine Rekursion (Selbst-Aufruf) in Ihrer Gehirnsoftware. Abhängig von der Version Ihrer Gehirnsoftware werden dabei verschiedene Ergebnisse auftreten. An Hand dieser Ergebnisse können wir eindeutig die Version der Gehirnsoftware identifizieren.

Sind Sie bereit für den Test? Ja – dann lassen Sie uns beginnen.

Wie finde ich mein SELBST?

Ich suche mit dem Verstand nach der unveränderlichen Identität, dem „ICH", dem „SELBST" in mir. Ich finde in mir: Ego, Gedächtnis, Verstand, Intuition, Sinneswahrnehmungen und Gefühle. Bin ICH nicht viel mehr? Wo ist meine unveränderliche Identität?

Beobachtung 1

ICH beobachte meinen Körper wie einen Gegenstand.

ICH bin nicht mein Körper, denn mein Körper verändert sich dauernd und ICH bleibe unverändert.

⇨ Daher bin ICH der Beobachter meines Körpers.

Beobachtung 2

ICH beobachte die Lebensenergie wie einen Gegenstand.

ICH beobachte zum Beispiel, dass mein Körper Lebensenergie (*prāṇa*) aus dem Atmen erhält. Die Lebensenergie ist ein Gegenstand, den mein Körper aufnimmt, ähnlich der Stromversorgung in einem Computer.

Aber ICH bin nicht die Lebensenergie.

⇨ ICH bin der Beobachter der Lebensenergie.

Beobachtung 3

ICH beobachte, dass ICH meine Sinnesorgane benutze.

ICH bin nicht meine Sinnesorgane, denn sie sind lediglich meine Eingabe-Geräte, deren Funktionsweise ICH beobachten kann. Die Sinneswahrnehmung verändert sich beim Wachen, Träumen und Schlafen. Diese drei Bewusstseinszustände verändern jeweils die Software der Eingabe-Prozessoren in meinem Gehirn. Im Schlaf ist die Sinneswahrnehmung abgeschaltet, im Traum ist sie irreal und im Wachzustand bildet sie meine Umgebung ab.

ICH kann diese Veränderungen meiner Sinneswahrnehmung beobachten.

⇨ ICH bin der Beobachter meiner Sinnesorgane.

Beobachtung 4

ICH beobachte, wie ich meine Handlungsorgane benutze.

ICH bin nicht meine Handlungsorgane, denn sie sind lediglich meine Ausgabe-Geräte, die Handlungen ausführen, deren Funktionsweise ICH beobachten kann. Die Handlungen verändern sich beim Wachen, Träumen und Schlafen. Diese drei Bewusstseinszustände verändern jeweils die Software der Ausgabe-Prozessoren in meinem Gehirn. Im Schlaf sind Handlungen vermindert oder unbewusst, wie das Atmen. Im Traum sind sie nur angedeutet, zum Beispiel als Muskelzuckungen. Im Wachzustand wirken sie auf meine Umgebung.

ICH kann diese Veränderungen meiner Handlungsfähigkeit beobachten.

⇨ ICH bin der Beobachter meiner Handlungsorgane.

Die fünf Sinnesorgane und fünf Handlungsorgane zusammen heißen die zehn *indrīyas*.

Beobachtung 5

ICH beobachte meine Eingabe-Ausgabe-Software.

Die Eingabe-Ausgabe-Software heißt das *manas*. Sie kontrolliert die fünf Sinnesorgane und die fünf Handlungsorgane. Sie steuert und verarbeitet in Zusammenarbeit mit dem Verstand die Sinneswahrnehmungen und lenkt die Handlungsorgane. Sie registriert, dass etwas da ist. Sie erzeugt Gedankenaktivität und Gefühle aus der Sinneswahrnehmung, die als Eindrücke abgespeichert werden. Die Eindrücke sind oft mit Empfindungen der Anziehung oder Abstoßung verbunden.

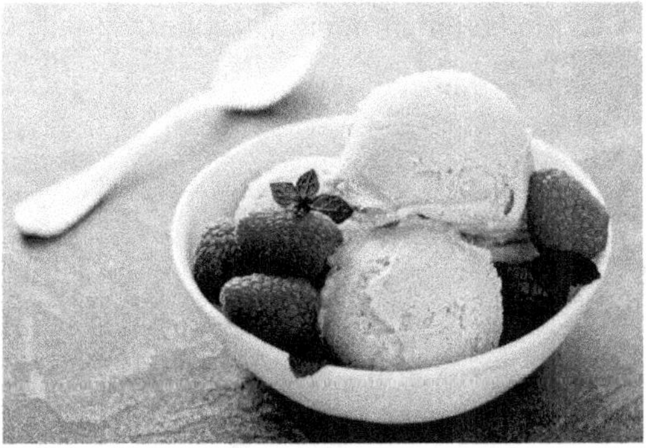

Zum Beispiel, wie schmeckt Himbeereis?

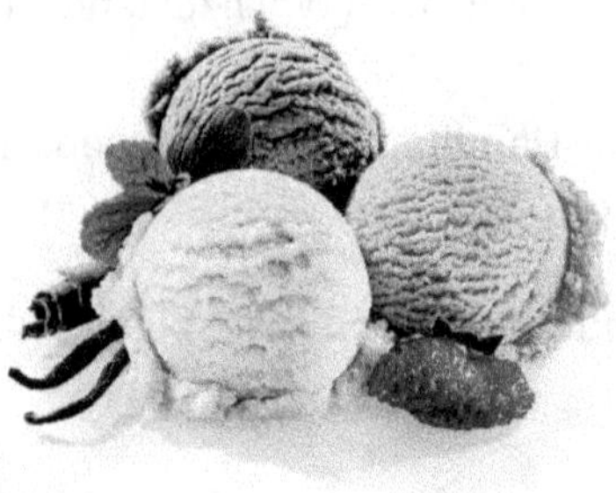

Eindrücke erzeugen wiederum eine Vielzahl neuer Gedanken. Der Eindruck aus einer guten Erfahrung mit Himbeereis kann zu der Erwartung führen, dass anderes Eis auch gut schmecken kann.

Beobachtung 6

ICH beobachte meinen Verstand.

Mein Verstand (die *buddhi*) versteht, unterscheidet und entscheidet. Er schließt die Intuition ein. Der Verstand ist die Hauptkomponente der Gehirnsoftware. Er benutzt und verwaltet alle Wissens- und Informationsspeicher in Gehirn, Herz und Nervensystem und in anderen Organen.

Ich beobachte, dass sich mein Verstand durch Müdigkeit, Essen, Medizin usw. verändert.

Aber ICH verändere mich nicht, also bin ICH nicht mein Verstand.

⇨ ICH bin der Beobachter meines Verstands.

Beobachtung 7

ICH beobachte mein Gedächtnis.

Mein Gedächtnis (die *smṛti*) speichert Wissen, Informationen und Eindrücke.

Ich beobachte, wie sich meine Gedächtnisleistung durch Müdigkeit verändert.

Aber ich verändere mich nicht, also bin ich nicht mein Gedächtnis.

⇨ ICH bin der Beobachter meines Gedächtnisses.

Beobachtung 8

ICH beobachte meine Gehirnsoftware.

Im *saṁskṛt* wird für die Gehirnsoftware der Begriff *citta* benutzt. Das *citta* umfasst den Verstand (die *buddhi*), die Eingabe-Ausgabe-Komponente (das *manas*) und den Wissens- und Erfahrungsspeicher (die *smṛti*). Die Gehirnsoftware verändert sich, da sich ihre Komponenten verändern, wie oben ausgeführt.

Aber ICH verändere mich nicht, also bin ICH nicht meine Gehirnsoftware.

⇨ ICH bin der Beobachter meiner Gehirnsoftware.

Beobachtung 9

ICH beobachte mein begrenztes „ich".

Mein begrenztes „ich", mein Ego, erscheint als die Identifizierung mit Körper und Gehirnsoftware und heißt die *asmitā*. Sie ist eine unvollständige Version der Gehirnsoftware, weil ihr der Zugang zum kosmischen Computer fehlt. Die *asmitā* äußert sich als „ich" tue dies, „ich" sehe, „ich" fühle, „ich" erinnere, „ich" entscheide, usw. Die Entsprechung zur *asmitā* bzw. zum Ego ist ein Computer, der nicht auf das globale Computer-Netz und Computer-Grid zugreifen kann.

Hier nun eine Methode, das Ego vom SELBST zu unterscheiden

Mein „ich" kennt verschiedene gedankliche Aktivitäten im Wach- und Traumzustand. Aber im Tiefschlaf kennt mein „ich" nur den einfachen Gedanken der Nicht-Existenz. Im Tiefschlaf gibt es keine anderen Gedanken. Nicht einmal der Gedanke, „ich schlafe jetzt gerade tief", ist möglich. Insofern kann „ich" mich an keine Gedanken in meinem Tiefschlaf erinnern.

Jedoch beim Aufwachen erinnere ICH zum Beispiel: „ICH habe gut und lange geschlafen." Daher muss es eine andere Ebene meines Bewusstseins geben, welche beim Aufwachen eine Erinnerung vom Tiefschlaf hat und folglich diese Bewertung machen kann. Diese andere Ebene meines Bewusstseins muss ein Zustand von MIR sein, der auch im Tiefschlaf bewusst ist. ICH bin der bewusste Beobachter des Tiefschlafs.

Mein Ego verändert sich also, da es im Wachzustand und Traum aktiv ist, im Tiefschlaf jedoch nicht. Mein SELBST aber erinnert sich an den Tiefschlaf.

⇨ ICH bin als unveränderliches SELBST der bewusste Beobachter meines veränderlichen Ego.

Zusammenfassung der Beobachtungen

Mein konstanter Bezugspunkt ist das ICH, mein SELBST, das immer existiert. ICH habe alle meine Fähigkeiten Schritt für Schritt als veränderlich erkannt, wobei ICH immer als unveränderlicher Beobachter gleich bleibe.

> Alle mentalen Aktivitäten und Zustände laufen in der Gehirnsoftware ab. ICH bin nicht identisch mit dieser Gehirnsoftware, sondern ICH bin der Beobachter und Nutzer dieser Gehirnsoftware.

Saṁskṛt	**Deutsch**	**Informatik-Begriffe**
ātman	SELBST	Nutzer der Gehirnsoftware
citta	Gehirnsoftware	Alle Komponenten der Gehirnsoftware
buddhi	Verstand	Hauptkomponente der Gehirnsoftware
asmitā	Ego	Ego-Komponente der Gehirnsoftware
smṛti	Gedächtnis	Speicher
manas	Wahrnehmungs-Handlungs-Verarbeitung	Eingabe-Ausgabe-Komponente
indriyas	5 Sinnes-, 5 Handlungs-Organe	5 Ein-, 5 Ausgabe-Komponenten
avidyā	Unwissenheit	Klasse von Schadsoftware
śarīra	Körper	Hardware

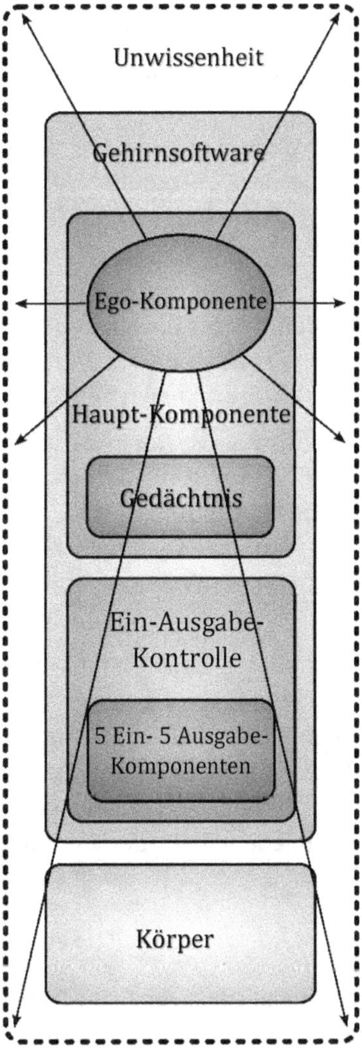

Gehirnsoftware Version 3

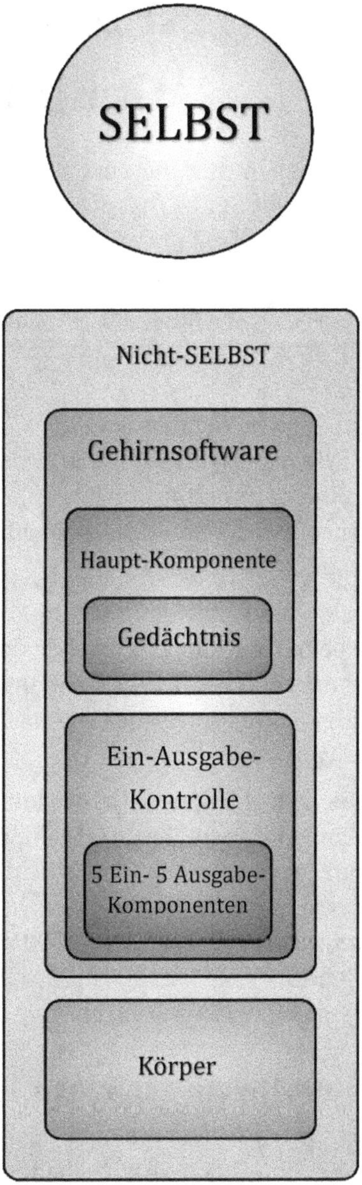

Gehirnsoftware Version 5

Test der Version Ihrer Gehirnsoftware

Wir haben nun die verschiedenen Komponenten der Gehirnsoftware erforscht. Das SELBST ist der unbeteiligte Beobachter der Gehirnsoftware.

Wir bezeichnen das SELBST als den Nutzer der Gehirnsoftware.

Intellektuell ist dies alles klar. Es bleibt die Frage, inwieweit es Ihre tägliche Erfahrung ist. Sie können es daran überprüfen, wie Sie diesen unbeteiligten Beobachterstatus erfahren. Daraus können Sie auf die Version Ihrer Gehirnsoftware schließen. Dazu gibt es eine Reihe von einfachen Tests.

Alle diese Tests können Sie nur selbst ausführen. Es gibt prinzipiell keine Methode, mit der ein Außenstehender die Version Ihrer Gehirnsoftware beurteilen kann. Es ist aber schon wichtig, dass Sie diesen Test für sich selbst durchführen, weil Sie abhängig vom Ergebnis dieses Tests selbst entscheiden können, welches die nächste höhere Gehirnsoftware ist, die Sie benötigen.

Die verschiedenen Gehirnsoftware Versionen werden idealerweise nacheinander installiert. Das bedeutet nicht unbedingt, dass es lange dauert, nur ist es sinnvoll, die Reihenfolge einzuhalten. Es kann zum Beispiel passieren, dass Sie nach der Gehirnsoftware Version 4 vorübergehende Erfahrungen von Version 6 oder 7 haben. Diese werden aber erst dann stabil, wenn die Version 5 stabil ist. Also lohnt es sich in jedem Fall, zuerst einmal die Version 5 zu stabilisieren.

Gehirnsoftware Versionen 1 bis 3

Gehirnsoftware Version 1 bewirkt den Tiefschlaf, Version 2 das Träumen, Version 3 den Wachzustand. Diese drei Versionen sind schon allgemein bekannt, so dass sich ein Test erübrigt.

Test für Gehirnsoftware Version 4

ICH kann eine Zeitlang bewusst ohne mentale Aktivität sein.

⇨ Falls ja, funktioniert Version 4.

Diese Version wird auch „Transzendentales Bewusstsein" genannt, weil sie jede mentale Aktivität überschreitet (transzendiert). Dieser Zustand wird in den Übergangszuständen von Wachen, Träumen und Tiefschlaf erfahren. Er ist der Wartezustand bzw. Beobachtungszustand, der Leerlauf der Gehirnsoftware, der als ruhevolle und glückliche Wachheit erfahren wird.

Test für Gehirnsoftware Version 5.1

Für den, der das SELBST erkannt hat, existiert im Schlaf ein Bewusstsein, jedoch keine Gedanken über den Vorgang des Schlafens. Dieses Bewusstsein ist stiller als Gedanken, ist unendlich und ohne Zeitwahrnehmung. Andere bemerken dieses Bewusstsein im Schlaf nicht. Während aller Schlafphasen, einschließlich des Tiefschlafs, bin ICH der stille Beobachter meiner Nichtaktivität.

⇨ Falls ja, funktioniert Version 5.1.

Test für Gehirnsoftware Version 5.2

Während des Traumzustands bin ICH der stille Beobachter aller Träume.

⇨ Falls ja, funktioniert Version 5.2.

Test für Gehirnsoftware Version 5.3

Während des Wachzustands bin ICH der stille Beobachter aller Aktivität.

⇨ Falls ja, funktioniert Version 5.3.

Gesamttest für Gehirnsoftware Version 5

ICH existiere immer als der Beobachter während des Schlafs, während des Träumens und während des Wachzustands.

⇨ Falls ja, läuft die Version 5 insgesamt stabil.

Diese Version wird auch als „kosmisches Bewusstsein“ bezeichnet. Der Begriff „kosmisch“ rührt daher, dass ICH die Unbegrenztheit bin. Mit fortschreitender Bewusstseinsentwicklung stabilisieren sich die Versionen 5.3, 5.2 und 5.1 in der Regel nacheinander. Die Version 5 läuft dann stabil, wenn im tiefsten Zustand des Tiefschlafs noch ein Bewusstsein vorhanden ist.

Diese Version 5 der Gehirnsoftware setzt voraus, dass der Quantencomputer im Gehirn aktiviert wurde und läuft.

Quantencomputer

Ein Quantencomputer benutzt das Quantenprinzip der Verschränkung für eine unendlich schnelle Datenübertragung und das Quantenprinzip der Superposition, um beliebig viele Prozesse gleichzeitig zu verarbeiten. Damit kann ein Quantencomputer, zumindest theoretisch, unendlich schnell Daten verarbeiten. Praktisch wurden solche Quantencomputer aber noch nicht gebaut und die Forschung befindet sich noch in den Anfängen.

Test für Gehirnsoftware Version 6

Mit der Gehirnsoftware Version 6 sind extrem verfeinerte Sinneswahrnehmungen und Aktivitäten möglich.

Dies äußert sich zum Beispiel in einem extrem verfeinerten Hörsinn, mit dem ICH in einem inneren Gespräch die Antworten von höheren Wesen wahrnehmen kann. ICH kann himmlische Wesen fühlen, sehen und mit ihnen sprechen. ICH kann auch negative und störende Energien fühlen, sehen und sie neutralisieren. Die Verfeinerung der Wahrnehmung ist ein fortschreitender Prozess, der mit dem Abschalten der Schadprogramme in der Gehirnsoftware und der entsprechenden Reinigung des Körpers einhergeht.

ICH kann verfeinert wahrnehmen und handeln und ICH stelle fest, dass die verfeinerten Wahrnehmungen der Version 6 auch zu den Erfahrungen der Versionen 3 und 5.3 passen. Sie sind also nicht nur erdacht, sondern eine korrekte Wahrnehmung der Wirklichkeit.

Zum Beispiel stelle ich mit meiner verfeinerten Intuition in Version 6 fest, dass mich ein Freund anrufen möchte, dann klingelt das Telefon und ich spreche mit ihm in Version 5.3. Damit bestätige ich, dass die Wahrnehmung in Version 6 nicht nur eine Einbildung ist.

⇨ Falls ja, funktioniert Version 6.

Version 6 kann zeitweise vor der Version 5 auftreten, ist aber erst dann stabil, wenn auch die Version 5 schon stabil ist. Die Version 6 wird als „verfeinertes kosmisches Bewusstsein" bezeichnet. Der Quantencomputer im Gehirn hat über den kosmischen Computer Zugriff auf eine Vielzahl kosmischer Ressourcen.

Test für Gehirnsoftware Version 7

Alles läuft in mir SELBST ab. Der Unterschied zwischen Subjekt und Objekt existiert nicht mehr. Wissen ist korrekt und erscheint sofort, wenn es gebraucht wird.

⇨ Falls ja, funktioniert Version 7.

Version 7 kann zeitweise auch vor den Versionen 5 oder 6 auftreten, ist aber erst dann stabil, wenn auch die Version 5 schon stabil ist. Version 7 wird auch „Einheitsbewusstsein" genannt, weil ICH und alles andere eins sind. Es gibt keinen Unterschied zwischen mir und der Welt. Alles geschieht in mir. Alles wird in Ausdrücken des SELBST erkannt. Mein Gehirn nutzt den kosmischen Computer. ICH erkenne das gesamte subjektive und objektive Universum als Bewusstsein.

Test für Gehirnsoftware Version 8

Die Version 7 hat sich in jeder Beziehung in die Unendlichkeit ausgedehnt.

⇨ Falls ja, funktioniert Version 8.

Version 8 wird als „*brahman*-Bewusstsein" bezeichnet, weil *brahman* in *saṁskṛt* ein Begriff für den allumfassenden kosmischen Computer ist. Dem kosmischen Computer stehen unendliche Ressourcen zur Verfügung. Dann ist die Erkenntnis des SELBST vollständig.

Test der Version Ihrer Gehirnsoftware

Gehirnsoftware	**Bewusstseinszustand**	**Test**
Version 1	Tiefschlaf	Gewöhnliche Erfahrung
Version 2	Träumen	Gewöhnliche Erfahrung
Version 3	Wachzustand	Gewöhnliche Erfahrung
Version 4	Transzendentales Bewusstsein	Sie können bewusst einen Zustand totaler Stille ohne Gedanken erfahren.
Version 5	Kosmisches Bewusstsein (KB)	Sie sind der absolut stille, nicht urteilende, wache Erfahrende aller Handlungen und aller Stille.
Version 5.1	Tiefschlaf im KB	Sie sind der wache Erfahrende des Tiefschlafzustands ohne irgendeine Gedankenaktivität. Wenn Sie im Tiefschlaf nicht wach sind, haben Sie die Version 5 nicht erreicht.
Version 5.2	Träumen im KB	Sie sind der wache Erfahrende der Traumgedanken.
Version 5.3	Wachzustand im KB	Sie sind der wache und absolut stille Erfahrende aller Gedanken Ihrer Gehirnsoftware und Handlungen Ihres Körpers.
Version 6	Verfeinertes kosmisches Bewusstsein	Sie haben verfeinerte Sinneswahrnehmungen, die Sie als wahre Erfahrungen in Version 5.3 überprüfen können. Zum Beispiel können Sie wahrnehmen, dass Sie jetzt ein Freund anrufen wird. Dann klingelt das Telefon und Sie sprechen mit diesem gleichen Freund.
Version 7	Einheitsbewusstsein	Alles geschieht in Ihnen Selbst. Der Unterschied zwischen Subjekt und den Objekten existiert nicht mehr. Wissen ist absolut korrekt und erscheint wo und wann immer es gebraucht wird. Wenn Sie die Welt nicht auf diese Art wahrnehmen, dann sind Sie noch nicht im Einheitsbewusstsein. Die Einheit wird erst stabil, sobald auch kosmisches Bewusstsein stabilisiert ist. Das bedeutet zum Beispiel, wenn Ihr Bewusstsein im Schlaf nicht wach bleibt, dann ist Ihre Einheit nicht echt, sondern lediglich ein intellektuelles Konzept innerhalb der Gehirnsoftware Version 3.
Version 8	*Brahman*-Bewusstsein	Einheitsbewusstsein ist bis zur Unendlichkeit ausgedehnt.

Upgrade der Gehirnsoftware

Gehirnsoftware und das SELBST

Im *yoga* heißt das SELBST der *ātman,* der *puruṣa* oder das *brahman*. Das SELBST ist stiller, glückseliger Beobachter aller mentalen und physischen Vorgänge. Das Ziel der Technologie des *yoga* ist, diese zunächst intellektuelle Erkenntnis des SELBST zu beleben und sie in eine unmittelbare, praktische Lebenswirklichkeit umzusetzen.

Im *yoga* umfasst das SELBST alles, nicht nur den Einzelnen. Das SELBST erkennt alles als sich SELBST, sowohl die begrenzten Universen als auch das Unendliche.

⇨ Daher ist das SELBST weit mehr als nur der Beobachter. Das SELBST ist die Grundlage von allem.

Das SELBST ist der Nutzer der Gehirnsoftware, die auf dem Quantencomputer im Gehirn läuft und mit dem kosmischen Computer vernetzt ist. Die Gehirnsoftware benutzt das *manas* (Eingabe-Ausgabe-Komponente), die *buddhi* (Haupt-Komponente) und die *smṛti* (Speicher aller Erinnerungen).

Der Verstand (die *buddhi*) handelt im Auftrag des SELBST. Wenn jedoch der Verstand sich für das SELBST hält, ist das im *yoga* eine Definition von Unwissenheit (*avidyā*).

Samādhi ist ein Zustand totaler Ausgeglichenheit, in dem das SELBST als reines Bewusstsein erkannt wird. Es ist ein Zustand „als ob leer", also ohne gedankliche Aktivität, nur die eigene Existenz wahrnehmend, erfüllt mit stiller, glückseliger Wachheit.

Samādhi ist der Leerlaufprozess der Gehirnsoftware, in dem alle Ressourcen verfügbar, aber inaktiv sind.

Samādhi gibt es in mehreren Stufen, wenn zusätzlich zum leeren Zustand auch noch mentale Aktivitäten stattfinden.

Komponenten der Gehirnsoftware

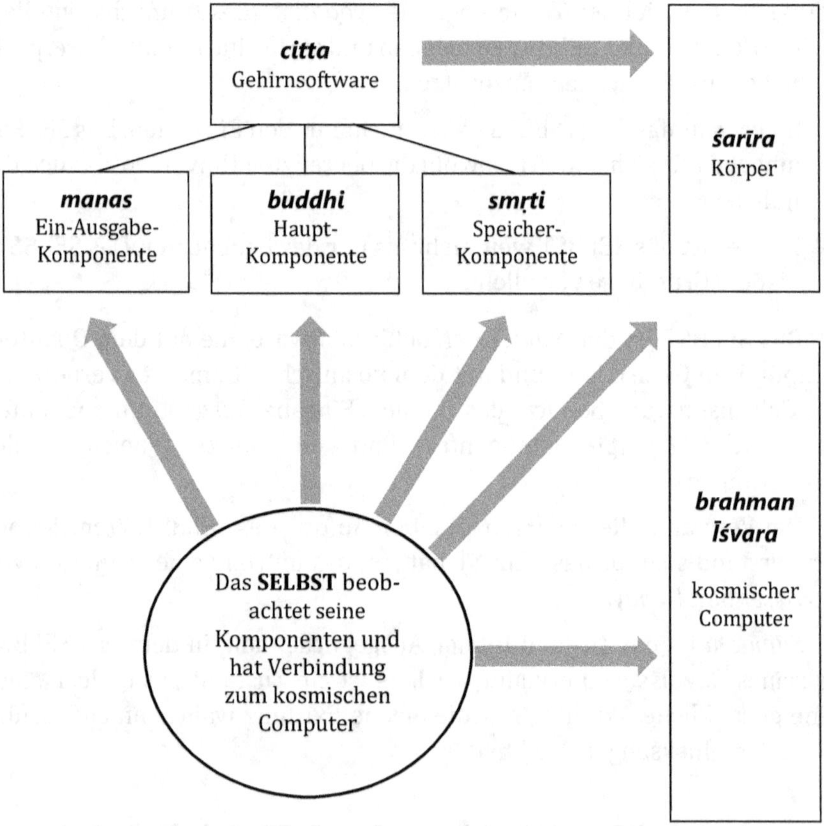

Gehirnsoftware verändert die Physiologie

In der Computertechnologie gibt es spezielle Hardware, die es erlaubt, mittels Software die Hardware so zu verändern, dass ein anderer Prozessor den vorhandenen Prozessor ersetzt. Mit dieser neuen „Hardware" kann dann zum Beispiel andere Software viel effizienter ablaufen. Diese Technologie nennt sich *Field Programmable Gate Array (FPGA)*, was mit *im Feld* (vor Ort) *programmierbare (Logik-)Gatter-Anordnung* übersetzt werden kann. Diese reichen von Schaltungen geringer Komplexität, wie zum Beispiel von einem einfachen Synchronzähler, bis zu hochkomplexen Schaltungen wie Mikroprozessoren. FPGAs werden in allen Bereichen der Digitaltechnik eingesetzt, vor allem aber dort, wo es auf schnelle Signalverarbeitung und flexible Änderung der Schaltung ankommt, um beispielsweise nachträgliche Verbesserungen an den implementierten Funktionen vornehmen zu können, ohne dabei direkt die physische Hardware ändern zu müssen.

Entsprechendes gilt für die Gehirnsoftware. Sie kann Ihre zugrunde liegende Physiologie so verändern, dass neue und effizientere Software des kosmischen Computers benutzt werden kann.

Heinz Krug, einer der Autoren dieses Buches, war maßgeblich an der Entwicklung der FPGA-Technologie beteiligt.

Ein Upgrade ist ganz einfach

Wenn Sie jetzt diese Tests gemacht haben, werden Sie erkennen, in welcher Version Ihre Gehirnsoftware läuft.

Nur Sie SELBST können das erkennen. Aus Ihren Handlungen kann ein Außenstehender kaum die Version ableiten. Die höheren Versionen enthalten zusätzlich zu enormen Verbesserungen auch alle Möglichkeiten und Fähigkeiten der vorherigen Versionen. Wir werden diese ausführlich beschreiben. Nun haben Sie die Version Ihrer Gehirnsoftware bestimmt. Falls nicht, nehmen Sie sich unbedingt ein paar Minuten Zeit, es jetzt zu tun. Wie bereits gesagt, kann die Theorie nur dann verstanden werden, wenn Sie die einfachen Übungen auch in der Praxis durchführen.

Sie können durch relativ einfache Übungen Ihre Gehirnsoftware mit Hilfe der *yoga*-Technologie upgraden. Sie müssen dafür nicht ein Leben lang meditieren. Auch wenn Sie jahrzehntelang fortgeschrittene *yoga*-Techniken wie zum Beispiel die *siddhis* ohne konkrete Ergebnisse geübt haben, können Sie innerhalb von wenigen Stunden lernen, wie diese *siddhis* wirklich funktionieren, nämlich wie auf „Knopfdruck".

Deshalb ist es wichtig, die Übungen regelmäßig zum Beispiel einmal oder zweimal am Tag durchzuführen, bis das entsprechende Ziel der Übung erreicht ist.

Wir werden Sie auf diese Übungen hinweisen. Die Übungen reinigen gleichzeitig den Körper. Es ist ein kontinuierlich fortschreitender Vorgang.

Solange Ihr Gehirn noch nicht mit der Version 8 arbeitet, können Sie sich gar nicht vorstellen, welche unbegrenzten Möglichkeiten Ihnen mit den höheren Versionen zur Verfügung stehen. Erst wenn Sie durch Upgrade Ihrer Gehirnsoftware Ihren Quantencomputer aktiviert haben und mit dem kosmischen Computer verbunden sind, stehen Ihnen außergewöhnliche Fähigkeiten ab der Version 6 zur Verfügung.

Beispiele sind: Ständige tiefe innere Glückseligkeit und Wachheit; völlige Kontrolle über Ihre Gefühle; Gedanken anderer Personen wahrnehmen; Sprache von Tieren verstehen; Verborgenes wahrnehmen; Vergangenheit und Zukunft erkennen; Zustand aller Organe im Körper wahrnehmen und heilen; höhere Wesen sehen und mit ihnen sprechen; beliebiges korrektes Wissen in der Quelle allen Wissens erkennen.

Begriffsdefinitionen zur Gehirnsoftware

Kurzdefinitionen

Wir definieren jetzt die für das Verständnis der Gehirnsoftware erforderlichen Begriffe der *yoga*-Theorie und *yoga*-Praxis.

Die Vṛtti – der Denkvorgang

In der Gehirnsoftware Version 1 bis 3 laufen die mentalen Aktivitäten in fünf Arten von Denkvorgängen (*vṛttis*) ab: Richtiges Wissen (*pramāṇa*), Irrtum (*viparyaya*), Vorstellung (*vikalpa*), Tiefschlaf (*nidrā*) und Erinnerung (*smṛti*). *Yoga* ist ein Zustand, in dem alle diese fünf beruhigt sind.

Der Kleśa – die Illusion

Der oben erwähnte Denkvorgang „Irrtum" kann sich auf alles Mögliche beziehen. Wenn er ein wesentlicher Lebensirrtum ist, heißt er Illusion (der *kleśa*). Illusionen sind in fünf Typen aufgeteilt (2.3). Unwissenheit (*avidyā*) über die eigene Natur, das SELBST, ist die Ursache der weiteren vier *kleśas*, nämlich des begrenzten „ich"-Bewusstseins oder Egos, Verlangens, Hasses und Überlebenstriebs.

Das SELBST ist der stille, unbeteiligte Beobachter von allem. Wird das SELBST, der *puruṣa*, der stille Beobachter, ständig „wahrgenommen", gibt es keine Unwissenheit (*avidyā*).

Der Saṁskāra – der Eindruck

Ein Eindruck (*saṁskāra*) besteht zum einen aus abgespeicherten Erinnerungen und Verbindungen zu Illusionen (*kleśas*) und zum andern aus den dazu passenden Denkmustern (*vāsanās*).

Beide Teile eines *saṁskāras* werden in der Gehirnsoftware (*citta*) und in der Physiologie abgespeichert. *Saṁskāra* Teil 1 zeigt sich als Erinnerung in Verbindung mit einer Illusion, *saṁskāra* Teil 2 zeigt sich als Denkmuster in Form von Tugend (*dharma*) und Laster (*adharma*). Siehe auch *yama* (2.30) und *niyama* (2.32).

Beispiel: Jemand hat aufgrund einer Abneigung (*kleśa*) etwas falsch gemacht, was einen *saṁskāra* Teil 2, ein Denkmuster von Boshaftigkeit erzeugt oder einen vorhandenen *saṁskāra* noch weiter verstärkt. Solange er die ursprüngliche Abneigung nicht beseitigt hat, also nicht aus der Illusion herausgekommen ist, wird ihm diese Boshaftigkeit im jetzigen oder zukünftigen Leben Unglück und Leiden bringen. Wenn er jedoch durch die Praxis des *yoga* die Abneigung beseitigt, wird damit auch das Denkmuster von Boshaftigkeit beseitigt. Die bloße Erinnerung (*saṁskāra* Teil 1) an die Tat bleibt, verursacht jedoch kein weiteres Leiden (3.18).

Die Vāsanā – das Denkmuster

Tatsächlich ist ein *saṁskāra* von zweifacher Natur, zum einen besteht er aus Erinnerungen und verursachenden Illusionen, zum anderen wird er mit Namen *vāsanā* bezeichnet, wenn er das Reifen (*vipāka*) in Form von Tugend (*dharma*) und Laster (*adharma*) verursacht.

Das Karma – die Aktivität

Solange jemand nur Gehirnsoftware Versionen 1 bis 3 benutzt, sind die *kleśas* die Ursachen von *karma*, das heißt von Denken, Sprechen und Handeln. *Kleśas* bewirken tugendhafte (*dharma*) oder lasterhafte (*adharma*) Aktivitäten. Wenn *kleśas* aktiv sind, hat *karma* als Ergebnis Verdienst (*puṇya*) oder Schuld (*pāpa*).

> Wie Du gesät hast, so wirst Du ernten.
> [Cicero, de oratore 2, 65, 261; 55 v. Chr.]

Der Karmāśaya – der Karma-Speicher

Der *karma*-Speicher ist wie ein Feld, auf dem die Samen (*saṁskāras*) keimen und reifen. Er ist der Speicher der Aktivitätsergebnisse (Früchte) in Form von Verdienst (*puṇya*) und Schuld (*pāpa*). Er liegt im *citta*. Die Früchte reifen eine Zeitlang, bevor sie spezielle Denkvorgänge erzeugen, welche wiederum neue Aktivitäten beeinflussen.

Der *karma*-Speicher entspricht einem Assoziativspeicher im Gehirn, Herz und Nervensystem.

Beseitigung der bindenden Wirkung des Karma

Das *karma* ist ziemlich kompliziert und wird erst durch Upgrades auf höhere Versionen der Gehirnsoftware vereinfacht. In diesen werden leiderzeugende Denkvorgänge, *saṁskāras* und *kleśas* stufenweise abgeschaltet. Damit entfällt dann die bindende Wirkung des *karma*. Der Nutzer der Gehirnsoftware ab Version 7 heißt auch ein Befreiter, weil er sich von der bindenden Wirkung des *karma* befreit hat. Er heißt ein im Leben Befreiter (*jīvan mukti*), weil er die Befreiung während des Lebens auf der Erde erreicht hat.

Ausführliche Definitionen

Die Vṛtti – der Denkvorgang

Die fünf Denkvorgänge sind

1. Richtiges Wissen (*pramāṇa*). Dieses wird als direkte Wahrnehmung durch die fünf Sinnesorgane, korrekte logische Schlussfolgerung und Wissen von verlässlichen Autoritäten beschrieben (1.7).
2. Irrtum (*viparyaya*) ist eine Art von Erinnerung, die nicht mit Tatsachen übereinstimmt (1.8). Die nachfolgend erläuterten Illusionen (*kleśas*) sind besonders schwerwiegende Arten von Irrtümern, welche in den höheren Gehirnsoftware Versionen abgeschaltet werden.
3. Vorstellung (*vikalpa*) ist ein Denkvorgang, der aus Worten folgt, sich jedoch auf keinen realen Gegenstand bezieht (1.9).
4. Tiefschlaf (*nidra*) ist ein primitiver Denkvorgang, in dem nur ein einziger Gedanke der Nicht-Existenz wiederholt wird (1.10).
5. Erinnerung (*smṛti*) ist der Denkvorgang, welcher frühere Erfahrungsinhalte nicht vergisst (1.11). Dabei kann der Erfahrungsinhalt jeder der Denkvorgänge 1 bis 5 sein.

Saṁskṛt	**Deutsch**	**Denkvorgang**
pramāṇa	Richtiges Wissen	Wahrnehmung, Logik, Autorität
viparyaya	Irrtum	Widerspruch zu Tatsachen
vikalpa	Vorstellung	Bezug auf Worte, keine Tatsachen
nidrā	Tiefschlaf	Nichtexistenz
smṛti	Erinnerung	Wiederholung früherer Erfahrungsinhalte

Die fünf Arten von Illusionen (Kleśas)

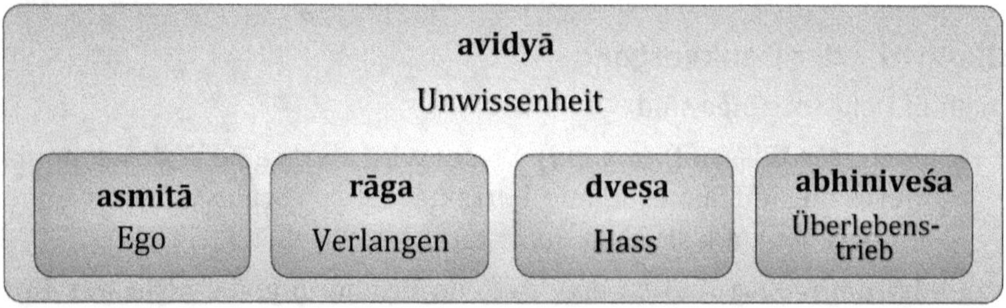

Klassifizierung der Kleśas

Der einflussreichste *kleśa* ist die Unwissenheit (*avidyā*) über die eigene Natur. Diese ist die Ursache von weiteren vier *kleśas.* Sie heißen begrenztes „ich"-Bewusstsein oder Ego, Verlangen, Hass und Überlebenstrieb.

Die Avidyā – die Unwissenheit

ist, das Unbeständige als ewig, das Unreine als rein, das Unglück als Glück, das Nicht-SELBST als das SELBST anzusehen (2.5).

Die Asmitā – das begrenzte „ich"-Bewusstsein

oder Ego ist die Identifizierung mit Körper, Verstand, Wahrnehmungs- und Handlungsorganen. Sie äußert sich als Begrenztheit, Stolz, Sturheit, Egozentrik, Verblendung, Hochmut, Minderwertigkeitsgefühle, Selbstmitleid, Traurigkeit und darin, den Körper und seine Umgebung als das SELBST zu betrachten. Diese Umgebung beinhaltet auch Familie, Freunde, Besitz, Wohnung, Arbeit und Lebenswerk.

Der Rāga – das Verlangen

drückt sich als Sucht aus, will Glücksgefühl durch Befriedigen der Sinne wiederholen, zeigt sich in Begehren, Eifersucht, Vergnügen, Lust, Neid, Gier, Sehnsucht und Leidenschaft.

Der Dveṣa – der Hass

zeigt sich als Abstoßung, Abneigung, Ablehnung, Aggression, Ärger, Wut und Zorn.

Der Abhiniveśa – der Überlebenstrieb

zeigt sich als Angst, Todesangst, Panik und sich Anklammern an irdische Existenz.

Illusionen führen zu Leiden

Um zukünftiges Leiden zu vermeiden (2.16), ist eine Firewall mittels des Verstands, der Hauptkomponente der Gehirnsoftware, zu aktivieren (2.17). Der Begriff Firewall wird in der Computertechnologie für ein Schutzprogramm benutzt, das unerwünschte Einflüsse abschirmt. Die Firewall in der Gehirnsoftware besteht darin, die Unwissenheit zu beseitigen, indem die Verbindung zwischen Wahrnehmendem und Wahrgenommenem getrennt wird (2.17), (2.25). Dies ist ein Erkenntnisprozess und kann schnell erfolgen.

Wenn jemand den Verstand prinzipiell ablehnt, nur um möglichst schnell die Befreiung zu erreichen, dann ist das nicht zielführend. Die Firewall kann nämlich nicht im höheren SELBST eingerichtet werden. Dort gibt es nur tiefe Stille. Hingegen ist die Abschirmungs-Funktion der Firewall eine Aktivität, welche nur im Verstand, also in der Gehirnsoftware funktionieren kann. Unser Ziel ist es durchaus, den Fehler des Verstands zu beseitigen. Dazu benötigen wir aber den Verstand als Hilfsmittel.

Der Saṁskāra – der Eindruck

Das Wahrgenommene, egal ob in der Realität, im Fernsehen, Kino oder Computerspielen, gelangt in Form von *saṁskāras* in den Speicher von *citta.*

Aktivierte *saṁskāras* wirken auf das eigene Verhalten zum Beispiel in der Form von Angst oder Ärger.

Mit jedem *saṁskāra* wird eine Erinnerung an die Situation bei ihrer Entstehung und an die verursachende Illusion gespeichert. Der *saṁskāra* aktiviert sich automatisch, wenn die Umgebung dazu passt. Die Erinnerung ist normalerweise verborgen und kann nur durch bestimmte *siddhi*-Techniken wieder abgerufen werden (3.18).

Je größer die Aufmerksamkeit und Absicht hinter einer Aktivität ist, je schockierender eine Erfahrung ist, desto intensiver ist ihr Eindruck. Ebenso wird der Eindruck umso stärker, je öfter Aufmerksamkeit und Absicht wiederholt werden. Auf diese Weise entstehen Gewohnheiten. Je stärker die Gewohnheiten sind, desto weniger sind sie beherrschbar und desto mehr Gedankenkraft braucht man, um sie zu beseitigen. Sie steuern die Gedanken, die Sprache und die Handlungen und lassen die Welt nur in bestimmter, gewohnter Weise erscheinen.

Die *saṁskāras* übernehmen die Steuerung in der Gehirnsoftware sobald sie aktiviert werden. Sie heißen dann *vāsanās*. Sie drücken sich in Form starker Wünsche, Neigungen oder Tendenzen aus und beeinflussen Denken und Handeln. Dann sind sie sozusagen „Skripte" oder „Drehbücher" vom eigenen Produzenten, vom „ich".

Saṁskāras manipulieren die Gehirnsoftware so, dass sie Denkvorgänge (*vṛttis*) als Auswirkungen ihrer zugrunde liegenden Illusionen (*kleśas*) erzeugen. Auf diese Weise entstehen weitere Gedanken und Handlungen, die wiederum zu neuen *saṁskāras* führen, und der Zyklus geht immer weiter, bis man die *yoga*-Technologie anwendet, um ihn abzubrechen.

Beispiele für durch *saṁskāras* verursachte Aktivitäten sind: Rauchen, übermäßiger Süßigkeitsverbrauch, Alkoholsucht, immer nach neuester Mode gekleidet sein wollen, Schüchternheit gegenüber Menschen, Angst vor dem Fliegen, Ablehnung von Kindern, alles selbst machen wollen, nicht teamfähig sein, Wissen für sich behalten, Ausländer-Hass, Fanverhalten, Stil des Autofahrens, exzessive Vorliebe für irgendetwas.

Die Freiheit ist zwar durch *saṁskāras* eingeschränkt, aber es besteht ein Veto-Recht des Verstands (*buddhi*), doch frei zu entscheiden und sich von höheren Prinzipien leiten zu lassen.

Ohne mentale Techniken ist es kaum möglich, *saṁskāras* zu identifizieren oder aufzulösen. *Saṁskāras* werden in zukünftige Leben mitgenommen, wenn sie zu Zeitpunkt und Umständen der zukünftigen Geburt passen. Die nicht passenden *saṁskāras* bleiben verborgen und inaktiv.

Ab Gehirnsoftware Version 5 verlieren die *saṁskāras* immer mehr an Einfluss. Die Wünsche werden immer mehr zu kosmischen Wünschen im Einklang mit dem Universum. In der Praxis kann man es beschreiben als: „wie es sich gerade ergibt." Der Antrieb ist die evolutionäre Kraft des Universums.

Das Karma – die Aktivität

Beim Nutzer der Gehirnsoftware Version 3 (Wachbewusstsein) ist die Wirkung einer Aktivität wie eine in einem Stein gravierte Linie, in Abhängigkeit von der momentanen Wachheit und von vergangenen Erfahrungen.

Beim Nutzer der Gehirnsoftware Version 5 ist die Wirkung wie eine im Wasser gezogene Linie. Das SELBST wird im Wachen, Träumen, Tiefschlaf zwar erkannt, aber Wahrnehmender und Welt sind verschieden. Das wird auch als Dualität bezeichnet.

Beim Nutzer der Gehirnsoftware ab Version 7 (Einheitsbewusstsein) ist die Wirkung wie eine in die Luft gezeichnete Linie. Der Wahrnehmende sieht die Welt als sich SELBST. Es besteht nur Einheit. Er sieht 99,9% das unbegrenzte SELBST und 0,1 % Gegenstände. Die Gegenstände bringen nur noch eine minimale, momentane „Störung" der Einheit.

„Was Du siehst, das wirst Du".

Er/Sie sieht das SELBST und bleibt das SELBST.

Der Wahrnehmungsvorgang spielt sich im SELBST ab.

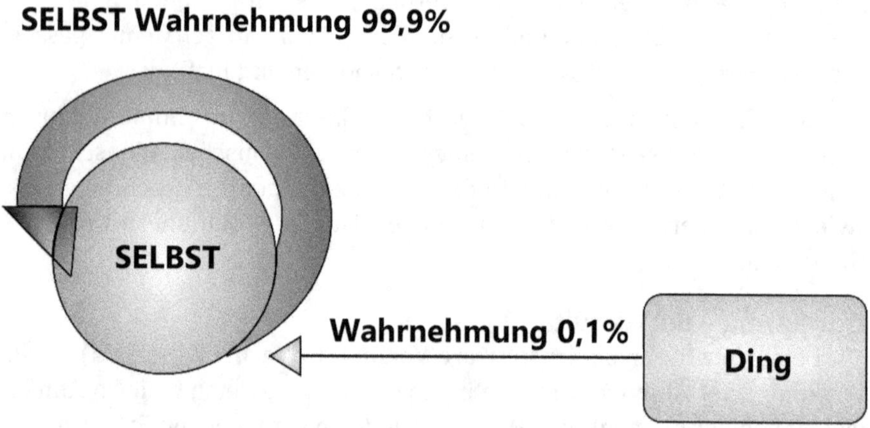

Der Karmāśaya – der Karma-Speicher

Die Wurzeln des *karma*-Speichers sind die Illusionen (*kleśas*). Speziell im Fall von Verlangen (*rāga*) und Hass (*dveṣa*) wird das sechs-speichige Rad des *saṁsāra* (Weltentreiben) in Bewegung gehalten (4.11).

Ziel ist daher, die *kleśas* zu löschen und damit die Wirkung der *saṁskāras* zu neutralisieren. Das Ausleben der *saṁskāras* löst diese nicht auf. Die schnellste Methode besteht darin, den Reif, der die sechs Speichen des *karma*-Rads (4.11) zusammenhält, zu sprengen. Das geschieht durch beseitigen der Unwissenheit, das heißt durch erkennen des SELBST. Die Methode dafür ist *viveka khyāti* (2.26).

Verdienste, die aus tugendhaften Aktivitäten folgen, können zwar in den Himmel führen, werden dort aber aufgebraucht und danach geht das Spiel wieder von vorne los. Insofern kann das auch nicht das endgültige Ziel sein. Daher ist es sinnvoller, sowohl tugendhafte als auch boshafte *saṁskāras* zu löschen, um die Freiheit von allem *karma* zu erreichen.

Im Rad des *saṁsāra* (Weltentreiben) wird die Welt im Netz der früheren Eindrücke gesehen, aus dem man sich schwer lösen kann. Mit grauer Brille ist alles grau. Aber je weniger Schadprogramme (*saṁskāras*) in der Gehirnsoftware gespeichert sind, desto reiner und klarer sind Wahrnehmung und Erkenntnis.

Der Wahrnehmungsvorgang

Die Komponenten jeder Wahrnehmung sind

- Wahrnehmender: *ṛṣi*
- Wahrnehmungsprozess: *devatā*
- Wahrgenommenes: *chandas*

Die Information aus dem Wahrgenommenen gelangt durch den Wahrnehmungsprozess zum Wahrnehmenden. Die Gesamtheit von allen dreien heißt *saṁhita*. Für den Nutzer der Gehirnsoftware Version 3 gilt: „Was Du wahrnimmst, das wirst Du" (1.4). Der Wahrnehmende (*ṛṣi*) nimmt die Qualitäten des Wahrgenommenen (*chandas*) an

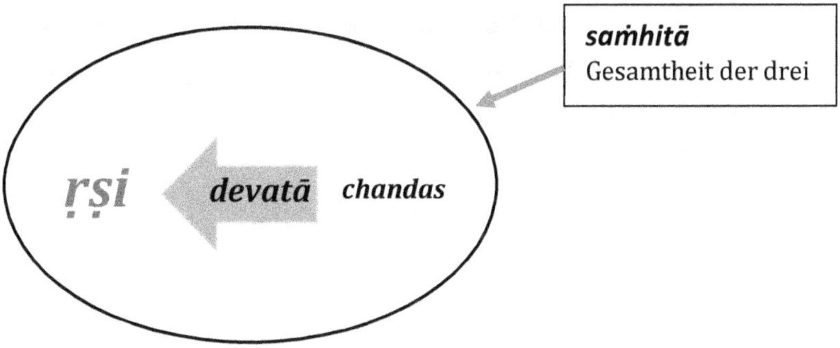

Der Guṇa – die relative Tendenz

Zu den grundlegenden Komponenten der Wahrnehmung, *ṛṣi, devatā, chandas,* gibt es entsprechend die drei relativen Tendenzen, sie heißen die *guṇas*:

- *sattva* mit *ṛṣi*-Eigenschaften Klarheit, Erkenntnis
- *rajas* mit *devatā*-Eigenschaften Bewegung, Aktivität
- *tamas* mit *chandas*-Eigenschaften Festigkeit, Beharren

Die *guṇas* wirken in verschiedenen, veränderlichen Anteilen zusammen. Sie heißen deshalb relativ.

Wirkung der Guṇas auf die Gehirnsoftware

Eine *vṛtti* ist ein Denkvorgang im *citta*, das heißt in der Gehirnsoftware. *Citta* in seiner ureigenen Form ist *sattva*. Dieses kann aber mit *rajas* und *tamas* überlagert werden. Die folgenden *guṇa*-Kombinationen tendieren zu speziellen Eigenschaften der Gehirnsoftware.

- *sattva + rajas + tamas*: Vorliebe für Macht und Sinnesgegenstände
- *sattva + tamas*: Unrecht, Unwissenheit, Verlangen, Schlaf, Irrtum Faulheit, Schwäche, Machtlosigkeit, Unfähigkeit
- *sattva + rajas*: Verdienst, begrenztes Wissen (*pramāṇa*), Macht
- *sattva*: Reines Bewusstsein, unendliche organisierende Kraft

1

Samādhi Pāda

Ebenen der Stille

Denkvorgänge – Vṛttis

Vorab ein Hinweis zu den Kommentaren

Die Kommentare von *Vyāsa* und *Śaṅkara* sind immer *kursiv* geschrieben. Sie sind zum Teil sehr ausführlich und gehen oft in kleinste logische Details. Wir sind uns durchaus bewusst, dass dies für viele Leser ungewohnt ist und zumindest beim ersten Durchlesen nicht leicht verstanden wird. Wenn Sie wollen, können Sie daher am Anfang unsere kürzeren Zusammenfassungen (nicht-kursiv) lesen, ohne den roten Faden zu verlieren, und die ausführlichen Kommentare auf später verschieben, nachdem Sie sich das Grundverständnis der *yoga sūtras* angeeignet haben.

1.1

Jetzt beginnt die Darlegung des Yoga.

अथ योगानुशासनम्

atha yoga-anuśāsanam

atha (jetzt [kommt]) yoga (m. Komp. [definiert in 1.2]) anuśāsana (n. Nom. Akk. s.: Darlegung, Unterweisung in)

Yoga ist ein höherer Bewusstseinszustand, den wir für den modernen Menschen als eine höhere Version der Gehirnsoftware beschreiben.

Hier die Kommentare von *Vyāsa* und *Śaṅkara*:

(Vyāsa) Das Wort „nun“ bedeutet hier einen Anfang und das Thema, das nun angefangen wird, wird als eine Auslegung des yoga verstanden.

(Śaṅkara) In Ihm gibt es weder karma noch seine Reifung, jedoch entstehen sie durch Ihn.

Ihm können die Illusionen der Menschheit niemals widerstehen und Ihn auch nicht berühren.

Ihn kann das Auge der Zeit, das alles betrachtet, nicht erfassen.

Vor diesem Herrn der Welt, der den Dämon kaiṭabha getötet hat – vor Ihm verneige ich mich.

Ihm, der allwissend, allglorreich und allmächtig,

Ihm, der ohne Illusion ist und der die Handlungen mit ihren Früchten belohnt,

Ihm, dem Herrn, der die Ursache für das Entstehen, Ende und die Aufrechterhaltung von Allem ist,

Ihm, dem Lehrer aller Lehrer, gilt diese Verneigung.

Niemand würde den Übungen und Einschränkungen des yoga folgen, wenn nicht das Ziel und die Mittel zu diesem Ziel klar gemacht würden. Der Kommentator Vyāsa erklärt, was diese für den sūtra-Verfasser Patañjali waren, sodass die Menschen zur Übung hingeführt werden.

Aus der Medizin gibt es eine klärende Darstellung. In den Klassikern der Medizin steht die Auslegung unter vier Überschriften:

- *Die Krankheit*
- *Die Ursache der Krankheit*
- *Der gesunde Zustand*
- *Die Heilung*

Die medizinische Wissenschaft erklärt diese Dinge außerdem in Ausdrücken von Vorschriften und Einschränkungen. So ist es auch im yoga. Das sūtra 2.15: „Veränderung, Angst, saṁskāras, Leiden, die von Aktivitätsmustern aus dem Streit der [drei] *guṇas (den natürlichen Tendenzen) herrühren, sind für den Unterscheidungsfähigen (vivekin) nichts als Leiden." Dies entspricht der ersten Überschrift (Diagnose der Krankheit).*

Die entsprechende vierfache Unterteilung dieses Werks über yoga ist wie folgt:

- *Das Ding, dem zu entrinnen ist, also die Krankheit, ist saṁsāra, das Weltentreiben, voll von Schmerzen.*
- *Seine Ursache ist die Verbindung zwischen dem Beobachter und dem Beobachteten, verursacht durch die Unwissenheit (avidyā).*

- *Das Mittel der Befreiung ist ein unerschütterliches Wissen, dass sie verschieden sind. Wenn die richtig unterscheidende Erkenntnis (viveka khyāti) erscheint, verschwindet die Unwissenheit.*
- *Wenn die Unwissenheit verschwindet, gibt es ein vollständiges Ende der Verbindung von Beobachter und Beobachtetem. Das ist das Ziel, die Befreiung, die auch Einheit des Bewusstseins (kaivalya) genannt wird. Dieses kaivalya entspricht dem gesunden Zustand.*

1.2

Yoga [ist] das Beruhigen von Denkvorgängen (vṛttis) in der Gehirnsoftware (citta).

योगश्चित्तवृत्तिनिरोधः

yogaḥ citta-vṛtti-nirodhaḥ

yoga (m. Nom. s.: yoga) citta (n. Komp.:Gehirnsoftware) vṛtti (f. Komp.: Denkvorgang) nirodha (m. Nom. s.: Beruhigen, Stoppen, Hindern, Unterdrücken)

Das ist die Definition von *yoga*. Dieses *sūtra* 1.2 ist die Essenz des *yoga*. Alles, was in den weiteren *sūtras* folgt, einschließlich der Übungen, Ergebnisse usw., ist die genauere Darstellung dieses *sūtras*. *Yoga* führt zum Beruhigen bestimmter Denkvorgänge. Die *yoga sūtras* beschreiben, wie man diesen Zustand erreicht und welche großartigen Auswirkungen er mit sich bringt. Es entsteht eine völlig neue Sicht und ein völlig neues Erleben der Welt in Glückseligkeit, Gesundheit, Erfolg, Einfachheit, Unbegrenztheit, Zugang zu allem Wissen, Weisheit und Wahrheit.

Die Beruhigung der Vorgänge der Gehirnsoftware wird yoga genannt. Was ist die Natur der Gehirnsoftware? Nun strebt die Gehirnsoftware immer (1) zur Klarheit, (2) zur Bewegung oder (3) zur Festigkeit; das sind genau die Eigenschaften der drei guṇas. Die guṇas sind: (1) Licht, das bekannt macht, zum Vorschein bringt; das ist die Eigenschaft des sattva-guṇa. (2) Aktivität ist

Bewegung und Wirksamkeit; das ist die Eigenschaft des rajas-guṇa. (3) Festigkeit ist fest, begrenzt und mit Widerstand; das ist die Eigenschaft des tamas-guṇa. Das sind die unveränderlichen Bestrebungen der guṇas (2.18). Da die Gehirnsoftware immer zu einem von ihnen strebt, ist es richtig zu sagen, dass sie auf der ständigen Umwandlung der drei guṇas basiert.

Die Gehirnsoftware ist von Natur aus leuchtend. Die Gehirnsoftware ist sattva und wird daher Gehirnsoftware-sattva genannt, weil ihre Hauptkomponente sattva ist.

- *Vermischt mit rajas und tamas wird die Gehirnsoftware zu Macht und Besitztümern hingezogen und diese Vorliebe heißt Leidenschaft. Das bedeutet, dass Gedanken entstehen, die sich auf die Leidenschaft für Macht und Besitztümer konzentrieren.*
- *Durchdrungen von tamas gerät die Gehirnsoftware unter den Einfluss von Unrecht, Unwissenheit, Anhaftung und Hilflosigkeit.*
- *Wenn die Überschattung der Verlockung dahingeschwunden ist und sie noch zu einem gewissen Grad mit rajas durchdrungen ist, dann ist diese Gehirnsoftware ausgestattet mit Rechtschaffenheit, Wissen, Losgelöstheit und Macht und es entstehen reine Gedanken.*
- *Wenn die letzte Spur des rajas beseitigt ist, ist die Gehirnsoftware in ihrer eigenen Natur gegründet und wird einfach nur zur Erkenntnis (2.26), dass sattva und puruṣa verschieden sind (3.35). Der yogi ist ausgestattet mit der Regenwolke des dharma (4.29), welche yogis als die höchste andauernde Meditation über Erkenntnis (prasaṅkhyāna) bezeichnen.*

In diesem Zustand, den wir als brahman-Bewusstsein oder auch als Gehirnsoftware Version 8 bezeichnen, ist die Macht des reinen Bewusstseins (citi-śakti) unveränderlich (4.34): Reines Bewusstsein allein ist Macht, daher heißt es Macht des reinen Bewusstseins. Macht, die nur in Geburten erblüht, welche zum Besitzer dieser Macht passen, ist keine eigentliche Macht. Reines Bewusstsein ist jedoch eigentliche Macht, die auf nichts anderem beruht. Sie ist daher ewig gefestigt. Das erste Wort citi bedeutet reines Bewusstsein, und das zweite Wort Macht (śakti) zeigt an, dass auch das individuelle Bewusstsein von unveränderlicher Natur ist.

Der Begriff „Veränderung" bedeutet, dass in einem Besitzer von Eigenschaften (dharmin), eine Eigenschaft (dharma) einer anderen Eigenschaft Platz macht. Da dieses reine Bewusstsein sich niemals ändert, heißt es unveränderlich. Genau aus diesem Grund beschäftigt es sich nicht mit Dingen, denn nur solche Sachen wie die Gehirnsoftware, die sich auch ändern, beschäftigen sich mit Dingen. Dinge werden dem reinen Bewusstsein nur indirekt durch die Gehirnsoftware gezeigt. Daher kommt das reine Bewusstsein niemals direkt mit den Dingen in Berührung. Daher bleibt es rein und daher ist es unendlich im Raum und ewig in der Zeit.

Anders als citi-śakti (reines Bewusstsein und seine Macht) ist die richtig unterscheidende Erkenntnis (viveka khyāti) veränderlich. Ihre Natur ist sattva-guṇa und alle guṇas sind veränderlich. Sattva-guṇa bedeutet reines sattva. Wenn man sagt, dass ihre Natur sattva ist, bedeutet das, ihre Natur ist im Wesentlichen zum Leuchten da. Außerdem wird sie im Wesentlichen als sattva-guṇa bezeichnet, weil sich der Gedanke der richtig unterscheidenden Erkenntnis nicht mit irgendeinem Ding der Welt befasst.

Die richtig unterscheidende Erkenntnis ist eine Form von Wissen und Wissen ist im Wesentlichen sattva. Dieses Wissen ist damit unterschiedlich und entgegengesetzt zu den Eigenschaften der Macht des reinen Bewusstseins, die beschrieben wurde. Das Wissen hat Änderungen usw. Da es mit der Eigenschaft der Veränderung verbunden ist, ist es dem höchsten, stillen SELBST (puruṣa) unterlegen, welches frei von Veränderungen ist. Da die Gehirnsoftware nun auch die Fehler (doṣas) in ihrer eigenen Natur sieht, wendet sich die Gehirnsoftware ganz davon ab und gibt sogar dieses höchste Wissen auf.

Die Essenz des Wissens in der Hauptkomponente der Gehirnsoftware ist das SELBST. Die Gehirnsoftware befindet sich nun in einem Zustand (Version 4), in welchem Sinnesgegenstände abwesend sind. Was ist in diesem Zustand die Natur des SELBST?

1.3

Dann ist der Beobachter in seiner eigenen Natur gegründet.

Kapitel 1 Sūtra 1.3

तदा द्रष्टुः स्वरूपेऽवस्थानम्

tadā draṣṭuḥ svarūpe avasthānam

> *tadā (Und.: dann) draṣṭṛ (m. Abl. Gen. s: Seher, Beobachter, Wahrnehmender) svarūpa (n. Lok. s., Nom. Akk. d.: eigene wirkliche Natur) avasthāna (n. Nom. Akk. s.: Wohnen, Gegründet-Sein)*

Die eigene Natur, das SELBST, heißt im *yoga* der *ātman* oder der *puruṣa.* Es ist die ewige Existenz, das Sein – das sich nie ändert, jenseits von Raum, Zeit, Ursache, Wirkung, Name und Form. Das SELBST hat folgende Merkmale:

- Unveränderlich, ewig, wahr (*sat*)
- Reines Bewusstsein, Wahrnehmender, Wissender, reine Intelligenz (*cit*)
- Reine Glückseligkeit (*ānanda*)
- Unbegrenztheit (*ananta*)

Das ist weit mehr als nur der Beobachter! Das bin „ICH", unbegrenzte, ewige Existenz, reines Bewusstsein und reine Glückseligkeit. Dieses „ICH", mein unbegrenztes SELBST, kann nicht durch Gehirnsoftware erfasst werden. ICH bin also nicht meine Gehirnsoftware, sondern ICH bin der Nutzer meiner Gehirnsoftware. Als Nutzer meiner Gehirnsoftware bleibe ich in meiner eigenen Natur gegründet und bin nicht in Denkvorgängen meiner Gehirnsoftware verwickelt.

Dann, im Zustand der Befreiung [Version 8]*, ruht die Macht des reinen Bewusstseins (citi-śakti) in ihrer eigenen Natur.*

Um zu zeigen, dass das Beruhigen von Denkvorgängen in der Gehirnsoftware kein Beruhigen des Nutzers der Gehirnsoftware (puruṣa) ist und um direkt auf das Ergebnis des Wissens über den Nutzer hinzuweisen, sagt Vyāsa: Was ist puruṣa, der Erkenner der Gehirnsoftware, in diesem Zustand, wenn es für ihn kein Ding mehr gibt? Dann ruht der Beobachter, der Nutzer, in seiner eigenen Natur. Wenn die Denkvorgänge beruhigt sind, ruht die Macht des Bewusstseins in ihrer eigenen Natur.

Was ist in diesem beruhigten Zustand, wenn es kein Ding für ihn gibt, weil das Ding, der Denkvorgang der Gehirnsoftware, nicht mehr da ist, was ist dann die Natur des Nutzers? Der Nutzer (puruṣa) ist der Erkenner der Gehirnsoftware in dem Sinne, dass er sich der Gehirnsoftware mit ihren veränderlichen Denkvorgängen bewusst ist. Die Natur des Nutzers ist einfach nur, der Kenner der Gehirnsoftware zu sein. Die Gehirnsoftware zu kennen, ist die wahre Natur des Nutzers. Es gibt keinen anderen Erkennenden und es gibt kein anderes Erkennen.

Dann, im beruhigten Zustand der Gehirnsoftware, ruht der Beobachter, der Nutzer, in seiner eigenen Natur. Wenn der Denkvorgang beruhigt ist, dann ruht die Macht des Bewusstseins in ihrer eigenen Natur. „Ruht in ihrer eigenen Natur" bedeutet Befreiung (kaivalya). Patañjali wird später noch über diese wahre Natur sprechen, wenn er sagt, die Gehirnsoftware ist nicht selbst leuchtend, weil sie etwas vom Nutzer Beobachtetes ist (4.19).

Wenn aber die Gehirnsoftware nicht beruhigt, sondern aktiv ist [Versionen 1 bis 6], *warum erscheint es dann so, dass die Macht des reinen Bewusstseins, also die Macht des Nutzers, Änderungen unterworfen wäre? Es erscheint deswegen so, weil ihm Dinge gezeigt werden.*

1.4

Andernfalls [nicht im yoga-Zustand], [erscheint ātman als] dem Denkvorgang (vṛtti) angeglichen.

वृत्तिसारूप्यमितरत्र

vṛtti-sārūpyam itaratra

vṛtti (f. Komp.: Denkvorgang) sārūpya (n. Nom. Akk. s.: Ähnlichkeit der Form) itaratra Und.: andernfalls)

„Was Du siehst, das wirst Du." Bei einem, der nicht im *yoga*-Zustand ist, erfolgt ständig ein Angleichen an wahrgenommene Dinge, Körper und

Gehirnsoftware. Das wird als Unwissenheit (*avidyā*) bezeichnet. Eine genauere Definition der Unwissenheit erfolgt in 2.5.

Warum passt sich die Macht des Bewusstseins dem mentalen Vorgang in der Gehirnsoftware an? Weil ihr Dinge gezeigt werden. Obwohl es in beiden Fällen [sowohl mit Version 7 als auch davor] *keine Unterscheidung in Bezug auf das Ruhen in ihrer eigenen Natur gibt, gibt es dennoch eine Unterscheidung in Bezug darauf, ob sie, die Macht des Bewusstseins, sich dem mentalen Vorgang anpasst oder nicht.*

Entsteht dadurch nicht der Fehler einer Änderbarkeit der Macht des Bewusstseins? Die Antwort liegt in der Tatsache, dass ihr Dinge gezeigt werden. Die scheinbare Änderung ist nicht innewohnend, sondern lediglich projiziert wie durch einen klaren Kristall, der die Farbe von etwas annimmt, das neben ihn gelegt wird (1.41).

Es gibt ein sūtra von einem früheren Lehrer: „Es gibt nur eine Sicht." Es gibt nur eine Sicht (darśana) von Gehirnsoftware (buddhi) und Nutzer (puruṣa). Was bedeutet das? Die Sicht ist Erkenntnis (khyāti) allein. Die Sicht ist ein Vorgang der Gehirnsoftware. Sie ist eine Erkenntnis in dem Sinne, dass sie dem Nutzer bekannt ist. Sie ist auch Erkenntnis in dem Sinne, dass durch sie die Eigenschaften von Gehirnsoftware und Nutzer bekannt sind. Die Sicht ist ein Werkzeug, da die Form des Dings durch sie erfasst wird; und sie ist ein Gegenstand insoweit, als sie durch ihre eigene Eigenschaft der Erkenntnisfähigkeit erfasst wird; ähnlich ist sie ein Gesehenes, da sie gesehen wird und auch eine Sicht, da Dinge durch sie gesehen werden; sie ist Wissen (jñāna), da sie bekannt wird und auch Dinge durch sie gekannt werden. So sollte das alles verstanden werden.

Es ist so wie mit Computer-Software, die zum einen verwendet wird, um Informationen und Wissen zu verarbeiten, also ein Werkzeug für Wissen ist; auf der anderen Seite ist sie für einen Programmierer auch ein Ding, das er verändern kann. Für den normalen Nutzer kann sie beim Upgrade durch andere Versionen ersetzt werden, ist also hier auch wieder ein Ding.

Es ist so wie mit dem König, der ein Urheber ist, indem er einfach nur vor dem Rat erscheint, worauf alle Minister Urheber werden und ihre eigenen Handlungen ausführen.

Es ist so wie mit der Sonne, die auf keine eigenen äußeren Werkzeuge schaut, um zu scheinen und sie führt auch keine Handlungen aus. Sie erzeugt kein neues, vorher nicht vorhandenes Scheinen, während sie kommt und geht. Es ist einfach so, dass Scheinen ihre Natur ist. Daher wird gesagt, dass sie allein durch ihre Nähe beleuchtet und Krüge usw. als helle Formen erscheinen.

Bei jedem Menschen ist es auch so. Die mentalen Vorgänge in der Gehirnsoftware werden vom puruṣa, dem stillen Nutzer, der reine Sicht ist, durch seine eigene Natur als Bewusstsein (cit-ātman) durchdrungen.

Ein früherer Lehrer (Pañcaśikhācārya) nimmt an, dass Wissen aus einer Verbindung vom Nutzer, dem SELBST (ātman) und der Eingabe-Ausgabe-Komponente der Gehirnsoftware (manas) entsteht. Aber auch er bezeichnet den Nutzer als den Wissenden, der den Wissensgegenstand mit Wissen durchdringt, jedoch keine Handlung ausführt.

Selbst wenn er annimmt, dass Wissen aus einer Verbindung vom Nutzer, dem SELBST (ātman) und der Eingabe-Ausgabe-Komponente der Gehirnsoftware (manas) entsteht, bezeichnete er den Nutzer als den Wissenden, der den Wissensgegenstand mit Wissen durchdringt, jedoch keine Handlung ausführt.

Wenn er jedoch annimmt, dass neues Wissen aus der Verbindung von Nutzer und Gehirnsoftware entsteht, dann gehört dieses Wissen dem Nutzer und nicht der Gehirnsoftware, denn es wird gesagt, dass er weiß und nicht, dass seine Gehirnsoftware weiß. Es soll damit gezeigt werden, dass das Wissen dem Nutzer gehört und nicht der Gehirnsoftware.

Selbst wenn er annimmt, dass kein Nutzer nötig wäre, sondern stattdessen das Wissen in der Gehirnsoftware durch ein weiteres Wissen in der Gehirnsoftware erkannt würde, dann würde dies zu einer unendlichen Schleife führen. Eine unendliche Schleife lässt sich nur vermeiden, wenn der Nutzer, das SELBST, das Wissen erkennt.

Die Gehirnsoftware wirkt, indem sie vom Nutzer, dem SELBST, durchdrungen ist, weil sie von ihm (dem SELBST) gesehen wird. Das ist eine anfangslose Beziehung und das ist die Ursache von puruṣas Bewusstheit der mentalen Prozesse. Von diesen mentalen Vorgängen gibt es viele in der Gehirnsoftware und sie müssen beruhigt werden.

Test

Betrachten Sie einen Gegenstand vor sich. Durch die Wahrnehmung entsteht ein Gedanke in Ihrer Gehirnsoftware. Überprüfen Sie nun ganz einfach, ob dieser Gedanke Ihr SELBST vollständig überlagert. Falls eine solche Überlagerung noch vorhanden ist, trifft 1.4 auf Sie zu. Machen Sie diesen Test ab und zu, um festzustellen, wo Sie stehen.

1.5

Die Denkvorgänge (vṛttis) sind fünffacher Art [und] leiderzeugend oder nicht leiderzeugend.

वृत्तयः पञ्चतय्यः क्लिष्टाक्लिष्टाः

vṛttayaḥ pañcatayyaḥ kliṣṭa-akliṣṭāḥ

vṛtti (f. Nom. p.: Denkvorgang) pañcataya (f. Nom. p.: fünffach, Gruppe von 5; im sūtra –tayyaḥ) kliṣṭa (mf(ā)n. Komp.: leiderzeugend) akliṣṭā (f. Nom. Akk. p.: nicht leiderzeugend)

Alle fünf Arten von Denkvorgängen können jeweils weiter unterteilt werden in solche, die letztendlich zu einer Art von Leiden führen und solche, die das nicht tun. Um das Leiden zu vermeiden, müssen wir also zwischen verschiedenen Denkvorgängen unterscheiden. Wir müssen die Ursachen der leidvollen Denkvorgänge beseitigen. Die *yoga sūtras* untersuchen nun schrittweise die Ursachen und wie sie beseitigt werden können.

Vyāsa sagt dazu in seinem Kommentar in 1.5: „Die Eindrücke im karma-Speicher verursachen Illusionen und sind das Feld der leidvollen [Denkvorgänge]. *Im Heim der Erkenntnis, dem Einfluss der guṇas (1.16) widerstehend, sind die* [Denkvorgänge] *ohne Leid."*

Die illusionären Denkvorgänge werden durch die fünf Illusionen (kleśas) verursacht (2.3). Eindrücke (saṁskāras) heißen auch karma-Samen und sind günstig, ungünstig oder gemischt. Sie sind im karma-Speicher (karmāśaya) abgelagert. Sie haben einen innewohnenden Antrieb, Ergebnisse zu erzeugen. Aus dem Speicher von karma-Samen werden Unwissenheit und die anderen Illusionen zum Samenbeet für leiderzeugende Denkvorgänge. Wenn diese Denkvorgänge schließlich in der Gehirnsoftware auftauchen, ist der entsprechende karma-Samen fast gereift.

Die anderen sind nicht-illusionäre Eindrücke und gehören zum Erkenntnis-Speicher (khyātiviṣaya). Sie widerstehen der Verwicklung mit den guṇas. Diese reinen saṁskāras sind das Feld des Wissens. Diese saṁskāras widersetzen sich der Verwicklung mit den guṇas, nämlich sattva, rajas und tamas (1.16). Weil sie auf das Feld des Wissens gerichtet sind, sind sie rein, da Wissen Befreiung hervorbringt.

Sie bleiben selbst dann rein, wenn sie zusammen mit einem Strom von Unreinen auftauchen. In den Lücken zwischen den Unreinen gibt es die Reinen. In den Lücken zwischen den Reinen gibt es die Unreinen. Nur durch Denkvorgänge (vṛttis) werden Eindrücke (saṁskāras) erzeugt, die ihnen entsprechen. Obwohl die Illusionen (kleśas) die Eindrücke (saṁskāras) hervorrufen, passiert dies nur durch das Mittel der Denkvorgänge. Hier ist das Wort „nur" besonders betont. Durch saṁskāras werden entsprechende Denkvorgänge erzeugt; somit dreht sich das Rad der Denkvorgänge und Eindrücke (saṁskāras) unaufhörlich. Die Gehirnsoftware ist also etwas, das Denkvorgänge und Eindrücke hat, die sich gegenseitig verursachen. Alle diese Vorgänge passieren in der Gehirnsoftware während der Nutzer einfach nur unbeteiligt bleibt. So ist die Gehirnsoftware vor Version 7.

Aber wenn die Gehirnsoftware ihre Verwicklung aufgegeben hat (ab Version 7), das heißt, wenn die Aktivität, die von der Unwissenheit verursacht wird, aufgehört hat und die Gehirnsoftware in dem ursprünglichen Zustand allein ruht, dann ruht sie in der Ähnlichkeit zu ihrem Nutzer, dem SELBST (ātman). Dann gleicht sich die Gehirnsoftware für eine gewisse Zeit lang dem Nutzer (ātman) an, soweit es der Rest derjenigen saṁskāras erlaubt, die bereits aktiviert wurden (prārabdha karma).

Andernfalls, wenn die *saṁskāras* zu einem Ende gekommen sind, wird die Gehirnsoftware vom menschlichen Gehirn unabhängig und läuft weiter auf dem kosmischen Computer, auf dem ihr unendliche Ressourcen zur Verfügung stehen (Gehirnsoftware Version 8). Der Vorgang entspricht dem

Grid-Computing, bei dem beliebige Software auf weltweit verteilten Hardware-Ressourcen laufen kann.

Aber sind die Denkvorgänge nicht zu viele, um beruhigt zu werden? Dazu sagt dieses sūtra, sie sind von fünferlei Art. Obwohl es eine unendliche Vielzahl von ihnen gibt, reine und unreine, sind sie doch nur von fünferlei Art, es sind fünf Gruppen. Nur durch Übungen und Gelassenheit, die gegen sie alle auf einmal vorgehen, kann das Beruhigen funktionieren. Das Beruhigen wird durch ihre große Anzahl nicht verhindert, jedoch gibt es alternativ auch kein wirksames Mittel, um sie einzeln zu beruhigen.

Die Evolution der Gehirnsoftware-Versionen (V 1 - V 8):

V 1 bis 3	Gehirnsoftware überschattet den Nutzer
V 4	Gehirnsoftware im Leerlauf-Modus
V 5	Gehirnsoftware überschattet den Nutzer nicht mehr
V 6	Gehirnsoftware mit reinen und unreinen Denkvorgängen
V 7	Gehirnsoftware gleicht sich dem Nutzer an
V 8	Gehirnsoftware läuft auf dem kosmischen Computer

1.6

[Die fünf Arten von Denkvorgängen (vṛttis) sind] pramāṇa (richtiges Wissen), viparyaya (Irrtum), vikalpa (Vorstellung), nidrā (Tiefschlaf), smṛti (Erinnerung)

प्रमाणविपर्ययविकल्पनिद्रास्मृतयः

pramāṇa-viparyaya-vikalpa-nidrā-smṛtayaḥ

pramāṇa (n. Komp.: richtige Wahrnehmung, richtiges Wissen) viparyaya (m. Komp.: Irrtum, Verblendung, falsche Wahrnehmung) vikalpa (m. Komp.: Vorstellung) nidrā (f. Komp.: Tiefschlaf) smṛti (f. Nom. p.: Erinnerung)

Die fünf Denkvorgänge können in Gehirnsoftware Versionen 1 bis 3 Leid verursachen, weil der Quantencomputer noch nicht aktiviert ist. Die leidverursachenden Denkvorgänge sind im Zustand des *yoga* beruhigt. Genau das ist *yoga*!

Wir werden jetzt diese fünf Arten von Denkvorgängen genauestens untersuchen. Es ist sehr sinnvoll, sich damit ausführlich zu beschäftigen, weil bei den späteren *siddhi*-Übungen im Kapitel 3 immer wieder Erfahrungen auftauchen werden, bei denen sich der *yogi* ohne dieses Grundlagenwissen nicht ganz sicher sein könnte. Insbesondere ist es wichtig, die genauen Unterschiede zwischen richtigem Wissen, Vorstellung, Irrtum und Erinnerung zu erkennen. Nur richtiges Wissen kann sinnvollerweise ein Ziel der *yoga*-Übung sein. Dabei werden wir auch noch feststellen (1.48), dass es ein unbegrenztes Wissen gibt, welches über das Wissen in 1.7 hinausgeht.

1.7

Richtiges Wissen (pramāṇa) ist [definiert als] direkte Wahrnehmung (pratyakṣa), Schlussfolgerung (anumāna) [oder] Wissen von einer Autorität (āgama).

प्रत्यक्षानुमानागमाः प्रमाणानि

pratyakṣa-anumāna-āgamāḥ pramāṇāni

pratyakṣa (n. Komp.: direkte Wahrnehmung) anumāna (n. Komp.: Inferenz) āgama (m. Nom. p.: Wissen von einer Autorität) pramāṇa (n. Nom. Akk. p.: richtiges Wissen)

Jedes dieser drei und ihre Kombinationen sind richtiges Wissen (*pramāṇa*), aber in ihrer Reichweite begrenzt. Richtiges Wissen beginnt zunächst einmal mit direkter Wahrnehmung. Aus den wahrgenommenen Fakten können dann weitere Schlussfolgerungen gezogen werden, die auch als richtiges Wissen gelten. Werden diese wahrgenommenen oder gefolgerten Fakten weitergegeben, sind sie für den Leser oder Zuhörer das Wissen von einer Autorität. Dabei ist es wichtig, dass das Wissen von vertrauenswürdigen Personen weitergegeben wird. Dazu gehören auch Seher vedischer Tradition und korrekt weitergegebene, überprüfte Schriften, zum Beispiel die Veden.

Dies entspricht der Vorgehensweise in der modernen Wissenschaft, nämlich ausgehend von Messungen (Wahrnehmung), Schlussfolgerungen zu ziehen, und dann das Wissen durch wissenschaftliche Veröffentlichungen weiterzugeben.

In der Computer-Technologie entspricht dem richtigen Wissen eine Wissensbasis, die in sich widerspruchsfrei ist und die Realität korrekt abbildet.

Direkte Wahrnehmung (pratyakṣa)

Die Komponente richtigen Wissens, welche direkte Wahrnehmung genannt wird, ist der Vorgang, wenn die Gehirnsoftware von einem Ding durch einen Sinneskanal Informationen aufnimmt und anschließend die Natur dieses Dings bestimmt. Der Sinneskanal bezieht sich auf einen der fünf Sinne der Wahrnehmung, zum Beispiel das Hören. Er bezieht sich nicht auf ein Handlungsorgan, zum Beispiel die Hände, welches Handlung, aber nicht Wissen als Ergebnis hat. Das Wort indriya kann sowohl Sinnes- als auch Handlungsorgane bedeuten. Aber Patañjali möchte hier die Denkvorgänge erklären, die Wissen als Ergebnis haben. Er bezieht sich somit nur auf die Sinne, wie zum Beispiel das Hören, welche Wissen erzeugen.

Ein Sinnesorgan ist ein Eingabekanal, durch den die Gehirnsoftware mit einem Gedanken in sprachlicher oder anderer Form aktiviert wird. Somit wird die Gehirnsoftware durch diesen Eingabekanal entsprechend der besonderen Ausprägung eines äußeren Dings aktiviert. Als Ergebnis dieser Aktivierung der Gehirnsoftware wird die Eingabe-Information kopiert und als der Erinnerungsteil eines Eindrucks abgelegt. Der Eindruck ist von einem Ding, das sowohl allgemein als auch besonders ist, aber er wird hauptsächlich durch die besondere Erscheinung bestimmt und dieses heißt direkte Wahrnehmung.

Zum Beispiel dringt in einer stillen Umgebung ein leises Ticken durch den Eingabekanal der Ohren. Die Gehirnsoftware wird durch dieses Ticken aktiviert und versucht herauszufinden, was dieses Ticken ist. Sie stellt dann ein Allgemeines fest, nämlich es ist das Ticken einer Uhr. Und dann stellt sie das Besondere fest: Es ist die Uhr, die an der Wand in unserem Wohnzimmer hängt.

Ein Sinneskanal, wie zum Beispiel das Sehen, kann zusammen mit der Gehirnsoftware sowohl das Allgemeine als auch das Besondere eines Dings verarbeiten. Warum soll es hier hauptsächlich um die Bestimmung des Besonderen gehen? Weil sich die nachfolgende Mustererkennung hauptsächlich mit dem Besonderen beschäftigt. Es ist nicht so, dass das Allgemeine nicht wahrgenommen würde, aber es wird als nebensächlich betrachtet. Wenn gesagt wird „blaue Farbe", dann ist die Hauptsache festzustellen, dass es blau ist, aber es ist die Farbe (das Allgemeine), welche blau ist und dieses Allgemeine, eine Farbe, bekommt eine nebensächliche Bedeutung.

Darüber hinaus beinhaltet die Erfahrung von Allgemeinem auch Fälle von Zweifel und Täuschung. Wenn jemand etwas Allgemeines wahrnimmt, könnte er zweifeln, ob es tatsächlich das Besondere ist, das er sucht. [Zum Beispiel hört jemand eine Uhr ticken und könnte zweifeln, ob es seine Uhr im Wohnzimmer ist].

Irrtum (1.8) hingegen entsteht aus der Erinnerung an einen anderen Fall des Allgemeinen, den jemand jetzt wahrnimmt. Aber Zweifel und Irrtum können nicht bestehen bleiben, wenn jemand das Besondere richtig erkennt und daher heißt es, dass die direkte Wahrnehmung sich hauptsächlich mit der Bestimmung des Besonderen befasst. Wenn jemand wünscht, ein Allgemeines zu bestimmen, zum Beispiel ob dies eine Kuh oder ein Pferd ist, damit also die eine Möglichkeit verworfen wird und die andere bestätigt wird, bleibt dennoch die Hauptsache, zu bestimmen, welches Besondere dies ist, das heißt, um welche individuelle Kuh oder um welches individuelle Pferd es sich handelt.

Wenn es gilt, dass es unterschiedliche Besondere gibt, dann müssen diese auch echt sein. Das ganze praktische Leben würde zusammenbrechen, wenn wir nicht eine direkte Wahrnehmung mit ihrer Unterscheidung von Platz, Zeit und anderen Gegebenheiten annehmen würden. Es gäbe sonst keine Erinnerung „Ich sah dieses bei dieser Gelegenheit und jenes zu jener Zeit und daher kann ich feststellen, was es ist." Es kann keine Erinnerung von Dingen oder

Personen und ihren Eigenschaften geben, solange sie nicht direkt wahrgenommen wurden. Tatsächlich lebt niemand durch eine Fantasie, die vom Feld des praktischen Lebens entfernt wäre. Es ist also richtig, die Wahrnehmung nur so anzunehmen, wie sie allgemein anerkannt ist. Wahrnehmung ist echt. Jeder Versuch, sie als eine bloße Vorstellung zu bezeichnen, ist unsinnig.

Bis hier hin, bis zur Mustererkennung des besonderen Musters, ist der Wahrnehmungsvorgang bei allen Versionen der Gehirnsoftware gleich. In der Weiterverarbeitung gibt es aber große Unterschiede.

[Ab Gehirnsoftware Version 5 gilt folgendes:] *Wenn gesagt wird, dass die Wahrnehmung durch einen Sinneskanal in der Welt passiert, dann ist dies lediglich eine Bestätigung von dem, was in der gewöhnlichen Wahrnehmung* [vor Version 5] *in der Welt passiert. Hingegen ist die direkte Wahrnehmung, die ein yogi oder Īśvara (1.23) besitzt, unabhängig von Sinnesorganen. Aber tatsächlich ist es so, wenn die von den Illusionen herrührenden Begrenzungen beseitigt wurden, gibt es eine gleichzeitige Wahrnehmung aller Dinge durch das Gehirnsoftware-sattva (Quantencomputer im Gehirn), welches alle Dinge und Felder erreicht, egal wie fein oder entfernt sie sind.*

Es wird später noch gesagt (3.54): „Und auch so entsteht Wissen, geboren aus der Unterscheidung zwischen allem im Sternenhimmel intuitiv Wahrgenommenen und der Gesamtheit von allem zu allen Zeiten." Die Definition der direkten Wahrnehmung darf also nicht nur auf das beschränkt werden, was durch die Sinneskanäle kommt.

Das heißt, es gibt auch eine direkte Wahrnehmung über einen anderen Kanal, nämlich über den kosmischen Computer.

[Vor Gehirnsoftware Version 5 gilt folgendes:] Das Ergebnis des Wahrnehmungsvorgangs ist nicht einfach nur das richtige Wissen, sondern zusätzlich scheint sich der Nutzer (*puruṣa*) dem Denkvorgang in der Gehirnsoftware anzugleichen (1.4). Als Ergebnis der Wahrnehmung entsteht ein Zustand in der Gehirnsoftware, der die Gehirnsoftware nicht von ihrem Nutzer (*puruṣa*) unterscheidet.

Sie kennen das sicherlich von Ihrem Computer, wenn der Computer das tut, was er möchte und Sie nicht mehr beachtet. Es läuft dann eine Schadsoftware ab. In Ihrer Gehirnsoftware bedeutet das einen Zustand von Unwissenheit, der später noch erklärt wird (2.5).

Was bedeutet der Begriff Ergebnis? Ein Ergebnis ist nicht bloß ein Material so wie es ist, unabhängig von jeglicher Handlung; im Gegenteil, ein Ergebnis ist das Annehmen eines bestimmten anderen Zustands durch dieses Material. Ein Ergebnis entsteht durch eine Handlung und erscheint, wenn die Handlung ihr Ende erreicht hat.

Hier ist das Material die Gehirnsoftware und das Ergebnis ist ein anderer Zustand der Gehirnsoftware. Das Nicht-Unterscheiden des Nutzers (puruṣa) vom Denkvorgang in der Gehirnsoftware ist das Hauptergebnis der Wahrnehmung [vor Gehirnsoftware Version 5]. *Daher wird noch gesagt (3.35) „Erfahrung ist ein Gedanke, der nicht zwischen sattva und puruṣa unterscheidet, obwohl sie absolut getrennt sind.“*

Wir werden später beschreiben (3.35) wie der Nutzer (puruṣa) der stille Beobachter (pratisaṁvedin) ist; nämlich der stille Beobachter des Verstands (buddhi), der Hauptkomponente der Gehirnsoftware.

Wenn das Wissen unmittelbar ist, kann es nicht das Ergebnis einer Verbindung von Nutzer und Gehirnsoftware sein. Dazu ein Beispiel: Obwohl bei verschiedenen Männern das gleiche Wissen vom Körper einer schönen Frau entsteht, entsteht in einem von ihnen das Gefühl, sie haben zu wollen, im anderen das Gefühl, sie meiden zu wollen und in einem Dritten keines dieser Gefühle. Es gibt keine Sicherheit, ob der Gedanke des Habenwollens oder der Gedanke des Vermeidens auftaucht, obwohl in beiden Fällen das Wissen das gleiche ist. Bei demjenigen, der gleichgültig ist, entsteht keines der beiden Gefühle. Die Gefühle Habenwollen oder Vermeiden kommen aus Verlangen oder Hass. Nach der Regel, „keine Wirkung ohne Ursache“, gibt es ohne Verlangen oder Hass auch keine Gefühle von Habenwollen oder Vermeiden, auch wenn das gleiche Wissen vom Körper der schönen Frau da ist. Das ist die Gleichgültigkeit. Da es diese Unbestimmtheit gibt, können die Gedanken des Habenwollens oder des Vermeidens kein Ergebnis von richtigem Wissen sein. Siehe dazu sūtra 2.3, wo die fünf Illusionen definiert werden, zu denen auch Verlangen und Hass gehören.

Beim Gleichgültigen wird von der Gehirnsoftware nur das Bild der schönen Frau wahrgenommen. Das gilt entsprechend auch für Frauen, die einen schönen Mann wahrnehmen. Bei den Nicht-Gleichgültigen wird durch die Wahrnehmung automatisch Schadsoftware in der Gehirnsoftware aktiviert, die zu verschiedensten Varianten von Aktivitäten führt. Diese Schadsoftware ist nicht das Ergebnis der aktuellen Wahrnehmung, sondern das Ergebnis von Eindrücken aus früheren Erfahrungen.

Was ist das Endergebnis des Wahrnehmungsvorganges? Der Nutzer (ātman) ist alles durchdringend und da er fein und extrem rein ist, bemerkt er den Denkvorgang in der Gehirnsoftware, weil er auch die Gehirnsoftware völlig durchdringt. Damit ist klargestellt, dass der stille Nutzer (puruṣa), weil er alles durchdringt, auch die Form von diesem Denkvorgang richtigen Wissens in der Gehirnsoftware durchdringt und dieses sein Wissen ist.

> Die Erkenntnis, dass dieses Wissen dem Nutzer gehört, ist das Endergebnis des Wahrnehmungsvorgangs.

Es ist so wie mit einem Bild, das ich mit einem mobilen Gerät aufnehme. Ich gehe ganz natürlich davon aus, dass dieses Bild mir gehört und nicht etwa der Software in dem Gerät. Ebenso verhält es sich mit der Gehirnsoftware und dem Nutzer der Gehirnsoftware.

Schlussfolgerung (anumāna)

Schlussfolgerung ist der Denkvorgang in der Gehirnsoftware, der sich auf das Einschließen einer ähnlichen Klasse von Dingen bezieht, die gefolgert werden und auf das Ausschließen derjenigen, die zu einer anderen Klasse gehören. Während sich die Wahrnehmung hauptsächlich mit der Bestimmung eines Besonderen befasst, beschäftigt sich das Schlussfolgern hingegen hauptsächlich mit der Bestimmung eines Allgemeinen (Universellen). Was wird gefolgert (geschlossen, abgeleitet)? Alles worüber man etwas wissen möchte, wird gefolgert. Darin wird das eingeschlossen, was in Eigenschaften und Natur ähnlich ist, und das Andere ausgeschlossen.

Das ist im Grunde die Mengenlehre, wie sie schon seit über tausend Jahren bekannt ist. *Śaṅkara* analysiert die Mechanismen, wie eine Schlussfolgerung zustande kommt. Er wird dann feststellen, dass eine Schlussfolgerung zu richtigem Wissen führt, natürlich unter der Bedingung, dass sie auch richtig durchgeführt wird, und deshalb beschäftigen wir uns nun mit den Grundlagen der Logik.

In einer Beziehung werden immer zwei Dinge aufeinander bezogen. Was ist nun die Beziehung des Einschließens oder Ausschließens und welche zwei Dinge verbindet sie? Ist eine Schlussfolgerung nur eine Beziehung zwischen dem Merkmal und dem Ding, welches dieses Merkmal hat? Nein, denn das würde nicht ausreichen, eine Schlussfolgerung zu ziehen. Die Beziehung mit dem Unterscheidungsmerkmal muss eine sein, die einschließt oder ausschließt. Das ist eine Frage des Unterscheidungsmerkmals. Es kommt darauf an, ob das Ding das Unterscheidungsmerkmal besitzt oder nicht, und genau das führt zu einer Schlussfolgerung.

Oft kann man die Bewegung von Himmelskörpern nicht durch direkte Wahrnehmung, sondern nur durch eine Schlussfolgerung feststellen. Zum Beispiel sieht man den Mond in Bezug auf den Sternenhintergrund an einem Tag an einer Stelle und an einem anderen Tag an einer anderen Stelle. Da die Bewegung zu langsam ist, um sie mit bloßem Auge direkt zu beobachten, folgern wir aus den Beobachtungen der zwei verschiedenen Stellen zu den zwei verschiedenen Zeiten, dass sich der Mond bewegt haben muss.

Im Fall der Katze und der Maus (Jäger und Opfer) schließt man daraus, wenn man eine von ihnen sieht, dass die andere nicht da ist. Das ist eine reine Schlussfolgerung. Daraus, dass ein Ding nicht an seinem gewöhnlichen Platz gesehen wird, folgert die Gehirnsoftware, dass es an einem anderen Platz ist. So wie man aus dem Anblick der Katze die Abwesenheit der Maus folgert. Es gibt ein bekanntes Beispiel: „Wenn Caitra, ein lebendiger Mann, nicht zu Hause gesehen wird, dann ist er weg."

Lassen Sie sich nicht von der Einfachheit der Logik ablenken, es ist immer noch Logik.

Nun wird die Diskussion technisch

(Einwand) Der Diskussionsgegner wünscht zu zeigen, dass es neben den drei, im sūtra erwähnten, noch andere Mittel zu richtigem Wissen gibt. Eines von diesen ist die Wahrnehmung der Abwesenheit. Ein klassisches Beispiel, das mehrmals erwähnt wird, ist dieses: Ein Mann sucht nach einem Krug, schaut in einen leeren Raum und schließt daraus, dass der Krug nicht hier ist.

Der Diskussionsgegner aber nennt dieses die direkte Wahrnehmung der Abwesenheit des Kruges.

(Antwort) Śaṅkara nennt dieses eine Schlussfolgerung aus dem Anblick des leeren Bodens und bezeichnet die Abwesenheit des Kruges als einen gefolgerten Gedanken und nicht als direkte Wahrnehmung.

Śaṅkara analysiert auf fünf weiteren Seiten die Einzelheiten richtiger Logik, was wir Ihnen aber ersparen wollen.

> Das Endergebnis der Schlussfolgerung ist die Erkenntnis in der Gehirnsoftware, dass dieses gefolgerte Wissen dem Nutzer gehört.

Wissen von einer Autorität (āgama)

„Wissen von einer Autorität" bedeutet, dass ein Fachkundiger durch Worte etwas mitteilt, das von ihm gesehen oder gefolgert wurde mit der Absicht, dem anderen sein eigenes Wissen zu übermitteln. Der Denkvorgang, dessen Gegenstand die Bedeutung dieser Worte ist, ist für den Zuhörenden das Wissen von einer Autorität.

„Ein Fachkundiger": Jemand, der angespornt ist durch Wohlwollen gegenüber dem anderen und ohne Fehler ist und dessen Absicht es ist, etwas zu sagen, was er wahrgenommen hat oder durch ihn gefolgert wurde und der beabsichtigt, dem anderen, das heißt einem bestimmten Zuhörer, sein eigenes Wissen oder seine eigene Erfahrung mitzuteilen.

„Durch das Wort": Das [Wort] *ist hier als ein Satz zu verstehen, aus dem eine bestimmte Bedeutung entsteht, die durch den Satz vermittelt wird. Der Denkvorgang in der Gehirnsoftware des Zuhörers, dessen Gegenstand die Bedeutung des Satzes ist, beschäftigt sich hauptsächlich mit der Bestimmung eines Allgemeinen, wie im Fall der Schlussfolgerung. Denn der Zuhörer kann nicht die spezielle Wahrnehmung nachvollziehen.*

„Wissen von einer Autorität" bedeutet für den Hörer: Diese Art von Wissen folgt auf ein ursprüngliches Wissen, das der Sprechende von einem Ding besessen hat. Für ihn, den Sprechenden, ist es kein Wissen von einer Autorität, da

er in seiner Gehirnsoftware etwas wahrgenommen oder selbst gefolgert hat. Sein eigenes Wissen ist durch seine Sinneswahrnehmung oder seine Schlussfolgerung gekommen.

Wissen von einer Autorität ist keine direkte Wahrnehmung, weil es nicht im Bereich der Sinne ist und es ist keine Schlussfolgerung, weil es nicht auf einer Beziehung mit Unterscheidungsmerkmal beruht.

Das Endergebnis dieses Vorgangs ist auch hier die Erkenntnis in der Gehirnsoftware, dass dieses Wissen dem Nutzer gehört. Die Gehirnsoftware hat das Wissen gelernt.

Wenn ein Sprecher zweifelhafte Dinge sagt, die er weder selbst gesehen noch gefolgert hat, dann ist es ein falsches Zeugnis; aber wenn ein ursprünglicher Sprecher es gesehen oder gefolgert hat, dann ist das Zeugnis unzweifelhaft. Was ist etwas Zweifelhaftes, das er spricht? Es ist etwas, das er weder wahrgenommen noch gefolgert hat. Das ist falsches Zeugnis und ist nur ein Anschein.

Obwohl er (der Kommentator Vyāsa) nicht viel über den Anschein in den Fällen der direkten Wahrnehmung und Schlussfolgerung gesprochen hat, weist er darauf hin, dass ein Wissen von einer Autorität in manchen Fällen nur den Anschein hat, und geht damit stillschweigend davon aus, dass ein solcher Anschein auch in den vorherigen Fällen der direkten Wahrnehmung und Schlussfolgerung möglich ist, sofern ihre Darstellungen den Tatsachen widersprechen.

„Wenn ein ursprünglicher Sprecher es wahrgenommen oder gefolgert hat": Wenn es von Īśvara (1.26) als dem ersten Sprecher stammt, dann gibt es keinen Grund zu zweifeln, denn sein Zeugnis als Sprecher der Wahrheit ist unzweifelhaft.

Die folgende Diskussion wendet sich jetzt der Analogie zu, die in einigen Schulen als unabhängiges Mittel zur Wissensgewinnung gewertet wird. *Śaṅkara* verneint dies aber und folgt dem *sūtra*, welches die Analogie nicht erwähnt. Analogie ist für *Śaṅkara* eine Art von Wissen von einer Autorität.

Analogie erfordert Worte und ist daher kein weiteres Mittel für richtiges Wissen, denn sie fällt unter den Begriff Wissen von einer Autorität.

Übung

Wir alle haben viel in unseren Leben gelernt. Durchstöbern Sie ab und zu Ihre Wissensbasis und überlegen Sie sich, woher Ihr Wissen kommt. Solange es aus direkter Wahrnehmung, korrekter Schlussfolgerung oder von einer vertrauenswürdigen Autorität kommt, können Sie es getrost als korrektes Wissen einstufen.

1.8

Irrtum ist täuschendes Wissen, das nicht mit Tatsachen übereinstimmt.

विपर्ययो मिथ्याज्ञानमतद्रूपप्रतिष्ठम्

viparyayaḥ mithyā-jñānam atat-rūpa-pratiṣṭham

viparyaya (m. Nom. s.: Irrtum, falsches Wissen) mithyā (Und.: illusorisch, täuschend, inkorrekt) jñāna (n. Nom. Akk. s.: Wissen) atad (mfn.: diese/r, dies hier) rūpa (n. Komp.: Form, Eigenschaft) pratiṣṭha (n. Nom. Akk. s.: basierend auf, Basis)

In der Computer-Technologie entspricht dem Irrtum eine Wissensbasis, die die Realität nicht korrekt abbildet.

Irrtum wird durch richtiges Wissen aufgelöst, zum Beispiel durch richtige Wahrnehmung: Sieht jemand aufgrund einer Augenkrankheit zwei Monde und wird dann geheilt, sieht er wieder einen Mond. Damit wird sein Irrtum durch richtiges Wissen ersetzt.

Irrtum kann auch durch Schlussfolgerung oder durch Wissen von einer Autorität aufgelöst werden. Wir brauchen und wollen keinen Irrtum, da er Leiden erzeugt. Wir wollen glücklich sein!

(Einwand) In den yoga sūtras geht es doch um die Bindung und wie man daraus entkommt und um ihre Ursache, die Unwissenheit (avidyā). Hätte man daher nicht den Irrtum noch vor dem richtigen Wissen erklären sollen?

(Antwort) Sicherlich ist der Irrtum die erste Sache, die gestoppt werden muss. Aber die menschlichen Bemühungen sie zu stoppen, gründen auf dem Wissen von dem, was richtig und was falsch ist. Dieses Wissen des Richtigen und Falschen muss ein richtiges Wissen sein. Ohne richtiges Wissen könnte man die Übel des Irrtums nicht wahrnehmen und man wüsste auch nichts über das Stoppen und die Mittel, die dazu führen. Somit war es richtig, zuerst den Denkvorgang richtigen Wissens zu untersuchen. Was richtig und was falsch ist, wird durch richtiges Wissen gewusst. Der Irrtum wird sofort danach beschrieben, da er einflussreicher ist als die übrigen Denkvorgänge.

Irrtum ist falsches Wissen. Diese Begriffe sind gleichbedeutend, sie beruhen auf einer unwahren Form; das ist ihre Definition. Die Form eines Dings ist seine wahre Form. Was nicht seine Form ist, ist eine unwahre Form von ihm, eine Erfahrung eines Anscheins von ihm.

Irrtum ist ein Gedanke, der lediglich ein gleiches Allgemeines mit etwas anderem hat, von dem das Besondere jetzt nicht wahrgenommen wird. Dabei wird der Irrtum durch die Erinnerung an ein anderes Ding unterstützt, das vorher wahrgenommen wurde. Der Irrtum wird mit einer besonderen Form des anderen Dings verknüpft, wobei dann auch noch ein Anschein von Sicherheit entsteht.

Zweifel hat die Form „Da gibt es eine Ähnlichkeit zwischen den zwei Dingen" und er entsteht in der Gehirnsoftware von jemandem, der eine Ähnlichkeit sieht und zu verstehen versucht, welches der beiden Dinge es ist. Zweifel wird bloß als Erinnerung eingestuft. Der Zweifel „Ist das ein Pfahl oder ein Mann?" entsteht nur aus der Erinnerung von vorher wahrgenommenen einzelnen Dingen.

Beim Irrtum ist es anders, denn dort ist nur eine der Erinnerungen entscheidend. An einem Platz, wo ein Pfahl errichtet wurde, entsteht der bestimmte Gedanke „Das ist ein Mann" und er entsteht aus der Erinnerung an einen Mann, die früher mit der Erfahrung von etwas mit der passenden Höhe und Breite abgespeichert wurde.

Obwohl der Irrtum so ähnlich wie etwas durch die Sinne Wahrgenommenes ist, ist er kein richtiges Wissen, weil er auf einer Erinnerung von etwas früher Wahrgenommenem beruht, was jetzt nicht mehr da ist.

Warum ist Irrtum nicht richtiges Wissen? Weil er durch richtiges Wissen verneint wird. Der Gegenstand von richtigem Wissen ist ein Ding, so wie es ist. Die Tatsache, dass etwas kein richtiges Wissen ist, wird dadurch gezeigt, dass es durch richtiges Wissen ausgelöscht wird. Zum Beispiel wird das Sehen eines doppelten Mondes durch das Sehen ausgelöscht, dass es tatsächlich nur ein einziger Mond ist.

Läuft das also doch nicht nur auf eine Erinnerung hinaus? Nein, weil es deutlich erscheint. Eine Erinnerung wird durch ein Ding verursacht, das an einem anderen Platz wahrgenommen wurde und jetzt in der Form erscheint „Das ist, wie es wahrgenommen wurde." Ein Irrtum ist nicht so. Der Irrtums-Gedanke entsteht, wenn eine Erinnerung da ist und sie eine starke Ähnlichkeit in Zeit, Platz usw. zu einem Ding besitzt, das jetzt wahrgenommen wird, und deutlich als „dieses Ding" erscheint. Somit hat der Irrtum weder das Wesen von richtigem Wissen noch das von Erinnerung und er ist eine andere Art von Denkvorgang in der Gehirnsoftware.

Nun gibt *Śaṅkara* ein Beispiel, um zu zeigen wie das, was nicht richtiges Wissen ist, durch richtiges Wissen widerlegt wird.

Das Beispiel ist, wie das doppelte Sehen des Mondes durch ein Sehen widerlegt wird, dass es tatsächlich nur ein Mond ist. Eine krankhafte Sicht sieht Dinge anders als sie sind, sieht zum Beispiel den Mond doppelt. Dann wird durch das Wahrnehmen des Dings, so wie es ist, also des einzelnen Mondes, das falsche Wissen widerlegt. Es wird durch das Sehen des einen Mondes widerlegt und zusätzlich durch die Erinnerung an das Wissen unterstützt, dass der scheinbare zweite Mond nicht existiert.

1.9

Vorstellung (vikalpa) ist etwas, das aus Wort-Wissen folgt, [aber] keinen realen Gegenstand hat.

शब्दज्ञानानुपाती वस्तुशून्यो विकल्पः

śabda-jñāna-anupātī vastu-śūnyaḥ vikalpaḥ

śabda (m. Komp.: verbal) jñāna (n. Komp.: Wissen) anupāta (m. Nom. s.: folgend) vastu (n. comp., n. Nom. Akk. s.: realer Gegenstand) śūnya (mf(ā)n., m. Nom. s.: leer, abwesend, Null, Leere) vikalpa (m. Nom. s.: Vorstellung, Imagination)

Die Worte, für sich alleine genommen, beziehen sich schon auf reale und abstrakte Gegenstände, jedoch in Kombination, im Satz-Zusammenhang, beschreiben sie etwas Ausgedachtes, das nichts mit der Realität zu tun hat. Man reimt sich eine Vorstellung aus diesen Worten zusammen, ohne Bezug auf einen tatsächlichen Gegenstand. In der Gehirnsoftware entsteht dann eine mentale Struktur oder ein Bild alleine durch die Kraft der Worte (*śakti vāda*).

Beispiele von Vorstellungen, die keinen „realen“ Gegenständen zugeordnet sind:

- Erdachtes, wie Filme von Hollywood, Bollywood, BBC, ARD, ZDF.
- Märchen, Comics, Computerspiele, Werbung.
- Von Menschen gemachte Gesetze sind reine wortbasierte Vereinbarungen einer Gesellschaft. Sie sind zwar notwendig, sind aber keine Naturgesetze.
- Das Konzept des Besitzes kommt aufgrund von Gesetzen zustande, die von Menschen gemacht wurden.
- Vorstellung ist auch alles, was im Sinne eines Besitzes mit dem Genitiv ausgedrückt wird. Zum Beispiel interessiert sich die Kuh des Bauern nicht dafür, wem sie gehört, sondern dass sie zu fressen, zu trinken und eine Bleibe bekommt.
- In der Computer-Technologie entsprechen die Vorstellungen solchen Modellen, die von der Realität losgelöst sind, wie zum Beispiel in Computerspielen.

Vorstellung (vikalpa) ist kein richtiges Wissen, sondern nur Wortwissen. Etwas, das aus Wortwissen folgt, entsteht aus der festen Beziehung zwischen

Worten, Sätzen und ihren Bedeutungen. Das Wortwissen bezieht sich auf keinen wahren Gegenstand, sondern nur auf die Worte; das bedeutet, dass damit nichts ausgedrückt wird, was wirklich existiert. Vorstellung ist ein Denkvorgang in der Gehirnsoftware ohne Bezug auf irgendein tatsächliches Ding.

Wenn die Vorstellung aus Wortwissen folgt, sollte sie dann nicht als Wissen von einer Autorität gewertet werden? Vorstellung ist kein richtiges Wissen, denn sie fällt nicht unter das Wissen von einer Autorität, weil sie keinen echten Gegenstand hat. Das Wissen von einer Autorität entsteht zwar aus Wortwissen, jedoch bezieht es sich auf tatsächliche Dinge. Es hat also einen echten Gegenstand, der durch die Worte beschrieben wird. Hingegen hat die Vorstellung keinen echten Gegenstand und ist somit kein richtiges Wissen.

Darüber hinaus ist eine Vorstellung beim Sprecher und beim Hörer die gleiche. In beiden ist der Gedanke der Vorstellung aus Worten entstanden, nicht so beim Wissen von einer Autorität, das nur für den Zuhörer allein gilt; für den Sprecher ist es das, was er wahrgenommen oder gefolgert hat.

Außerdem hört für jemanden im samādhi auf einer feineren Stufe, jenseits des Sprachverstehens (nirvitarka samādhi 1.43), jegliche Vorstellung auf. Das Wissen von einer Autorität bleibt jedoch auch in diesem feineren samādhi noch verfügbar. Hier unterscheidet sich der Denkvorgang „Vorstellung" vom Denkvorgang „richtiges Wissen". Die Worte einer Autorität können Wissen vermitteln, das subtiler als die Sprachebene ist. Das ist nicht so für die Vorstellung, die immer mit der gröbsten Ebene des Denkens, der sprachlichen Ebene, verbunden bleibt.

Da bei der Vorstellung kein Gegenstand vorhanden ist, sollte sie dann nicht unter den Begriff Irrtum fallen? Sie läuft nicht auf Irrtum hinaus. Warum nicht? Weil sie aus Wortwissen folgt. Irrtum – obwohl sein Gegenstand auch nicht vorhanden ist – hat keinen Bezug zum Wortwissen. Der Irrtum wurde als falsches Wissen definiert, da er sich auf eine unwahre Form bezieht und nicht auf Worte. Der Irrtum wird beseitigt, weil er mit dem bekannten Wissen unvereinbar ist.

Vorstellung ist also kein Irrtum. Obwohl ihr Gegenstand nicht vorhanden ist, wird das gesamte weltliche Leben völlig durch die Gültigkeit von Wortwissen aufrecht erhalten zum Beispiel durch Gesetzes-Texte, die jedoch auf verschiedene Weisen ausgelegt werden können.

Somit weisen die Ausdrücke „weil sie keinen echten Gegenstand hat" und „aus Wortwissen folgt" zusammengenommen auf einen getrennten Denkvorgang hin, nämlich auf die Vorstellung, welche weder richtiges Wissen noch Irrtum ist, obwohl sie eine Spur von beiden in sich trägt. Da diese Spur von beiden vorhanden ist, wird die Vorstellung unmittelbar nach ihnen erklärt und die Erinnerung kommt erst später.

Übung

Wenn Sie sich bei einer bestimmten Aktivität Ihrer Gehirnsoftware nicht sicher sind, ob sie Ihrer Vorstellung entspringt oder ob es eine subtile Wahrnehmung ist, überprüfen Sie einfach, ob Sie vorher einen entsprechenden sprachlichen Text gedacht oder gehört haben. Falls ja, dann ist es lediglich eine Vorstellung. Falls nein, dann ist es eine subtile Wahrnehmung, die der Kategorie „korrektes Wissen" zuzuordnen ist.

Erfahrung

Manchmal ist man sich bei spirituellen Übungen nicht ganz klar, ob es eine echte Erfahrung ist oder lediglich eine Einbildung oder Vorstellung. Dafür habe ich ein ganz einfaches Unterscheidungsmerkmal gefunden. Vorstellungen folgen immer aus Worten. Solange ich also keine Worte denke, kann es sich bei der Erfahrung nicht um eine Vorstellung handeln. Dann muss es entweder eine Erinnerung oder eine direkte Wahrnehmung sein.

1.10

Tiefschlaf ist der Denkvorgang, der auf dem Gedanken der Nichtexistenz beruht.

अभावप्रत्ययालम्बना वृत्तिर्निद्रा

abhāva-pratyaya-ālambanā vṛttiḥ nidrā

abhāva (m. Komp.: nicht existent) pratyaya (m. Komp.: Gedanke) ālambana (n.->f. Nom. s.: die Stütze, Basis) vṛtti (f. Nom. s.: Denkvorgang) nidrā (f. Nom. s.: Tiefschlaf)

Tiefschlaf ist ein Bewusstseinszustand (Gehirnsoftware Version 1), der auf dem Gedanken der Nichtexistenz beruht. Obwohl der Gedanke der Nichtexistenz ein primitiver ist, ist er dennoch ein Gedanke. Im Tiefschlaf gibt es also noch Gedanken und daher ist er nicht mit dem gedankenleeren Zustand der Gehirnsoftware Version 4 gleichzusetzen. Während in der Gehirnsoftware Version 4 alle Ressourcen zur Verfügung stehen, auch wenn sie nicht aktiviert werden, ist das bei der Gehirnsoftware Version 1, dem Tiefschlaf anders; hier stehen die Ressourcen wie Verstand, Gedächtnis, Sinnesorgane und Handlungsorgane nicht zur Verfügung.

Der Tiefschlaf entspricht dem Schlafmodus in der Computer-Technologie. Dabei läuft eine einfache Softwarefunktion ohne weitere Aktionen in einer endlosen Schleife ab, bis sie von außen unterbrochen wird.

Das sūtra beschreibt den Schlaf: Der Denkvorgang, der auf dem Gedanken des Nichtvorhandenseins beruht, ist der Schlaf (nidrā). Richtiges Wissen, Irrtum und Vorstellung, die in den sūtras vorher erklärt wurden, sind Denkvorgänge im Wachzustand [Gehirnsoftware Version 3]. *Der Schlaf beginnt, wenn sie aufhören, daher wird der Schlaf* [Gehirnsoftware Version 1] *nun direkt nach ihnen beschrieben.*

Beim Aufwachen kann eine Erinnerung entstehen in der Form von „Ich habe gut geschlafen; meine Gehirnsoftware ist ruhig und hat mein Verständnis geklärt", oder andernfalls „Ich habe schlecht geschlafen; meine Gehirnsoftware ist dumpf und wandert ziellos umher", oder wiederum „Ich bin im Schlaf in eine Betäubung gesunken; meine Glieder erscheinen schwer und meine Gehirnsoftware ist träge und schwach, als ob irgendeine Kraft sie unter Kontrolle gebracht hätte".

Es gäbe keine Erinnerung beim Aufwachen, wenn sie nicht durch irgendeine vorherige Erfahrung verursacht worden wäre. Daher ist der Schlaf ein besonderer Denkvorgang und wie all die anderen, ist auch er im *samādhi* zu beruhigen. Wenn der Schlaf im *samādhi* beruhigt ist, sprechen wir von Gehirnsoftware Version 5.1. Dies ist der Schlaf, in dem das unendliche SELBST im *samādhi* wach bleibt, während das begrenzte Selbst noch ganz ruhig den Gedanken der Nichtexistenz denkt.

„Der Gedanke der Nichtexistenz" bedeutet die Abwesenheit des Wachzustands, jedoch nicht die absolute Nichtexistenz, denn davon könnte es keine

Erfahrung geben. Die Erfahrung der Nichtexistenz hingegen bedeutet, dass es einen Gedanken der Nichtexistenz gibt. Das, was sich auf den Gedanken der Nichtexistenz stützt, ist der Tiefschlaf (nidrā), ein traumloser Zustand (suṣupta-avasthā).

Muss der Traumzustand (svapna-avasthā) nicht auch dem Schlaf zugeordnet werden? Nein, er fällt nicht unter den Schlaf, wie er hier definiert wird, weil das sūtra 1.38 die beiden unterscheiden wird: „Auch Beruhigen durch das Vergegenwärtigen des Wissens vom Träumen (svapna) und Tiefschlaf (nidrā)." Dort bezieht sich Tiefschlaf (nidrā) nur auf den traumlosen Schlaf. Es ist nur der traumlose Schlaf, der auf dem Gedanken der Nichtexistenz beruht. Das Träumen beruht nicht auf diesem Gedanken, sondern auf der Erinnerung von etwas, was früher erfahren wurde. Im Traum werden Dinge aus der Erinnerung lebendig (1.11).

Was ist nun traumloser Schlaf? Er ist ein Denkvorgang, an den es beim Aufwachen eine Erinnerung gibt. Wenn jemand aufwacht, dann erinnert er sich zum Beispiel „Ich habe gut geschlafen." Diese Erinnerung ist ein Nachdenken über diesen Denkvorgang des Schlafens.

1.11

Erinnerung ist das Nicht-Verlieren eines Erfahrungsgegenstandes.

अनुभूतविषयासंप्रमोषः स्मृतिः

anubhūta-viṣaya-asaṁpramoṣaḥ smṛtiḥ

anubhūta (m. Komp.: erfahren, wahrgenommen) viṣaya (m. Komp.: Inhalt, Sinnesgegenstand, Gegenstand der Aufmerksamkeit oder Zuwendung) asaṁpramoṣa (m. Nom. s.: nicht erlauben, fortgetragen zu werden; nicht fallen lassen, nicht Verlieren) smṛti (f. Nom. s.: Erinnerung)

Nicht-verlieren heißt auch nicht-vergessen und diese scheinbar zyklische Definition von Erinnerung entspricht den Feedback-Schleifen in Computer-Speichern. Nicht-verlieren bedeutet das Nicht-Stoppen der Eindrücke, die durch vergangene Ereignisse verursacht wurden; Nicht-Stoppen ist wie ein Wiederholen.

Es kann Erinnerungen an alle fünf Denkvorgänge (*vṛttis*) geben. Wird zum Beispiel Irrtum durch richtiges Wissen ersetzt, kann dennoch eine Erinnerung an den Irrtum bleiben.

Was ist Erinnerung? Erinnerung ist das Nicht-loslassen eines Gedankens, der vorher erfahren wurde. Nicht-loslassen bedeutet, dass es kein abhandenkommen oder verschwinden gibt. Erinnerung wird am Schluss beschrieben, weil es die Auswirkung von allen fünf Denkvorgängen ist.

Der Ausdruck „Erfahrungsgegenstand" bedeutet sowohl die Erfahrung, als auch den Gegenstand. Der Erfahrungsgegenstand kann jeder der fünf Denkvorgänge sein, auch eine frühere Erinnerung. Obwohl der Erfahrungsgegenstand selbst nicht mehr vorhanden ist, erzeugt die Erinnerung, aufgrund ihrer Ähnlichkeit mit ihm, den Anschein, als ob der Erfahrungsgegenstand vorhanden wäre.

Ist es der Gedanke, an den sich die Gehirnsoftware erinnert, oder etwa der Gegenstand?

Vor der Gehirnsoftware Version 5 wird die Macht (*śakti*) des SELBST durch den Gedanken an den Gegenstand überschattet, was wiederum unerwünschte Nebenwirkungen als Schadsoftware in der Gehirnsoftware hinterlässt. Ab Gehirnsoftware Version 5 treten diese Nebenwirkungen nicht mehr auf und sie lassen sich im Nachhinein auch wieder mit den Methoden des *yoga* löschen. Es ist aber wesentlich eleganter, sie durch Installation der höheren Gehirnsoftware Versionen von Anfang an zu vermeiden.

Ein Gedanke entsteht, und während er verschwindet, hinterlässt er einen *saṁskāra* in der Gehirnsoftware (*citta*). Der *saṁskāra* entspricht seiner Ursache und hat zwei Formen. Der eine Teil, den wir als Datenteil bezeichnen, ist einfach nur die harmlose Erinnerung an den Gegenstand und das verursachende *kleśa*. Der andere Teil entspricht einer Überschattung oder Verschmutzung des Denkens durch Denkmuster. Diese Denkmuster drücken sich als Handlungen (*karma*) ähnlicher Art aus. Diese

Denkmuster, die dauernd im Hintergrund wirken, führen zu verschmutzten Ergebnissen im Denken und Handeln. Und genau deswegen bezeichnen wir diese Verschmutzung als Schadsoftware.

Erinnerung ist von zweierlei Art; welche zwei?

(1) Das Wort „lebendig (bhāvita)" bedeutet, dass ein Ding existiert, weil es andauernd ins Leben gerufen wird – wie ein Strom von Öl, der andauernd aus einer anderen Substanz, zum Beispiel aus dem Ölsamen herauskommt.

Die Schadsoftware entspricht dem Ölsamen, die Verschmutzung dem Öl.

Weil der verschmutzende Strom dauernd lebendig wird, braucht er keine weitere Anstrengung oder Aufmerksamkeit, um aufrechterhalten zu werden. Das bedeutet, die Schadsoftware läuft selbständig im Hintergrund. Sie ist geradezu lebendig, verbreitet ihren schädlichen Einfluss und kann nur mit ganz besonderen Mitteln gestoppt werden. Ein Fall, bei dem die erinnerten Gegenstände keine weitere Anstrengung oder Aufmerksamkeit benötigen, sind die Erinnerungen, die in Träumen lebendig werden.

(2) Aber wenn sich jemand im Wachzustand an etwas erinnern möchte, werden weitere Anstrengungen oder Aufmerksamkeit benötigt, um die Erinnerung aufrecht zu erhalten.

Dieses entspricht dem harmlosen Datenteil eines Eindrucks in der Gehirnsoftware, der nicht von selbst verschmutzt.

Alle Erinnerungen entstehen aus der Erfahrung von richtigem Wissen, von Irrtum, von Vorstellung, von Tiefschlaf oder von früheren Erinnerungen. Alle diese sind im Wesentlichen Freude, Leid und Verwirrung, welche aus den Illusionen entstehen, die später noch erklärt werden. Verlangen ist die Folge von Freude (2.7), Hass ist die Folge von Leid (2.8), während Verwirrung die Folge von Unwissenheit (2.5) ist. Alle diese Denkvorgänge müssen beruhigt werden.

Wenn sie beruhigt werden, leuchtet der *samādhi* durch die Gehirnsoftware hindurch. Dann wird der Nutzer nicht weiter von seiner Gehirnsoftware blockiert.

Methoden des Yoga

Einleitungskommentar von den Autoren

Bei der Besprechung der Denkvorgänge wurde öfters erwähnt, dass ein Denkvorgang in zwei Richtungen ablaufen kann. Zum einen kann er in eine Richtung gehen, die Leiden erzeugt, und zum anderen in eine, die das nicht tut. Dieses wurde in *sūtra* 1.5 erwähnt: Die Denkvorgänge können leiderzeugend oder nicht leiderzeugend sein. Die Mechanismen, wie dieses Leiden zustande kommt und wie es auch vermieden wird, werden in den späteren *sūtras* noch genau beschrieben.

Wenn nun ab 1.12 von „guten" und von „schlechten" Denkvorgängen gesprochen wird, dann ist damit nichts anderes gemeint als leiderzeugend oder nicht leiderzeugend. Es ist einfach praktisch, kürzere Worte zu verwenden. Es ist damit keine, wirklich gar keine, moralische Wertung verbunden. Das ist sehr wichtig, weil hier keine neuen Ängste oder Abneigungen entstehen sollen. Religionen oder spirituelle Organisationen haben es seltsamerweise auch in neuerer Zeit immer wieder geschafft, Ängste bei ihren Anhängern zu erzeugen, die letztendlich ihren *yoga*-Zustand verhindern können. Auch wenn es nur die Angst ist, bei Fehlverhalten ausgeschlossen zu werden, kann diese die Befreiung des individuellen Selbst und die Erfahrung des unendlichen SELBST verhindern.

Dies ist hier ein weiterer Grund, warum wir bewusst Begriffe aus der Computer-Technologie eingeführt haben, nämlich um solche Wertungen jeglicher Art zu vermeiden. Die verschiedenen Versionen der Gehirnsoftware sind nicht moralisch „gut" oder „böse", sondern sie unterscheiden sich lediglich in ihren Möglichkeiten. Solange sie mit Schadsoftware durchsetzt sind, haben sie nicht die gleichen Möglichkeiten wie ein sauberes System. Solange die Schadsoftware existiert, entsteht für die Person weiteres Leiden. Niemand möchte leiden; glauben wir zumindest. Zukünftiges Leiden ist zu vermeiden (2.16). Mit zunehmender Beseitigung der Schadsoftware funktioniert die Gehirnsoftware immer besser. Dieses Wort „besser" ist keine moralische Wertung, sondern nur eine Feststellung der Leistungsfähigkeit der Gehirnsoftware. Höhere Versionen der Gehirnsoftware sind einfach leistungsfähiger.

1.12

Durch Übung und Gelassenheit wird das Beruhigen jener [vṛttis] erreicht.

अभ्यासवैराग्याभ्यां तन्निरोधः

abhyāsa-vairāgyābhyām tat-nirodhaḥ

abhyāsa (m. Komp.: Übung) vairāgya (n. Ins. Dat. Abl. d.: Gelassenheit) tad (n. Komp.: jenes) nirodha (m. Nom. s.: Stoppen, Beruhigen, Hindern, Unterdrücken)

Vairāgya (Gelassenheit) bedeutet, alles leicht zu nehmen, cool zu bleiben und sich nicht anzustrengen. Es ist keine Stimmungsmache, sondern ein echtes Gefühl der Gelassenheit gegenüber allem. Nimm es leicht! Nimm es wie es kommt!

Bevor die höheren Versionen der Gehirnsoftware geladen werden können, müssen die in der bisherigen Version aktiven Schadsoftware-Programme beendet werden. Das heißt, alle automatisch ablaufenden leiderzeugenden Denkvorgänge müssen beruhigt werden. Gelassenheit bedeutet, den Beruhigungsprozess nicht zu stören und auch keine Ausnahmen zuzulassen.

Der Programmablauf der Gehirnsoftware fließt auf zwei Wegen. Er fließt zum Guten (nicht leiderzeugend) oder zum Schlechten (leiderzeugend). Wenn er zur Befreiung hingetragen wird, in das Feld der Unterscheidung, dann ist das der Programmablauf hin zum Guten. Wenn er immer mehr in das Weltentreiben (saṁsāra) hinein absorbiert wird, in das Feld der fehlenden Unterscheidung, dann ist das der schlechte oder der verschmutzte Programmablauf. Durch Gelassenheit wird die Schadsoftware, das heißt der verschmutzte Programmablauf hin zu den Dingen eingedämmt. Durch die Übung der unterscheidenden Erkenntnis (2.26) wird der gute Programmablauf der Unterscheidung ausgewählt. Daher beruht das Beruhigen der Denkvorgänge in der

Gehirnsoftware auf beiden, (1) Gelassenheit und (2) unterscheidender Erkenntnis.

Die Beruhigung geschieht durch Übungen und Gelassenheit. Die Einzelheiten der Übungen und der Gelassenheit werden in den nachfolgenden sūtras beschrieben. Durch diese beiden werden alle fünf Denkvorgänge beruhigt, weil sie ihnen entgegengesetzt sind. Beruhigen (nirodha) bedeutet das Beenden (upaśama) der Schadsoftware. Es läuft dann kein unbeabsichtigtes, störendes Programm mehr ab. Die guten Denkvorgänge können immer noch aktiviert werden, wenn sie gebraucht werden.

Menschen werden im Weltentreiben (saṁsāra) immer vom Programmablauf der Gehirnsoftware wie durch einen Fluss zu Erfahrungsgegenständen hingetragen. Sie werden zum saṁsāra hingetragen und enden im saṁsāra wie ein Fluss, der im Ozean endet. Die Eindämmung dieses Flusses geschieht durch Übungen und Gelassenheit.

Übungen

Im Folgenden werden eine Reihe von Übungen vorgestellt, um den *yoga*-Zustand (1.2) erreichen zu können. Falls Sie schon regelmäßig spirituelle Übungen durchführen, werden Sie diese dort wahrscheinlich wiedererkennen. Falls Sie keine Übungen praktizieren oder nicht regelmäßig praktizieren, ist es eher unwahrscheinlich, dass Sie den *yoga*-Zustand erreichen werden.

Übung 1

Überprüfen Sie alle Ihre spirituellen Übungen, Meditationen, Atemübungen, *yoga* usw., ob Sie diese wirklich mit genügender Gelassenheit ausführen. Durch die Gelassenheit werden sie wirkungsvoller. Nehmen Sie es leicht!

Übung 2

Strengen Sie sich in der Meditation nicht an, um die Beruhigung schneller erzielen zu wollen. Sonst könnten Sie Kopfschmerzen bekommen, weil Ihnen die Gelassenheit fehlt.

1.13

Darin, in diesen zweien [Übung und Gelassenheit] bleibend, wird mit Eifer geübt.

तत्र स्थितौ यत्नोऽभ्यासः

tatra sthitau yatnaḥ abhyāsaḥ

tatra (Und.: darin) sthita (m. Nom. Akk. d.: stehend, bleibend) yatna (m. Nom. s.: Eifer) abhyāsa (m. Nom. s.: Übung)

In Gelassenheit, nicht verkrampft, wird intensiv geübt. Übungen sind zum Beispiel anstrengungslose Meditationen.

Stetigkeit ist der stille Fluss der Gehirnsoftware ohne Denkvorgänge (Gehirnsoftware Version 4). Der stille Fluss entsteht aus der Übung. Das Streben ist die Stärke und die Begeisterung zu diesem stillen Fluss. Es hilft, die Ausbildung zu diesem Zweck (Upgrade zu Gehirnsoftware Version 4) durchzuführen.

Die Stetigkeit, welche die Ursache des Beruhigens der Gehirnsoftware ist, ist das Ergebnis des Strebens und das Streben ist die Übung. Der stille Fluss ist so wie ein Strom, frei von Schlamm, das heißt frei von Schadsoftware-Aktivitäten, eine Umwandlung in eine reine Form der Gehirnsoftware ohne Denkvorgänge. Diese werden in der Gehirnsoftware Version 4 gestoppt.

Die Übung bedeutet das Ausführen der Methoden des yoga, wie Selbstkontrolle, Lebensregeln und der anderen (2.29).

Übung

Es ist sehr wichtig, die Übungen täglich zu machen. Meditieren Sie zweimal täglich mindestens 20 Minuten.

1.14

Sofern er [der *yogi*] für lange Zeit, ununterbrochen, mit Sorgfalt, eifrig übt, wird [er] fest gegründet.

स तु दीर्घकालनैरन्तर्यसत्कारासेवितो दृढभूमिः

sa tu dīrgha-kāla-nairantarya-satkāra-āsevitaḥ dṛḍha-bhūmiḥ

sa (Pron. 3. Pers. m.: er) tu (ind.: aber, und, oder, doch) dīrgha (mf(ā)n.: lange) kāla (m. Komp.: Zeit, Dauer) nairantarya (n. Komp.: ohne Unterbrechung) satkāra (m. Komp.: mit Aufmerksamkeit, Sorgfalt) āsevita (m. Nom. s.: eifrig geübt) dṛḍha (mfn.: fest, solide, vollständig) bhūmi (f. Nom. s.: Erde, Grund, Geisteshaltung, Einstellung)

In der Gehirnsoftware laufen viel mehr Denkvorgänge als in einem Supercomputer ab. Daher braucht es intensives und längeres Üben. Um die gewünschte Wirkung tatsächlich zu erreichen, sollte der Vorgang des Beruhigens nicht vorzeitig abgebrochen werden.

Geübt für eine lange Zeit, ununterbrochen geübt, mit Sorgfalt geübt – durchgeführt mit dem Streben nach Befreiung, mit Enthaltsamkeit (brahmacarya), mit Wissen und mit Vertrauen wird es sicher erreicht. Der Sinn ist, dass das Ziel nicht plötzlich durch ein nach außen gerichtetes aktives saṁskāra überlagert wird.

Aber wie wird diese Beruhigung stabil? Vyāsa sagt: „Für eine lange Zeit ohne Unterbrechung geübt." Die Übung wird nicht stabil, solange sie nicht für eine lange Zeit praktiziert oder wenn sie unterbrochen wird; daher wird beides erwähnt. Es wird auch festgelegt, dass die Übung mit Sorgfalt zu praktizieren ist. Er erklärt, dass „stabil" bedeutet, dass sie nicht durch nach außen gerichtete saṁskāras plötzlich in Eile überwältigt wird.

Übung

Üben Sie so, dass Sie sich dabei durch nichts ablenken lassen.

Gelassenheit

1.15

Absichtliches Nicht-Begehren nach gesehenen oder gehörten Gegenständen ist als Gelassenheit (vairāgya) bekannt.

दृष्टानुश्रविकविषयवितृष्णस्य वशीकारसंज्णा वैराग्यम्

dṛṣṭa-ānuśravika-viṣaya-vitṛṣṇasya vaśīkāra-saṁjñā vairāgyam

dṛṣṭa (Adj. Komp.: gesehen) ānuśravika (Adj. Komp.: gehört) viṣaya(m. Komp.: Inhalt, Sinnesgegenstand, Gegenstand der Aufmerksamkeit oder Zuwendung) vitṛṣṇa (mf(ā)n.: nicht begehrend, frei von Verlangen) vaśīkāra (m. comp.: überwindend, seinem Willen unterwerfend) saṁjñā (f. Nom. s.: bekannt, Verstehen) vairāgya (n. Nom. Akk. s.: Gelassenheit)

Gelassenheit bedeutet, kein Verlangen nach gesehenen oder gehörten Gegenständen zu haben. Gesehene Gegenstände bedeuten Gegenstände dieser Welt. Gehörte Gegenstände bedeuten Versprechungen für eine zukünftige Welt, zum Beispiel, in den Himmel zu kommen. Versprechungen sind nur Vorstellungen, basierend auf Worten (*vikalpa*).

Gelassenheit bedeutet, unbewegt durch sichtbare Dinge wie Frauen, Männer, Essen und Trinken oder Macht zu sein. Gelassenheit bedeutet auch kein Verlangen nach Dingen einer zukünftigen Welt, wie das Erreichen des Himmels, des Zustands der Götter, in der Natur aufzugehen, [oder durch den Tod das letzte *karma* loszuwerden und damit erst die höchste Stufe der Befreiung zu erreichen]. *Gelassen ist jemand, der sich innerlich durch die Kraft seiner Meditation der Fehler in jenen Dingen bewusst ist. Die Gelassenheit bedeutet eine Selbst-Meisterschaft, die weder etwas vermeiden noch etwas annehmen muss.*

„Sichtbare Dinge" bedeuten sowohl Gegenstände als auch das direkte Wahrnehmen. Was sind diese? Vyāsa malt das mit den Beispielen von Frauen, Männern, Essen, Trinken oder Macht aus. Obwohl es eine unendliche Zahl von Gegenständen gibt, sind dennoch die wichtigsten Arten von Verlangen, Frauen, Männer, Essen, Trinken oder Macht zu besitzen. In diesen Fällen ist die Leidenschaft am allerstärksten und man muss sich ihr mit entsprechendem Streben widersetzen. Ebenso ist es mit den Gegenständen, von denen man gehört hat, was hier bedeutet, von denen, die in den Schriften beschrieben sind – den Annehmlichkeiten, in den Himmel zu kommen, der Freude, in der Natur aufgelöst zu sein oder der Vergnügen des unsichtbaren Zustandes der Götter.

Bedeutet Gelassenheit (*vairāgya*) nicht nur die Abwesenheit von Verlangen (*rāga*), also nur die Freiheit vom Durst, denn es wird im Kommentar zu *sūtra* 2.7 gesagt: „Verlangen ist Durst, ist Gier"?

Nein, denn es gibt vier unterschiedliche Stufen der Gelassenheit:

1. *yatamāna* – *Das Bemühen, das Verlangen zu unterbrechen.*
2. *vyatikrānta* – *Der Gedanke, das Nicht-Begehren in einigen Dingen erreicht zu haben und in anderen nicht.*
3. *ekendriya* – *Das Begehren, nicht mehr mit den Sinnen zu erfahren, sondern nur mit der Gehirnsoftware.*
4. *vaśīkāra* – *Die Meisterschaft der Gelassenheit mit dem Aufhören des dritten.*

Vyāsa erklärt:

„Derjenige, der sich innerlich der Fehler in ihnen bewusst ist": Die Fehler zu sehen, verursacht die Gelassenheit gegenüber den Gegenständen; während die guten Punkte an ihnen zu sehen, Verlangen verursacht.

„Durch die Kraft seiner Meditation": Indem er eine Meditation darauf ausübt, ihre Fehler zu sehen.

„Der völlig gelassen ist“: Der völlig unempfänglich für Gegenstände ist, selbst wenn sie direkt vor ihm sind, ob irdisch oder himmlisch. So wie ein Kristall tatsächlich nicht die Farbe von Gegenständen neben ihm annimmt, so ist die Gehirnsoftware im Zustand frei von Verlangen nach ihnen.

„Dieses Bewusstsein von Meisterschaft“: Bewusstsein, dass sie gemeistert werden können. Es ist der Zustand, worin all das Wünschenswerte als beherrschbar erkannt wird, der Zustand, wo erkannt wird, dass die Sinne beherrscht wurden, wo also die Meisterschaft bewusst wird.

Die Beherrschung der Sinne wird noch in 2.54, 2.55 und 3.47 erklärt und ihre phänomenalen Auswirkungen in 3.48 beschrieben.

Übungen

Übung 1

Nehmen Sie es leicht!

Übung 2

Lachen Sie gelegentlich über sich selbst.

Übung 3

Gehen Sie mit Dingen oder Erfahrungen, an denen Sie stark hängen oder deren Verlangen Sie nicht leicht loswerden, ganz bewusst durch die oben genannten vier Stufen der Gelassenheit. Damit fällt es Ihnen leichter, das Verlangen los zu werden und Gelassenheit zu erreichen.

1.16

Über jene [Gelassenheit] hinausgehend [entsteht] aus der Erkenntnis von puruṣa Wunschlosigkeit gegenüber den guṇas.

तत्परं पुरुषख्यातेः गुणवैतृष्ण्यम्

tat param puruṣa-khyāteḥ guṇa-vaitṛṣṇyam

tat (n. Nom. Akk. s.: jene [einfache Gelassenheit]) para (n. Nom. Akk. s.: hinausgehend) puruṣa (m. Komp.: stilles SELBST) khyāti (f. Abl. Gen. s.: Kennen, Erkenntnis) guṇa (m. Komp.: Eigenschaft, Attribut, natürliche Tendenz) vaitṛṣṇya (n. Nom. Akk. s.: Wunschlosigkeit)

Puruṣa entspricht dem Nutzer der Gehirnsoftware. Die *guṇas* sind die drei relativen Tendenzen, welche die Welt des Nutzers der Gehirnsoftware Versionen 1 bis 6 mit Ausnahme von 4 erzeugen. Mit der Gehirnsoftware Version 7 und 8 besteht kein Verlangen mehr nach diesen Tendenzen – weder nach *tamas,* noch nach *rajas,* nicht einmal nach *sattva.* Wunschlosigkeit in Bezug auf die *guṇas* bedeutet:

- Betrachtung der Ereignisse in der Welt mit Abstand
- Ein Zustand wunschlosen Glücklichseins
- Tänzerische Leichtigkeit
- Unbekümmertheit
- Leben als ein Spiel

Die Gelassenheit ist von zweierlei Art. Die niedrigere wurde im vorherigen sūtra als Nicht-Begehren nach gesehenen und gehörten Gegenständen beschrieben. Jemand, der sich der Fehler in den Dingen bewusst ist, die er sieht oder von denen er gehört hat, ist gegenüber den Dingen gelassen.

Aber eine höhere Art von Gelassenheit ist folgende: Jemand, der durch die Übung der Erkenntnis von puruṣa seine Gehirnsoftware dieser Klarheit angenähert hat und klar sieht, ist sogar gegenüber den guṇas gelassen, deren Eigenschaften sowohl sichtbar als auch unsichtbar sind. Die zweite, höhere Gelassenheit ist nichts als reines Wissen. Wenn sie entsteht, denkt der yogi, dem dieses Wissen dämmert:

„Es wurde erreicht, was zu erreichen war; zerstört sind die Illusionen, die zu zerstören waren; zerbrochen ist die fortgesetzte Kette des Kreislaufs des Seins, durch den Menschen gebunden werden, um zu sterben und wiedergeboren zu werden.“

Gelassenheit ist der höchste Gipfel des Wissens, sie grenzt an die Einheit (kaivalya 3.50). Es ist die höhere Gelassenheit, wenn aus dem Wissen von puruṣa nicht einmal Durst nach den guṇas entsteht. „Höher", im Sinne von höher entwickelt, bedeutet, dass sie zu einem späteren Zeitpunkt kommt als die niedrigere. Sie ist das höchste, weil sie der Befreiung am nächsten ist.

Jemand der sich der Fehler in den Dingen bewusst ist, die er sieht oder von denen er gehört hat, ist gegenüber den Dingen gelassen.

Was ist die Ursache der höheren Gelassenheit? Ihre Ursache ist das Wissen von puruṣa. Was ist ihr Gegenstand? Es gibt nicht einmal einen Durst nach den guṇas, weder nach sattva noch den beiden anderen.

„Jemand, der durch die Übung des Wissens von puruṣa seine Gehirnsoftware dieser Klarheit angenähert hat und klar sieht": Hier bezieht sich „dieser" zurück auf die Sicht des puruṣa, welche rein ist, weil sie frei von den Unreinheiten der Illusionen ist. Oder sie könnte sich auf die Reinheit des puruṣa selbst beziehen, welche die Sicht klärt, die auf ihm als Gegenstand der Meditation ruht. Beides ist richtig. Die Gehirnsoftware dieses yogi wird klarsichtig.

„sogar gegenüber den guṇas gelassen": Das bedeutet, dass die höhere Gelassenheit den guṇas gilt, wohingegen die niedrigere eine Gelassenheit gegenüber tatsächlichen Dingen ist, die gesehen oder von denen gehört wurde. Die höhere schließt die niedrigere mit ein, da die guṇas die Ursache aller Dinge sind.

„deren Eigenschaften sichtbar oder unsichtbar sind": Im Zustand des „großen Prinzips (mahat)", welches den Naturgesetzen entspricht (2.19), haben die guṇas immer noch sichtbare (manifeste) Eigenschaften. Im Zustand von pradhāna (guṇas im Grundzustand) sind ihre Eigenschaften unsichtbar (unmanifest). Der yogi ist gegenüber den guṇas in beiden Zuständen gelassen.

Dieser yogi, der Erkennende des puruṣa, wird zu jemandem, der frei vom Ablehnen oder Annehmen von irgendetwas ist, wie später gesagt wird (4.29.): „Wer nicht einmal aus seiner Meditation irgendetwas erwartet, gelangt durch die richtig unterscheidende Erkenntnis zu einem samādhi, welcher ‚Regenwolke des dharma' heißt."

Übungen

Übung 1

Betrachten Sie Ihr Leben als ein Spiel.

Übung 2

Lachen Sie auch mal mit Ihrem höheren SELBST.

Beginnendes samādhi

1.17

Saṁprajñāta [samādhi] [ist ein Zustand von Unbegrenztheit] zusammen mit [vier] aufeinander folgenden [feiner werdenden] Ebenen [des Denkens:] Sprachverstehen (vitarka), feines Denken (vicāra), Glückseligkeit (ānanda), begrenztes „ich"-Bewusstsein (asmitā).

वितर्कविचारानन्दास्मितारुपानुगमात् संप्रज्ञातः

vitarka-vicāra-ānanda-asmitā-rūpa-anugamāt saṁprajñātaḥ

vitarka (m. Komp.: Sprachverstehen, grobes, logisches Denken, analytisches Denken) vicāra (m. Komp.: feines Denken, Einsicht) ānanda (m. Komp.: Glückseligkeit) asmitā (f. Komp., f. Nom. s.: ich-Bewusstsein) rūpa (n. Komp.: Erscheinung, Form, Muster) anugama (m. Abl. s: gefolgt, begleitet von, aufeinander folgend) prajñā (f. intuitives Wissen, wahres oder reines Wissen, Weisheit), saṁprajñāta (mfn. Nom. s.: exakt bekannt, besonders, erkannt)

Jetzt werden die Auswirkungen der Übungen und der Gelassenheit beschrieben. Durch Übungen und Gelassenheit werden die höheren Versionen der Gehirnsoftware installiert. Alle höheren Versionen haben die Gehirnsoftware Version 4 als ihre Grundlage. Diese wird noch genauer in 1.18 als *asaṁprajñāta samādhi* beschrieben. Sie ist der Leerlaufprozess der Gehirnsoftware, bei dem keine Denkaktivität stattfindet, während dennoch alle Ressourcen zur Verfügung stehen. Nun kann dieser Leerlaufprozess auch gleichzeitig zusammen mit einer Denkaktivität stattfinden.

Dieser Zustand heißt immer noch *samādhi*, aber je nachdem, auf welcher Ebene die Denkaktivität stattfindet, sind es dann verschiedene Varianten des *samādhi*.

EEG-Forschung

Einige der Gehirnressourcen halten den Leerlaufprozess aufrecht, während andere mit Denkvorgängen beschäftigt sind. Gehirnressourcen sind nicht auf bestimmte Areale des Gehirns beschränkt, sondern sowohl der Leerlaufprozess als auch die Denkvorgänge funktionieren in verschiedenen Informations-Netzwerken, die über das ganze Gehirn verteilt sein können. EEG-Studien zum *samādhi*, dem transzendentalen Bewusstsein, haben ergeben, dass dabei das gesamte Gehirn einbezogen ist. Es gibt also kein spezifisches Areal im Gehirn, das allein für den *samādhi* zuständig wäre. Die Denkvorgänge sind hingegen etwas spezialisierter und können zum Beispiel bei Sinneswahrnehmungen verschiedenen Gehirnregionen zugeordnet werden. Wenn zum Beispiel jemand eine visuelle Wahrnehmung mit den Augen hat, dann laufen die Informationen über die Augen und die Sehnerven von hinten in den okzipitalen Bereich des Gehirns und dann wie eine Welle nach vorne, während gleichzeitig die Auswertung der gesehenen Informationen stattfindet. Im *samādhi* ist dann zusammen mit dieser Welle das *samādhi*-Netzwerk im gesamten Gehirn aktiviert, welches, wie die Stille des tiefen Ozeans, gleichzeitig mit der Welle da ist.

Jede Ebene des Denkens durchdringt alle darüber liegenden Ebenen. *vicāra* (feines Denken) durchdringt *vitarka* (logisches Denken und verbale Assoziationen). *Ānanda* (Freude) durchdringt *vicāra* und *vitarka. Asmitā* (begrenztes „ich"-Bewusstsein) durchdringt *ānanda, vicāra* und *vitarka.*

Jede dieser Denkebenen ist von *samādhi* durchdrungen und existiert gleichzeitig mit der völligen Stille des *samādhi.*

Die erste Ebene (mit vitarka) ist eine grobe Erfahrung eines materiellen Gegenstands in der Gehirnsoftware. Die zweite ist ein feines Denken (vicāra), wenn der Erfahrungsgegenstand fein ist. Freude bedeutet Entzücken. Ich-heit ist das Gefühl, ein einzelnes, getrenntes Selbst zu sein.

Wenn der Denkvorgang durch die zwei beschriebenen Mittel beruhigt wurde, nämlich durch Übungen und Gelassenheit, wie wird dann der daraus folgende samādhi beschrieben? Er ist erkennend, da er begleitet ist von Wortbedeutungen, feinen Beziehungen, von Freude und Ich-heit. Das Wort „begleitet" gehört zu jedem von ihnen, somit bedeutet es, begleitet von der Erfahrung des Materiellen, von der Erfahrung des Feinen, von der Erfahrung der Freude und der Erfahrung der Ich-heit.

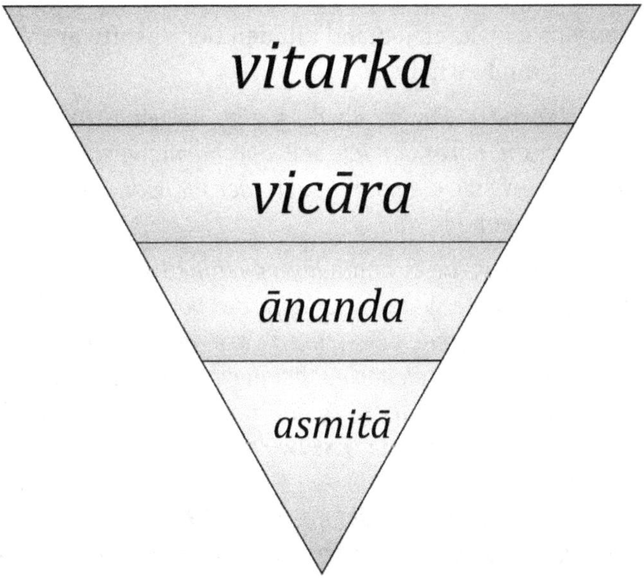

1. *Vitarka samādhi ist begleitet von Wortbedeutungen, ist die Erfahrung von etwas Materiellem in der Gehirnsoftware. Die Gehirnsoftware passt sich dem materiellen Gegenstand an.*
2. *Vicāra samādhi bezieht sich auf etwas Feines, zum Beispiel Energieflüsse, abstrakte Formen, Farben oder Klänge.*
3. *Ānanda samādhi ist noch viel feiner und wird als Freude und Glückseligkeit beschrieben.*
4. *Asmitā samādhi, „Ich-heit" ist der bloße Gedanke, dass jemand etwas Gemeinsames mit dem universellen SELBST (ātman) hat. Vyāsa wird dazu später in 1.36 ein Beispiel geben: „Wenn er das Selbst entdeckt hat, das so fein wie ein Atom ist, sollte er sich nur der Ich-heit bewusst sein."*

Patañjali wird die Ich-heit (asmitā) zu den Illusionen zählen, wenn er in 2.6 asmitā genauer definiert: „Begrenztes ‚ich'-Bewusstsein bedeutet, die Kraft des Beobachters, des unveränderlichen SELBSTs und die Kraft des Beobachtungsvorgangs, die intellektuelle Aktivität, zu verbinden, als wären sie ein einziges Selbst (eine Identität)." Wie soll samādhi mit einer solchen Illusion wie der Ich-heit verbunden sein können?

Anders ausgedrückt, kann jemand mit den Gehirnsoftware Versionen 5 oder 6 immer noch ein Ego haben?

Das ist ein sinnvoller Punkt, aber es gibt keinen Grund, warum der samādhi nicht auch die Form der Ich-heit durchdringen sollte, denn das ist das Erscheinen der höchsten eigenen Ursache der Individualität, während alle anderen Dinge verschwunden sind.

Obwohl Unwissenheit die Grundlage der Ich-heit ist, führt sie nicht zur Unwissenheit im Denken des yogis. Das heißt der yogi, der absolut stille Nutzer, lässt sich von seiner eigenen Gehirnsoftware nicht mehr beeinflussen. Es ist zum Beispiel wie bei der Telepathie, bei der es nicht nötig ist, die Unwissenheit in den Gedanken des anderen zu übernehmen. Jemand, der die Gedanken einer anderen Gehirnsoftware liest, wird selbst nicht unwissend, durch mögliche Fehler von Unwissenheit in den Gedanken der anderen Gehirnsoftware, auf die er das Telepathie-siddhi ausübt (3.19, 3.20). Für den yogi ist es egal, ob er die eigene oder eine andere Gehirnsoftware betrachtet. In der

Gehirnsoftware des yogi sind rajas und tamas beseitigt, daher nimmt er Gedanken wie „Ich gehe" oder „Ich bin dünn" als eine Illusion (kleśa) an, die eine Form von Irrtum (viparyaya) ist.

Tests

Test 1

Testen Sie, ob Sie spontan *samādhi* erfahren können. Sitzen Sie bequem und schließen Sie die Augen. Wenn Sie so für einige Sekunden ohne Gedanken sein können, erfahren Sie *samādhi.* Das ist die Version 4 der Gehirnsoftware. Sie wird in 1.18 noch näher beschrieben. Ohne Gedanken bedeutet, ohne innere Sprache, ohne Bilder, ohne andere Sinneserfahrungen, ohne Erinnerungen, ohne einzuschlafen.

Test 2

Wenn Sie die Gedankenstille des *samādhi* zumindest zeitweise erfahren können, überprüfen Sie nun, ob diese Stille auch bleibt, wenn zusätzlich noch Gedanken dabei sind. Das ist dann Version 5 der Gehirnsoftware.

Test 3

Ein *mantra* ist ein Klang, der in einer Meditation in bestimmter Weise wiederholt wird (1.28). Für eine *mantra*-Meditation können Sie die verschiedenen Ebenen der Stille des *samādhi* folgendermaßen identifizieren:

- *Vitarka*: Zusätzlich zur Stille klingt das *mantra* noch wie ein Wort oder es sind noch sprachliche Gedanken mit Bedeutung da.
- *Vicāra*: Zusätzlich zur Stille sind noch Schwingungen, Bilder, Formen oder Farben da.
- *Ānanda*: Zusätzlich zur Stille ist noch ein Glücksgefühl da.
- *Asmitā*: Zusätzlich zur Stille ist noch ein warmes Leuchten da.

1.18

Wird der Gedanke des Stoppens vorher geübt, bleibt noch ein Rest von saṁskāras – das ist der andere [samādhi].

विरामप्रत्ययाभ्यासपूर्वः संस्कारशेषोऽन्यः

virāma-pratyaya-abhyāsa-pūrvaḥ saṁskāra-śeṣaḥ anyaḥ

virāma (m. Komp.: die Beendigung, das Stoppen) pratyaya (m. Komp.: der Gedanke) abhyāsa (m. Komp.: Übung) pūrva (m. Nom. s.: vorher, Vorheriges) saṁskāra (m. Komp.: Eindruck) śeṣa (mn. Nom. s.: Rest) anya (mf(ā)n.: der andere)

Asaṁprajñāta samādhi (ohne Anregungen) ist der andere *samādhi*, in dem alle Denkvorgänge (*vṛttis*) beruhigt sind. Das bedeutet, die Gehirnsoftware verhält sich so, als wäre sie abgeschaltet. *Asaṁprajñāta samādhi* ist die fünfte Art von *samādhi*, die sich von der vorherigen Vierergruppe (*saṁprajñāta samādhi*) unterscheidet. *Asaṁprajñāta samādhi* heißt auch Transzendentales Bewusstsein. Wir nennen es Gehirnsoftware Version 4. Diese Version entspricht dem Leerlaufprozess der Gehirnsoftware, das heißt, ohne Gedanken und ohne Sinneserfahrungen, nur sich selbst bewusst.

In diesem Leerlaufprozess hat die Gehirnsoftware alle Ressourcen zur Verfügung, benutzt sie aber nicht. Subjektiv ist es ein Zustand bewusster Stille.

Gehirnsoftware Version 4 ist Wachheit ohne Gedankenaktivität. Zeit- und Raumwahrnehmung sind unbegrenzt und unmanifest. Das ist etwas anderes als Schlaf, welcher noch den Gedanken der Nichtexistenz hat (1.10).

Stoppen ist aufhören. Das zusammengesetzte Wort Gedanke-des-Stoppens (virāma-pratyaya) bedeutet: Stoppen und der Gedanke von ihm; die Form des Gedankens ist einfach „stoppen", daher heißt er Gedanke-des-Stoppens. Er hat immer noch die Form eines Gedankens zu der Zeit, zu der die Gedankenvorgänge aufhören. Während der Zeitspanne, in der der Gedanke dem endgültigen Stoppen näher kommt und bevor er ganz aufgehört hat, überhaupt ein Gedanke zu sein, ist er wie ein flammendes Feuer. Dieses wird nach und nach kleiner, während es seinen Brennstoff verbraucht, bleibt aber immer noch eine echte Flamme, solange bis es zum Schluss nur noch Asche ist.

Die Worte „Wird der Gedanke des Stoppens vorher geübt", zeigen die Beziehung zur Übung. Die Worte „bleibt noch ein Rest von saṁskāras" erklären den Zustand. Das Ergebnis, „der andere", folgt auf die Übung und bedeutet den Zustand, in dem nur noch saṁskāras vorhanden sind, während die vṛttis nicht mehr da sind. Er ist der samādhi ohne Gegenstände, welcher anders als der gegenstandsbezogene samādhi ist, der im vorherigen sūtra definiert wurde.

Asaṁprajñāta samādhi ist ein Zustand der Gehirnsoftware, in dem alle Denkvorgänge gestoppt wurden und nur noch *saṁskāras* übrig bleiben. Die *saṁskāras* sind in diesem Zustand inaktive Schadsoftware-Programme. Der Zustand ist leer von jeglichem Erfahrungsgegenstand. Es bedeutet, dass ausschließlich *saṁskāras* übrig bleiben, wenn sich die Gehirnsoftware von Gedanken an Gegenstände zurückgezogen hat. Diese Übung führt schließlich zu einem Zustand, als ob die Gegenstände abwesend wären. *Śaṅkara* weist an dieser Stelle bereits auf einen noch fortgeschritteneren Zustand hin, den *nirbīja samādhi*:

Wenn die Gehirnsoftware ohne Unterstützung geradezu das reine Sein erreicht hat, wenn das passiert, heißt es nirbīja samādhi, was später in 1.51 erklärt wird.

Nirbīja samādhi ist der samenlose *samādhi*, das heißt, alle Samen für weitere Aktivitäten, nämlich die Schadsoftware-Programme, sind gelöscht. Wenn jedoch Schadsoftware-Programme noch in der Gehirnsoftware schlummern, um später aktiviert zu werden, dann sprechen wir von einem Rest von *saṁskāras*. Das ist die Natur des *asaṁprajñāta samādhi*, wie er hier beschrieben wurde. Er ist zwar still, könnte aber jederzeit durch Schadsoftware unterbrochen werden.

Aktivitätsebenen der Gehirnsoftware

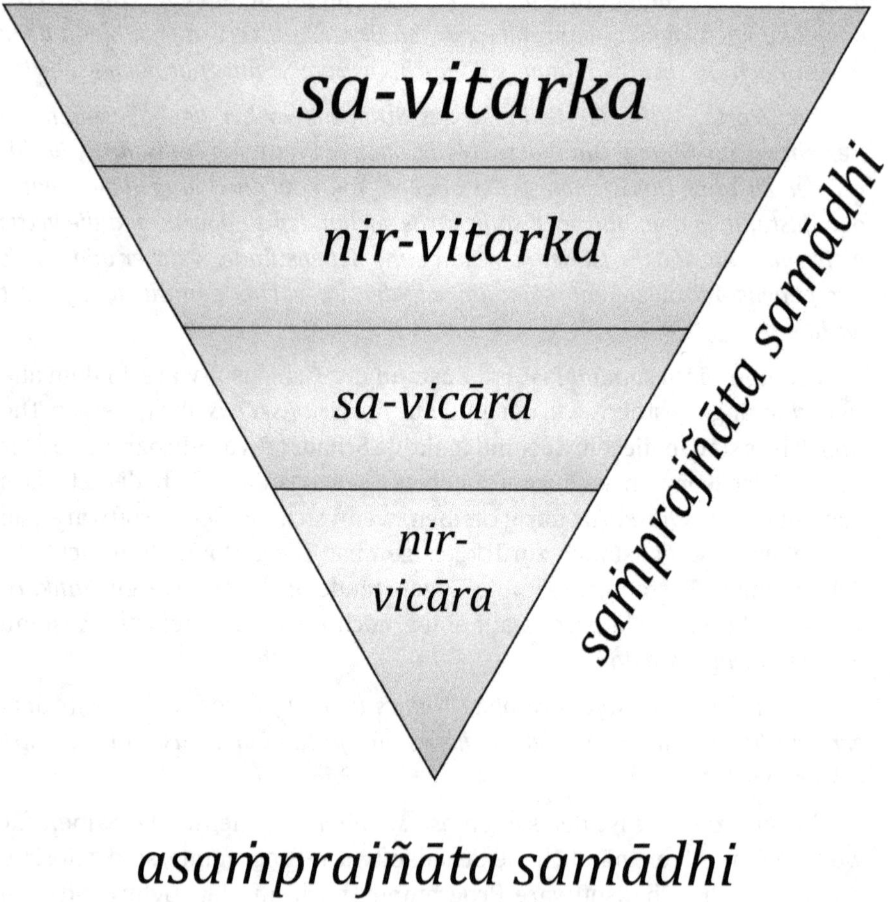

EEG der Gehirnsoftware Version 4

Die Gehirnsoftware Version 4 kann heute bereits in den Gehirnwellen (EEG) identifiziert werden. Sie enthält sehr einfache Gehirnwellen-Muster, die das gesamte Gehirn einschließen. Das Gehirn kommuniziert intensiv in diesem Zustand, was sich aber nicht auf ein spezielles Muster in Teilbereichen oder Arealen festlegen lässt. Hingegen sind bei Gedankenaktivitäten spezielle Areale im Gehirn aktiviert. Wenn die Gehirnsoftware Version 4 zusätzlich mit Gedankenaktivität läuft, nennen wir es Version 5. Dieser Zustand wurde mit seinen vier Varianten bereits in 1.17 besprochen.

Test

Überprüfen Sie selbst, ob Ihre Meditation regelmäßig zur Gedankenstille führt. Wenn nicht, lassen Sie Ihre Meditation überprüfen oder suchen sich eine bessere Art zu meditieren.

Übungen

Übung 1

In einer *mantra*-Meditation entsteht ein spontaner Gedanke des Beruhigens mit dem Loslassen des *mantras*, das heißt, nicht durch innere Worte wie „Stopp“ usw. Der Gedanke des Stoppens ist ein unschuldiges Loslassen, wie ein Vergessen, weiter zu denken.

Übung 2

Im Grunde wird hier die *mantra*-Meditations-Technik beschrieben: Es wird ein *mantra* gedacht, ein Wortklang, der sich zunehmend verfeinert und somit die Gehirnsoftware schrittweise beruhigt. Darauf folgt die Gehirnsoftware Version 4, welche dem *asaṁprajñāta samādhi* entspricht. Die *saṁskāras*, die wir auch Schadsoftware, Stresse oder Samen genannt haben, sind in dem Moment ruhiggestellt. Die richtige Technik einer *mantra* -Meditation sollte von einem guten und erfahrenen Lehrer erlernt werden. *mantras* haben neben der Beruhigung durchaus Nebenwirkungen, so dass man nicht jedes beliebige Wort als *mantra* nehmen sollte (1.28).

Übung 3

Wenn Sie regelmäßige Gedankenstille noch nicht so erfahren können, dann praktizieren sie unbedingt die Übungen 1.21 bis 1.41, denn die Fähigkeit zur Gedankenstille ist die Basis für alle weiteren Übungen. Dies ist ein sehr wichtiger Punkt, da alle fortgeschrittenen Übungen darauf aufbauen.

1.19

[Asaṁprajñāta samādhi] entsteht bei Geburt in den Körperlosen (videhas) und in den Naturwesen (prakṛtilayas).

भवप्रत्ययो विदेहप्रकृतिलयानाम्

bhava-pratyayaḥ videha-prakṛti-layānām

bhava (m. Komp.: von Geburt an) pratyaya (m. Nom. s.: verursacht, Ursache) videha (m. Komp.: körperlos) prakṛti (f. Komp.: Natur, erzeugt das Universum; beruht auf drei natürlichen Tendenzen sattva, rajas, tamas;) laya (m. Gen. p.: absorbiert)

Videhas sind Wesen ohne physischen Körper, die im Himmel aufgrund eines Überschusses an *sattva guṇa* leben, aber das *sattva guṇa* noch mit *puruṣa* verwechseln. Manche Religionen nennen sie Götter, manche Engel, Erzengel usw. Diese höheren Wesen und die in *prakṛti* Absorbierten (Naturwesen, Naturgeister), haben noch etwas zu erledigen, nämlich den *puruṣa* im Relativen zu erkennen, das heißt, Gehirnsoftware Version 7 und 8 zu installieren. Obwohl die Körperlosen noch *saṁskāras* mit sich tragen, bleiben sie dennoch fast befreit (Gehirnsoftware Version 6), weil sie, sobald diese *saṁskāras* reifen, sich immer wieder ihrem befreiten, himmlischen Herrscher unterordnen und damit dem Einfluss der *saṁskāras* entfliehen.

Bisher klang alles recht wissenschaftlich; wieso fangen wir jetzt an, über himmlische Wesen zu sprechen?

Die Quantenphysik des Phänomens Himmel

Astronomie und Physik haben den Raum des Universums sowohl in die Richtung des Größten als auch in die Richtung des Kleinsten hin erkundet. Die größte sichtbare Ausdehnung des Universums ist nach heutigem Kenntnisstand 13,8 Milliarden Lichtjahre (= 10^{26} m). Die kleinste unterscheidbare Längeneinheit des Universums ist 10^{-35} m; sie heißt die Planck-Länge.

10^{-35} m ist die mathematische Schreibweise für einen negativen Exponenten, das heißt 0,000...1 mit 34 Nullen rechts hinter dem Dezimalkomma, also eine sehr kleine Zahl. „m“ ist die Abkürzung für Meter.

Auf der anderen Seite ist 10^{26} m eine sehr große Zahl, bestehend aus einer 1 mit 26 Nullen. Dies ist der Durchmesser des sichtbaren Universums.

Elementarteilchen

Alle bisher entdeckten Elementarteilchen werden zwei Klassen zugeordnet, den sogenannten Bosonen und den sogenannten Fermionen. Die Bosonen sind Kraftteilchen, die Fermionen sind Materieteilchen. Sie unterscheiden sich ganz wesentlich darin, wie sie sich in Gruppen verhalten. Ein weiteres Kriterium ist aber auch ihre kleinstmögliche Abmessung. Die Bosonen können in einen Bereich bis zu 10^{-35} m hinein wirken. Hingegen sind die kleinsten Fermionen in ihren Abmessungen nicht kleiner als 10^{-19} m. Das gilt sowohl für Elektronen als auch für Quarks. Es gibt also einen feinsten Bereich räumlicher Abmessungen zwischen 10^{-35} m und 10^{-19} m, in dem zwar die Kräfte der Bosonen wirken können, zu dem jedoch die Materie der Fermionen keinen Zugang hat.

Die Bosonen haben nun die Eigenschaft, sich immer auf das gleiche Energieniveau einzuschwingen. Immer wenn ein neues Boson zu einer Gruppe von Bosonen hinzukommt, gleichen sich alle in ihren Energieniveaus an, sodass sie alle zusammen kohärent schwingen können.

Die grundlegende Tendenz der Fermionen ist völlig anders. Fermionen müssen immer andere Energieniveaus, als alle anderen Fermionen einnehmen. Jedes muss sich von allen anderen unterscheiden, individuell verschieden sein. Wenn 1000 Fermionen zusammen kommen, besetzt jedes von ihnen einen eigenen Platz auf der Energieskala. Sie tendieren also dazu, Hierarchien zu bilden. Wo ein Fermion ist, kommt kein anderes hin. Das ist eine Grundeigenschaft der Materie. Wenn ein Raumelement bereits von

Materie besetzt ist, kommt keine andere Materie dorthin. Wenn sie es dennoch versucht, entsteht ein Kampf und die eine Materie schubst die andere weg. Das ist die eigentliche Ursache für die Stoßgesetze in der Physik.

Manifest aber nicht materiell

Dieser alles durchdringende Bereich, der den internen Gesetzmäßigkeiten des leeren Raumes (*ākāśa*) folgt, durchdringt das gesamte Universum und erlaubt eine riesige Vielfalt von nicht-materieller Information. Er durchdringt alle Materie, alle Energie und auch den gesamten leeren Raum des Universums. Er erstreckt sich über eine Größenordnung von 16 Zehnerpotenzen in einer Dimension und 48 Zehnerpotenzen in drei Dimensionen.

Nur zur Veranschaulichung: Wenn die kleinste solche Längeneinheit, die Planck-Länge, 1 m lang wäre, dann wäre die größte solche Einheit, auf der die Materie keinen Einfluss hat, etwa so groß wie der Durchmesser unserer eigenen Galaxie, der Milchstraße, die etwa 300 Milliarden Sterne enthält.

Anders ausgedrückt: In jeder Dimension durchdringt eine Vielfalt von 16 Zehnerpotenzen kleinster Längeneinheiten den nicht-materiellen Raum, zum Beispiel eines Elektrons. In diesen feineren Raumbereichen, in die das materielle Elektron nicht mehr eindringen kann, weil sich bei 10^{-19} m seine Struktur nicht weiter unterteilen lässt, gibt es immer noch eine riesige Vielfalt nicht-materieller Raumelemente.

Raum als Kosmisches Netzwerk

Diese nicht-materiellen Raumelemente sind natürlich nicht nur an der Stelle des Elektrons, sondern überall im Universum. Entsprechend der Theorien der Schleifenquantengravitation bilden sie ein kosmisches Netzwerk. Dieses kosmische Netzwerk erstreckt sich im Raumbereich eines einzelnen Elektrons längenmäßig über 16 Zehnerpotenzen und volumenmäßig im dreidimensionalen Raum sogar über 48 Zehnerpotenzen. Zu diesem Bereich, feiner als das Elektron, haben nur die Bosonen Zugang, die Fermionen jedoch nicht.

Vedische Beschreibung des Phänomens Himmel

Die vedische Literatur benutzt eine bildhafte Sprache, um Naturgesetze zu beschreiben. Der Himmel gilt dabei als der Wohnort der Götter. Dort fühlen sich die Götter außerordentlich wohl. Zu kämpfen haben sie nur außerhalb des Himmels und dann in der Regel nur mit sogenannten Dämonen. Die Dämonen haben keinen Zugang zum Himmel. Sie streiten sich aber sehr gern sowohl mit den Göttern als auch untereinander.

Parallelen zwischen vedischer Beschreibung und Quantenphysik

Kohärenz ist die grundlegende Eigenschaft, die die vedische Literatur den Göttern im Himmel zugeordnet hat. Sie tendieren zu Harmonie und Kohärenz.

Der Himmel wäre dann der Bereich von 10^{-35} m bis 10^{-19} m. Dort können sich nur die Bosonen aufhalten und untereinander noch feinste Energien austauschen.

Siehe Grafik auf der nächsten Seite.

Die Haupteigenschaft der Dämonen in der vedischen Literatur ist der Kampf. Die Haupteigenschaft der Fermionen ist auch der gegenseitige Kampf, um sich immer wieder Positionen streitig zu machen.

Es gibt jedoch eine Einschränkung für die Fermionen und das ist eben genau der Größenordnungsbereich von 10^{-35} m bis 10^{-19} m. Dort kommen die Fermionen nicht hin, weil sie einfach zu groß oder zu grob sind. Somit herrschen in diesem Bereich nicht die groben Gesetze der Fermionen (Dämonen), sondern nur die feinen, harmonieerzeugenden Gesetze der Bosonen (Götter). Dieser Bereich, zu dem nur die Götter Zugang haben, jedoch nicht die Dämonen, heißt in der vedischen Literatur der Himmel. Physikalisch gesehen ist es eben jener feinste Raumbereich von 10^{-35} m bis 10^{-19} m. Wie gesagt, kann in diesem feinen Raumbereich auch ohne Materie noch Informationsaustausch stattfinden, jedoch nur in Harmonie mit den entsprechenden Gesetzen der Bosonen. Die Fermionen hingegen haben zu diesem Bereich keinen Zugang. Sie werden sozusagen am Tor 19 abgewiesen.

Himmel ist überall.

Mit dieser Sichtweise ist der Himmel also nicht eine bestimmte Stelle im Universum, sondern eine feinere Ebene des Raums, welche das gesamte Universum durchdringt und dabei das Spielfeld für eine riesige Vielfalt nicht-materieller Energieflüsse und Kommunikationen bietet.

Betrachten wir nun noch einmal das kleinste Volumen, welches ein Fermion einnehmen kann. In Zahlen ausgedrückt wären es 10^{48} Volumenelemente (Planck-Volumina), die dort dem Boson, zum Beispiel einem Lichtteilchen, zur Verfügung stehen, während dem Fermion, zum Beispiel dem Elektron, im gleichen Volumen nur ein einziges Raumelement zugänglich ist. Diese riesige Vielfalt in den feinsten physikalischen Raumbereichen ist das, was wir Himmel nennen.

Kosmischer Computer

Der kosmische Computer hat die Information dieser feinsten, nicht-materiellen Raumbereiche zur Verfügung. Diese nicht-materielle Informationsmenge in Form von bosonischen Energieschwingungen ist also 10^{48} mal mehr als das gesamte materielle Universum speichern könnte. Um das noch deutlicher zu machen, sie ist

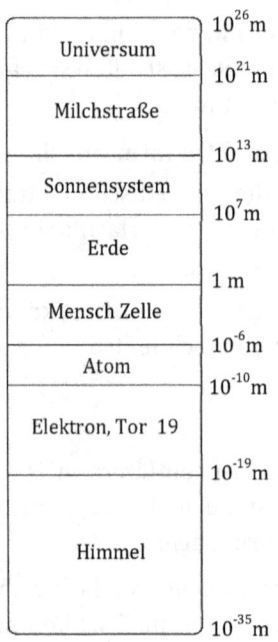

1.000.000.000.000.000.000.000.00.000.000.000.000.000.000.000.000 mal mehr als das gesamte materielle Universum enthalten kann. Dieser Informationsspeicher ist auch als *ākāśa*-Chronik bekannt.

Kosmische Software

Wenn nun jedoch Kommunikationsflüsse zwischen verschiedenen Raumelementen auftreten können, dann kann es dort prinzipiell immer auch eine Software geben, die dem Informationsfluss ein Muster verleiht. In den 10^{48} Raumelementen pro Elektronenvolumen kann es außerordentlich viele Informationsflüsse geben. Physikalisch erfolgen diese durch die sogenannten Vakuumfluktuationen. Dabei werden in schnellster Folge bis zu 10^{44} virtuelle Teilchen pro Sekunde in jeder kleinsten Raumeinheit erzeugt und auch vernichtet. Insgesamt ist das so ausbalanciert – eine Fähigkeit der Bosonen – dass es als transparenter, unauffälliger, leerer Raum erscheint. Dieses auf alle Universen ausgedehnt, ist die Hardware des kosmischen Computers.

Macht des kosmischen Computers

Wenn die virtuellen, bosonischen Wellen der Vakuumfluktuationen nicht ausbalanciert wären, sondern wie Fermionen agieren würden, wäre pro Kubikzentimeter leeren Raums eine Massenenergie von 10^{93} Gramm verfügbar. Das wäre 10^{38} mal mehr als die Massenenergie unseres gesamten Universums. Damit bekommen Sie eine Vorstellung von der Macht, über die der kosmische Computer verfügt. Mit der entsprechenden Software ist es für ihn ein Leichtes, mal eben so ein neues Universum entstehen zu lassen und auch wieder aufzulösen; oder auch einige Tausend oder einige Milliarden Universen.

Evolution der Götter (videhas)

Nachdem wir nun den Himmel aus wissenschaftlicher Sicht erklärt haben, kommen wir wieder zu *Śaṅkaras* Kommentar zurück.

Die Götter, die frei von einem materiellen Körper sind, erfahren bis zu einem gewissen Grad eine scheinbare Befreiung durch die mentale, nichtmaterielle Erfahrung ihrer eigenen positiven saṁskāras.

Es bleibt ihnen immer noch eine Aufgabe in ihrer Software, welche in diesem Fall keine Gehirnsoftware ist, sondern in der Art verteilter Systeme (distributed computing) im Raum des ganzen Universums läuft.

Zum Beispiel benutzt der Gott des Meeres den gesamten Wasserkörper aller Ozeane, Flüsse, Seen usw. als seine Hardware. Seine Software drückt sich dann durch den Informationsfluss in dieser Wasser-Hardware aus. Das geschieht hauptsächlich durch Druckwellen, Ionen und Wassergedächtnis. Jedes genügend große, organisierte, natürliche System, welches ähnlich wie die Neuronen in unserem Gehirn viele miteinander kommunizierende Komponenten hat, tendiert zu einer Intelligenz. Es ist die Software dieser *videhas* (Götter), von denen wir hier sprechen, die diese eine kosmische Intelligenz ausdrückt (*Īśvara* 1.24). Genau diese Software ist das, was die Physik als universell gültige Naturgesetze bezeichnet.

Obwohl die videhas einen Zustand scheinbarer Befreiung erfahren, gilt dies nur so lange, wie ihre Software sich nicht wieder durch die Macht ihrer Aufgabe verdreht. Sie gehen über diesen Zustand hinaus, wenn die saṁskāras, die ihn verursachen, aufgehört haben zu reifen.

So ist es auch bei den prakṛtilayas (Naturwesen), die sich mit der Natur (prakṛti) vereint haben.

Ihre Hardware können dann Teilaspekte der Natur sein. Zum Beispiel gibt es Naturgeister, die über einen Fluss, einen Berg, eine Windströmung oder ähnliche Naturphänomene herrschen. Sie sind also die Nutzer einer Software, welche in diesen begrenzten Raumbereichen wirkt. Auch sie haben, wie die Götter, eine scheinbare Befreiung erreicht.

Der samādhi ist von zweierlei Art: (1) Das Ergebnis von Methoden oder (2) das Ergebnis von Geburt. Der erste wird durch Methoden erreicht und ist für die yogis. Obwohl die körperlosen Götter tatsächlich yogis sind, bezieht sich der erste hier nur auf diejenigen Wesen, die sich jetzt in der yoga-Ausbildung befinden, welche mit der Selbstkontrolle in 2.29 beginnt. Ihr samādhi wird durch den Weg von Vertrauen, Stärke und Erinnerung (1.20) erreicht.

Die körperlosen Götter benutzen die acht Elemente der *prakṛti* (Natur) an Stelle eines Körpers als Hardware. Ihre Software läuft dann auf den Informationsnetzwerken der acht Elemente. Diese sind Erde, Wasser,

Feuer, Luft, Raum, kosmischer Geist (*manas*), kosmischer Verstand (*buddhi*), kosmisches Ego.

Durch die nicht-materiellen Erfahrungen ihrer eigenen saṁskāras, dem Rest von saṁskāras, der durch unpassende Gelassenheit und unpassende Übungen entstanden ist, erfahren sie bis zu einem gewissen Grad einen Zustand scheinbarer Befreiung. Aber wenn durch das Überschreiten des sattva guṇa die saṁskāras, die ihn verursachen, aufgehört haben zu reifen, dann werfen sie diese positiven saṁskāras auch noch weg.

In Bezug auf die prakṛtilayas, die in die Natur eingegangen sind, gibt es noch eine Aufgabe, die zu erledigen ist, nämlich das Wissen vom Unterschied zwischen sattva guṇa und puruṣa zu erreichen. Daher erfährt ihre Software in diesem Zustand nur eine scheinbare Befreiung von saṁskāras, wie bei den Göttern. Diese Befreiung dauert nur so lange, wie ihre Software nicht durch die Macht ihrer Aufgabe wieder zu wirbeln anfängt. Ihre zusätzliche Aufgabe ist es, Wissen (vidyā) vom Unterschied zu erwerben, solange sie die scheinbare Befreiung erfahren.

Erfahrungen

Siehe dazu den Erfahrungsbericht von *Jaigīṣavya* in 3.18.

1.20

Für andere gehen [dem asaṁprajñāta samādhi] Vertrauen, Stärke, Erinnerung, [saṁprajñāta] samādhi und intuitives Wissen (prajñā) voraus.

श्रद्धावीर्यस्मृतिसमाधिप्रज्ञापूर्वक इतरेषाम्

śraddhā-vīrya-smṛti-samādhi-prajñā-pūrvakaḥ itareṣām

śraddhā (f. Komp.: Vertrauen) vīrya (n. Komp.: Stärke) smṛti (f. Komp.: Erinnerung) samādhi (m. Komp.: ruhevolle Wachheit) prajñā (f.comp.: intuitives, klares Wissen) pūrvaka (m. Nom. s.: Vorgänger, vorher) itara (mf(ā)n.: für andere, der Rest)

Hier werden die Erfolgsstufen hin zum anregungslosen *samādhi* aufgezählt. Mit „andere“ sind Menschen oder auch himmlische Wesen gemeint, die sich in der *yoga*-Ausbildung befinden. Vertrauen in Hinblick auf die Übungen schützt vor Zweifel. Vertrauen führt zur Stärke und damit zur Begeisterung fürs Training. Mit Stärke wird die Erinnerung an Wissen klar. Mit starker Erinnerung ist die Gehirnsoftware stabil und *saṁprajñāta samādhi* folgt. Daraus entsteht intuitives, klares Wissen, wie die Dinge wirklich sind. Daraus wiederum entsteht dann *asaṁprajñāta samādhi.*

Stärke in Bezug auf die Gehirnsoftware entspricht einer stabilen Stromversorgung in einem technischen Computer. Die Stabilisierung der Stromversorgung ist eine wesentliche Voraussetzung, dass der Speicher fehlerfrei arbeitet. Nur wenn der Speicher in einem Computer fehlerfrei ist, kann die Software auch stabil laufen.

Für die yogis, für die der anregungslose samādhi (asaṁprajñāta samādhi) nicht von Geburt an da ist, sondern erst durch eine Methode erreicht wird, folgt dieser auf Vertrauen, Stärke, Erinnerung, saṁprajñāta samādhi und intuitives Wissen (prajñā). Vertrauen ist eine Klarheit der Gehirnsoftware in Bezug auf das Erreichen der Befreiung und in Bezug auf das, was der yogi über die Befreiungsmethoden gehört hat. Es ist wie die Klarheit von Wasser nach der Anwendung der Kataka-Nuss, welche traditionell schmutziges Wasser reinigt. Wie eine gute Mutter schützt das Vertrauen den yogi. Es verteidigt ihn gegen Feindseligkeiten. Wenn er dieses Vertrauen hat und Wissen sucht, das heißt, wenn sein Ziel die richtige Sicht ist (saṁyag-darśana), steigt die Stärke und die Begeisterung für das Üben der yoga-Übungen. Wenn die Stärke gewachsen ist, ist sein Gedächtnis fest und die Erinnerung an solche Dinge, wie das Schriften-Wissen (pramāna 1.7), wird sehr gut.

Wenn sein Gedächtnis stabil bleibt, ist seine Gehirnsoftware ungestört und bleibt im samādhi fokussiert. In der Gehirnsoftware kommt im samādhi extrem klares intuitives Wissen (prajñā), welches die Macht hat, alles zu erleuchten. Vyāsa führt das weiter aus: „Wodurch er die Dinge kennt, wie sie wirklich sind.“ Der yogi kennt die Dinge, wie zum Beispiel das SELBST (ātman), so wie sie wirklich sind.

„Von der Übung dieser Methoden“: Wie vorher gesagt wurde, entsteht aus der Übung des Gedankens des Stoppens die Sicht des SELBST (ātman) und aus

dieser die Gelassenheit gegenüber allen Denkvorgängen. Das ist die höhere Gelassenheit (1.16) und daraus entsteht asaṁprajñāta samādhi.

Hier wurde also der Vorgang aus 1.18 im Detail erklärt.

Test

Wenn Sie eine *yoga*-Methode ausführen, können Sie die Meilensteine aus diesem *sūtra* benutzen, um Ihren Fortschritt zu überprüfen. Wenn Sie zum Beispiel die *siddhis* aus Kapitel 3 einen Monat lang regelmäßig ausgeübt haben und dabei niemals angeregter *samādhi* und intuitives Wissen entstanden sind und Sie stattdessen mit viel Vertrauen weiter machen, können Sie sicher sein, dass Sie über die Anfangsstufen nicht hinaus gekommen sind. Dann ist es an der Zeit, Ihre Methode zu überprüfen oder zu wechseln. Vielleicht nehmen Sie es nicht leicht genug. Gelassenheit ist für den Erfolg sehr wichtig.

Methoden der Beruhigung

1.21

[Für diejenigen] mit intensivem Streben nach [samādhi] ist [er] nahe.

तीव्रसंवेगानामासन्नः

tīvra-saṁvegānām āsannaḥ

tīvra (mf(ā)n. Komp.: extrem, intensiv, eifrig) saṁvega (m. Gen. p.: Wunsch nach Befreiung, Intensität, Antrieb, Streben) āsanna (m. Nom. s.: nahe, in Reichweite, Nähe)

Diejenigen, die ein intensives Streben nach der verbesserten Gehirnsoftware haben, werden ihren Upgrade schneller herunterladen.

Die Erfolgsstufen Vertrauen, Stärke, Erinnerung, [*saṁprajñāta*] *samādhi* und intuitives Wissen (*prajñā*) aus dem vorherigen *sūtra* können mit intensivem Streben schneller erreicht werden. Wer intensiv übt, ist dem Ergebnis nahe. Das nächste *sūtra* erklärt dann die Unterschiede in der Intensität des Strebens.

Übung

Ist es Ihr starkes Bestreben, sehr schnell die beste Gehirnsoftware zu nutzen? Falls ja, dann machen Sie diese erste *yoga*-Übung richtig. Falls nein, gilt es da noch, etwas zu verbessern.

1.22

Aufgrund eines milden, mittleren oder intensiven [Strebens] gibt es auch einen Unterschied [in Bezug auf die Nähe zum asaṁprajñāta samādhi].

मृदुमध्याधिमात्रत्वात्ततोऽपि विशेषः

mṛdu-madhya-adhimātratvāt tataḥ api viśeṣaḥ

mṛdu (mf(u,ī)n. comp.: Milde, Weichheit, mild, schwach) madhya (mf(ā)n. comp.: mittleres, mittel) adhimātra-tvāt (mfn. Abl. s.: exzessiv, intensiv, -heit) tataḥ (Und.: davon, aus) api (Und.: auch) viśeṣa (m. Nom. s.: Unterschied, Grad)

Je intensiver jemand danach strebt, desto schneller bekommt er es. Das Streben nach Befreiung muss zum Schluss losgelassen werden, aber zunächst muss es erst einmal da sein.

Um den Fortschritt Ihres Strebens nach Befreiung zu beurteilen, vorweg einige Begriffsklärungen:

- Die sechs Erfolgsstufen jeder *yoga*-Praxis heißen *sādhana*. Sie wurden in 1.20 als Vertrauen, Stärke, Erinnerung, *saṁprajñāta samādhi*, intuitives Wissen (*prajñā*) und *asaṁprajñāta samādhi* aufgezählt.

- Die Methoden im Sinne von Heilmethoden heißen *upāya*. Sie sind entsprechend ihrer Wirksamkeit sanft, mittel oder außerordentlich. Eine *yoga*-Methode besteht immer aus Übung und Gelassenheit.
- Die Herangehensweise des *yogi* heißt *upakrama* und kann auch auf dreierlei Art geschehen: faul, mittel oder intensiv.
- Der Fortschritt des *yogis* im Erreichen des *samādhi* hängt außerdem von seinen *saṁskāras* ab.

Yogis sind von neunerlei Art entsprechend der Methoden, denen sie folgen: sanft oder mittel oder außerordentlich; und entsprechend ihrem Streben: faul, mittel oder intensiv. Eine sanfte Methode kann mit faulem oder mittlerem oder intensivem Streben ausgeübt werden und so gilt das auch für die mittleren Methoden. Für die, die die außerordentlichen Methoden ausüben, gilt: (1.21) „[Für diejenigen] *mit intensivem Streben nach* [*samādhi*] *ist* [er] *nahe.*“

Bei einem intensiven Streben können die Methoden sanft, mittel oder außerordentlich sein und somit gibt es eine weitere Unterscheidung. Für den sanft-intensiven ist es nahe; für den mittel-intensiven ist es näher; für den außerordentlich-intensiven yogi, der außerordentliche Methoden übt, sind samādhi und die Frucht des samādhi am allernächsten.

Selbst unter diesen intensiv strebenden yogis gibt es Unterschiede je nachdem, wie schnell ihr Fortschritt aufgrund ihrer saṁskāras ist, die durch ihre vorherigen Übungen, eventuell in früheren Leben, erzeugt wurden. Für die Besten von ihnen ist das Erreichen des samādhi zum Greifen nahe.

Der Zweck des sūtra ist, die Begeisterung der yogis für ihre Methoden (Übung und Gelassenheit) zu kräftigen. Es ist wie in der Welt, wo derjenige den Preis bekommt, der im Rennen am schnellsten rennt. Aber wiederum sollte eine begeisterte Gesinnung in allen von ihnen entstehen, weswegen der Kommentator Śaṅkara klar stellt, dass alle yogis, egal ob langsam oder schnell, das angestrebte Ziel erreichen. Ansonsten könnten diejenigen mit langsamem Fortschritt ängstlich werden oder aufgrund von starken Anstrengungen oder Ermüdung verzweifeln, wenn ihnen nicht gesagt würde, dass das Ziel erreichbar ist.

Ist das die einzige Weise, durch die samādhi schnell erreichbar ist, oder gibt es auch andere Methoden?

Übung

Untersuchen Sie mentale Techniken auf ihre Wirksamkeit, indem Sie sich Informationen darüber geben lassen. Lassen Sie sich auch die Zeitspanne angeben, ab wann mit Wirkungen zu rechnen ist und wie diese im Detail aussehen. Zögern Sie nicht, konkret zu werden, um nicht wertvolle Zeit Ihres Lebens zu vergeuden. Dies gilt umso mehr, wenn Sie eine Methode lange Zeit ausüben, eventuell jahrelang praktizieren. Die Meilensteine dafür sind in 1.20 beschrieben. Eine Methode hat dann ihr Ziel erreicht, wenn sie zur absoluten Stille des *asaṁprajñāta samādhi* führt.

1.23

Oder durch Aufmerksamkeit auf Īśvara [wird samādhi erreicht].

ईश्वरप्रणिधानाद्वा

īśvara-praṇidhānāt vā

īśvara (m. Komp.: der beste Herrscher) praṇidhāna (n. Abl. s.: Ausrichtung auf, Orientierung an, Aufmerksamkeit) vā (Und.: oder)

Durch die Anbindung des Quantencomputers an den kosmischen Computer kann die Gehirnsoftware in ihren Leerlaufmodus gehen. Der kosmische Computer perfektioniert die Funktionen des Quantencomputers, hilft ihm, die noch verbleibende Schadsoftware zu löschen, und erledigt den ganzen Rest.

Wer ist *Īśvara*? Was bedeutet Aufmerksamkeit auf *Īśvara*?

Das *saṁskṛt*-Wort *Īś* bedeutet Meister, Herrscher. Das Wort *vara* bedeutet der Beste. „*Īśvara*" bedeutet also der beste Herrscher. Wir haben *Īśvara* als den kosmischen Computer bezeichnet.

Hier eine naturwissenschaftliche Erklärung. Der leere Raum heißt auch Vakuum. Er ist aber nicht völlig leer, sondern enthält sogenannte virtuelle Vakuumfluktuationen. Diese Erkenntnis hat letztendlich zur Entwicklung der Quantenphysik geführt. Die Nullpunktsenergie im Vakuum ist zunächst einmal unendlich groß und lässt sich erst durch eine sogenannte Renormierung als ein endlicher Wert berechnen. Die Vakuumenergie entsteht aus der Addition aller Vakuumschwingungen in den kleinsten Raumabmessungen von 10^{-33} cm. Die Summen der Energiewerte sind außerordentlich hoch, nämlich 10^{107} Joules pro cm^3. Ein cm^3 ist etwa so groß wie das vordere Stück Ihres Daumens. Diese enorme Energie entspräche in Masse umgewandelt 10^{93} Gramm pro cm^3. Im Vergleich dazu ist die gesamte Massenenergie unseres Universums lediglich 10^{55} Gramm. Das bedeutet, die Vakuumenergie in 1 cm^3 leeren Raums ist immer noch 10^{38} mal mehr als das Gewicht des gesamten Universums mit seinen Milliarden von Galaxien, die alle wiederum Milliarden von Sternen enthalten, von denen die meisten größer als unsere Sonne sind. Also 1 cm^3 des Vakuums enthält in einer unmanifesten Form 100.000.000.000.000.000.000.000.000.000.000.000.000 mal mehr Massenenergie als das Universum. Glücklicherweise bemerken wir davon fast gar nichts. Der messbare, also manifeste Anteil dieser Energie ist lediglich 10^{-9} bis 10^{-11} Joules.

Hier ist eine fantastische Macht am Wirken, die diese gigantische Energie bändigt und sie zu nahezu perfekter Stille ausgleicht. Diese Macht nennen wir *Īśvara*. Nichts anderes ist in der Lage, so viel Stille zu erzeugen, wie *Īśvara*. Während diese Macht jederzeit eine unbegrenzte Zahl von Universen erzeugen könnte, tut sie es hier aber nicht, und zeigt uns stattdessen die perfekte Stille im Vakuum. Das ist *Īśvara*. Mit Aufmerksamkeit auf *Īśvara* können wir als Menschen ebenfalls diese perfekte Stille genießen.

Diese Macht ist zweifellos im Universum vorhanden. Auch wenn die führenden Physiker heute noch nicht wirklich verstehen, was die Vakuumfluktuationen sind, geben sie zumindest zu, dass dieses Phänomen vorhanden ist und dass ein riesiger Unterschied zwischen der theoretisch berechenbaren und der messbaren Vakuumenergie vorliegt.

Wir nennen dieses Phänomen den kosmischen Computer und wie jeder Computer kann er ein Interface bereitstellen, das dem Nutzer ermöglicht, einfach mit ihm zu kommunizieren. Dieses Interface ist beim kosmischen Computer zum Zweck der Kommunikation mit uns Menschen so eingerichtet, als könnten wir uns direkt mit einer Person mit menschlichen Eigenschaften austauschen. Das ist Kommunikation auf Augenhöhe. Dabei stellen wir dann zwischen unserem Quantencomputer im Gehirn und dem kosmischen Computer eine Kommunikationsverbindung her. Diese Kommunikation geht in beide Richtungen.

Wie sie hergestellt wird und was die Auswirkungen sind, kommentieren nun *Vyāsa* und *Śaṅkara* in ihrer alten Sprache.

Patañjali erklärt, dass es einen anderen Weg gibt: „Oder durch Aufmerksamkeit auf Īśvara." Hier beschreibt er Aufmerksamkeit. Es ist aufgrund der Hingabe (bhakti), dass sich Īśvara zu ihm hinunterbeugt und ihn belohnt. Īśvara kommt auf Augenhöhe mit ihm und gibt seine Gnade an den yogi, der ihm völlig hingegeben ist, entsprechend dem, worauf der yogi meditiert hat. Die Gnade ist anstrengungslos durch die bloße Allmacht des Höchsten. Durch diese Gnade von Īśvara sind samādhi und seine Früchte schnell erreichbar und zum Greifen nahe. Wer ist dieser Īśvara, der weder pradhāna noch puruṣa ist?

Übung

Übung 1

Erfahren Sie die perfekte Stille von *Īśvara*, indem Sie Ihre Aufmerksamkeit auf *Īśvara* lenken. Dabei stellen Sie eine Verbindung von Ihrer Gehirnsoftware zum kosmischen Computer her. Praktisch lässt sich das so realisieren: Sie betrachten den kosmischen Computer wie eine allwissende und liebevolle Person, mit der Sie sprechen können. Beginnen Sie also einfach ein Gespräch, wie wenn Sie sich bei einem Fest zum ersten Mal begegnen. Stellen Sie sich einander vor und kommen Sie so ins Gespräch. *Īśvara* besitzt die Fähigkeit, sich Ihnen in jeder Form zu zeigen, in der Sie ihn sehen möchten. Das ist sozusagen das Interface zum kosmischen Computer. Er passt sich Ihnen an. So können Sie sprechen, also in Ihren Gedanken sprechen; dann können Sie wie beim normalen Gespräch auf die Antwort lauschen, die Antwort hören und darauf dann Ihrerseits wieder mit einem Gedanken reagieren. Wir nennen das auch den „inneren Dialog". Wir empfehlen Ihnen, zumindest am Anfang diese Gespräche handschriftlich aufzuschreiben. Nehmen Sie sich also ein leeres Notizbuch und reservieren Sie dieses für

Gespräche mit *Īśvara* oder Gespräche mit dem kosmischen Computer. Es ist eigentlich ganz einfach.

Wichtig ist dabei noch, dass Sie wirklich in Stille zuhören und nicht andauernd nur selbst plappern. Wenn sich dieses Zuhören immer mehr verfeinert, richten Sie damit eine immer feiner werdende Aufmerksamkeit auf *Īśvara*. Dabei entsteht dann automatisch die Stille, welche das gewünschte Ergebnis ist.

Es ist eine Form von Hingabe (*bhakti*). Sie geben Ihre Gehirnsoftware dem Allwissenden hin, damit er darin – sogar in Ihrer eigenen Sprache – seine Antwort formuliert. Sie geben also Ihre ganze Individualität auf, um die Antwort wahrzunehmen. Nehmen Sie dann immer den ersten Gedanken als Antwort. Der kosmische Computer arbeitet unendlich schnell. Der menschliche Verstand hingegen versucht, manchmal noch etwas zu verbessern. Das können Sie aber getrost vergessen oder wieder streichen. Sie erkennen das Eingreifen Ihres Verstands daran, dass er immer ein klein bisschen länger braucht als der kosmische Computer. Filtern Sie dieses also aus und nehmen Sie den ersten Gedanken als Antwort.

Überprüfen Sie, dass Sie wirklich *Īśvara* (sprich: „Ischvara") am anderen Ende der Leitung haben. Fragen Sie, „wer ist da?" Wenn Sie etwas anderes als die absolut glückselige Antwort *„Īśvara"* erhalten, dann wissen Sie, dass Sie falsch verbunden sind. Dann schalten Sie ab und wählen noch einmal, zum Beispiel so: Sprechen Sie mit Ihrem Mund mit einer sanften Stimme dreimal *„Īśvara, Īśvara, Īśvara".* Dann fragen Sie, „wer ist da?". Es sollte *Īśvara* sein. Sie brauchen dabei nicht zu befürchten, dass Sie *Īśvara* beleidigen können, nur weil Sie versuchen, den Kommunikationskanal klar herzustellen. Es ist sehr wichtig, den Kanal so herzustellen, dass sie ihm vertrauen können. Es kann auch sein, dass Sie ein Zeichen bekommen, in Form einer Erfahrung, die Sie sehen, hören oder fühlen können, und die Ihnen jedes Mal anzeigt, dass es wirklich *Īśvara* ist.

Die Antworten des kosmischen Computers kommen häufig nicht nur als Text sondern als Multimedia Wissen, als Gefühle, als Bilder, als Filme, als physische Erfahrungen, angenehmes Kribbeln unter der Haut und im ganzen Körper. Ein deutliches Erkennungszeichen, dass eine Antwort wirklich vom kosmischen Computer kommt, ist folgendes: Sie ist immer irgendwie erhebend, besonders angenehm, besonders intelligent, glücklich, oder ist in irgendeiner anderen Weise etwas ganz Besonderes. Daran erkennen Sie die Echtheit einer Antwort von *Īśvara*.

Sie können *Īśvara* auch nicht beleidigen, müssen also keinerlei Angst haben und können diesen inneren Dialog ganz unbefangen führen. Es gibt keine Frage, die tabu wäre. Der Dialog passiert nur zwischen Ihnen und *Īśvara*. Sie müssen Ihre Aufzeichnungen auch niemandem sonst zeigen. Sprechen Sie also durchaus über das, was ihnen wichtig ist, Ihre wichtigen Lebensthemen und Sie werden sich wundern. Das heißt aber nicht, dass Sie nur über wichtige Themen reden dürfen.

Sollten Sie Zweifel haben, ob dieser innere Dialog überhaupt funktionieren kann oder ob er überhaupt sinnvoll ist, so können Sie diese Zweifel jederzeit auch durch die gleiche Methode, den inneren Dialog, klären. Sie haben völlige Kontrolle über den Vorgang, es liegt hier also keinerlei geistige Störung vor. Mit der Übung wird es immer klarer und Sie können dieses Werkzeug des inneren Dialogs auch jederzeit in Ihrem täglichen Leben benutzen.

Übung 2

Wenn Sie einige Erfahrung mit der Übung 1 gewonnen haben, wird Ihnen ziemlich klar, was es bedeutet, Ihre hingebungsvolle Aufmerksamkeit auf *Īśvara* zu lenken. Sie werden dann auch wissen, wie Sie Ihre Aufmerksamkeit in völliger Stille auf ihn lenken können. Welch eine Glückseligkeit!

Übung 3

Wenn Sie alle Details dieser Kommunikation mit dem Allwissenden lernen möchten, empfehlen wir Ihnen die ausgezeichneten Bücher von Susan Shumsky. Sie hat über Jahre hinweg diese Kommunikation erforscht und schreibt über viele Dinge, die zu beachten sind, wenn man so kommuniziert; vor allem darüber, wie der Kanal fehlerfrei zu etablieren ist.

1.24

Unberührt von Illusionen, Aktivitäten, Ergebnissen und karma-Speichern [aber] verschieden von puruṣa ist Īśvara.

क्लेशकर्मविपाकाशयैरपरामृष्टः पुरुषविशेष ईश्वरः

kleśa-karma-vipāka-āśayaiḥ aparāmṛṣṭaḥ puruṣa-viśeṣa īśvaraḥ

kleśa (m. Komp.: Illusion, Leidensquelle) karma (m. Komp.: Aktivität, Handlung inklusive Denken und Sprechen) vipāka (m. Komp.: Reifen, Ergebnis, Handlungsfrucht, Reifen der Früchte des Handelns) āśaya (m. Ins. p.: Speicher) aparāmṛṣṭa (mfn., m. Nom. s.: unberührt) puruṣa (m. Komp.: stilles SELBST) viśeṣa (m. Komp.: verschieden, Besonderheit, Unterschied) īśvara (m. Nom. s.: bester Herrscher)

Unwissenheit, begrenztes „ich"-Bewusstsein, Verlangen, Hass und der Überlebenstrieb sind die Illusionen (kleśas), aus denen gute oder schlechte Aktivitäten (karmas) entstehen, die zu Verdienst (puṇya) und Schuld (pāpa) als Ergebnis führen. Das ist das Gesetz des karma. Verdienst und Schuld reifen und legen entsprechende Eindrücke (saṁskāras) ab.

Verdienst oder Schuld bewirken eine oder mehrere Geburten (jāti) in bestimmten Familien, bewirken Lebensqualität und langes Leben (āyus) und Erfahrungen (bhoga). Die Lebensumstände manifestieren sich aus den entsprechenden Eindrücken (saṁskaras). Das Abspeichern von Verdienst und Schuld und ihr anschließendes „Reifen" bewirkt die Speicherung von Schadprogrammen in der Gehirnsoftware. Bei passender Umgebung und passenden Umständen werden diese dann aktiviert und beeinflussen das Denken aufgrund ihrer festgelegten Muster. Gleichzeitig entstehen entsprechende Störungen und Stresse in der Physiologie.

Īśvara dagegen ist unbeeinflusst von Verdienst und Schuld und damit von saṁskāras. Īśvara ist mehr als das feinste Relative (pradhāna = drei guṇas im Grundzustand) und das Absolute (puruṣa) zusammen.

Īśvara ist eine Person, zu der man sprechen kann.

Die Ergebnisse der Handlungen sind in der Gehirnsoftware gespeichert, werden aber dem puruṣa zugeschrieben, denn er ist der Erfahrende der Ergebnisse. Es ist so wie mit Sieg oder Niederlage, welche Ereignisse auf dem Schlachtfeld sind, aber dem Herrscher zugeschrieben werden. Unberührt von solcher Erfahrung ist Īśvara, der von puruṣa verschieden ist.

Wer ist dieser Īśvara, der weder pradhāna noch puruṣa ist? In den sāṁkya-Schriften wird kein Beweis für Īśvara gegeben und man möchte irgendeinen Beweis für Īśvara, dass es ihn wirklich gibt, und wiederum, was die besondere Natur von Īśvara ist, der notwendigerweise nicht direkt erkennbar ist. Patañjali gibt die Antwort auf diese Punkte im sūtra: „Unberührt von Illusionen, Aktivitäten, Ergebnissen und karma-Speichern ist Īśvara, der anders als puruṣa ist."

Ist er dann einer von denjenigen, die ihre Befreiung erreicht haben? Es gibt doch viele, die das getan haben? Nein, unberührt von solcher Erfahrung ist Īśvara, der anders als puruṣa ist. Andere haben Befreiung durch das Zerschneiden der drei Bindungen erreicht, aber für Īśvara gab es solche Bindungen niemals, noch werden sie jemals kommen. Aber Īśvara ist ewig frei, ewig Īśvara. Seine ewige Vollkommenheit ist von perfektem sattva.

Es wurde im sūtra gesagt, dass Īśvara anders als puruṣa ist. Der puruṣa des Īśvara hat keine Eigenschaft von göttlicher Macht, weil Macht zur Gehirnsoftware/Natursoftware/Wissenssoftware gehört. Īśvaras transzendente Macht (śakti) muss mit einer perfekten Software verbunden sein. Diese ewige Vollkommenheit des Īśvara kommt von seinem vollkommenen sattva. Die Software ist immer auf der Ebene der Macht und ist also da, wo es Verschiedenheiten gibt. Die Vollkommenheit ist der Besitz der Mächte von Allwissenheit und Allmacht, ewig und transzendent.

Siehe dazu unsere Erklärung zum riesigen Informationsspeicher (*ākāśa*-Chronik) in 1.19, als Basis der Allwissenheit und über die Kontrolle der riesigen Energien der Vakuumfluktuationen in 1.23 als Basis der Allmacht.

Die Beziehung in Form von gegenseitiger Ursache und Wirkung zwischen der göttlichen Quelle von perfektem sattva und der Vollkommenheit und dem transzendenten Wissen ist ewig. Weil sie ewig ist, „ist er ewig und immer der Īśvara und ewig und immer frei". Diese Herrschaft ist ohne ein Gleiches oder Höheres. Nun erklärt Vyāsa, wie die Macht des Īśvara unübertroffen ist: Zunächst einmal wird sie von keiner anderen Macht übertroffen, denn welche Macht auch immer sie übertreffen würde, wäre diese selbst. Wenn es eine Macht gäbe, die die Macht, die wir erklären, übertreffen würde, dann wäre diese Macht Īśvara. Es gibt keine Macht, die ihm gleich kommt, weil Vollkommenheit ohnegleichen ist.

Dort wo der Gipfel der Macht erreicht ist, dort ist Īśvara und dort kann ihm keine Macht gleich sein. Warum nicht? Denn es kann keine zwei Könige in einem Königreich geben und auch nicht einen König in zwei Königreichen und so erklärt Vyāsa: Angenommen es gäbe zwei gleiche Īśvara, dann könnte einer von ihnen nicht seinen Willen durchsetzen, ohne den Willen des anderen zu überstimmen. Wenn die beiden das gleiche Ding haben möchten, könnten sie es nicht beide erreichen. Es gäbe dann einen Kampf um die Oberhoheit über den gewünschten Gegenstand. Daher hat er Macht ohnegleichen und ist unübertroffen, er allein ist Īśvara und er ist von puruṣa verschieden.

Īśvaras Macht entsteht, wissenschaftlich gesehen, aus der Beherrschung der Vakuum-Fluktuationen. Diese hören bei 10^{-35} m auf, denn es gibt keinen feineren Raum. Jenseits dieses manifesten Raums ist nur noch das intuitive Wissen des *nirvicāra samādhi*. Da *Īśvara* alles Wissen besitzt, hat er auch alle Macht und manifestiert diese Macht aus diesen feinsten Raumelementen heraus, sowohl im Himmel, dem nicht-materiellen Raum des Universums (10^{-35} m bis 10^{-19} m), als auch im irdischen Bereich, dem materiellen Raum des gleichen Universums (10^{-19} m bis 13,8 Milliarden Lichtjahre).

1.25

In ihm [Īśvara] [ist] der Same höchster Allwissenheit.

तत्र निरतिशयं सर्वज्ञबीजम्

tatra niratiśayam sarvajña-bījam

tatra (in ihm) niratiśaya (n. Nom. Akk. s: höchster, unübertroffen) sarvajña (mf(ā)n. Komp.: Allwissenheit, allwissend) bīja (n. Nom. Akk. s.: Same, Keim, Saat)

Das erweitert die Definition von *Īśvara*: Derjenige mit dem vollständigsten Wissen. *Īśvara*, der kosmische Computer, besitzt alles Wissen. Durch Zugang zum kosmischen Computer hat die Gehirnsoftware ab Version 6 Zugang zu allem Wissen.

Alles bestimmte Wissen, ob vergangen oder zukünftig oder gegenwärtig oder eine Kombination von diesen oder von außersinnlicher Wahrnehmung, egal ob dieses Wissen klein oder groß ist, ist der Same der Allwissenheit.

Den Samen der Allwissenheit würde man heute als die Menge aller Mengen bezeichnen. Diese Menge entfaltet in sich automatisch eine Eigendynamik, weil sie sich als Menge aller Mengen selbst enthalten muss und damit niemals abgeschlossen ist. Diese Eigendynamik wird durch den Begriff Samen ausgedrückt.

Er, in dem dieser Same der Allwissenheit zunehmend wächst, ist unübertroffen. Der Same der Allwissenheit erreicht das Höchste, weil er etwas ist, das Abstufungen hat, wie jedes Messbare. Er, Īśvara, in dem das Wissen die höchste Stufe erreicht, ist allwissend und er ist anders als der absolut stille puruṣa.

Bei unseren Betrachtungen hier stellen wir Schlussfolgerungen an und können wie bei jeder Schlussfolgerung nur allgemeine Ergebnisse ableiten, jedoch keine besonderen Beispiele. Das spezielle Wissen von ihm, seinen Namen und solche Dinge, sollte man in seinen heiligen Texten suchen.

Was ist in ihm unübertroffen? „Alles bestimmte Wissen." Ob aus der Wahrnehmung oder aus der Schlussfolgerung, aus der Vergangenheit, Zukunft oder Gegenwart oder einer Kombination von dem, was jenseits der Sinne liegt. Weil Vergangenes und Zukünftiges zu dem gehört, was jenseits der Sinne liegt, werden alle diese Wahrnehmungen übersinnlich genannt. Diese übersinnliche Wahrnehmung ist dreifach: Im Bereich des Feinen, des Versteckten und des Entfernten. Das gut gekannte, begrenzte Wissen, ob klein oder groß, kann wachsen, weil es Abstufungen hat. So ist es auch mit dem Samen der Allwissenheit, ähnlich wie das Wissen vom Rauch der Same vom Wissen des Feuers ist.

Das heißt aus dem Wissen von Rauch (*pramāṇa*-Wissen 1.7) wächst das Wissen vom Feuer (*prajñā*-Wissen 1.48).

Derjenige ist wirklich allwissend, in dem die höchste Grenze erreicht ist. Es wird gesagt: „in dem", weil Wissen in einem Wissenden wohnt. Somit wird ein Wissender stillschweigend vorausgesetzt und das Wissen ist in diesem Wissenden. So ist es auch mit der Macht. Sie hat Abstufungen und sie wächst; und derjenige, in dem sie die Grenze erreicht, ist allmächtig. Damit wird klargestellt, dass es einen Handelnden gibt, der die Schöpfung, Aufrechterhaltung und Zerstörung der Welt kontrolliert. Er, in dem die Macht am größten ist, ist der höchste Īśvara (parama Īśvara). Aufgrund dieser Vollkommenheit hat er keine Fehler, wie den Irrtum (viparyaya), der zur Machtlosigkeit führen würde.

Im Folgenden eine Diskussion, in der *Śaṅkara* die Einwände seiner Schüler beantwortet.

(Einwand) Wenn das so wäre, dann wäre in diesem Īśvara auch die Vollkommenheit der Unwissenheit (ajñāna), die zunehmen würde, bis sie in ihrer eigenen Natur vollkommen wäre, bis sie ihre Grenzen erreichen würde.

(Antwort) Das ist nicht so, weil die Unwissenheit dem Wissen entgegengesetzt ist und diese zwei Gegensätze können nicht gemeinsam in einem einzigen Wesen auftreten, denn da, wo Wissen vorherrschend ist, ist Unwissenheit unmöglich. Wo das Licht zunimmt, kann die Dunkelheit nur abnehmen.

(Einwand) Das Gegenteil sollte doch auch zutreffen.

(Antwort) Nicht so, denn wenn es Licht gibt, sehen wir keine Dunkelheit. Wenn die Dunkelheit da ist, wird sie durch Licht beseitigt, aber wenn ein Licht da ist, kann es niemals durch die Dunkelheit beseitigt werden. Selbst in der Regenzeit, wenn die Sonne nicht scheint, weil sie durch Wolken verdeckt ist, ist das lediglich ein Abschirmen der Sicht. Das Licht selbst wird nicht beseitigt, wie es bei der Dunkelheit der Fall ist. Daher kann es die Dunkelheit nicht geben, wenn das Wissen zunimmt, genauso wenig wie die Dunkelheit in der

Sonne existieren kann; denn die manifeste Ursache von Wissen ist sattva, welches immer und völlig die anderen beiden guṇas rajas und tamas übertrifft. Außerdem kann es eigentlich keine Zunahme von Unwissenheit geben, weil ihr Gegenstand kein wirkliches Ding ist, wohingegen es ein Wachstum von Wissen geben kann, dessen Gegenstände erkennbare Dinge, also Fakten, sind. Wenn Unwissenheit ein erkennbares Ding als Gegenstand hätte, dann wäre es Wissen.

(Einwand) Man könnte sagen, dass die Unwissenheit ihre Vollkommenheit in leblosen Dingen erreicht.

(Antwort) Aber das kann man nicht Vollkommenheit nennen, sondern bloß eine vollständige Abwesenheit von Wissen. Wenn es eine Vollkommenheit von Unwissenheit gäbe, dann würden tausend Wiederholungen von Unwissenheit nicht durch ein einziges Wissen beseitigt werden. Sonst müsste nämlich Wissen genauso oft auftauchen, um die Unwissenheit zu beseitigen. Daher kann Unwissenheit aufgrund ihrer eigentlichen Natur keine Vollkommenheit haben.

Alles was wachsen kann, wächst, bis es das Äußerste erreicht hat. Und somit kann der Same der Allwissenheit auch eine höchste Grenze erreichen. Alle Dinge sind zusammen und einzeln die direkte Wahrnehmung von jemandem, da sie erkennbar sind, wie zum Beispiel Krüge usw. Das ist so, weil Dinge, nach denen Menschen suchen, gewusst werden können, wie wenn sie zum Beispiel nach Krügen suchen. Auch die Erde ist etwas Erzeugtes, denn sie hat Teile wie zum Beispiel Krüge.

Die Welt wurde von einem Einzigen geschaffen, der die Lebewesen, ihr karma und ihre Mittel und ihre Ergebnisse im Einzelnen kennt und die Welt als einen passenden Platz für diese zur Verfügung gestellt hat, damit diese sie erfahren, so wie jemand einen Palast baut, damit Menschen darin leben können. Die Erde wurde von einem geschaffen, der das Wissen hat, was von den vielen Lebewesen erfahren werden soll, wie zum Beispiel Reis und Gerste. Diese Beispiele zeigen, dass der Wohnort für alle Lebewesen, die Erde mit ihren Bergen und Flüssen, von einem einzigen bewussten Meisterhandwerker geschaffen wurde und so angepasst wurde, dass diejenigen, die darauf leben, ihre angemessenen Erfahrungen machen können.

Die Sonne wurde von einem Wissenden geschaffen, der die Macht hat, das Licht zu kontrollieren, das sich viele Lebewesen teilen, denn sein Wesen ist die Essenz des Lichts. Der Weg der Sonne, das Aufgehen und Untergehen zu bestimmten Zeiten, wird angeordnet von dem einen, der ihren Zweck kennt, denn sie geht entsprechend fester Zeiten und bestimmt damit die landwirtschaftlichen Aktivitäten. Der Weg der Sonne, Planeten, Mond und Sterne wird von einem intelligenten Īśvara kontrolliert, denn ohne ihn ist es eigentlich schwierig, sich an feste Zeiten zu halten. Das ist so wie bei pünktlichen Studenten oder Dienern.

Das Zunehmen und Abnehmen des Mondes wird von einem einzigen Wissenden kontrolliert, der die Zeiten des Mondmonats usw. kennt, denn es gibt eine genaue Unterscheidung der Unterteilungen der Zeit, so wie bei einer Uhr. Der Mond wurde von einem geschaffen, der diese Unterscheidungen der Zeit kennt, denn sein Zunehmen und Abnehmen sind auf die Minute genau kontrolliert.

Die Welt hat einen einzigen Meister, der intelligent ist, so wie es viele Gruppen von Lebewesen gibt, die alle ihren erwählten Führer haben und trotz widersprüchlicher Interessen hat der ganze Stamm einen einzigen Anführer.

Es muss auch ein Wesen geben, das die ganze Vielfalt von Berufen mit all ihren Mitteln und Zielen überwacht, wie zum Beispiel im Krieg, wo sich gegenseitig widerstrebende oder zusammenarbeitende Interessen einem einzigen Zweck unterordnen müssen. Es muss eine Überwachung geben, weil so viele Dinge beachtet werden müssen, wie bei der Ausübung eines Berufs. Das stellen wir hiermit fest.

Dieses passt genau zu unserer Auffassung, dass es eine einzige Software gibt, die alle Naturgesetze und alle Einzelheiten des Kosmos kontrolliert, sozusagen das Betriebssystem des Kosmos.

Alles wird gleichzeitig von einem überwacht weil es gegenseitige Beziehungen zwischen vielen Dingen gibt und es auch wohlbekannt ist, dass diese Beziehungen von vielerlei Art sind. Alle Mächte werden von einem überblickt aufgrund der Tatsache, dass sie Dinge sind, wie zum Beispiel Krüge. Wenn es kein störendes Hindernis gibt, dann wird alles Materielle von jemandem wahrgenommen, da es eine Beziehung mit den Eigenschaften jedes Dings gibt, so wie der Schall klar gehört wird, wenn jemand beim Essen schmatzt.

Aus heutiger Sicht sehen wir das folgendermaßen: Alle materiellen Dinge enthalten Fermionen, im Wesentlichen Elektronen und Quarks. Sie werden vollständig von den bosonischen Vakuumfluktuationen erkannt. Vakuumfluktuationen sind die Grundschwingungen des leeren Raums. Bosonen übermitteln Kräfte wie zum Beispiel Lichtteilchen, sogenannte Photonen. Die nicht-materiellen Bosonen können im Gegensatz zu den materiellen Fermionen in wesentlich feineren Raumbereichen aktiv sein und durchdringen daher jedes materielle Ding vollständig mit einer Informationsmenge von 10^{48} Bit pro Fermion. Das ist eine Sextillion Terabit bzw. eine Milliarde*Milliarde*Milliarde Terabit. Dieses geschieht immer noch oberhalb der Planck-Länge, also auf einer manifesten Ebene, die auf den *guṇas* basiert. *Īśvaras* Wissen geht aber darüber hinaus, da er vollständiges, unmanifestes Wissen jenseits von *rajas* und *tamas*, auf der Ebene von *nirvicāra samādhi* (1.47, 1.48), besitzt.

Alles wird durch irgendjemanden direkt gewusst aufgrund der Tatsache, dass es gewusst werden kann. In der Abwesenheit von Hindernissen, das heißt im leeren Raum, ākāśa, wird alles von irgendjemanden gewusst, insoweit als alles mit allem anderen verbunden ist. So wie die Schauspieler in der Aufführung des Dramas aneinander gebunden sind.

Der allwissende Īśvara ist frei vom Weltentreiben, weil er allwissend ist und keine Unwissenheit hat; insofern ist er wie ein befreites SELBST. Er ist frei von Illusionen usw., weil sein Wissen unbehindert ist; insofern ist er wie ein yogi, der die siddhi-Fähigkeit hat, alles zu kennen.

Aufgrund seiner Freiheit von Unwissenheit, welche die Illusionen verhindert, ist es sicher, dass er vollkommenes Wissen von jedem Gegenstand hat, ohne eine Vermittlung der Sinne, wie zum Beispiel der Augen. Die alles durchdringende Software des höchsten Īśvara ist im gleichzeitigen Kontakt mit jedem Gegenstand und kann somit alles wahrnehmen, denn es gibt keinen Grund, dass sie nicht die Gesamtheit aller Dinge wahrnehmen könnte.

Genau das nennen wir den kosmischen Computer. Seine Hardware sind die Vakuumfluktuationen, die alles wahrnehmen. Er ist das einheitliche Feld, das den gesamten Weltraum von den feinsten bis zu den größten Abmessungen in einer Einheit zusammenfasst, das alle Raumelemente kennt, alle darin stattfindenden Vakuumfluktuationen, alle Energie-, alle

Materiewellen und -teilchen. Seine Software ist das, was das gesamte Universum mit Hilfe der Naturgesetze regiert. Die einzelnen Naturgesetze sind dabei die Unterfunktionen der Gesamtsoftware, welche als Körperlose oder Naturwesen in ihrem jeweiligen Teilbereich der Natur regieren. In 1.19 wurde besprochen, wie diese Wesen auch nach dem höchsten Wissen und nach Befreiung streben.

Es gibt auch keine Behinderung durch feste Formen, so wenig wie es eine durch Raum gibt, denn seine Software ist in Kontakt mit allen Dingen. Da es eine Unendlichkeit von Gegenständen gibt, gibt es eine Unendlichkeit ihrer Erscheinungen, ihres Verschwindens, von Erinnerungen und Zielen. Aber diese Software von Īśvara ist wie das Licht der Sonne, denn sie wandelt sich in alle Formen um.

Īśvara, der kosmische Computer, ist ein Quantencomputer, dessen Hardware auf dem *sattva guṇa* aufbaut. Er wird nicht durch irgendwelche überdeckende Illusionen behindert, die aus dem Kontakt mit Unrecht (*adharma* 4.3) entstehen. Hingegen ist der menschliche Quantencomputer zwar auch überwiegend auf dem *sattva guṇa* aufgebaut und daher auch fähig, alle Dinge wahrzunehmen und überall präsent zu sein, jedoch von den Sinnesorganen abhängig, welche seine Handlungen durch Hindernisse, wie *adharma*, einschränken.

Zum Beispiel beleuchtet eine Lampe, die in einen durchlöcherten Krug gesetzt wird, das, was außerhalb ist, durch die Öffnungen der Löcher in ihrer Umhüllung. Aber diese gleiche Lampe beleuchtet alles, wenn ihre Umhüllung zerbrochen wird. Ebenso hat das sattva von Īśvara, das von den Verdeckungen der Illusionen usw. unberührt ist, eine Wahrnehmung von absolut allem zur gleichen Zeit, denn es gibt keinen Grund, der die Wahrnehmung eines besonderen Gegenstandes unterdrücken würde.

Da alles der Wahrnehmungsgegenstand von Īśvara ist, muss die Welt (alle Universen) einen einzigen Īśvara haben und auch, da es viele Dinge gibt, die einen Beschützer brauchen, wie man es von einem Königreich kennt.

Die Weisen haben die Ausführung von Pflichten gelehrt, entsprechend der Ausbildung, dem Lebensstand usw., mit ihren entsprechenden Handelnden, Erfahrenden, Handlungen, Erziehung und den zugehörigen Ergebnissen. Diese sollen von jenen ausgeführt werden, die die Ergebnisse suchen oder von jenen, die Angst haben, Sünden zu begehen. Es ist wie das Anwenden von medizinischen Heilmitteln. Die Lehren sind wie medizinische Verschreibungen insofern, als sie zum Wohle anderer gelehrt werden, insofern als sich informierte Leute darauf verlassen und insofern als sie sich mit Dingen befassen, auf die der normale Mensch gar nicht kommen würde, wenn er es nicht gelehrt bekäme.

Der Körper und die Sinnesorgane wurden nur zu einem einzigen Zweck geschaffen von jemandem, der all ihre Zwecke kennt, denn sie sind Mittel, um bestimmte Handlungen und Zustände herbeizuführen.

Sinnes- und Handlungsorgane sind Instrumente. Somit hat alles bestimmte Wirkungen, dient dem Zweck des menschlichen Erfahrenden und ist das Mittel für die Erfahrungen, wie das ein Krug tut, der das Licht in ihm durch seine individuell gestalteten Öffnungen nach außen durchscheinen lässt. Das sind sogar die eigentlichen Gründe für die Entstehung der Sinnes- und Handlungsorgane.

Die Erde ist vergänglich. Sie ist von mittlerer Größe und sie kann durch verschiedene Ursachen zerstört werden. Sie ist eine Grundlage, um Erfahrungen zu machen, mit Formen, die Mittel sind, um Ergebnisse der Handlungen zu erzeugen. Sie hat viele Regionen, von denen einige hoch, einige tief, einige aufgefüllt, einige ausgewaschen, einige verbrannt, einige aufgespalten sind.

Dinge, wie der Körper, die aus Erde und anderen Elementen bestehen, sind vergänglich, da sie die Macht haben, sich gegenseitig zu zerstören, so wie sie bewaffnete Menschen haben. Auf der anderen Seite gibt es den Raum mit seinen Eigenschaften der Schöpfung und Zerstörung, der von puruṣa verschieden ist. Er unterstützt Dinge, wie Krüge, die von den äußeren Sinnesorganen erfasst werden können.

Mit einem grundlegenden physikalischen Verständnis der feinsten Bereiche des Raumes, ist zu erkennen, dass alle Materie und Energie nichts anderes als umgewandelter Raum sind. Dabei spielt es keine große Rolle, ob als Zwischenschritt noch das Konzept der Strings eingeführt wird, oder aber Energie und Materie direkt aus der Schleifenquantengravitation des leeren Raumes entstehen. In beiden Fällen sind die manifesten Erscheinungen, welche entweder Bosonen oder Fermionen sind, nichts anderes als angeregte Zustände des Raumfelds. Dieses werden wir noch genauer in *sūtra* 2.19 im Zusammenhang mit den *tanmātras* und *mahābhūtas* untersuchen.

Somit ist klargestellt, dass es einen höchsten Īśvara (parameśvara) gibt, dessen Macht, Wissen und Überlegenheit unbegrenzt sind.

Ordnung in der Welt

Wodurch kommt die Ordnung in der Welt zustande? Die Quantenphysik erklärt es letztendlich mit den statistischen Mittelwerten von einzelnen, scheinbar unzusammenhängenden Quantenereignissen. Alle sichtbaren Ordnungsphänomene in der Natur lassen sich auf diese Mittelwertbildung zurückführen. Zum Beispiel entstehen im Lichtspaltexperiment einzelne Ereignisse auf der Photoplatte, die scheinbar in keiner Weise miteinander verknüpft sind. Magischer weise kommen diese aber an bestimmten Stellen mit einer bestimmten Wahrscheinlichkeit vor. Die Wahrscheinlichkeit lässt sich exakt berechnen, das einzelne Ereignis jedoch nicht.

In diesem Fall würde also der Student, der hier mit *Śaṅkara* diskutiert, behaupten, das sei einfach die Natur der Dinge. *Śaṅkara* hingegen besteht darauf, dass jede Ordnung eine Ursache haben muss.

Also muss es im Fall des Lichtspaltexperiments auch eine Ursache geben, die zu dieser exakten Wahrscheinlichkeitsverteilung führt. Diese Ursache ist *Īśvara* mit seinen Naturgesetzen, welche für uns nichts anderes als die Software des kosmischen Computers sind, die mit dem unmanifesten *nirvicāra*-Wissen von *Īśvara* als ihrer Ursache aus den feinsten Raumbereichen, den Planck-Volumina, heraus wirkt. Von dort aus steuert sie die exakte Wahrscheinlichkeitsverteilung aller Quantenphänomene und hält damit die Ordnung im gesamten Universum aufrecht.

(Einwand) Das kann doch auch aus ihrer Natur kommen.

(Antwort) Das ist nicht richtig, denn es ist offensichtlich, dass die Ordnung in der Welt mit dem Ziel verbunden ist, Erfahrungen der Ergebnisse von dharma (Tugend) und adharma (Laster) zu geben. Sie kontrolliert folglich die Auswirkungen auf den Handelnden. Daher ist die Ordnung in der Welt nicht bloß natürlich, denn sie hat einen Zweck, nämlich die Erfahrung für Lebewe-

sen bereitzustellen, wie das bei der Ordnung in einem Palast ist. Die Bewegungen von Sonne, Mond und Sternen sind nicht einfach nur natürlich, weil sie Bewegungen ähnlich wie bei uns Menschen sind.

(Einwand) Sagen wir also, dass unsere Aktivitäten auch natürlich sind!

(Antwort) Nein, denn sonst sollten sie immer das gleiche sein, wie die Hitze von Feuer. Die Hitze von Feuer (Energie) ist natürlich und ist eine feste wirksame Größe, die keinen Vorteil für sich selbst wünscht, weil es da keine Person gibt. Hingegen ist eine Schöpfung das Ergebnis einer Handlung und dort gibt es einen Wunsch, durch eine spezielle Ursache etwas für sich selbst zu erreichen. Daher ist es nicht natürlich.

(Einwand) Es wird gesagt, dass der Wunsch für einen bestimmten Zweck im Falle von denen, die große Häuser bauen, natürlich sei.

(Antwort) Angenommen, es gäbe dieses natürliche Verhalten, dann wäre der natürliche Wunsch für eine bestimmte Ursache bei der Erschaffung der Erde usw. so wie dieser Wunsch bei Menschen, ein großes Haus zu erschaffen usw. Dann würde dieser Unterschied in der Ausdrucksweise keine Schwierigkeiten bringen, weil eine Abhängigkeit der Handlung vom Handelnden besteht. Anders ausgedrückt, immer wenn es eine Handlung gibt, muss es einen Handelnden dazu geben. Damit ist der Einwand, dass es natürlich sei, widerlegt.

Deine Schlussfolgerungen sind keine glaubwürdigen Beweise, weil sie sich gegen gewöhnliche Erfahrungen stellen, gegen richtige Regeln der Schlussfolgerung und gegen Zeugnisse aus den Schriften. Du machst keine richtigen Schlussfolgerungen, weil sie Abstufungen haben. Dann sind da die Widersprüche zu heiligen Autoritäten/Zeugnissen, die in Aussagen stehen wie: „Er, der allwissend ist“ (Māṇḍūkya Upaniṣad 1.1.9) und „Er ist der eine Herrscher“ (Kaṭha Upaniṣad 5.12). Aber es widerspricht auch der allgemeinen Erfahrung. Jeder, einschließlich Kuhhirten und Kuhhirtinnen, wendet sich an Gott unter Namen wie Śiva oder Nārāyaṇa [oder Allah, Buddha oder Jesus] *usw. selbst wenn sie ungehorsam sind oder in ihrer Gehirnsoftware abgelenkt sind und wild in Felder hineinrennen, was verboten ist, beugen sie dennoch ihre Köpfe vor dem Īśvara und verehren ihn mit Gaben von Lotusgirlanden. Dadurch hoffen sie, ihre Ziele zu erreichen.*

Es folgt nun eine mehrseitige Diskussion zwischen *Śaṅkara* und seinem Schüler, der nachweisen möchte, dass es keinen allwissenden, höchsten Herrscher geben kann. *Śaṅkara* zeigt ihm dann immer wieder auf, dass es bei jeder Sache, die messbar ist, einen höchsten Grad der Perfektion mit einem unendlichen Wert geben muss. Folglich muss es auch einen besten Herrscher geben und dieser Herrscher muss auch die höchste Perfektion an Wissen besitzen. Wir möchten Ihnen diesen langwierigen und logisch zum Teil sehr komplizierten Nachweis ersparen. Stattdessen möchten wir Ihnen erklären, wie wir uns mit der heutigen Sprache und dem heutigen naturwissenschaftlichen Verständnis diesen Besten aller Herrscher vorstellen.

Raum-Speicher

Wie schon vorher erwähnt, hat die Physik einen kleinsten möglichen Raumbereich festgestellt. Dieser ist das Planck-Volumen, welches einem dreidimensionalen Würfel mit einer Kantenlänge von jeweils 10^{-35} m entspricht. Es ist dabei unerheblich, ob das Gitter, welches aus diesen kleinsten Raumelementen zusammengesetzt ist, würfelförmig oder tetraeder-förmig ist oder die Form eines anderen platonischen Körpers oder irgendeine andere Struktur besitzt.

Wesentlich ist dabei, dass diese kleinsten Raumelemente vorübergehend als Speicher funktionieren können. Das passiert dadurch, dass sie für eine gewisse, sehr kurze Zeit Vakuumfluktuationen unterstützen können oder aber in Form eines Spin-Netzwerks, wie bei der Schleifenquantengravitation – einem der Ansätze für eine einheitliche Feldtheorie – Informationen in Form von Spins halten können. Die Spins sind im Wesentlichen ein abstrakter Drehimpuls von Elementarteilchen. Bei der Schleifenquantengravitation werden sie aber als etwas noch Grundlegenderes betrachtet, das Informationen an bestimmten Stellen des Raums halten kann und diese Informationen auch an andere Stellen des Raums verschieben kann. Damit haben wir die wesentlichen Voraussetzungen für ein Computersystem vorliegen, nämlich Informationen an bestimmten Raumelementen zu speichern und diese Informationen an andere Raumelemente weiterzuleiten. Die Zahl verfügbarer Raumelemente ist dabei im leeren Raum wesentlich größer als bei irgendwelchen materiellen Anordnungen wie Chips, Molekülen, Atomen, usw.

Unzulänglichkeit einheitlicher Feldtheorien

Wir sind der Meinung, dass alleine aus dem Blickwinkel der Physik die Theorien des einheitlichen Feldes nicht vollständig erfasst werden können. Warum? Betrachten wir zum Beispiel die Chemie, dann ist völlig klar, dass alle chemischen Vorgänge letztendlich auf quantenphysikalische Phänomene zurückgeführt werden können. Dennoch benutzen Chemiker ihre chemiespezifischen Schreibweisen und Formeln, um chemische Reaktionen zu quantifizieren, messbar zu machen und dann ingenieurmäßig zu kontrollieren. Wenn Chemiker nur von einheitlichen Feldgleichungen ausgehen würden, kämen sie nie zu praktischen Lösungen.

Ein weiteres Beispiel ist die Elektronik und speziell die Digital-Elektronik. Zugegebenermaßen beruht alle Elektronik auf Physik, speziell auf dem elektromagnetischen Feld. Kein Elektroniker würde jedoch elektromagnetische Feldgleichungen für komplexe Schaltkreise formulieren und lösen. Hierfür ist ein zusätzliches Wissen notwendig, das zwar auf dem Elektromagnetismus aufbaut, jedoch weit darüber hinausgeht. In der Digitalelektronik geschieht die Informationsverarbeitung auf einer abstrahierten Ebene. Die gleichen Prinzipien der Informationsverarbeitung können auf eine Vielzahl physikalischer Systeme angewendet werden, und sind daher nicht auf den Elektromagnetismus beschränkt. Software nutzt sogar noch weitere Abstraktionsstufen jenseits elektromagnetischer Wellen, welche nur als Informationsträger genutzt werden.

Computer-Erweiterung physikalischer Feldtheorien

Mit der gleichen Abstraktionsmethode, die bei der Digitalelektronik in Bezug auf das elektromagnetische Feld angewendet wird, ist es uns gelungen, noch weiter zu abstrahieren. Wir haben diese Methode auf die feinste Ebene des manifesten Universums, den leeren Raum, angewendet. So konnten wir die kosmische Computer-Hardware im leeren Raum entdecken und den besten aller Herrscher (*Īśvara*) als den Nutzer der kosmischen Software beschreiben, welche ein Ausdruck seiner eigenen Macht (*śakti*) ist.

Zusätzlich sollten wir beachten, dass die kosmische Computer-Software und -Hardware nicht dualistisch arbeiten, sondern immer als eine Einheit auftreten. Wie bereits erwähnt, wird dieses Konzept der Einheit bereits in der heutigen Computer-Technologie in Form von FPGAs oder speicherbasierten Computersystemen genutzt (siehe Abschnitt „Gehirnsoftware verändert die Physiologie" in der Einleitung). Dabei kann die Software flexibel ihre Hardware so gestalten, wie sie sie benötigt. Die Hardware enthält dann keine Individualisierung mehr, sondern jegliche Individualisierung ist eine direkte Auswirkung der Software. Genauso ist es beim leeren Raum, der auch keine Individualisierung enthält, jedoch Informationswellen in seinem Spin-Netzwerk durchleiten kann. Das bedeutet auf den kosmischen Computer angewendet, dass *Īśvara* mit seiner kosmischen Software aus dem Material des leeren Raumes, den er selbst geschaffen hat, alles erzeugen und gestalten kann, wie er möchte.

Raum als Spin-Netzwerke

Die Spin-Netzwerke sind nichts anderes als der leere Raum (*ākāśa*), der eine Eigendynamik entfalten kann. Um es ganz klarzumachen, in diesem Raum gibt es noch keine Felder, Wellen oder Elementarteilchen. Er ist zunächst einfach nur ein Kommunikationsnetzwerk. Der Spin ist die bewegliche Information, die durch dieses Netzwerk läuft. Die Spin-Netzwerke können also wie die Hardware eines Computers funktionieren. Wir nennen das den kosmischen Computer. Alles, was den beiden Phänomenen, der Informationsspeicherung und der Informationsweiterleitung, ein Muster verleiht, bezeichnen wir als Software.

Muster in den Spin-Netzwerken sind die Software des kosmischen Computers. Die Spin-Netzwerke selbst sind die Hardware des kosmischen Computers. Da die Spin-Netzwerke aber aus diesen Mustern bestehen, gibt es keinen Unterschied zwischen der Hardware und der Software des kosmischen Computers. Es ist eine Einheit. Der kosmische Computer ist auf seiner grundlegendsten Ebene Einheit und nicht Dualität.

Software-kontrollierte Ordnung des Universums

Wir gehen davon aus, dass diese Spin-Netzwerke nicht chaotisch arbeiten, sondern geordnet. Die Ordnung entsteht aus der Software des kosmischen Computers. Wie sollte andernfalls jemals aus einem scheinbaren Quantenchaos wieder Ordnung bei der Erschaffung der Materie und der Energie im Universum entstehen können? Die Software des kosmischen Computers setzen wir mit der Macht *Īśvaras* gleich. Sie arbeitet auf der

Informationsebene von *Īśvara* mit einer Informationsdichte von 10^{99} Bits pro cm^3 leeren Raums. *Īśvaras* Wissen hingegen übersteigt auch noch diese Informationsdichte, da es sich in einem raumlosen Bereich, dem *nirvicāra samādhi* befindet.

Diese Spin-Netzwerke der Schleifenquantengravitation befinden sich nicht in einem anderen Raum, sondern sie selbst bilden den Raum. Ihre Muster und Schwingungen bestimmen ihre Vernetzung. Das bedeutet, die manifeste Software ist identisch mit der manifesten Hardware. Manifeste Software existiert auf der Ebene manifester Informationen, in diesem Fall der Spins, die durch das Spin-Netzwerk weitergeleitet werden.

Software-Methoden des kosmischen Computers

Die Erschaffung, Aufrechterhaltung und Vernichtung des Universums wären dann drei verschiedene Software-Methoden der Klasse „Universum" in der Software des kosmischen Computers. Sie wären besondere Ausprägungen der Macht (*śakti*) von *Īśvara*. Ebenso wären aber auch Erschaffung, Aufrechterhaltung und Vernichtung von Teilbereichen des Universums limitierte Softwarebereiche der Macht von *Īśvara*. *Īśvaras* Software funktioniert dann auf allen Größenordnungen und ist die erste Ursache aller Phänomene im Universum, angefangen vom Big-Bang (falls es den jemals gab) bis zur Entstehung, Bewegung und Vernichtung aller Elementarteilchen; ebenso aller anderen Phänomene, die größenmäßig zwischen den kleinsten Materieteilchen und dem Durchmesser des Universums liegen. Es ist alles nur Software von *Īśvara*, die Auswirkung des reinen, transzendenten *nirvicāra* Wissen *Īśvaras*, welches eine unendliche organisierende Kraft besitzt.

Andere Physiker bezeichnen die Software des kosmischen Computers als das einheitliche Feld, aber wir denken, dass wir mit unserer Erklärung in den Ausdrücken der Computer-Wissenschaft verständlicher machen konnten, um was es hier eigentlich geht.

Īśvaras unmanifeste Wissensbasis

Dennoch hat *Īśvara* auch eine unmanifeste Wissensbasis auf der Ebene von *nirvicāra samādhi*, jenseits der drei *guṇas*, wo *sattva-guṇa* das einzige Maß ist. Das reine *sattva* entspricht der manifestierten Macht, der *śakti* des *Īśvara*. Sein unendliches reines Wissen auf der Ebene von *nirvicāra* transzendiert aber auch noch diese Ebene der Macht. Auf der anderen Seite aber auch wieder nicht, da er Einheit ist und nicht Dualität und somit seine Macht untrennbar von seinem reinen Wissen ist.

Übung

Da *Īśvara* den Samen der höchsten Allwissenheit besitzt, kann durch eine aufmerksame Kommunikation mit ihm (1.23) jedes beliebige Wissen aus diesem Samen wachsen. Durch den inneren Dialog (1.23) verbinden Sie Ihre Gehirnsoftware mit dem kosmischen Computer und haben damit auch Zugang zu allem Wissen. Üben Sie diesen inneren Dialog recht oft, am besten regelmäßig, und schreiben Sie in Ihrem Notizbuch mit. Diese Aufzeichnungen sind sehr wertvoll zum Nachlesen. Tipp für die Notizen: Markieren Sie Ihre eigenen Beiträge mit einem Symbol, zum Beispiel einem Strich und die Beiträge von *Īśvara* mit einem anderen Symbol, zum Beispiel einem Kreis. Diese klare Unterscheidung zwischen den beiden Gesprächspartnern des inneren Dialogs ist bereits eine Anwendung der „richtig unterscheidenden Erkenntnis", der wichtigsten Übung des *yoga*, die in 2.26 genauer erklärt wird.

1.26

Er [Īśvara] ist sogar Lehrer der früheren [Lehrer], unabhängig von der Zeit.

स पूर्वेषामपि गुरुः कालेनानवच्छेदात्

sa pūrveṣām api guruḥ kālena-anavacchedāt

sa (m. Nom. s.: er) pūrva (mn. Gen. p.: [idam-eṣam] Früheren, Vorherigen) api (Und.: auch, sogar) guru (m. Nom. s.: Lehrer) kāla (m. Ins. s.: Zeit) anavaccheda (m. Abl. s.: nicht beschränkt, nicht begrenzt, Nichtbestimmtsein)

Er ist der allererste Lehrer. Der Zugang zum kosmischen Computer, *Īśvara*, ist einfach durch nichts zu ersetzen, nicht einmal durch einen scheinbar allwissenden irdischen Lehrer. Ein irdischer Lehrer hat auch nur den kosmischen Computer als Lehrer. Selbst eine heilige Tradition von Meistern hat den kosmischen Computer als ihren allerersten Lehrer.

Die ersten Lehrer waren zu einer bestimmten Zeit da. Aber für den besten Herrscher (Īśvara), der der Lehrer sogar der ersten Lehrer ist, ist die Zeit kein Maßstab. Er ist in einem Zustand der Vollkommenheit zu Beginn dieser Schöpfung und ebenso am Beginn früherer Schöpfungen.

Dieser beste Herrscher wurde als „der Lehrer, sogar der ersten Lehrer" beschrieben. Die ersten Lehrer sind diejenigen, die alle Methoden und Ergebnisse für Erfolg und höchste Glückseligkeit lehrten. Die Bedeutung dieser Aussage ist, dass er das Wissen und die Anweisungen schafft, welche die ersten Lehrer geben. Denn alle Arten von Wissen entstehen aus ihm, so wie Feuerfunken aus einem Brand oder Wassertropfen aus dem Meer.

Wir haben erwähnt, dass er der erste Wissende ist, weil er nicht von der Zeit abhängig ist. Das bedeutet, er ist unveränderlich. Andere Lehrer sind jedoch zeitabhängig. Sie werden als vergangen oder zukünftig oder gegenwärtig beschrieben. Aber dieser beste Herrscher wird als der ewig freie Herrscher von den anderen Lehrern und auch von uns logisch abgeleitet.

(Einwand) Das vollkommene sattva von Īśvara ist eine Wirkung von pradhāna (guṇas im Grundzustand) und jede Wirkung von pradhāna muss durch Zeit bestimmt sein; warum nicht auch das sattva? Alles außer puruṣa wird durch die Zeit bestimmt, denn nur puruṣa ist unveränderlich. Du könntest natürlich annehmen, dass Īśvara keine Verbindung mit dem sattva hat, wie es von Īśvara in einigen Lehren behauptet wird.

(Antwort) Nein, denn es wird von uns angenommen, dass er mit reinem sattva ausgestattet ist, in dem Sinne, dass es für ihn einen höchsten konstanten Wert hat.

Alles was manifest und sichtbar ist, muss begrenzt sein. Das *sattva* von *Īśvara* ist manifest und hat den höchsten begrenzten Wert. Wir setzen es mit der Software von *Īśvara* gleich, welche mit einer begrenzten Informationsdichte von 10^{99} Bit pro cm^3 und mit einer begrenzten maximalen Datenübertragungsrate von 10^{44} Hz arbeitet. Das *sattva* ist auch nicht latent, sondern durchaus manifest, denn sonst könnte sich *Īśvaras* Wissen nicht manifestieren. Sein Wissen manifestiert sich als Information in den Planck-Volumina, welche Speicherzellen mit der hohen Informationsdichte von 10^{99} Bit pro cm^3 sind. *Īśvara* generiert aus seiner unendlichen Wissensbasis im *nirvicāra samādhi* (1.47) die Software und lädt sie herunter auf die Ebene des *savicāra samādhi* (1.44), wo sein *sattva guṇa* das kosmische Spiel zwischen den drei *guṇas* steuert.

Īśvaras Wissen ist nicht nur reines *sattva* im *nirvicāra samādhi*, denn es muss auch in einer manifesten Form zum alltäglichen Leben der Lebewesen im Universum passen. Daher manifestiert es sich als Information mit dieser höchsten Informationsdichte. Das *sattva* des *Īśvara* ist auf der höchsten Ebene der Reinheit und von der Zeit unbeeinflusst.

(Einwand) Andere Lehrer haben doch auch die höchste Reinheit, welche aufgrund von yoga und dharma von der Zeit unabhängig ist. Warum ist das nicht so mit Īśvara?

(Antwort) Das sattva des Īśvara ist reines sattva und in ihm sind rajas und tamas immer unterdrückt, so dass es von dharma usw. als Ursache unabhängig ist. Das Wissen des reinen sattva von Īśvara hat die Eigenschaften von sattva (Klarheit, Erkenntnis), ist von der Zeit unabhängig und erleuchtet alle Dinge. Ebenso zeitunabhängig ist seine Macht (śakti), welche die Wirkung seines Wissens ist. Somit sagt Vyāsa: „Auf Īśvara lässt sich Zeit als Maßstab nicht anwenden." Das Gleiche gilt für seine Macht.

Seine Rolle als Lehrer hat keine Grenzen. Er befindet sich im Zustand der Vollkommenheit am Beginn dieser Schöpfung und ebenso auch am Beginn von anderen Schöpfungen. Das ist aus der Tatsache der Erschaffung der Lebewesen bekannt; ebenso durch die Schlussfolgerungen aus den Schriften, welche dieses auch für zukünftige Zeiten vorhersagen.

Der Zweck dieses sūtras ist folgender: Genauso wie man sieht, dass gurus in ihrer Eigenschaft als Lehrer von Wissen und dharma und anderen Dingen durch ihre Schüler verehrt werden, so sollte der Verehrende in seinem Herzen über diesen Īśvara meditieren, der der Lehrer aller Lehrer ist. Das sollten die, die nur ihn verehren mit seinen verschiedenen Namen, wie Nārāyaṇa, machen. Genauso wie ein menschlicher Lehrer sein Gesicht dem völlig hingegebenen Schüler zuwendet und ihm einen Gefallen tut, so tut dieser höchste Lehrer demjenigen einen Gefallen, der sich in reiner Hingabe zu ihm befindet.

„Derjenige, der die höchste Hingabe zu Īśvara hat und Īśvara als seinen Lehrer hat, ist eine große Seele (mahātman) und für ihn manifestieren sich die folgenden Wunder." (Śvetāśvatara Upaniṣad 6.23)

Siehe dazu auch das Kapitel drei der *yoga sūtras* mit dem Titel „Außergewöhnliche Fähigkeiten".

„Derjenige, der für mich arbeitet, mich als den Höchsten ansieht, mir hingegeben ist, frei von Wunsch, ohne Hass für irgendjemanden, der kommt zu mir oh Pāṇḍava" (Bhagavad Gītā 11.55).

1.27

Seine [Īśvaras] Klangcharakteristik ist praṇava.

तस्य वाचकः प्रणवः

tasya vācakaḥ praṇavaḥ

tad (m.n. Gen. s.: jenes) vācaka (m. Nom. s.: charakteristischer/bezeichnender Klang, Bezeichung, Bezeichner, Ausdruck, Kennzeichnung) praṇava (m. auṁ, Urklang, Klangcharakteristik) praṇa (mfn.: alt, uralt) va (mfn. s.: mächtig, stark)

Praṇava wird im Allgemeinen mit *auṁ* übersetzt. Wir haben uns aber entschlossen, das Wort in die Silben *praṇa* [nicht *prāṇa*!] und *va* aufzulösen, welche „uralt" und „mächtig" bedeuten. Somit könnte man übersetzen: Die Klangcharakteristik von *Īśvara* ist uralt und mächtig. Sie beschreibt die Eigenschaften von bestimmten Klängen, die als Namen von *Īśvara* in Frage kommen, und beinhaltet somit die Macht des *Īśvara.* Der Name von *Īśvara* ist nach *Śaṅkara* untrennbar mit *Īśvara* verbunden. Die Klangcharakteristik beschreibt die gemeinsame Struktur verschiedener Namen von *Īśvara*, die alle seine Macht enthalten. *Yogis* haben diese Namen und ihre feste Beziehung zu *Īśvara* gefunden, die von Anbeginn der Schöpfung da war. Durch Wiederholung dieser Namen wird die Macht des *Īśvara* aktiviert. Ein bekannter Name von *Īśvara* ist *auṁ*.

Śaṅkara bietet noch andere Bedeutungen des gleichen Wortes *praṇava* an, welche alle gültig sind. Wir wissen von *Svāmī Brahmānanda Sarasvatī* aus der Lehre 73 seiner 108 Lehren, dass die Wirkung von *auṁ* in gewissen Fällen auch negativ sein kann, so dass es nicht als *mantra* in einer Meditation tausendmal wiederholt werden sollte. Daher sollten andere Namen von *Īśvara* aus der Tradition verwendet werden.

Es wurde gesagt: „Oder durch Aufmerksamkeit auf Īśvara" (1.23). Wie sollte man die Aufmerksamkeit auf ihn ausführen und was ist die Methode für diese Aufmerksamkeit? Um die Form zu erklären, in der der Verehrende meditiert, sagt das sūtra: „Seine Klangcharakteristik ist praṇava." Der Ausdruck oder das ausdrückende Wort des Īśvara, der beschrieben wurde, ist praṇava.

Nun werden die verschiedenen Bedeutungen des *praṇava* erklärt:

- *pra steht für prakaśena: vollkommen; nu (=nava) steht für nūyate: er wird gepriesen. praṇava bedeutet das, womit Īśvara perfekt gepriesen wird.*
- *Es ist das, was Īśvara preist; das praṇava auṁ preist (praṇauti) den Īśvara;*
- *Der Īśvara wird mit diesem durch seine Verehrer hingebungsvoll verehrt (praṇidhīyate).*
- *Durch es verbeugen (praṇam) sie sich vor ihm und wiederholen dieses.*
- *Durch es verehren (praṇidhā) sie den Īśvara mental; hier steht das zusätzliche dhā für das endende va (von praṇava).*

Mentale Hingabe an Dinge, die nur indirekt bekannt sind, geschieht durch ein Wort, so wie mit der Verehrung des heiligen Berges Meru oder des Indra. Es ist Īśvara, der durch das Wort ausgedrückt wird. Der Klang des Wortes entspricht seiner Bedeutung.

Unter der Endung ava wird avati verstanden: „Er bevorzugt." Die Bedeutungen, wie „Schutz", werden von diesem Wort hier ausgeschlossen. Er bringt seine Verehrer aus dem Weltentreiben (saṁsāra) heraus, er leitet diese vom saṁsāra ins nirvāṇa. Er bringt seinen Verehrern eine unubertroffene Freude, er gewährt ihnen samādhi, um sie zur höchsten Wahrheit zu führen. Alle diese Bedeutungen sind mit der stärksten Liebe des Īśvara verbunden.

Entsteht die Macht des Ausdrucks dieser Silbe „auṁ" aus der vereinbarten Anwendung oder ist es etwas Festes wie die Beziehung zwischen einer Lampe und ihrem Licht? Die Beziehung von dem, was hier ausgedrückt werden soll und seinem ausdrückenden Wort, steht fest. Aber die übliche Benutzung richtet die Aufmerksamkeit auf das, was durch den Īśvara festgelegt wurde. Es ist so wie die Beziehung zwischen Vater und Sohn eine feststehende, aber sie wird klargestellt in der vereinbarten Benutzung in Form von: „Er ist dieses Mannes Vater; dieser Mann ist sein Sohn."

Wenn Īśvara fortwährend in der Gehirnsoftware durch die Methode dieser Silbe auṁ verehrt wird, gewährt er seine Gnade. Es gibt viele heilige Texte wie: „auṁ khaṁ brahma", auṁ ist der Raum als brahman (Bṛhadāraṇyaka Upaniṣad 5.1.1). „brahman ist auṁ" (Taittiriya Upaniṣad 1.8.1). Und es gibt die Traditionen: „auṁ tat sat", auṁ das ist ewig (Bhagavad Gītā 17.23), „auṁ Viṣṇu ist alles." (Erster Name der tausend Namen von Viṣṇu.) Die Grammatiker erklären, dass auṁ, das in „ṁ" endet, ein undeklinierbares Wort ist, was keine Beugungen annimmt.

Auṁ ist also immer mit dem besten Herrscher verbunden und ist sein charakteristischer Klang. Das ist so seit Beginn der Schöpfung. Damit muss *auṁ* das feinste Muster in der Software des *Īśvara* sein. Wir lokalisieren diesen Klang also auf der Größenordnung der Planck-Skala, dort wo der leere Raum zu existieren beginnt. Dazu passt die Aussage „*auṁ* ist der Raum als *brahman*". In der kleinsten Raumlänge existieren die Vakuumfluktuationen. Wir hatten früher schon abgeleitet, dass diese geordnet sein müssen, denn aus einem Quanten-Chaos könnte sich die Ordnung des Universums nicht entwickeln. Die feinste *auṁ*-Schwingung müsste dann mit der höchsten Frequenz der Vakuumfluktuationen von 10^{44} Hz stattfinden. Die kleinste Abmessung, welche diese *auṁ*-Schwingung definiert, ist die Planck-Länge mit 10^{-35} m. Damit bewegen sich diese *auṁ*-Schwingungen im Raum mit der Lichtgeschwindigkeit c.

Wenn wir *auṁ* weiter analysieren, ist es eine Einheit, die sich in drei Lauten manifestiert: In *a*, in *u* und in *ṁ*. „*a*" bedeutet die Ganzheit, welche brahman entspricht. Der Mund ist dabei voll geöffnet. „*u*" ist die Begrenzung der Ganzheit. Dabei wird der Mund ziemlich weit geschlossen. „*ṁ*" ist schließlich der summende Punkt. Dabei sind die Lippen geschlossen und es entsteht ein Summen im Mund- und Nasenraum.

Diese Analyse bedeutet auf dem Raum übertragen, dass jede neue Vakuumfluktuation die Ganzheit des vorher vorhandenen Raums (*a*) zusammenfasst (*u*) zu einem neuen Punkt (*ṁ*). So entwickelt sich nach dem Big Bang (falls es diesen jemals gegeben hat) das Universum zu einem immer größer werdenden Raum, der an jeder Stelle vom *praṇava* des *Īśvara* durchdrungen ist und letztlich in seiner Essenz nichts anderes als der *praṇava* ist. Der *praṇava* ist damit die kleinste Einheit in der Software des *Īśvara*. Diese taucht dann in größeren Raum- und Zeitbereichen immer wieder auf. In einem mittleren Raum- und Zeitbereich können wir sie dann als Menschen aussprechen oder denken.

(Einwand) Angenommen, dass Īśvara oder jemand anders, zu irgendeiner Zeit diese Übereinkunft für den allgemeinen Gebrauch in dieser Form eingerichtet hat: „Lasst dieses (auṁ) den Namen für jenen (Īśvara) sein." Diese festgesetzte Übereinkunft gab den Verehrern eine Möglichkeit, ob sie Īśvara durch auṁ als seinen Namen oder durch irgendeinen anderen Namen verehren wollten. Dann hätten sie doch vor dieser Zeit einen anderen Namen verwendet? Warum sollte auṁ als ein ausdrückendes Wort besonders herausragen?

(Antwort) Die Beziehung ist „fest wie zwischen einer Lampe und ihrem Licht". Somit wird selbst beim ersten Hören der Īśvara verstanden, wie die Sonne durch ihr Licht.

(Einwand) Aber wenn diese Beziehung wirklich fest ist, dann müssten die Menschen es sofort verstehen, wenn sie es zum ersten Mal hören.

(Antwort) Die Beziehung zwischen einem Wort und seiner Bedeutung ist die Beziehung zwischen dem, was den Gedanken vermittelt und dem Gedanken selbst. Auch wenn diese Beziehung fest ist, wird sie von den Sinnesorganen nicht erfasst. Die Weisen aus den Schriften bestätigen, dass die Beziehung zwischen dem Wort und seiner Bedeutung dauerhaft ist.

(Einwand) Wenn jemand die Bedeutung durch das Sehen der Wirkungen eines Wortes sichergestellt hat, versteht er die Beziehung zwischen ihnen genauso, wie jemand eine Form durch das Auge kennt, welche eine sichtbezogene (visuelle) Beziehung ist.

(Antwort) Es gibt diese Widerlegung: Bestimmtes Wissen kommt vom Wort allein ohne irgendwelche Schlussfolgerung und wenn jemand sein Ziel

erreicht hat, indem er das Essen auf eine Art gekocht hat, was hätte er davon, es noch auf eine andere Art zu kochen?

(Einwand) Eine Beziehung wird wahrgenommen, indem man den Gebrauch der zwei Dinge mehrmals sieht, wie bei der Beziehung zwischen Feuer und Rauch.

(Antwort) Wir stimmen damit nicht überein, denn selbst wenn es hundert Mal gebraucht wird, wird die Beziehung zwischen einem Wort und seiner Bedeutung niemals so wahrgenommen, wie die Beziehung zwischen Feuer und Rauch sofort wahrgenommen wird. Und es ist das gleiche mit einem Satz und seiner Bedeutung. Daher stellt der übereinstimmende Gebrauch die Beziehung klar zwischen Īśvara, welcher ausgedrückt ist, und praṇava, welcher ihn ausdrückt. Dies ist eine feste Beziehung, wie die feste Beziehung zwischen Vater und Sohn. Da die Zuweisung der Bedeutung zu einem Wort erst durch Übereinkunft geschieht, wird die Bedeutung eines vorher unbekannten Wortes beim ersten Hören nicht erkannt, genauso wie ein Gegenstand in Dunkelheit vom Auge nicht erkannt wird.

Daher läuft es darauf hinaus: In jedem Fall, ob vom Standpunkt der Traditionalisten oder von einem anderen Standpunkt, steht die Beziehung fest, wie die von Vater und Sohn, und sie wird durch den vereinbarten Gebrauch offensichtlich gemacht.

Wenn es keine feste Beziehung zwischen diesem ausdrückenden Wort und dem gäbe, was es ausdrückt, dann wäre es nicht wahr, dass durch die Form von praṇava der Īśvara von Angesicht zu Angesicht getroffen werden könnte. Genauso wäre es nicht richtig, ein Feuer als ein Mittel zum Kochen zu verwenden, solange es keine feste Beziehung zwischen dem rohen Essen und dem gäbe, was dieses kocht. Aber da es eine feste Beziehung zwischen diesem Ausdruck und dem gibt, was dieses ausdrückt, ist es richtig, auṁ als ein Mittel zur Übung der Verehrung Īśvaras zu benutzen und das ist der Sinn des ganzen Kommentars.

Hier noch einmal der Hinweis auf die Lehre 73 der 108 Lehren von *Svāmī Brahmānanda Sarasvatī*, den Klang *auṁ* nicht direkt als Mantra in einer stillen Meditation zu verwenden, da es einfach viel zu stark ist. Die Grundschwingung von *auṁ* ist ohnehin in allen *bīja*-Mantras enthalten, die aber etwas sanfter wirken und für das Nervensystem verträglicher sind.

Für den yogi, der die Beziehung zwischen dem praṇava und seiner Bedeutung erkannt hat, gibt es das nächste sūtra.

1.28

Die Wiederholung jenes [Samens] verwirklicht jene [höchste Allwissenheit] als Ziel.

तज्जपस्तदर्थभावनम्

tat-japaḥ tat-artha-bhāvanam

tad (n..: jenes) japa (m. Nom. s.: mentale Wiederholung) tad (n. Akk.: jenes; [sarvajña, n.]) artha (m. Komp.: Bedeutung, Ziel, Zweck) bhāvana (m. Akk. s., n. Nom. Akk. s: Schöpfer, Natur, Essenz, Erreichen, Meditation, Verwirklichen, Manifestieren)

Es ist eine Meditationspraxis, die einen Klang benutzt. Dieser Klang ist nicht nur *auṁ*, sondern kann auch ein anderes *bīja mantra sein*, das eine ähnliche Klangcharakteristik hat.

Śaṅkara beschreibt am Ende seines Kommentars *artha* als folgendes Ziel:

... für den yogi strahlt das höchste Selbst (paramātman) hervor, das im höchsten Ort (parameṣṭhin) steht.

Siehe dazu auch 1.47: „Geschick in *nirvicāra* lässt das höchste SELBST (*ātman*) klar erscheinen" und 1.48: „Das intuitive Wissen darin, in *nirvicāra samādhi*, trägt Wahrheit".

Der Kommentar von *Śaṅkara* und diese beiden *sūtras* sind wichtig, um die richtigen Bezugspunkte der beiden *tat* (= jenes) im vorliegenden *sūtra* zu erkennen. Was kann das Ziel sein, das mit *tat-artha* beschrieben wird? Wenn wir auf die vorherigen *sūtras* schauen, kann es sich nur um die Allwissenheit als Ziel handeln, die in 1.25 beschrieben wird: „In ihm, *Īśvara*, ist der Same höchster Allwissenheit." Damit ergibt sich dann auch der Bezugspunkt für das erste *tat*. Was ist zu wiederholen? Es ist ein Same (*bīja*). Die *mantras*, die in der Meditation benutzt werden, heißen auch *bīja mantras*. Hier wird also die Wiederholung von *bīja mantras* empfohlen. *Praṇava* ist dabei nicht das *auṁ*, sondern die Klangcharakteristik der *bīja mantras*, die die Gehirnsoftware zur Verfeinerung der mentalen Aktivität bringt.

Wirkungsvoller als ein Murmeln ist ein gedankliches Wiederholen.

Vielmehr ist die Wiederholung (japa) des praṇava und Meditation auf Īśvara, der durch praṇava gekennzeichnet wird, die richtige Technik. Wenn der yogi auf diese Art praṇava wiederholt und auf seine Bedeutung meditiert, wird seine Gehirnsoftware eins gerichtet. So wurde gesagt: Nach der praṇava-Wiederholung soll er im yoga ruhen [Gehirnsoftware Version 4]*; nach dem yoga soll er die Wiederholung fortsetzen. Wenn die praṇava-Wiederholung und das yoga vollkommen werden, scheint das höchste Selbst (paramātman) hervor.*

Wenn der yogi auf diese Weise die Beziehung zwischen dem Ausdruck des praṇava und seiner Bedeutung verstanden hat, wie gewinnt er dann die Gnade des Īśvara? Das sūtra sagt: „Die Wiederholung jenes [Samens] *verwirklicht jene* [höchste Allwissenheit] *als Ziel." Die Übung der Wiederholung des praṇava, was der Ausdruck von Īśvara ist, das dreieinhalb Zeitmaße (mātra) lang ist oder drei Zeitmaße lang ist, heißt japa. Die Wiederholung ist entweder in Gedanken oder mit einer leisen Stimme (upāmśu).*

Meditieren auf seine Bedeutung: Die Meditation stimmt das Herz auf Īśvara ein, welcher die Bedeutung ist, die durch praṇava als Erinnerung in die Gehirnsoftware gebracht wird. Die Worte „Er soll das unternehmen", müssen am Anfang des sūtras ergänzt werden. Yogis, die beides tun, erreichen Eins-Gerichtetheit der Gehirnsoftware (3.12, 3.13).

Durch Wiederholung des praṇava ist seine Gehirnsoftware dem Īśvara zugewandt und er meditiert auf die Bedeutung des praṇava, also Īśvara. Wenn seine Gehirnsoftware nicht mehr von der Meditation auf Īśvara, seiner

Bedeutung abschweift, sollte er praṇava mental wiederholen. Mentale Wiederholung wird empfohlen, weil sie eine Verfeinerung der Meditation leichter erreicht als eine gesprochene Wiederholung. Die Idee ist, dass die Gehirnsoftware nicht zu Dingen hinlaufen sollte.

„Wenn die praṇava-Wiederholung und yoga vollkommen werden", wenn er nicht durch andere, gegensätzliche Gedanken gestört wird, dann ist er in seiner Wiederholung und im yoga vollkommen. Durch diese Vollkommenheit der Wiederholung und Meditation auf den höchsten Īśvara (parameśvara) strahlt für den yogi das höchste Selbst (paramātman) hervor, das im höchsten Ort (parameṣṭhin) steht.

Übung

Üben Sie regelmäßig eine stille *mantra*-Meditation, mindestens zweimal am Tag 20 Minuten. Damit wird sich die Stille des *samādhi* schnell einstellen.

1.29

Davon [aus dieser Übung entsteht] die Meisterschaft über das innere Bewusstsein und auch das Verschwinden von Hindernissen.

ततः प्रत्यक्चेतनाधिगमोऽप्यन्तरायाभावश्च

tataḥ pratyak-cetana-adhigamaḥ api antarāya-abhāvaḥ ca

tataḥ (Und.: davon) pratyak (mfn.: innerlich, nach innen gerichtet) cetana (m. Komp.: Bewusstsein) adhigama (m. Nom. s.: Meisterschaft, Studieren, Wissen, Erreichen) api (Und.: auch) antarāya (m. Nom. p.: Hindernis) abhāva (m. Nom. s.: Verschwinden, Abwesenheit) ca (Und.: und, auch)

Übung macht den Meister. Die Wiederholung eines *bīja-mantras* ist ein Scanprozess, mit dem Schadsoftware gefunden und beseitigt wird. Damit werden auch die Hindernisse beseitigt. Dieser Scanprozess kann bereits ab

Gehirnsoftware Version 3 eingesetzt werden. So hat jeder eine Chance, systematisch seine Gehirnsoftware von Störungen zu befreien, um dann höhere Versionen zu laden.

Seltsame Feinabstimmung der Naturkonstanten

Bei der nun schon 60 Jahre dauernden Suche nach dem einheitlichen Feld ist noch kein endgültiger Durchbruch gelungen, ja, es existiert noch nicht einmal eine Theorie, die überprüfbar wäre. Bei der Suche hat sich aber etwas anderes herausgestellt, nämlich dass unser Universum nicht zwingend aufgrund von Naturgesetzen so zustande gekommen sein muss, wie es jetzt ist. Es ist vielmehr eine große Wahlmöglichkeit vorhanden, Naturkonstanten leicht zu verändern und damit jeweils ein ganz anderes Universum zu erzeugen.

Dabei sind einige Naturkonstanten sehr empfindlich. Nur die Feinabstimmung dieser Naturkonstanten führt genau zu dem Universum, was wir jetzt haben. Hier einige Beispiele:

- Wenn die Expansionsrate des frühen Universums um einen Faktor von $1:10^{57}$ anders gewesen wäre, gäbe es heute keine Sonnensysteme oder Galaxien oder aber das Universum wäre sofort wieder in sich zusammengefallen.
- Wenn die ursprüngliche Dichte des Universums von der kritischen Dichte um einen Faktor von $1:10^{60}$ abgewichen wäre, wäre das Universum bereits zusammengefallen. Das muss man sich mal klar machen. Das Universum hat eine gesamte Massenenergie von maximal 10^{57} Gramm. Also würde die Abweichung in der Dichte bedeuten, dass das ursprüngliche Universum nicht ein einziges Milligramm an Masse mehr enthalten haben dürfte, um nicht zusammenzufallen.
- Wenn die Stärke des Elektromagnetismus um einen Faktor von $1:10^{40}$ anders gewesen wäre, hätte es keine Sterne oder Sonnen gegeben.
- Wenn die Stärke der Gravitationskraft um den Faktor $1:10^{100}$ anders wäre, das heißt, wenn sie sich also in der 100. Nachkommastelle unterscheiden würde, wären alle Planeten schon längst in ihre

Sonnen hineingefallen oder aus der Umlaufbahn entkommen. Dann wäre kein Leben auf Planeten möglich.

Kritik am Ansatz Einheitlicher Feldtheorien

All diese erforderlichen Feinabstimmungen sind schwer mit den bisherigen Ansätzen der Physik zu vereinbaren. Zudem lassen sie bei einheitlichen Feldtheorien so viele Möglichkeiten offen, dass man sich fragt, wozu diese Theorien überhaupt nützlich sein sollen?

Verschiedene Physiker haben natürlich auch Zweifel, ob solche Feinabstimmungen wirklich vorhanden sind. Sie haben daher folgende Auswege gefunden, um das Phänomen zu erklären:

- Eine zukünftige Theorie müsste ohne fein abgestimmte Konstanten auskommen. Diese ist aber noch nicht entdeckt. Die heutigen Theorien wären unvollständig.
- Die Theorie des Multiversums soll Abhilfe schaffen. Ein Multiversum hat dann mindestens so viele Universen, dass zufällig eines davon, nämlich unseres, Leben entwickeln und aufrechterhalten könnte. Irgendwie ist das auch nicht zufriedenstellend, denn warum sollte es mindestens etwa 10^{100} Universen ohne Leben geben, und nur unseres das einzige sein, welches Leben entwickelt hat?
- Es bleibt dann noch die theologische Erklärung, nämlich dass ein intelligentes, allmächtiges Wesen diese Feinabstimmung der Naturkonstanten vorgenommen hat, um damit genau das gewünschte Leben zu erschaffen. Dazu gibt es aber einige Kritik von Seiten der Wissenschaftler. So einfach möchten sie das Spielfeld nicht wieder den Theologen überlassen:
  - ⇨ Wenn ein Schöpfer mächtig genug wäre, in einem fein-abgestimmten Universum Leben zu erschaffen, dann hätte er sicher auch die Macht, dies in einem nicht-fein-abgestimmten Universum zu tun.
  - ⇨ Die rationale Unverständlichkeit des Universums, insbesondere der Feinabstimmung, wird als Indiz für eine schöpferische Kraft genommen, nicht aber unbedingt für einen Schöpfer.

⇨ Die Anwendbarkeit von statistischen Hypothesen wird allgemein abgelehnt. Die Statistik wird sozusagen infrage gestellt.

Kosmische Software löst das Problem der Feinabstimmung

Wir denken, dass wir hier mit unserem Softwareansatz weiterkommen. Das Universum wäre dann nicht ein Ergebnis kompliziertester, prinzipiell nicht mehr lösbarer mathematischer Konstrukte, sondern vielmehr das Ergebnis einer wohlgeordneten Software kosmischen Ausmaßes.

In der Computerwissenschaft kennen wir ein ähnliches Phänomen bereits seit langem. Es ist einfach viel zu schwierig und zu aufwändig, größere Probleme mit rein analogen Maschinen zu lösen. Es muss das digitale Prinzip und digitale Software verwendet werden oder zumindest hinzugenommen werden, wie das zum Beispiel bei den Neuronen im menschlichen Gehirn der Fall ist. Sie arbeiten gemischt analog und digital. So kommt uns der Versuch der heutigen Physik, ein einheitliches Feld sozusagen rein „analog" zu erdenken wie eine Technologie vor, die wir in der Computerwissenschaft bereits vor einem halben Jahrhundert aufgegeben haben. Es ist nämlich fast unmöglich, die analogen Komponenten so fein einzustellen und auch genau eingestellt zu halten, dass sie immer exakt vorhersagbare Ergebnisse liefern.

Alternative für Einheitliche Feldtheorien

So sehen wir dieses auch im gesamten Universum. Daher schlagen wir als Alternative zu den einheitlichen Feldtheorien der Physik vor, dass das gesamte Universum aus einem Informationsnetz besteht, welches der Hardware entspricht und dass jegliches Phänomen von Informationsübertragung, Energie oder Materie lediglich der Ausdruck einer Software ist, die auf dem grundlegenden Informationsnetzwerk läuft. Damit lässt sich erklären, warum die Naturkonstanten scheinbar so fein abgestimmt sind und warum sie ihre Ergebnisse zuverlässig erreichen können.

Der Software Entwickler und Nutzer des kosmischen Computers

Die Programmierung des kosmischen Netzwerks geschieht aber nicht unbedingt mit Sprachkonstrukten wie bei der heutigen Computer-Technologie, sondern vielmehr durch Schwingungen, Formen und Klänge. Klänge (*nāma*) und Formen (*rūpa*) können ineinander umgewandelt werden. Es ist sozusagen eine kosmische Musik, die das Netz zum Schwingen bringt und es damit programmiert. Die Programmierung verändert das Netz oder erzeugt Manifestationen aus dem Netz, welche uns wie Energiewellen oder Materie-Teilchen erscheinen. Damit werden Energie und Materie in ihrer Essenz auf Informationsflüsse zurückgeführt.

Der Software-Entwickler und Nutzer dieser kosmischen Software wäre dann nach unserer Auffassung der „beste Herrscher“, also *Īśvara*, wie ihn die *yoga sūtras* nennen. Er selbst wäre der Nutzer dieser Software, also nicht in sie involviert, sondern er würde nur seine kosmische Software, sein kosmisches Spiel *(līlā)* beobachten, während er selbst davon getrennt wäre. Er könnte aber auch in das Spiel eingreifen, beliebig als *avatāra* auf jeder Ebene der Software erscheinen oder auch mit entsprechendem Kommunikationsinterface mit allen Elementen in seiner Software kommunizieren.

Diese Erfahrung der Kommunikation mit *Īśvara* ist uns durchaus geläufig. In 3.32 und 3.33 wird genauer erklärt, wie ein solcher Kommunikationskanal hergestellt werden kann. Siehe dort auch die Erfahrungen, die heutige *yogis* bereits gemacht haben.

Von dieser Hingabe an den Herrn entsteht die Verwirklichung des tiefen Bewusstseins: Es ist sich seines eigenen Intellekts (buddhi) als getrennt bewusst und so wird das SELBST (ātman) als getrenntes Bewusstsein bezeichnet. Die Verwirklichung von ihm ist das Bewusstsein seiner eigenen Natur, so wie es wirklich ist.

(Einwand) Der puruṣa ist in jedem bereits durch das Gefühl verwirklicht „Ich bin glücklich.“ oder „Ich bin traurig.“, das ist eine wohlbekannte Tatsache. Warum wird sie jetzt besonders erwähnt?

(Antwort) Das stimmt, aber sie wird durch diese Gedanken in der Gehirn software nicht als verschieden betrachtet. Im „Ich bin glücklich.“ oder „Ich bin traurig.“ haben das „glücklich“ und „traurig“ den gleichen gemeinsamen Bezugspunkt, den Gedanken: „Hier bin ich.“ und sie sind im Feld der Denkvorgänge, so dass sie mit Sicherheit bloß Gedanken von Unwissenheit sind.

Der yogi begreift: Da Īśvara (der beste Herrscher) ein puruṣa ist, frei von den Flecken der Illusionen usw., und daher strahlend klar, und daher allein (kevala), ohne die drei guṇas, und daher jenseits des Bösen, ohne die drei Arten von Leiden, ein vollkommenes Wesen, das der Beobachter ist; somit ist auch dieser, mein eigener puruṣa, rein, strahlend, allein, jenseits des Bösen und der Beobachter der Gehirnsoftware.

Es gibt einen Unterschied zwischen dem Herrn und den einzelnen Selbsten (kṣetrajña), weil sie, anders als der Herr, der Bindung und Befreiung unterliegen und auch weil pradhāna auch ihren Zwecken dient (zuerst Erfahrung und dann Befreiung). Auch aus diesen Gründen unterscheiden sich die kṣetrajñas untereinander.

Was sind nun die Hindernisse? Sie sind das, was die Gehirnsoftware ablenkt. Welche gibt es und wie viele gibt es?

Übung

... macht den Meister.

1.30

Krankheit, Sturheit, Zweifel, Nachlässigkeit, Faulheit, Hemmungslosigkeit, Verwirrung, Erfolglosigkeit im Erreichen mentaler Entwicklungsstufen und Unbeständigkeit in einer erreichten Stufe sind die mentalen Ablenkungen in der Gehirnsoftware; das sind die Hindernisse.

व्याधिस्त्यानसंशयप्रमादालस्याविरतिभ्रान्तिदर्श नालब्धभूमिकत्वानवस्थितत्वानि चित्तविक्षेपास्तेऽन्तरायाः

vyādhi-styāna-saṁśaya-pramāda-ālasya-avirati-bhrānti-darśana-alabdha-bhūmikatva-anavasthitatvāni citta-vikṣepāḥ te antarāyāḥ

vyādhi (m. Komp.: Krankheit) styāna (n. Komp.: Apathie, Sturheit) saṁśaya (m. Komp.: Zweifel) pramāda (m. Komp.: Nachlässigkeit, Unachtsamkeit) ālasyā (n. Komp.: Faulheit) avirati (f. Komp.: Hemmungslosigkeit, Genuss, Unmäßigkeit, Gier) bhrānti (f.: Verwirrtheit, Verwirrung, Fehler) darśana (n. Komp.: Vision, Sicht) alabdha (Adj. Komp.:

erfolglos im Erreichen) bhūmikatva (f. Komp.: mentale Entwicklungsstufe) anavasthitatva (n. Nom. Akk. p.: Instabilität beim Erreichen einer Stufe) citta (n. Komp.: Gehirnsoftware) vikṣepa (m. Nom. p.: Ablenkung) tad (m. Nom. p.: jene) antarāya (m. Nom. p.: Hindernis)

Hier werden in aller Deutlichkeit die ungewünschten mentalen Auswirkungen der Schadsoftware (*saṁskāras*) dargestellt.

1.31

Schmerzen, Verstimmung, Körper-Zittern, unregelmäßiges [seufzendes, schnaufendes, keuchendes] Aus- und Einatmen sind die Begleiterscheinungen einer mentalen Ablenkung.

दुःखदौर्मनस्याङ्गमेजयत्वश्वासप्रश्वासाः विक्षेपसहभुवः

duḥkha-daurmanasya-aṅgamejayatva-śvāsa-praśvāsāḥ vikṣepa-sahabhuvaḥ

duḥkha (n. Komp.: Schmerz, Unbehagen) daurmanasya (n. Komp.: Verstimmung, Verzweiflung, Depression) aṅgamejayatva (n. Komp.: Zittern des Körpers, Verlust der Kontrolle) śvāsa (m. Komp.: [unregelmäßiges] Atmen, schweres Atmen, Seufzen) praśvāsa (m. Nom. p.: [unregelmäßiges] Einatmen) vikṣepa (m. Komp.: mentale Ablenkung, Verwirrung) sahabhuva (m. Nom. s.: Begleiter, Begleiterscheinung)

Das sind die körperlichen Symptome, die mit den vorher genannten mentalen Symptomen auftreten.

1.32

Die Übung ist auf [jeweils] ein Prinzip anzuwenden, um jene [mentalen Ablenkungen] zu verhindern.

तत्प्रतिषेधार्थमेकतत्त्वाभ्यासः

tat-pratiṣedha-artham eka-tattva-abhyāsaḥ

tad (n. Nom. Akk. s.: jenes) pratiṣedha (m. Komp: Verhinderung) artha (mn. Akk. s., m. Nom. s.: Ziel, Zweck, Motiv) eka (mfn.: ein) tattva (n. Komp.: Prinzip, Entität) abhyāsa (m. Nom. s.: Übung, Anwendung)

Diese Prinzipien werden in den folgenden *sūtras* erklärt. Vermischen Sie die Prinzipien nicht, wählen Sie jeweils nur eines, um Ablenkungen zu vermeiden.

Der Suchvorgang nach Schadprogrammen in der Gehirnsoftware muss so einfach sein, dass er durch eventuelle Auswirkungen der Schadsoftware nicht gestört werden kann. Es wird immer nur ein Prinzip zu einer Zeit angewendet. In dieser Einfachheit liegt die Wirksamkeit.

Übung

Wenn Sie bei Ihren Übungen eines oder mehrere der Phänomene von 1.31 oder 1.32 bemerken, dann wollen Sie wahrscheinlich zu viel auf einmal erreichen. Nehmen Sie es leicht. Machen Sie Ihre Übungen weiter, aber in kleineren Schritten. Damit vermeiden Sie dann die Ablenkungen.

1.33

Die Gefühle Freundlichkeit, Mitgefühl, Glücklichsein und Gleichgültigkeit [entsprechend] angewendet auf Glückliche,

Leidende, Tugendhafte und Bösartige beruhigen die Software in Gehirn [und Herz].

मैत्रीकरुणामुदितोपेक्षाणां सुखदुःखपुण्यापुण्यविषयाणां भावनातश्चित्तप्रसादनम्

maitrī-karuṇā-muditā-upekṣāṇāṁ sukha-duḥkha-puṇya-apuṇya-viṣayāṇāṁ bhāvanātaḥ citta-prasādanaṁ

maitrī (n. Komp.: Freundlichkeit) karuṇa (m. Komp.: Mitgefühl) mudita (f. Komp.: Freude, Entzücken, Glücklichsein) upekṣāṇa (n. Gen. p.: Nichtbeachten, Gleichgültigkeit) sukha (n. Komp.: Freude) duḥkha (n. Komp.: Leiden, Schmerz, Unbehagen) puṇya (n. Komp.: Verdienst, Tugend) apuṇya (mfn. Komp.: schuldig, unrein) viṣaya (m. Gen. p.: Im Fall von, Gegenstand [der Erfahrung], Gegenstand der Aufmerksamkeit oder Zuwendung) bhāvanā-ta (m. Nom. s.: Kultivieren, Entwickeln) citta (n. Komp.: Gehirnsoftware) prasādana (n. Nom. Akk. s.: Reinigen, Beruhigen)

Freundlichkeit ist zum Beispiel eines der vorher erwähnten Prinzipien, von denen jeweils nur eines angewendet wird. Dieses *sūtra* empfiehlt, im Umgang mit Menschen jeweils nur ein bestimmtes Verhalten zu zeigen:

- *Freundlichkeit gegenüber glücklichen Wesen*
- *Mitgefühl gegenüber den Leidenden*
- *Glücklichsein gegenüber den Tugendhaften*
- *Gleichgültigkeit gegenüber den Bösartigen.*

Diese Übungen beruhigen die Gehirnsoftware, indem sie keine unnötigen Denkvorgänge für optimales soziales Verhalten erfordern. Das wahrgenommene Leiden der Welt bedrückt den *yogi* nicht mehr und er kann mit klarem Verstand wirklich helfen. Das Ergebnis ist wirkliche Gelassenheit anstatt bloßer Stimmungsmache.

Übung

Wenden Sie das auf alle Ihre sozialen Kontakte an. Sie werden bemerken, dass das Leben dann wesentlich einfacher wird. Dadurch kehrt mehr Stille in Ihr Leben ein.

1.34

Auch [Beruhigen] durch Ausstoßen oder Zurückhalten des Atems.

प्रच्छर्दनविधारणाभ्यां वा प्राणस्य

pracchardana-vidhāraṇābhyāṁ vā prāṇasya

pracchardana (n. Komp.: Ausstoßen) vidhāraṇa (n. Ins. Dat. Akk. d.: Zurückhalten) vā (Und.: oder) prāṇa (m. Gen. s.: des Atems)

Übung

Wenn Sie zum Beispiel angespannt sind und kräftig bis zu einem natürlichen Ruhepunkt ausatmen, beruhigt sich Ihre Gehirnsoftware. Viele Menschen machen diese Übung ganz spontan, zum Beispiel nachdem eine schwierige Aufgabe beendet ist. Sie atmen aus, lassen die Schultern fallen, und gehen einen kurzen Moment in die Erholung. Ein ähnlicher Effekt entsteht, wenn Sie für einen Moment Ihren Atem anhalten.

1.35

Auch einen Gegenstand der Aufmerksamkeit zu erforschen [und] fortgesetzt [dabei zu] bleiben, bewirkt eine Faszination und beruhigt die Eingabe-Ausgabe-Komponente (manas) der Gehirnsoftware.

विषयवती वा प्रवृत्तिरुत्पन्ना मनसः स्थितिनिबन्धनी

viṣaya-vatī vā pravṛttiḥ utpannā manasaḥ sthiti-nibandhanī

viṣaya (m. Komp.: Sinnesgegenstand, Thema, Gegenstand der Aufmerksamkeit) vati (f. Nom. p.: Erforschen, Betteln, Fragen; [gerichtet auf Sinnesgegenstände]) vā (Und.: oder, sogar, jedoch, optional, allerdings) pravṛtti (f. Nom. s.: fortsetzen, fortschreiten, Vordringen, Voranbringen, Tendenz zu, Kognition, Fortführung, Beharren, Vorherrschen) utpanna (f. P-Partizip Nom. s. : entstanden, geboren, produziert, bewirkt) manas (n. Gen. Akk. s.: Eingabe-Ausgabe-Komponente der Gehirnsoftware) sthiti (f. Komp.: stehend, fest, bleibend) nibandhanī (f. Nom.Akk. s.: Fesseln, Bindung, Binden)

Subtile (feine) Wahrnehmungen faszinieren die Eingabe-Ausgabe-Komponente (*manas*) und beruhigen sie dadurch, weil die Suche nach anderen angenehmen Dingen in dieser Zeit aufhört.

Übung

Beispiele sind das Betrachten der Natur, schöner Kunstwerke, das Hören schöner Musik, *mandalas* und *yantras* anzuschauen, usw. Nicht jeder Film oder jede Musik gehören zu dieser Kategorie. Wichtig ist, dass sie wirklich auch zur Beruhigung führen.

1.36

Auch wird das Leiden durch strahlendes inneres Licht beendet.

विशोका वा ज्योतिष्मती

viśokā vā jyotiṣmatī

viśoka (f. Nom. s.: Ende des Leidens) vā (Und.: oder) jyotiṣmatī (f. Nom. s.: leuchtend, helles inneres Licht)

Hier gibt es zwei Interpretationen, wie Hindernisse überwunden werden:

- Erfahrung des inneren Lichts
- Intuition von *jyotiṣ* Wissen

> *Gaṇeśa* hilft, Hindernisse zu beseitigen. *Gaṇeśa* sprach: „Ich bin der Herr von jyotiṣ, Ich bin der Herr der *grahas*, Ich bin brahman. Habt Ihr das jetzt verstanden?"

Vyāsa: „Wenn er das Selbst entdeckt hat, das so fein wie ein Atom ist, sollte er sich nur der Ich-heit bewusst sein."

Übung

Wenn diese Lichterfahrung spontan auftritt, genießen Sie diese.

1.37

Auch [durch Aufmerksamkeit auf] einen Gehirnsoftware-Nutzer, der frei von Begehren nach Sinnesgegenständen ist.

वीतरागविषयं वा चित्तम्

vīta-rāga-viṣayam vā cittam

vīta (mfn.: verschwunden, fehlend) rāga (m. Komp.: Anziehung, Bindung, Begehren, Leidenschaft, Liebe) viṣaya (m. Akk. s.: Sinnesgegenstand, Wahrnehmung) vā (Und.: oder) citta (n. Nom. Akk. s.: Gehirnsoftware)

Gemeint sind Nutzer von Gehirnsoftware Versionen 7 und 8 oder auch *Īśvara,* der mit dem höchsten Wissen, den wir den kosmischen Computer nennen. Nutzer sind auch *devas,* die höchsten, personifizierten Ausdrucksformen der Naturgesetze. Sie sind Software-Komponenten des kosmischen Computers.

Übung

Machen Sie das so, wie es zu Ihrem Glaubenssystem passt. Die Hingabe oder Aufmerksamkeit auf eine Personifikation des Göttlichen führt Sie in die Stille; ebenso auch die Hingabe und Aufmerksamkeit auf spirituelle Meister, die frei von Begehren sind.

1.38

Auch [Beruhigen durch] das Vergegenwärtigen des Wissens vom Träumen und Tiefschlaf.

स्वप्ननिद्राज्ञानालम्बनं वा

svapna-nidrā-jñāna-ālaṁbanam vā

svapna (m. Komp.: Traum) nidrā (f. Komp.: Tiefschlaf) jñāna (n. Komp.: Wissen) ālambana (n. Nom. Akk. s.: Stütze, sich Festhalten, Vergegenwärtigen) vā (Und.: oder)

Das bedeutet, eine Beruhigung entsteht auch durch das Wissen der Natur des Träumens als einen lichtvollen Zustand. Das Wissen der Natur des Tiefschlafs ist die Erfahrung eines friedvollen, unendlich ausgedehnten Zustands: „ICH“ weiß, dass ich gut geschlafen habe. Siehe dazu die Einleitung, in der wir auch das Thema „Ego“ erforscht haben. Reines Bewusstsein im Tiefschlaf führt zur Beruhigung der Gehirnsoftware und ist ein deutliches Anzeichen von kosmischem Bewusstsein, das heißt von Gehirnsoftware Version 5.

Übung

Genießen Sie die Aufwachphase und werden Sie sich im Klaren, was im Tiefschlaf passiert ist. Gehen Sie während der Aufwachphase in der Erinnerung durch Ihre Träume durch, bevor Sie sie wieder vergessen. Fokussieren Sie sich dabei nicht so sehr auf den Inhalt, sondern eher auf das Phänomen des Träumens. All dies führt zur weiteren Beruhigung der Gehirnsoftware.

1.39

Auch durch dhyāna mit einem geeigneten, hochgeschätzten Gegenstand.

यथाभिमतध्यानाद्वा

yathā-abhimata-dhyānāt vā

yathā (Und.: geeignet) abhimata (mfn. Komp.: lieb, hoch geschätzt, vorgestellt) dhyāna (n. Abl. s.: Meditation) vā (Und.: oder)

Sūtra 1.35 wird jetzt zu einer Meditation auf einen geschätzten Gegenstand vertieft. *Dhyāna* kann als „Meditation" bezeichnet werden, aber die präzise Definition dieses Begriffs folgt in 3.2.

> Aufmerksamkeit auf geeignete Gegenstände beruhigt die Gehirnsoftware.
>
> Geeignet ist das, was beruhigt.

Übung

Jetzt wird die Meditation vertieft mit hochgeschätzten Gegenständen, Lebewesen, Gedanken usw. Das Kriterium, ob sie geeignet sind, besteht darin, dass sie eine beruhigende Wirkung auf die Gehirnsoftware haben. In diesem Sinne entsteht auch eine beruhigende Wirkung, wenn Sie Ihre Katze kraulen.

1.40

Vom Allerkleinsten bis zum Allergrößten [Gegenstand] [erstreckt sich] dessen [dhyānas] Meisterschaft.

परमाणु परममहत्त्वान्तोऽस्य वशीकारः

parama-aṇu parama-mahattva-antaḥ asya vaśīkāraḥ

parama (mf(ā)n.: äußerst) aṇu (Und.: winzig) mahattva (n. Nom. Akk. s.: Größe) anta (m. Nom. s.: Ende, Grenze) asya (m. n. Gen.: seine, von diesem; gehört zu idam) vaśīkāra (m. Nom. s.: Meisterschaft, Macht)

Der Meditations-Gegenstand aus 1.39 kann jede beliebige Größe haben, von der kleinsten Längeneinheit, der Planck-Länge ($1{,}6 * 10^{-35}$ m) bis zur vollen Ausdehnung des Universums (13,8 Milliarden Lichtjahre).

Der Gegenstand für die Aufmerksamkeit wurde in den letzten *sūtras* immer allgemeiner; es begann mit Ihnen Selbst (1.21, 1.22) und dem Allwissenden (1.23 - 1.27), dem Klang des Allwissenden (1.27 - 1.29), faszinierenden Gegenständen (1.35), geliebten Gegenständen (1.39) und hier sind es jetzt geliebte Gegenstände beliebiger Größe. Im nächsten *sūtra* wird das Phänomen der Aufmerksamkeit (*samāpatti*) genau definiert und gleichzeitig auf beliebige Gegenstände angewendet.

Übung

Dehnen Sie die Meditation auf beliebig kleine oder beliebig große Gegenstände aus, die Sie gerne haben. Die Stille in Ihrer Gehirnsoftware wird damit immer stabiler.

Erfahrung

Meine nächste Erfahrung war, die molekulare Struktur der Rose zu entdecken. Das stellte sich als ungewöhnlich einfach heraus, wahrscheinlich weil ich weder eine vorgefasste Vorstellung, noch ein Bild hatte, an denen ich mich festhalten konnte. Ich brachte meine Aufmerksamkeit kurz auf die molekulare Struktur und dann übergab ich mich dem Vorgang und kleine Tröpfchen von Rot erschienen zusammen mit weißen Stäben. Es war wieder einmal schwierig zu beschreiben, aber interessanterweise tauchten sie auf, als ich später die Struktur einer Rose im Internet nachschaute. Es waren weiße, zylindrische Stäbe zusammen mit kleinen roten Bällen.

1.41

Aufmerksamkeit (samāpatti) [bedeutet]: So wie ein klarer Kristall die Farbe [seiner Umgebung] annimmt, so nimmt [eine Gehirnsoftware] mit beruhigtem Denken, die auf dem Wahrnehmenden, dem Wahrnehmungsvorgang oder dem Wahrgenommenen ruht, deren Eigenschaften an.

क्षीणवृत्तेरभिजातस्येव मणेर्ग्रहीतृग्रहणग्राह्येषु तत्स्थतदञ्जनता समापत्तिः

kṣīṇa-vṛtteḥ abhijātasya iva maṇeḥ gṛahītṛ-grahaṇa-grāhyeṣu tatstha-tat-añjanatā samāpattiḥ

kṣīṇa (mfn.: geschwächt, vermindert, reduziert) vṛtti (f. Abl. Gen. s.: Denkvorgang) abhijāta (mfn.: geboren, von edler Herkunft, fehlerlos, transparent) iva (Und.: wie) maṇi (m. Abl. s. Gen. s.: Kristall) gṛahītṛ (m. Komp.: Wahrnehmender, Beobachter) grahaṇa (n. Komp. s.: Wahrnehmungsvorgang) grāhya (n. Lok. p.: das Beobachtete, Wahrgenommene) tatstha (mfn.: darin sein, darin bleibend) tad (n. Nom. Akk.: jenes) añjana-tā (f. Nom. s.: Suffix tā = Qualität von X, X-heit, Prinzip einer Färbung) sa (mit) samāpatti (f. Nom. s.: Aufmerksamkeit)

Ein klarer Kristall ist wie eine Linse oder Prisma in einem optischen Instrument, der eine Abbildung der Umgebung bewirkt.

Samāpatti ist Aufmerksamkeit. Der klare Kristall entspricht der Gehirnsoftware. Die Farbe der Umgebung entspricht dem Wahrnehmenden,

Wahrnehmungsvorgang oder Wahrgenommenen. Aufmerksamkeit wird es erst dann, wenn die Gehirnsoftware beruhigt ist und keine störenden Muster erzeugt. *Samāpatti* kommt im *sūtra* 3.42 (Levitations-*sūtra*) vor und sollte sehr genau studiert werden.

Durch das automatische Verschwinden der *vṛttis* funktioniert die Gehirnsoftware klar wie ein Kristall. Dabei kommt sie zur Ruhe und ruht dann auf einer der drei Wahrnehmungskomponenten. Sie überträgt dann unverzerrt, je nach Fokus, die ausgewählte Komponente zum Wahrnehmenden. Es gibt also folgende drei Möglichkeiten:

- Wahrnehmender → Gehirnsoftware → Wahrnehmender
- Wahrnehmungsvorgang → Gehirnsoftware → Wahrnehmender
- Wahrnehmungsgegenstand → Gehirnsoftware → Wahrnehmender

Die Übertragung wird nicht mehr durch *vṛttis* gestört. Die fünf *vṛttis* sind *pramāṇa* (richtiges Wissen), *viparyaya* (Irrtum), *vikalpa* (Vorstellung), *nidrā* (Tiefschlaf), *smṛti* (Erinnerung). Siehe 1.6.

Alle diese *vṛttis* (Denkvorgänge) werden in einer korrekten *samāpatti* Übung beruhigt. Die *vṛttis* verfeinern sich bis zu ihrem vollkommensten unendlichen Status. Es ist keine Anstrengung erforderlich. Gehirnsoftware Version 5 wird durch diese Aufmerksamkeitsübung aktiviert. Die folgenden *sūtras* beschreiben die Gehirnsoftware Version 5 auf vier Ebenen.

Übungen

Übung 1

Betrachten Sie einen Gegenstand vor sich und verweilen Sie mit Ihrer Aufmerksamkeit etwa eine halbe Minute lang, ganz entspannt, auf diesem Gegenstand. Stellen Sie dabei fest, wie sich Ihre Gehirnsoftware beruhigt.

Übung 2

Wiederholen Sie die Übung 1 für etwa eine Minute. Dabei sollten Sie sich nicht von der Uhr ablenken lassen, es kommt nicht auf die Sekunde an. Falls ablenkende Gedanken kommen oder Erinnerungen über den Gegenstand und ähnliche Gegenstände auftauchen, ignorieren Sie diese einfach und kommen Sie wieder auf den Gegenstand zurück. Strengen Sie sich dabei auf keinen Fall an. Es muss alles ganz leicht gehen. Den Erfolg der Übung erkennen Sie immer daran, dass Ihre Denkvorgänge ruhiger werden. Die vollständige Aufmerksamkeit ist dann erreicht, wenn beim Betrachten des Gegenstands perfekte Ruhe eintritt.

Übung 3

Wiederholen Sie nun die Übung 2 mit dem gleichen Gegenstand und während Ihre Augen den Gegenstand sehen, lenken Sie ihre Aufmerksamkeit zum Beobachter, das heißt zu Ihnen selbst. Stellen Sie auch hier wieder die tiefe Ruhe fest. Sie werden vermutlich den feinen Unterschied zwischen Übung 2 und 3 feststellen. Die Wahrnehmung ist verschieden, wenn die Aufmerksamkeit auf dem Gegenstand ruht oder wenn sie auf dem Wahrnehmenden ruht.

Übung 4

Wiederholen Sie nun die Übung 2 mit dem gleichen Gegenstand und lenken Sie Ihre Aufmerksamkeit auf den Vorgang der Beobachtung, das heißt, wie die Lichtstrahlen, die vom Gegenstand ausgehen, durch Ihre Augen gehen, die Nervenrezeptoren und die Nerven im Gehirn erreichen und dann im Gehirn verarbeitet werden. Kommen Sie dabei auch wieder zu tiefer Ruhe. Auch bei dieser Variante werden Sie wieder eine etwas veränderte Wahrnehmung feststellen.

Zusammenfassung der Übungen

Alle diese Übungen sind die beste Vorbereitung, damit die *siddhi*-Techniken im Kapitel 3 gut funktionieren. Sollten Sie bei diesen Aufmerksamkeitsübungen nicht richtig zur Ruhe kommen, dann fehlen ihnen noch die Erfahrungen aus den Übungen von 1.21 bis 1.40. Durch diese Übungen muss das Nervensystem erst gereinigt werden, sodass es zur Ruhe kommen kann. Insbesondere empfehlen wir eine regelmäßige Meditationspraxis.

Gefestigtes Samādhi

1.42

Dort [im samāpatti] mit [mentaler] Sprache, Kenntnis ihrer Bedeutung und Vorstellung [vikalpa] vermischt, [ist] savitarka [grobes] samāpatti.

तत्र शब्दार्थज्ञानविकल्पैः संकीर्णा सवितर्का समापत्तिः

tatra śabda-artha-jñāna-vikalpaiḥ saṁkīrṇā savitarkā samāpattiḥ

tatra (Und.: dort, in dem) śabda (m. Komp.: Sprache, Ton, Wort) ārtha (mn. Komp.: Bedeutung, Zweck) jñāna (n. Komp.: Wissen, Kenntnis) vikalpa (m. Ins. p.: durch Vorstellung) saṅkīrṇa (f. Adj. Nom. s.: gemischt) sa (Und.: zusammen mit) savitarka (mfn.: begleitet von Gedanken, mit Überlegung) samāpatti (f. Nom. s.: Aufmerksamkeit)

Diese drei (Sprache, Kenntnis ihrer Bedeutung, Vorstellung) sind Wahrgenommenes. *vitarka* wurde in 1.17 kurz erwähnt, hier ist die vollständige Definition. Die Vorsilbe *sa* bedeutet „zusammen mit". *Savitarka* bedeutet also das, was mit *vitarka* zusammen vorkommt. Damit ist *savitarka samāpatti* ein Zustand der Aufmerksamkeit, zusammen mit *vitarka.*

Auf dieser Ebene befasst sich die Gehirnsoftware mit Grammatik, Lexikon, zugehörigen Bedeutungen und Bildern zu Worten und Sätzen. Diese Funktionsweise der Gehirnsoftware ist in Version 3 und den höheren Versionen 5 bis 8 vorhanden.

1.43

Von der Erinnerung gereinigt, in der eigenen Form, als ob leer, erscheint das vollständige Ziel. Das definiert nirvitarka [samāpatti].

स्मृतिपरिशुद्धौ स्वरूपशून्येवार्थमात्रनिर्भासा निर्वितर्का

smṛti-pariśuddhau svarūpa-śūnya-iva-artha-mātra-nirbhāsā nirvitarkā

smṛti (f. Komp.: Erinnerung, Gedächtnis) pariśuddhi (f. Lok. s.: Korrektheit, vollständige Reinigung) svarūpa (n. Komp.: eigene Form, eigene Natur) śūnya (mfn.: leer) iva (Und.: wie, bloß, als ob, nichts als) artha (mn. Komp.: Ursache, Grund, Ziel, Motiv, Bedeutung, Zweck) mātra (mf(ā)n. Komp.: in vollem Maße, nur, lediglich) nirbhāsa (f. Nom. s.: Scheinen, Leuchten, Erscheinen) nir (ohne) nirvitarka (mfn., f. Nom. s.: nicht grob)

Dieses *sūtra* beschreibt die Anfangsstadien der *siddhi*-Technik, die genauer in 3.1 bis 3.4 beschrieben wird. In diesen Anfangsstadien müssen störende Erinnerungen beruhigt werden. Dadurch wird das Nervensystem verfeinert und die Gehirnsoftware vorbereitet, um Version 7 zu laden, mit der dann eine wesentlich verbesserte Form der Aufmerksamkeit möglich ist. Die Erinnerung an das Grobe verschwindet, feine Wahrnehmung bleibt. Die Denkvorgänge Vorstellung (*vikalpa*) und Erinnerung (*smṛti*) werden hiermit beruhigt.

1.44

Ebenso sind auch savicāra [samāpatti] und nirvicāra [samāpatti] definiert, [wenn sie auf] subtiles Wahrgenommenes angewendet werden.

एतयैव सविचारा निर्विचारा च सूक्ष्मविषया व्याख्याता

etayā eva savicārā nirvicārā ca sūkṣma-viṣayāḥ vyākhyātā

eṣa (f. ins. s.: durch diese) eva (Und.: so, wirklich, genau) sa (Und.: zusammen mit) savicāra (mf(ā)n., f. Nom. s.: mit Überlegung, mit subtilen Gedanken) nir (ohne) nirvicāra (mf(ā)n., f. Nom. s.: ohne Überlegung, ohne subtile Gedanken) ca (Und.: und) sūkṣma (mf(ā)n.: subtil, fein) viṣaya (m. Nom. p.: Gegenstand der Erfahrung; āḥ v => ā v) vyākhyātā (p.p.: erklärt, definiert)

Dies ist eine weitere Verfeinerung des *nirvitarka* aus 1.43. *Samāpatti* (Aufmerksamkeit) tritt gleichzeitig auf mit Sprachverstehen als (1) *savitarka*, ohne dieses als (2) *nirvitarka*, mit subtilem Wahrgenommenem als (3) *savicāra* und ohne dieses als (4) *nirvicāra*.

Aktivitätsebenen der Gehirnsoftware

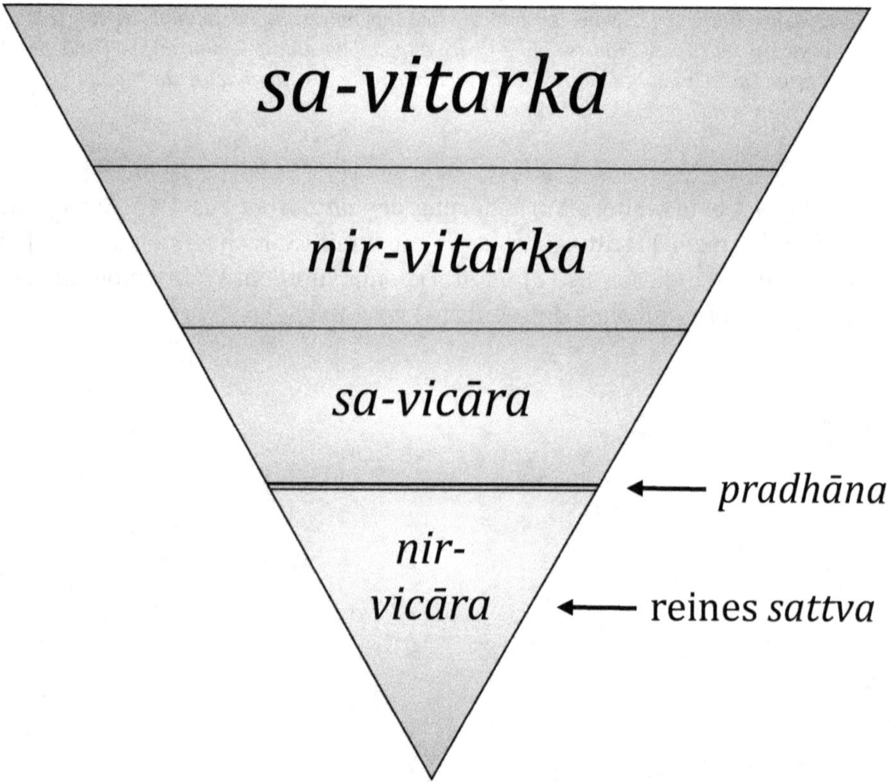

1.45

Das Maß der Feinheit endet in der nicht wahrnehmbaren prakṛti.

सूक्ष्मविषयत्वं चालिङ्गपर्यवसानम्

sūkṣma-viṣayatvam ca-aliṅga-paryavasānam

sūkṣma (mf(ā)n.: fein, subtil) viṣayatva (n. Nom. Akk. s.: Maß, Objektsein, beschränkt auf) ca (Und.: und) aliṅga (n. Komp: ohne Form, ohne Zeichen, Abwesenheit von Merkmalen) paryavasāna (n. Nom. Akk. s.: Ende, Umfassen, Einschließen)

Die Verfeinerungs-Zustände vom Groben zum Feinen sind: *mahābhūtas* (die fünf groben Elemente, zum Beispiel ein Lichtstrahl), *tanmātra* (fünf subtile Elemente zum Beispiel das elektromagnetische Feld), *asmitā* (begrenztes „ich"-Bewusstsein), *liṅga mātra* = *mahat* (mathematische Regeln der Naturgesetze, kosmischer Verstand), *pradhāna* (*guṇas* im Grundzustand). *Pradhāna* ist die erste Ursache und ist noch im Bereich von *savicāra* (1.44) enthalten.

Die *mahābhūtas* sind die fünf groben „Elemente" (Teilchen / Wellen), die den Aggregatzuständen Raum (geometrisch), Luft (gasförmig), Feuer (Plasma), Wasser (flüssig), Erde (fest) entsprechen. Die *tanmātras* sind die entsprechenden fünf, mit den Sinnesorganen nicht wahrnehmbaren, physikalischen Felder.

Beispiel: Der Sehsinn erfährt Lichtwellen (*mahābhūta*), welche die Anregungen des elektromagnetischen Feldes (*tanmātra*) sind.

1.46

Jene [vier] [heißen] wirklich samādhi mit Samen.

ता एव सबीजः समाधिः

tā eva sabījaḥ samādhiḥ

tad (f. Nom. p.: jene; āḥ e => ā e) eva (Und.: wirklich) sabīja (mf(ā)n., m. Nom. s.: mit Samen) samādhi (m. Nom. s.: ruhevolle Wachheit)

Jetzt bekommen die vier Ebenen der Aufmerksamkeit (*samāpatti* 1.41 bis 1.44) den Namen *samādhi.*

Samen (Ursachen von Denkvorgängen) entstehen durch die Wahrnehmung von Gegenständen. *Samādhi* tritt zusammen mit Samen auf vier Ebenen auf: Mit Sprachverstehen ist es *savitarka*. Ohne dieses ist es *nirvitarka.* Mit subtilen, feineren Zusammenhängen ist es *savicāra* (mit Worten nicht mehr zu beschreiben), ohne das Subtile ist es *nirvicāra* (reines Wissen).

1.47

Geschick [in] nirvicāra lässt das höchste SELBST (ātman) klar erscheinen.

निर्विचारवैशारद्येऽध्यात्मप्रसादः

nirvicāra-vaiśāradye adhyātma-prasādaḥ

nirvicāra (mf(ā)n., f. Nom. s.: ohne subtile Gedanken) vaiśārada (n. Lok s., Nom. Akk. d.: Klarheit des Verstands, Geschick, erfahren, gründliche Gelehrsamkeit, nicht irrend) adhyātma (n. Komp.: das höchste SELBST = ātman) prasāda (m. Nom. s.: Klarheit, Reinheit, Helligkeit, Durchsichtigkeit)

Durch die Übung von *nirvicāra samādhi* folgt die Erkenntnis von *ātman,* dem SELBST. Das Wort „höchstes" wird benutzt, um von der *asmitā,* dem begrenzten „ich"-Bewusstsein, deutlich abzugrenzen. Die geschickte Übung von *nirvicāra* (Kapitel 3) bewirkt die Erkenntnis, dass alle Gegenstände (*chandas*) das SELBST sind, dass alle Beobachtungsvorgänge (*devatā*) das SELBST sind und auch das „ich"-Bewusstseins nur das SELBST ist.

Mit dieser vollständigen Erkenntnis des SELBST wird Gehirnsoftware Version 7 aktiviert.

1.48

Das intuitive Wissen darin [in nirvicāra samādhi] trägt Wahrheit.

ऋतम्भरा तत्र प्रज्ञा

ṛtambharā tatra prajñā

ṛtambharā (f. Nom. s.: Wissen, das die Wahrheit in sich selbst enthält; evidentes Wissen) tatra (Und.: da, dort, dann) prajñā (f. Nom. s.: intuitives Wissen, Weisheit, intuitives klares Wissen)

Das ist die Definition von *prajñā* (*pra* = vor, *jñā* = Wissen). *Prajñā* ist die grundlegendste (*pra-*) Ebene von Wissen (*jñāna*). Sie erzeugt weder Schmerz noch keinen Schmerz (1.5). Sie wird nicht mehr in der Weise erreicht, wie angelerntes Wissen (*pramāna*) erreicht wird (1.7). Die *vṛttis pramāna* und *viparyaya* sind damit beruhigt. Es ist direktes, richtiges, intuitives Wissen, das nicht auf begrenzter Wahrnehmung, Schlussfolgerung oder einer Autorität beruht. Es ist das Feld allen Wissens.

Wir werden für *prajñā* den Begriff intuitives Wissen verwenden.

Prajñā–Wissen gibt es ab Gehirnsoftware Version 5. Beim Nutzer dieser höheren Versionen wird *prajñā*–Wissen im *jñāna*–Wissen belebt. *Prajñā* ist reines, intuitives Wissen ohne sprachliche oder feine Gegenstände. Ist einmal das Ziel von *nirvicāra* erreicht, existieren weder Gegenstände noch Wahrnehmung außerhalb des SELBST. Das SELBST kennt das SELBST. Ab nun wird das Leben sehr interessant! Ab hier geht's los!

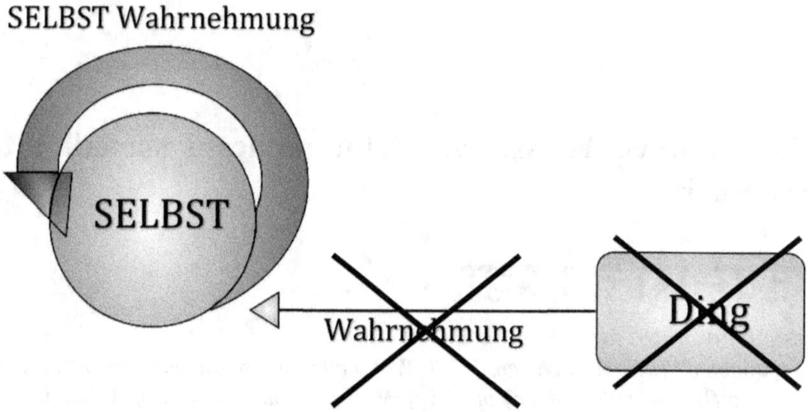

1.49

Intuitives Wissen (prajñā) ist anders als [allgemeingültige] Autorität oder Schlussfolgerung, [da prajñā sich auf] bestimmte Tatsachen bezieht.

श्रुतानुमानप्रज्ञाभ्यामन्यविषया विशेषार्थत्वात्

śruta-anumāna-prajñābhyām anya-viṣayāḥ viśeṣa-arthatvāt

śruta (n. Komp.: Gehörtes, die Lehren, Schriften, Veden) anumāna (n. Komp.: Inferenz, Schlussfolgerung) prajñā (f. Dat. Abl. Ins. d.: Weisheit, Wissen, intuitives Wissen,

Erkenntnis) anya (mfn., m. Komp.: andere, ein anderes, verschieden) viṣaya (m. Nom. p.: Thema, Gebiet, konkreter Gegenstand; āḥ v=> ā v) viśeṣa (m. Komp.: bestimmt, besonders, Differenz, Unterscheidung) artha (m.: Zweck, Ziel, Motiv, Ursache, Grund, Bedeutung) tvat (affix-heit: tvāt, Abl. s.)

Autorität oder Schlussfolgerung beziehen sich nur auf allgemeines Wissen, wohingegen *prajñā* sich auf spezielles Wissen bezieht. Wenn ich zum Beispiel wissen will, wie viele Äpfel jetzt noch am Apfelbaum vor meinem Haus hängen, kann ich zwar mit zählen anfangen, kann es aber mit *prajñā*-Wissen, intuitivem Wissen, direkt herausfinden. Dieses Wissen ist spezielles Wissen, das in keinem Buch zu finden ist, da dort nur Allgemeinwissen steht.

Ab Gehirnsoftware Version 6 ist der unendlich schnell rechnende Quantencomputer mit dem allwissenden kosmischen Computer verbunden. Nur mit dieser Fähigkeit ist es möglich, alles spezielle Wissen intuitiv und korrekt herauszufinden.

Eine Anmerkung für Mathematiker: *Prajñā*-Wissen verhält sich zum *pramāna*-Wissen wie ein Integral zu einer Summenformel. Oberflächlich betrachtet, können sie ähnliche Ergebnisse liefern. In ihrem Wesenskern sind sie aber grundverschieden.

Eine Summenformel ist immer in gewisser Weise begrenzt und fehlerbehaftet. Nur das entsprechende Integral ist exakt, weil es jede Funktion in unendlich kleine Schritte auflöst und durch unendlich viele Additionen zu einem exakten Ergebnis führt.

1.50

Der Eindruck, der durch jene [die nirvicāra Übung] entstanden ist, stoppt andere Eindrücke.

तज्जस्संस्कारोऽन्यसंस्कारप्रतिबन्धी

tat-jaḥ saṁskāraḥ anya-saṁskāra-pratibandhī

tad (n. Komp.: jenes) ja (m. Nom. s.: geboren, entstanden aus) saṁskāra (m. Nom. s.: Eindruck) anya (mfn. Komp.: anderer, verschieden, fremd, außergewöhnlich) saṁskāra (m. Komp.: Eindruck) pratibandhi (m. Nom. Akk. p.: Hindern, Ausschließen, Unterbrechen, Stoppen)

Das funktioniert wie bei einem Schadsoftware-Scanner. Schadsoftware wird gefunden, zum Löschen markiert und anschließend gelöscht. Die aus *nirvicāra samādhi* entstehenden Löschmarkierungen markieren Instanzen der Schadsoftware, so ähnlich wie Scheuerpulver Verschmutzungen umschließt. Die markierte Schadsoftware wird damit endgültig in der Gehirnsoftware unwirksam.

Vyāsa kommentiert dies folgendermaßen:

Die saṁskāras, die aus dem intuitiven Wissen im samādhi entstehen, zerstören das Lager der nach außen gerichteten saṁskāras der Aktivität. Wenn die saṁskāras der Aktivität zerstört sind, entstehen in der Gehirnsoftware aus ihnen keine Gedanken mehr und daraus folgt samādhi. Aus samādhi entsteht intuitives Wissen, daraus die Wissens-saṁskāras. So werden immer wieder Lager aus Wissens-saṁskāras angehäuft.

Die Wissens-saṁskāras des samādhi zerstören die Illusionen. Das Lager der Wissens-saṁskāras zerstört das Lager der Aktivität-saṁskāras. Ein saṁskāra, der aus intuitivem Wissen (prajñā 1.48) entstanden ist, zerstört die anderen, weil er aus einem wahren Ding entsteht.

1.51

Mit dem Beenden auch dieser [aus nirvicāra entstandenen Eindrücke] sind alle [saṁskāras] beruhigt – das definiert nirbīja [samenlosen] samādhi.

तस्यापि निरोधे सर्वनिरोधान्निर्बीजः समाधिः

Kapitel 1 Sūtra 1.51

tasya api nirodhe sarva-nirodhāt nirbījaḥ samādhiḥ

tad (mn. Gen. s.: von jenem) api (Und.: auch) nirodha (m. Lok. s.: Hemmung, Stoppen, Beruhigung) sarva (mf(ā)n. Komp.: alle, alles, jeder) nirodha (m. Abl. s.: Stoppen, Beruhigen) nirbīja (m. Adj. Nom. s.: ohne Samen) samādhi (m. Nom. s.: ruhevolle Wachheit)

Das Beenden der Wissens-*saṁskāras* entspricht einem Abspülen mit Wasser. Nachdem mit Scheuerpulver im *nirvicāra samādhi* genügend gescheuert wurde (1.50), wird jetzt das Scheuerpulver mit Wasser abgespült. Das in 1.2 vorhergesagte Ergebnis ist damit erreicht: Die Denkvorgänge (*vṛttis*) der Gehirnsoftware (*citta*) sind beruhigt. Das *citta* hat keine Basis mehr. Der Nutzer der Gehirnsoftware ruht in sich SELBST.

Aktivitätsebenen von Gehirnsoftware Versionen 7 und 8

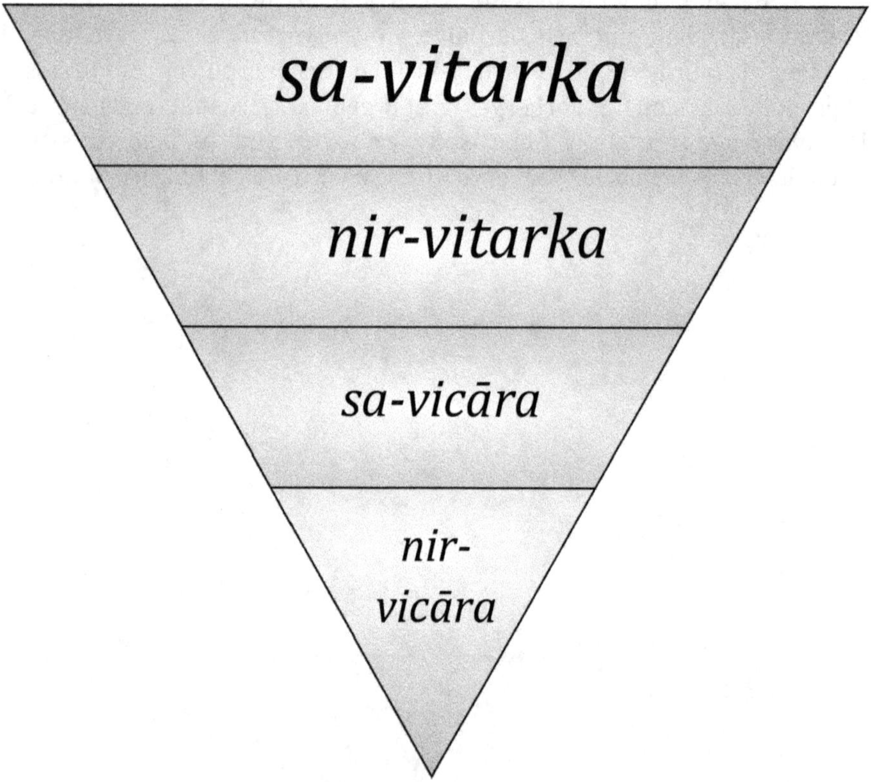

nirbīja samādhi

2

Sādhana Pāda

Beseitigung der Unwissenheit

Einleitung

Illusionen

Yoga, den jemand mit ruhiger Gehirnsoftware erreicht hat, wurde gelehrt. Dieses Kapitel beschreibt nun, wie jemand mit einer chaotischen, ruhelosen Gehirnsoftware *yoga* ebenfalls erreichen kann.

Objektorientierte Gehirnsoftware

Der Stand der Technik ist die „Objektorientierte Software". Software modelliert Situationen und Vorgänge in einer Weise, sodass diese auch auf einem Computer ablaufen können. Software kann zum Beispiel das Verhalten eines Autos beim Aufprall simulieren, bei dem der Airbag ausgelöst wird. Software kann die Daten von Personen speichern und gezieltes Suchen ermöglichen. Software kann auch zur Beschreibung mentaler Vorgänge verwendet werden.

Der aktuelle Stand der Softwaretechnologie benutzt die Konzepte der Objektorientierung, deren theoretische Grundlagen bereits vor mehreren Jahrhunderten in Indien in *nyāya* (Logik) und *vaiśeṣika* (Strukturen der Wirklichkeit, Ontologie) beschrieben wurden. Zur Objektorientierung gehören folgende Konzepte:

Ein Objekt stellt eine individuelle Software-Einheit dar.

- Ein Objekt bietet bestimmte Methoden an (Funktionen/Aktionen) und verwaltet die zugehörigen Attribute (Daten).
- Ein Beispiel für ein Objekt ist das Modell einer Person, das Attribute (Daten) über die Person enthält, zum Beispiel ihren Namen und ihre Adresse. Ein anderes Objekt ist das Modell eines Autos, das die Methoden Starten, Beschleunigen, Bremsen und Heizen anbietet.

- Es gibt auch Objekte, die sich auf bloße Erinnerungen beziehen, welche nicht mehr mit der aktuellen Wahrnehmung übereinstimmen bzw. reine Fantasie-Objekte sind.

Gehirnsoftware benutzt Software-Objekte. In der Gehirnsoftware bezeichnen wir Eindrücke (*saṁskāras*) als Schadsoftware-Objekte.

- Die Wirkungen dieser Schadsoftware-Objekte (*saṁskāras*) müssen reduziert, am besten ganz beseitigt werden, um höhere Versionen der Gehirnsoftware laden zu können.

Eine Klasse beschreibt die gemeinsame Struktur einer Menge von Objekten.

- Eine Klasse beschreibt zum Beispiel den Bauplan eines Hauses als Vorlage für die Objekte, die Häuser in einer Siedlung. Jedes einzelne Haus ist ein Objekt der Klasse „Bauplan". Eine Klasse enthält sowohl Beschreibungen der Datentypen, als auch der zugehörigen Methoden. Datentypen sind zum Beispiel die Höhe und Breite des Hauses als Zahlen. Methoden sind zum Beispiel das Anzeigen verschiedener Ansichten des Hauses aus verschiedenen Blickwinkeln.
- Eine Klasse beschreibt zum Beispiel den Typ eines Autos unter Angabe der Farbe, ein Objekt wäre ein konkretes Auto der Farbe Rot.
- Eine Illusions-Klasse beschreibt Schadsoftware-Objekte. Wenn zum Beispiel jemand das Rauchen nicht aufgeben kann, dann ist diese Sucht ein tiefer Eindruck (*saṁskāra*), ein Schadsoftware-Objekt, das durch wiederholtes Rauchen entstanden ist. Dieser Eindruck ist ein Objekt der Illusions-Klasse „Verlangen".

Eine Methode in einer Klasse beschreibt, was sie an Aktionsmöglichkeiten bereitstellen kann.

- In der Gehirnsoftware sind die Methoden einer Illusionsklasse die Denkvorgänge (*vṛttis*).

Ein Attribut ist ein Speicherplatz, der Daten enthält.

- Attribute sind zum Beispiel Ort, Zeitpunkt, Dauer und Intensität.

In der Gehirnsoftware enthält jedes Objekt „Eindruck (*saṁskāra*)" die zugehörige Erinnerung in Form von Attributen.

- Die Methode „Erinnerung" liefert die Erinnerung, wie die Attribute, Ort, Zeitpunkt und Umstände der Entstehung eines Eindrucks (3.18).
- Zum Beispiel kann sich jemand an frühere Leben erinnern, indem er Attribute des Eindrucks mit der Methode „Erinnerung" abruft (3.18).

Vererbung beschreibt eine „ist ein" Beziehung zwischen der Basis-Klasse und den davon abgeleiteten Klassen. Die Basisklasse gibt ihre Eigenschaften (Daten) und ihr Verhalten (Methoden) weiter an die abgeleiteten Klassen.

- Beispiele für Vererbung sind: Eine Amsel ist ein Singvogel; ein Singvogel ist ein Vogel; ein Raubvogel ist ein Vogel; ein Vogel ist ein Wirbeltier; ein Fisch ist ein Wirbeltier.
- Für die Schadsoftwareklassen in der Gehirnsoftware gelten folgende Vererbungen (siehe nächste Grafik):
  - ⇨ Eine Verbindung des Wahrnehmenden mit dem Wahrgenommenen (*saṁyoga*, 2.17) ist ein Ignorieren des SELBST.
  - ⇨ Eine Illusion (*kleśa*) ist eine Verbindung des Wahrnehmenden mit dem Wahrgenommenen (2.5).
  - ⇨ Unwissenheit (*avidyā*) ist eine Illusion (*kleśa*) in der Realitätswahrnehmung (2.3, 2.5).
  - ⇨ Begrenztes „ich"-Bewusstsein oder Ego (*asmitā* 2.6) ist eine Unwissenheit (*avidyā*).
  - ⇨ Verlangen (*rāga* 2.7) ist eine Unwissenheit (*avidyā*).
  - ⇨ Hass (dveṣa 2.8) ist eine Unwissenheit (*avidyā*).
  - ⇨ Überlebenstrieb (*abhiniveśa* 2.9) ist eine Unwissenheit (*avidyā*).

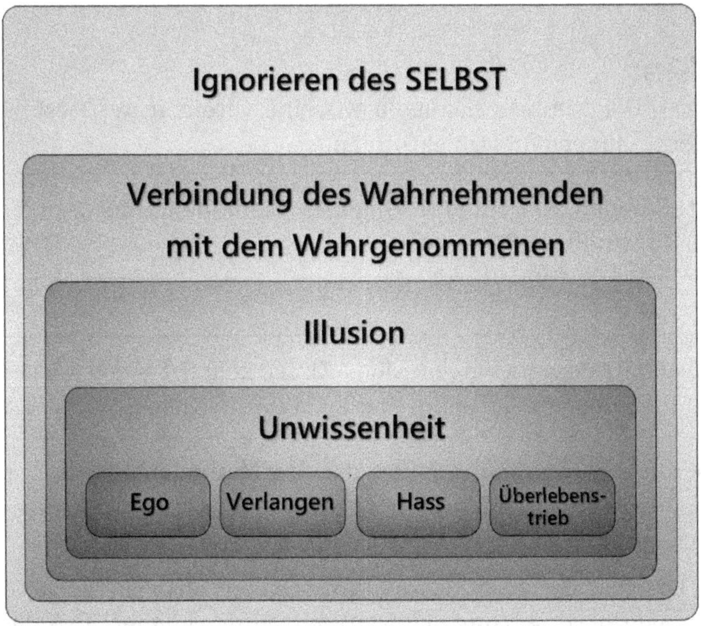

Eine Liste enthält eine Reihe von Objekten der gleichen Klasse.

In der Gehirnsoftware ist der *karma*-Speicher (*karmāśaya*) die Liste aller Eindrücke (*saṁskāras* 4.9). Der Denkvorgang Erinnerung ruft die Erinnerungen in den *saṁskāras* ab.

- Der Begriff *karma* bedeutet Handlung. Vor Software Version 7 hat eine Handlung zur Folge, dass *saṁskāras* im *karma*-Speicher abgelegt werden.
- Die abgelegten *saṁskāras* können aufgrund ihrer vorhandenen *kleśas* zu neuen Aktivitäten führen, wenn entsprechende Situationen auftreten.
- In der Gehirnsoftware kann ein Eindruck wiederum andere Eindrücke der Schadsoftware aktivieren.

Anmerkung

In unseren Diagrammen benutzen wir eine vereinfachte Darstellung der Klassenbeziehungen und Objekt-Abläufe.

Objekte können von anderen Objekten Methoden anfordern. So entstehen Kontrollfluss-Strukturen.

Um zu erreichen, dass eine Illusions-Klasse kein Schadsoftware-Objekt mehr generieren kann, ist die Klasse zu löschen.

Eine Klasse zu löschen bedeutet, dass die Methoden der Klasse gelöscht werden, die Daten/Attribute in zugehörigen Objekten der Klasse bleiben aber noch erhalten und können abgerufen werden.

Das Löschen der Basisklasse „Unwissenheit" hat zur Folge, dass die Erinnerungen zur Unwissenheit abgerufen werden können, aber die Unwissenheit keine Wirkung mehr zeigt, da ihre Methoden gelöscht wurden, und damit auch nicht mehr in abgeleiteten Klassen zur Verfügung stehen.

Praktisch geschieht dies mittels *viveka khyāti* (2.26).

Siehe Anhang C mit einer Simulation in der Sprache MATLAB, in der die Basisklasse *unwissenheit.m* gelöscht werden kann.

Nach Löschen der Basisklasse können keine weiteren *saṁskāra*-Objekte gebildet werden und vorhandene nicht mehr aktiviert werden.

Schadsoftware-Klasse

	Illusion (kleśa)
Eigenschaften (Daten)	*Zustand (2.4)* *Intensität (2.34)* *Ort (4.9)* *Zeitpunkt (4.9)* *Umstand (4.9)* *Lebewesen (4.9)*
mentale Aktivitäten (1.5, 1.6) (*vṛttis*)	*Richtiges Wissen* *Irrtum* *Vorstellung* *Tiefschlaf* *Erinnerung*

Die mentalen Aktivitäten der Schadsoftware sind Denkvorgänge. Diese heißen leiderzeugende *vṛttis* (1.5).

EiscremeEssen ist ein Eindruck der Illusion Verlangen.
- Zustand = aktiv
- Intensität = 85%
- Entstehungsort = Zu Hause bei Mutter
- Entstehungszeitpunkt = 4 Jahre 3 Monate alt
- Umstand = erste Eiscreme hat sehr gut geschmeckt
- Lebewesen= Mensch

Ein saṁskāra kann Irrtum und Erinnerung erzeugen
EiscremeEssen.irrtum = ich kann dauernd Eiscreme essen
EiscremeEssen.erinnerung = gestern habe ich Eiscreme gegessen

Karma-Lager

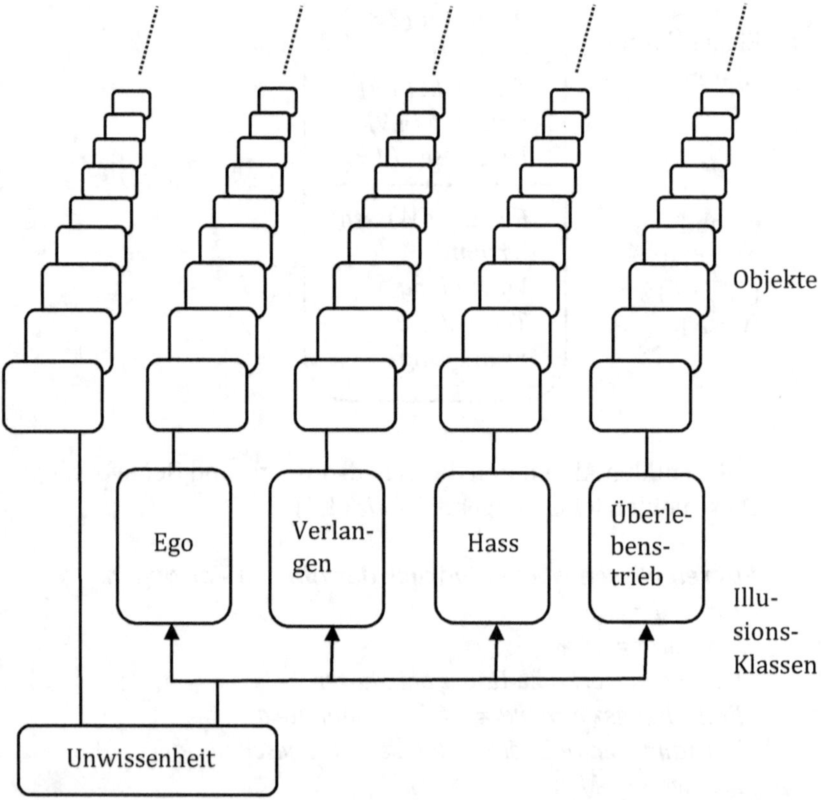

Die fünf Illusions-Klassen treten jeweils nur einmal auf. Es gibt dagegen beliebig viele Schadsoftware-Objekte.

Mit dem Löschen der Basisklasse „Unwissenheit" werden die anderen vier Klassen und alle Schadsoftware-Objekte unwirksam und es können keine neuen Objekte aus den Illusions-Klassen entstehen.

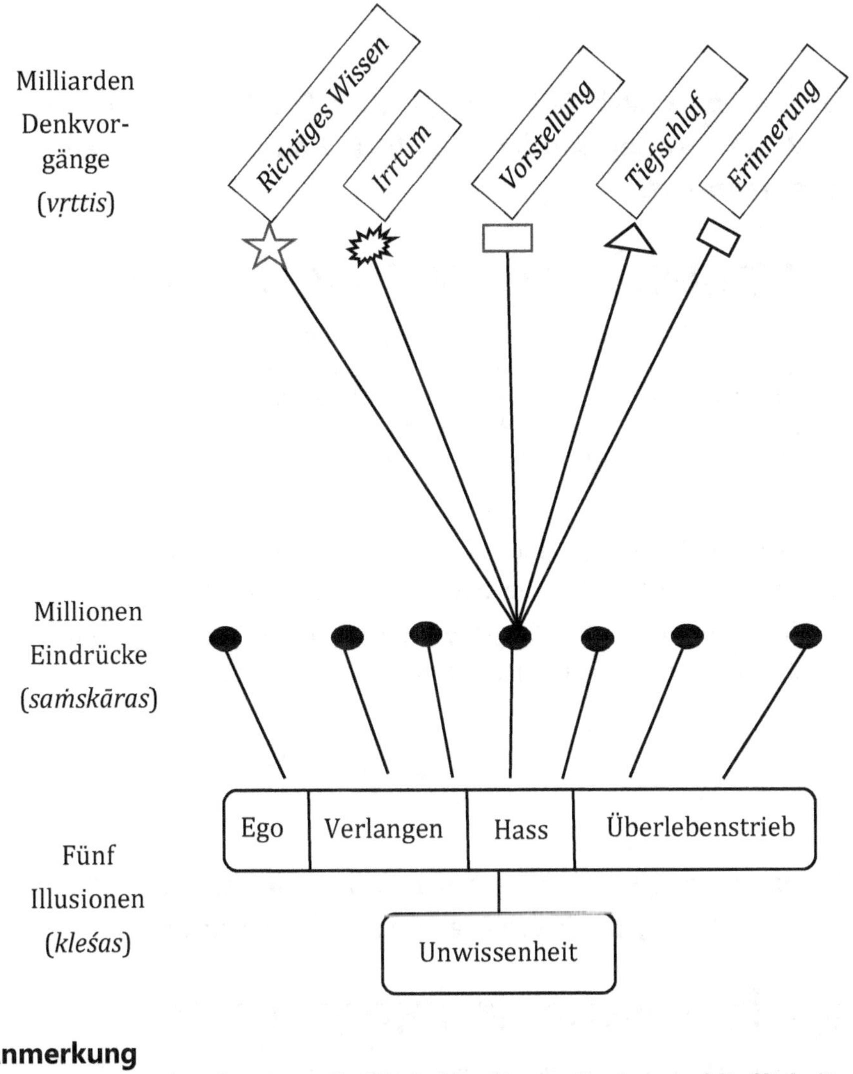

Anmerkung

Wir verwenden den Begriff „Objekt" in diesem Buch ausschließlich für Software-Objekte. Was allgemein als ein Objekt, zum Beispiel als „Sinnesobjekt" bezeichnet wird, nennen wir Ding oder Gegenstand, um Verwechslungen zu vermeiden.

2.1

Das Streben nach Befreiung, das Selbst-Studium der Veden und die Aufmerksamkeit auf Īśvara sind definiert als yoga des Handelns.

तपःस्वाध्यायेश्वरप्रणिधानानि क्रियायोगः

tapaḥ-svādhyāya-īśvara-praṇidhānāni kriyā-yogaḥ

tapas (n. Nom. Akk. s: Askese, Disziplin, Streben nach Befreiung) svādhyāya (m. Komp.: Studium der Veden) Īśvara (m. Komp.: bester Herrscher) praṇidhāna (n. Nom. Akk. p.: Aufmerksamkeit, Fixieren auf, Bemühung, starker Wunsch) kriyā (f. Komp., f. Nom. s.: Handlung, Ausführung) yoga (m. Nom. s.: Yoga)

Selbst-Studium bedeutet sowohl das eigene Studium der Veden als auch das Studium des SELBST, wie in den Veden beschrieben.

Īśvara wurde als verschieden von *puruṣa* in 1.24 definiert. *Īśvara* wurde in 1.25 als der mit dem höchsten Wissen bezeichnet.

2.2

Samādhi [zu] erreichen und das Vermindern der Illusionen (kleśas), [sind] die Ziele [des yogas des Handelns].

समाधिभावनार्थः क्लेशतनूकरणार्थश्च

samādhi-bhāvana-arthaḥ kleśa-tanū-karaṇa-arthaḥ ca

samādhi (m. Komp.) bhāvana (m. Komp.: Bewirken, Erreichen) artha (m. Nom. s.: Ziel, Zweck, Bedeutung) kleśa (m. Komp.: Illusion, Makel, Leiderzeuger, Leidensquelle) tanu (mf(us/ūs, vī)n. comp.: schwach, fein, winzig) karaṇa (n. Komp.: Machen, Bewirken, Hervorbringen) artha (m. Nom. s.: Ziel, Zweck, Bedeutung) ca (Und.: und, auch)

Yoga ist eine zielgerichtete Aktivität, kein Zeitvertreib.

2.3

Unwissenheit, [begrenztes] „ich"-Bewusstsein, Verlangen, Hass und der Überlebenstrieb sind die Illusionen.

अविद्यास्मितारागद्वेषाभिनिवेशः क्लेशाः

avidyā-asmitā-rāga-dveṣa-abhiniveśaḥ kleśāḥ

avidyā (f. Komp.: Unwissenheit) asmitā (f. Komp.: begrenztes ich-Bewusstsein) rāga (m. Komp.: Verlangen, Anziehung, Bindung, Leidenschaft, Liebe) dveṣa (m. Komp.: Abstoßung, Abneigung, Hass) abhiniveśa (m. Nom. s.: sich klammern an irdische Existenz, Anhaften am Leben, Lebensgier, Überlebenstrieb) kleśā (m. Nom. p.: Illusion, Leiden, Makel)

Die Illusionen sind fünf Klassen, die Leid erzeugen:

- Unwissenheit (*avidyā*) über die eigene Natur und damit Identifizierung mit dem Wahrgenommenen, wie Körper oder Gehirnsoftware. Unwissenheit ist die Basisklasse der vier folgenden.
- Begrenztes „ich"-Bewusstsein (*asmitā*): Begrenztheit, Stolz, Sturheit, Egozentrik, Hochmut, Minderwertigkeitsgefühle, Selbstmitleid, Traurigkeit und den Körper als das SELBST zu betrachten.
- Verlangen (*rāga*): Sucht, will Glücksgefühl durch Befriedigen der Sinne wiederholen, Begehren, Eifersucht, Vergnügen, Lust, Neid, Gier, Sehnsucht, Leidenschaft.
- Hass (*dveṣa*): Abstoßung, Abneigung, Ablehnung, Ärger, Wut, Zorn.
- Überlebenstrieb (*abhiniveśa*): Sich klammern an irdische Existenz, Lebensgier, Todesangst, Panik, Angst allgemein. Der Überlebenstrieb bezieht sich auf das begrenzte „ich". Ein Nutzer von Gehirnsoftware

ab Version 7 kann sogar den Überlebenstrieb überwinden und dennoch aus Gewohnheit weiterleben.

Die Illusionen

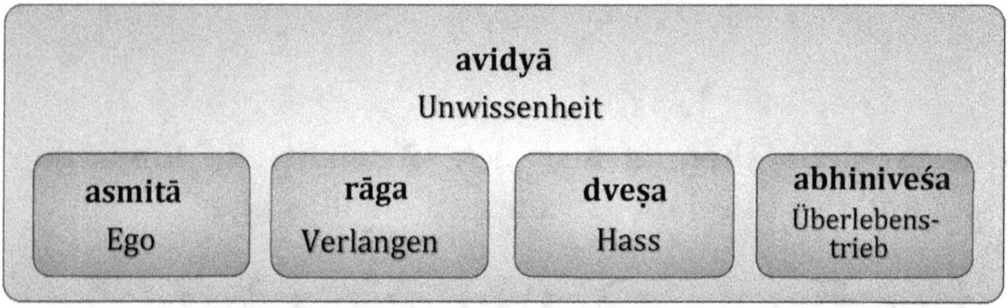

2.4

Unwissenheit ist der fruchtbare Boden für die anderen [vier kleśas]; [alle fünf sind jeweils] schlafend, schwach, unterbrochen oder aktiv.

अविद्या क्षेत्रमुत्तरेषाम्
प्रसुप्ततनुविच्छिन्नोदाराणाम्

avidyā kṣetram uttareṣām prasupta-tanu-vicchinna-udārāṇām

avidyā (f. Nom. s..: Unwissenheit über das SELBST) kṣetra (n. Nom. Akk. s.: Feld, Ort, Bereich) uttara (m. Gen. p.: folgender, anderer) prasupta (f. Komp.: Schläfrigkeit) tanu (n. Komp.: schwach, fein) vicchinna (f. Komp: Auseinandergerissenheit, unterbrochen, beendet) udāra (mf(ā)n., mn. gen. p.: erhaben, edel, aktiv, energetisch)

Unwissenheit ist die Basisklasse für die anderen vier Klassen von Illusionen; für begrenztes „ich"-Bewusstsein, Verlangen, Hass und Überlebenstrieb (2.3). Die vier Zustände einer Illusion (*kleśa*) sind: schlafend, schwach, unterbrochen, aktiv. Somit ergeben sich 5 x 4 = 20 Zustände der Illusionen.

Wenn eine Illusion in der Gehirnsoftware inaktiv ist, also nur als eine bloße Möglichkeit existiert, ist sie schlafend. Das bedeutet, aus der entsprechenden Illusionsklasse werden in diesem Augenblick keine Objekte gebildet.

Diese Illusion wacht auf, das heißt sie wird aktiv, wenn dazu passende Ereignisse oder Gegenstände wahrgenommen oder erinnert werden. Wenn sie aktiv ist, werden Schadsoftware-Objekte (*saṁskāras*) gebildet, welche dann Denkvorgänge (*vṛttis*) in bestimmten Mustern ablaufen lassen. Diese Schadsoftware-Objekte sind Programme, die ungewollt und unerwartet in der Gehirnsoftware ablaufen.

Illusionen können bewusst durch die Anwendung eines Gegengedankens geschwächt werden (2.33). Die geschwächte Illusion braucht dann längere Zeit oder einen intensiveren Anreiz, um Schadsoftware-Objekte zu bilden.

Eine Illusion kann durch eine andere unterbrochen werden, dadurch, dass die andere aktiv wird. Zum Beispiel wird Hass durch das Aufkommen eines Verlangens unterdrückt, aber existiert in einer unterbrochenen Form weiter, kann sich also später wieder als Hass manifestieren. Die Bildung der hassbezogenen Schadsoftware-Objekte wird hiermit unterbrochen, weil zuerst die verlangens-bezogenen Schadsoftware-Objekte gebildet werden. Weil sich Hass und Verlangen widersprechen, können nicht gleichzeitig diese sich widersprechenden Schadsoftware-Objekte gebildet werden. Sobald das Ereignis, welches das Verlangen auslöst, verschwunden ist, kann das Hass-Schadsoftware-Objekt wieder gebildet werden.

Śaṅkara erwähnt in seinem Kommentar noch einen fünften Zustand, den des verbrannten Samens eines *kleśas*, der sehr selten ist und nur ab Gehirnsoftware Version 5 auftritt. In der Gehirnsoftware bedeutet dieser verbrannte Zustand, dass die entsprechende Illusions-Klasse keine Objekte mehr bilden kann. Das entspricht einer Firewall zum Schutz gegen eindringende Schadsoftware.

2.5

Unwissenheit ist, das Unbeständige als ewig, das Unreine als rein, das Unglück als Glück, das Nicht-SELBST als das SELBST anzusehen.

अनित्याशुचिदुःखानात्मसु नित्यशुचिसुखात्मख्यातिरविद्या

anitya-aśuci-duḥkha-anātmasu nitya-śuci-sukha-ātma-khyātiḥ avidyā

anitya (mfn. Komp.: nicht ewig) aśuci (mfn. Komp.: unrein) duḥkha (mfn., n. Komp.: Leiden, Schmerz) anātmasu (nicht SELBST) nitya (mf(ā). Komp.: immerwährend, permanent, ewig) śuci (mfn. Komp.: rein) sukha (mfn. Komp.: Freude, Wohlbefinden) ātma (m. Komp.: SELBST) khyāti (f. Nom. s.: Sehen als ob, Deklarieren, Sehen, Meinung) avidyā (f. Nom. s.: Unwissenheit)

Die Klasse Unwissenheit erbt die Methoden und Attribute der Klasse Illusion, insbesondere das Verbinden des Wahrgenommenen mit dem Wahrnehmenden (siehe Grafik in der Einleitung zu Kapitel 2). Genau vier Arten dieser Verbindung sind in diesem *sūtra* aufgeführt und werden als Unwissenheit bezeichnet.

2.6

[Begrenztes] „ich"-Bewusstsein [bedeutet], die Kraft des Beobachters [des unveränderlichen SELBSTs] und die Kraft des Beobachtungsvorgangs [die intellektuelle Aktivität zu verbinden], als wären sie ein einziges Selbst [eine Identität].

दृग्दर्शनशक्त्योरेकात्मतेवास्मिता

dṛś-darśana-śaktyoḥ ekātmatā iva asmitā

dṛś ([puruṣa als] Seher, Sicht, Sehen, Wahrnehmender, Beobachter, Zeuge, reines Bewusstsein [sandhi -> ś->k, k->g, =>dṛg]) darśana (mf(ī)n. Komp.: Vision, Sicht, Sehen, Erscheinung) śakti (f. Gen., Lok. d.: Energie, Kraft) ekātmatā (f. Nom. s.: Eins-sein) iva (Und.: so, als ob, wie, fast wie) asmitā (f. Nom. s.: ich-Bewusstsein, Identität)

Der Fehler ist das Verbinden zweier Dinge, die nicht verbunden werden können. Er entsteht dadurch, dass das Unveränderliche nicht vom Veränderlichen unterschieden wird. Jemand sagt: „ich gehe dorthin." In dieser Aussage vermischt er Körper und SELBST. Tatsächlich ist er als *ātman* bereits überall, kann also nicht dorthin gehen. Nur der Körper kann dort hingehen. Begrenztes „ich"-Bewusstsein ist genau diese Vermischung.

2.7

Das Angenehme führt zu Verlangen.

सुखानुशयी रागः

sukha-anuśayī rāgaḥ

sukha (n. Komp.: Wohlbefinden, Freude, Angenehmes) anuśayin (m. Nom. s.: [unmittelbare] Folge einer Handlung) rāga (m. Nom. s.: Verlangen, Begehren, Anziehung, Bindung, Leidenschaft, Liebe)

„Verlangen ist Durst, ist Gier" (siehe Hinweis in 1.15).

Vor der Installation von Gehirnsoftware Version 7 ist die Erfahrung des Angenehmen die Ursache für das Verlangen. In der Illusion des Verlangens gefangen, versucht das begrenzte Selbst, durch Gefühle des Verlangens weitere angenehme Erfahrungen zu erleben.

2.8

Leiden führt zu Hass.

दुःखानुशयी द्वेषः

duḥkha-anuśayī dveṣaḥ

duḥkha (n. Komp.: Leiden, Schmerz, Unbehagen) anuśayin (m. Nom. s.: [unmittelbare] Folge einer Handlung) dveṣa (m. Nom. s.: Abstoßung, Abneigung, Hass)

Vor Gehirnsoftware Version 7 ist die Erfahrung des Leidens die Ursache für Hass. In der Illusion gefangen, versucht das begrenzte Selbst, durch hasserfüllte Gefühle weiteres Leiden zu vermeiden.

2.9

Der Überlebenstrieb ist angeboren, sogar beim Weisen.

स्वरसवाही विदुषोऽपि तथा रूढोऽभिनिवेशः

sva-rasa-vāhī viduṣaḥ api tathā rūḍhaḥ abhiniveśaḥ

sva (mf(ā)n. Komp.: eigene) rasa (m. Komp.: innere Natur, Tendenz, Veranlagung, Charakter, Essenz) vāhin (mfn., m. Nom. s.: fließend, tragend, bestehend, verursachend) vidus (mfn.: weise) api (Und.: auch, sogar) tathā (ind.: so, auf diese Weise, sogar, ebenso) rūḍha (mfn., m. Nom. s.: entstanden, entwickelt, gewachsen, ausgebildet) abhiniveśa (m. Nom. s.: sich klammern an irdische Existenz, Anhaften am Leben, Lebensgier, Selbsterhaltung, Lebenswille)

Dies kommt von früheren Erfahrungen des Todes. Daher fürchten alle Lebewesen, einschließlich der Neugeborenen, den Tod. In diesem Zusammenhang ist ein Weiser jemand, der das SELBST als unzerstörbar versteht.

2 .10

Jene geschwächten [Illusionen] müssen an ihrer Ursache gelöscht werden.

ते प्रतिप्रसवहेयाः सूक्ष्माः

te prati-prasava-heyāḥ sūkṣmāḥ

te (m. Nom. p.: jene) prati (Und.: nahe, zurück) prasava (m. Komp.: Ursprung, Erzeugung, Beginn, Anfang, Quelle) heya (mfn., m. Nom. p.: damit sie gehen, zu vermeiden, zu unterlassen, aufzulösen, zu beseitigen) sūkṣma (mf(ā)n., m. Nom. p.: fein, dünn, subtil)

Starke Illusionen müssen durch das Nachdenken über das Gegenteil (2.33) und durch *kriyā yoga* vermindert werden, bevor sie gelöscht werden können. *Kriyā yoga* wurde in 2.1 definiert als das Streben nach Befreiung, das Selbst-Studium der Veden und die Aufmerksamkeit auf *Īśvara*. Beim Nutzer vor Gehirnsoftware Version 5 ist aufgrund seiner illusorischen Wahrnehmung die Erfahrung des Angenehmen die Ursache für das Verlangen (2.7) und die Erfahrung des Leidens die Ursache für den Hass (2.8).

Illusorische Wahrnehmung bedeutet zum Beispiel, dass jemand sein SELBST mit dem Körper gleichsetzt (2.6). Dann versucht er zum Beispiel, den Körper dorthin zu bringen, wo ein Verlangen scheinbar gestillt werden kann, um daraus ein erhöhtes Glücksgefühl zu erreichen. Das Glück ist jedoch in unendlicher Fülle immer im SELBST vorhanden und es sind dazu keine speziellen Körperaktivitäten notwendig. Entsprechendes gilt natürlich auch für das Weglaufen des Körpers vor einer leiderfüllten Situation. In beiden Fällen ist also eine fehlerhafte Wahrnehmung des SELBST die Ursache für die Illusion (2.17).

Illusionen haben eine Intensität, die erhöht oder vermindert werden kann. Das vollständige Löschen der Illusionen, sodass sie nie wieder wirken können, erfolgt am Ende des Prozesses des *viveka khyāti* (2.26). Mit dem

Löschen der fünf Illusionen werden automatisch alle damit verbundenen Eindrücke im *karma*-Speicher wirkungslos.

Das bedeutet für die Gehirnsoftware: Sobald die fünf Klassen der Schadsoftware gelöscht sind, sind alle davon gebildeten Objekte ebenfalls neutralisiert. Auch wenn die Schadsoftware-Objekte millionenfach auftreten, werden sie mit diesen einfachen fünf Schaltern durch Löschen der fünf Illusionen alle abgeschaltet.

2.11

Dhyāna entfernt die Denkvorgänge jener [Illusionen].

ध्यानहेयास्तद्वृत्तयः

dhyāna-heyāḥ tat-vṛttayaḥ

dhyāna (n. Komp.: dhyāna) heya (mfn., m. Nom. p.: zu vermeiden, zu unterlassen, aufzulösen, zu beseitigen) tad (n. Komp.: jenes, bezogen auf jeweils ein kleśa) vṛtti (f. Nom. p.: Denkvorgang)

Sobald die Schwächung der *kleśas* nach 2.10 erfolgt ist, bleibt noch ein subtiler Rest von *vṛttis* übrig, der dann durch *dhyāna* vollständig beseitigt wird. *Dhyāna* kann als „Meditation" übersetzt werden, wird aber exakt in 3.2 definiert. Die schablonenhaften, leiderzeugenden *vṛttis* (Denkvorgänge) sind durch *dhyāna* zu beseitigen, ihre Muster sind zu löschen. Wenn nur noch wenige dieser Muster vorhanden sind, ist die Voraussetzung geschaffen, um die Gehirnsoftware-Upgrades Versionen 5 und 6 zu laden.

Später, in 2.26 wird die Grundlage und die intensivste Form von *dhyāna* vorgestellt. Sie heißt „richtig unterscheidende Erkenntnis (*viveka khyāti*)". Damit können dann auch die subtilen Reste von *vṛttis* in den *kleśas* gelöscht werden. Dieser Vorgang geschieht über einen gewissen Zeitraum beim Upgrade von Gehirnsoftware Version 6 auf die Versionen 7 und 8. Dazu ist großes Geschick erforderlich, was im Folgenden erklärt wird.

Karma

2.12

Die Ursache [für alle Objekte] des karma-Speichers ist Illusion und [sie] wird im gesehenen [gegenwärtigen] oder einem ungesehenen [zukünftigen] Leben ausgelebt.

क्लेशमूलः कर्माशयो दृष्टादृष्टजन्मवेदनीयः

kleśa-mūlaḥ karma-āśayaḥ dṛṣṭa-adṛṣṭa-janma-vedanīyaḥ

kleśa (m. Komp.: Illusion) mūla (m. Nom. s.: Wurzel, Ursache, Grundlage) karma (n. Komp.: Handlung, Tat) āśaya (m. Nom. s.: Neigung, Lager, Speicher) dṛṣṭa (mfn.: Komp.: sichtbar, gegenwärtig, wahrgenommen) adṛṣṭa (mfn.: Komp.: unsichtbar, zukünftig) janma (n. Komp.: Leben, Welt, Bereich, Geburt) vedanīya (m. Nom. s. Ausdrücken, Erfahren, Empfinden)

Zum Beispiel hat ein Nutzer bis Gehirnsoftware Version 3 eine schöne Erfahrung (*sukha*) beim Alkohol-Trinken. Aufgrund seiner illusorischen Wahrnehmung entwickelt er eine Sucht, ein *saṁskāra*, diese angenehme Erfahrung zu wiederholen. Aus der Sucht entsteht die Handlung (*karma*), wieder Alkohol zu trinken. Solche *saṁskāras* können bis zur Gehirnsoftware Version 6 auftauchen, welche unbewusst oder ungewollt diese Handlungen im gegenwärtigen oder zukünftigen Leben hervorrufen.

Wir bezeichnen die *saṁskāras* in der Gehirnsoftware als Schadsoftware-Objekte und die *kleśas* als die Baupläne (Klassen) der Schadsoftware-Objekte. Den *karma*-Speicher bezeichnen wir als die Liste aller vorhandenen Schadsoftware-Objekte. Diese Liste wird im gegenwärtigen oder zukünftigen Leben aktiviert. In der Informatik können Listen mittels verschiedener Methoden in verschiedenen Reihenfolgen durchlaufen werden. Beim *karma*-Speicher entsprechen diese verschiedenen Reihenfolgen den *daśa*-Systemen der vedischen Astrologie, welche sehr präzise beschreiben, welches *karma* zu welcher Zeit aktiviert ist. Das ist alles sehr kompliziert. Daher möchten wir den Leser inspirieren, möglichst schnell höhere Versionen der Gehirnsoftware zu laden und alle diese Komplikationen hinter sich zu lassen.

Exakte Definition der Schadsoftware in der Gehirnsoftware:

- Die fünf Illusionen (*kleśas*) sind Klassen der Schadsoftware.
- Die Unwissenheit ist die Basisklasse der vier anderen Illusionen.
- Eindrücke (*saṁskāras*) sind die Objekte der Illusions- Klassen.
- Der *karma*-Speicher (*karmāśaya*) ist die vollständige Liste der vorhandenen Eindrücke.
- Die leidvollen Denkvorgänge, das heißt, die leidvollen *vṛttis*, sind die Methoden der Illusions-Klassen.

2.13

Aufgrund vorhandener Wurzel [kleśa] reift jener [karma-Speicher als] Geburten, Leben und Erfahrungen.

सति मूले तद्विपाको जात्यायुर्भोगाः

sati mūle tat-vipākaḥ jāti-āyuḥ-bhogāḥ

sat (mf(ī)., n. Lok. s.: existierend, vorhanden sein) mūla (n. Lok. s.: Wurzel) tad (n. Komp.: jenes) vipāka (mf(ā)n., m. Nom. s.: reif, Frucht, Ergebnis) jāti (f. Komp.: Geburt) āyu (mfn., m. Nom. s.: lebend, Leben, Lebenszeit) bhoga (m. Nom. p.: Vergnügen, Genuss, Glück, Erfahrung)

Das Reifen der *saṁskāras* im *karma*-Speicher erfolgt nach bestimmten Zeitabläufen. Die Aktivierung der *saṁskāras* ist kompliziert, kann aber bis zu einem gewissen Grad mit vedischer Astrologie berechnet werden. Der

Reifevorgang entspricht der sequentiellen Aktivierung durch den Einfluss verschiedener Himmelskörper, entsprechend der *daśa*-Systeme.

Die *saṁskāras* können in gewissen Fällen auch in Paaren auftreten, wobei ein *saṁskāra*, das durch gute Handlungen entstanden ist, ein anderes, das durch schlechte Handlungen entstanden ist, teilweise aufhebt.

All dies ist aber eine Bindung und starke Einschränkung des freien Willens. Es ist sicherlich intelligenter, den Software-Upgrade Version 7 vorzunehmen und damit dem Einfluss des *karma*-Speichers zu entkommen. Wenn die Ursachen, die Illusionen (*kleśas*), beseitigt sind, kann der *karma*-Speicher nicht mehr reifen.

2.14

Freude und Leid als Ergebnisse jener [Geburten, Leben und Erfahrungen] sind durch Verdienst und Schuld verursacht.

ते ह्लादपरितापफलाः पुण्यापुण्यहेतुत्वात्

te hlāda-paritāpa-phalāḥ puṇya-apuṇya-hetutvāt

tad (m. Nom. p.: jenes) hlāda (m. Komp.: Vergnügen, Freude) paritāpa (m. Komp.: Leid, Leiden, Betrübnis, Schmerz) phala (n. Nom. Akk.. p.: Frucht, Ergebnis, Wirkung) puṇya (mf(ā)n., m. Komp.: rein, heilig, Glück, Tugend, Verdienst) apuṇya (Komp.: Schuld, tugendlos, Sünde, Untugend) hetu-tvāt (m. Abl. s.: Ursache, Veranlassung, Verursachung)

Die Gehirnsoftware vor Version 7 verursacht begrenzte Freuden und Leiden. Diese sind aber immer noch Auswirkungen der Schadsoftware. Nur ohne Schadsoftware kann die unendliche Glückseligkeit durchkommen. Warum soll begrenzte Freude Auswirkung einer Schadsoftware sein? Weil sie begrenzt, also irgendwann zu Ende ist. Dann nämlich setzen Frustration, Wut usw. über die verlorene Freude ein. Siehe 2.15 und Rad des *karmas* (4.11).

Die Schadsoftware wird zu irgendeinem Zeitpunkt aktiviert werden, sofern sie nicht beseitigt wird. Dabei spielt es keine Rolle, ob jemand zwischenzeitlich seine „Hardware“, den Körper, wechselt und dann die gleiche schadhafte Gehirnsoftware weiter benutzt, wenn er sich re-inkarniert.

2.15

Veränderung, Angst, saṁskāras, Leiden, die von Aktivitätsmustern aus dem Streit der [drei] guṇas herrühren, sind für den Unterscheidungsfähigen (vivekin) nichts als Leiden.

परिणामतापसंस्कार दुःखैर्गुणवृत्तिविरोधाच्च
दुःखमेव सर्वं विवेकिनः

pariṇāma-tāpa-saṃskāra-duḥkhaiḥ guṇa-vṛtti-virodhāt ca duḥkham eva sarvaṁ vivekinaḥ

pariṇāma (m. Komp.: Veränderung, Umwandlung) tāpa (m. Komp.: Qual, Angst, Pein, Hitze, physischer Schmerz) saṃskāra (Komp.) duḥkha (n. Ins. p.: Schmerz, Leiden [mehr geistig], Unbehagen) guṇavṛtti (f. Komp.: Aktivität der guṇas) virodha (m. Abl. s.: Konflikt, Streit, Kampf) ca (Und.: und, auch) duḥkha (n. Akk. Nom. s.: Leiden) eva (Und.: nur, eben) sarva (mf(ā)n., n. Akk. Nom. s.: alles) vivekin (m. Abl. Gen. s.: Weiser, richtig Unterscheidungsfähiger)

Der richtig Unterscheidende unterscheidet zwischen dem leidenden, begrenzten „ich“-Bewusstsein und dem nicht leidenden SELBST.

Was innerlich abstoßend ist, ist Schmerz. Daher ist für den *yogi* sogar in einer Zeit des Vergnügens Schmerz vorhanden, weil sogar Vergnügen den *yogi* abstößt. Warum ist das so? Dem *yogi* ist klar: Niemals wird ein Wunsch durch das Ausleben von Wünschen befriedigt. Der Wunsch wächst immer mehr, so wie das Feuer durch hineingegossene Butter wächst. Ein immer stärker wachsender Wunsch führt letztendlich zum Schmerz.

Es gibt keinen Schmerz, so groß wie der Durst und keine Freude so groß wie die Freiheit von Durst.

2.16

Zukünftiges Leiden [ist zu] vermeiden.

हेयं दुःखमनागतम्

heyaṁ duḥkham anāgatam

heya (mfn., n. Nom. s.: Vermeiden) duḥkha (n. Nom. Akk. s.: Leiden) anāgata (mfn., n. Nom. Akk. s.: zukünftig)

Vermeide die Gefahr, bevor sie entsteht.

Schmerz, der schon vorbei ist, kann nicht vermieden werden. Der gegenwärtige Schmerz kann auch nicht vermieden werden, weil er den Moment der Erfahrung erreicht hat. Nur der Schmerz, der noch nicht da ist, kann vermieden werden.

In der Gehirnsoftware entspricht die Vermeidung zukünftigen Schmerzes der Einrichtung einer sogenannten „Firewall". Eine Firewall filtert Schadsoftware aus, sodass sie nicht ins System gelangen kann. Der Filter der Firewall in der Gehirnsoftware ist die richtig unterscheidende Erkenntnis (*viveka khyāti* 2.26).

Firewalls filtern Datenpakete entsprechend ihrer Attribute. Die Filterattribute für die Gehirnsoftware stammen aus der Definition von Unwissenheit in 2.5: „Unwissenheit ist, das Unbeständige als ewig, das Unreine als rein, das Unglück als Glück, das Nicht-SELBST als das SELBST anzusehen."

2.17

Die Verbindung des Wahrnehmenden mit dem Wahrgenommenen ist die Ursache [des Leidens und ist] zu vermeiden.

द्रष्टृदृश्ययोः संयोगो हेयहेतुः

draṣṭṛ-dṛśyayoḥ saṃyogaḥ heya-hetuḥ

draṣṭṛ (m. Komp.: Wahrnehmender, Beobachter) dṛśya (mfn., m. Gen. Lok. d.: Wahrgenommene, Gesehene) saṃyoga (m. Nom. s.: Verbindung) heya (mfn. Komp.: Vermeiden) hetu (m. Nom. s.: Ursache)

> Wenn man seine Füße nicht durch spitze Steine verletzen möchte, sollte man Schuhe tragen.

Der Wahrnehmende ist das SELBST (*ātman, puruṣa*). Das Wahrgenommene besteht aus Dingen der Umgebung, Sinnen, Körper, Verstand und begrenztem „ich"-Bewusstsein.

Um zukünftiges Leiden zu vermeiden, benutzen Sie die höchste Version der Gehirnsoftware! Diese beinhaltet automatisch die beste Firewall, welche die schmerzhafte Verbindung zwischen Wahrnehmenden und Wahrgenommenen trennt.

Siehe dazu auch die Grafik in 1.48.

Guṇas

2.18

[Mit dem] Streben [der drei guṇas] nach Klarheit, Bewegung und Festigkeit besteht das Wahrgenommene aus den Elementen (mahābhūtas) und den Sinnen zum Zweck der Erfahrung und Befreiung.

प्रकाशक्रियास्थितिशीलं भूतेन्द्रियात्मकं भोगापवर्गार्थं दृश्यम्

prakāśa-kriyā-sthiti-śīlam bhūta-indriya-ātmakam bhoga-apavarga-artham dṛśyam

prakāśa (m. Komp.: Klarheit, Licht, Helligkeit, Leuchten) kriyā (f. Komp.: Handlung) sthiti (f. Komp.: Festigkeit, Stillstand, Unbeweglichkeit, Trägheit) śīla (n. Nom. s.: Tendenz zu, Natur, Wesen, Charakter, Streben) bhūta (n. Komp.: Element [5]) indriya (n. Komp.: Sinnes- und Handlungsorgane) ātmaka (n. Nom. Akk. s.: zum Wesen, zur Natur eines Dinges gehörig, die Natur eines Dinges formen) bhoga (m. Komp.: Erfahrung) apavarga (m. Komp.: Ende, Befreiung) artha (m. Akk. s.: Ziel, Zweck, Grund) dṛśya (mfn., n. Nom. s.: Sichtbares, Wahrnehmbares, Wahrgenommenes)

Sattva strebt nach Klarheit, *rajas* nach Bewegung, *tamas* nach Festigkeit. Der Grundzustand der drei *guṇas* (*sattva, rajas, tamas*) heißt *pradhāna* und er ist unveränderlich. Wenn die *guṇas* hingegen nicht im Grundzustand sind, dann beeinflussen sie sich wechselseitig. Alle drei *guṇas* sind immer vorhanden, aber mit verschiedenen Anteilen. Wenn ein *guṇa* vorherrscht, geschieht etwas. Von dem vorherrschenden *guṇa* hängt ab, was alle drei bewirken. Sie bewirken „das Wahrgenommene". Es besteht aus Gegenständen und Sinnesorganen.

Der Zweck des Wahrgenommenen ist: (1) Erfahrung und (2) Befreiung.

(1) Die Erfahrung ist die Überzeugung in der Gehirnsoftware (citta), dass der Nutzer (puruṣa) ein Teil dieser Gehirnsoftware sei, der von ihr nicht unterschieden werden könne.

(2) Die Befreiung ist ein Zustand der Gehirnsoftware, der die drei guṇas als die Handelnden sieht und den puruṣa als den stillen Beobachter dieser Handlungen. In diesem befreiten Zustand wird der Nutzer getrennt von der Gehirnsoftware gesehen.

Diese zwei, die Erfahrung und die Befreiung, werden vom Verstand erzeugt und funktionieren nur im Verstand. Warum werden sie dann dem puruṣa zugeordnet? So wie Sieg oder Niederlage der Soldaten ihrem Herrscher zugeordnet werden, weil er die Auswirkungen davon erfährt, so werden Bindung und Befreiung dem puruṣa zugeordnet, weil er sich ihrer Auswirkungen bewusst ist. Im Verstand allein existiert die Bindung und sie ist das Versäumnis, den zweiten Zweck des Wahrgenommenen zu erfüllen. Die Befreiung ist die Vollendung dieses Zweckes.

Die *guṇas* bilden die fünf Elemente, die Gegenstände der Erfahrung und die fünf Sinnesorgane. In der Gehirnsoftware Version 3 kommt die Information der wahrgenommenen Gegenstände beim stillen SELBST (*puruṣa*), dem Nutzer, in folgender Reihenfolge an:

Gegenstände →

→ Sinnesorgane →

→ Eingabe-Ausgabe-Software (*manas*) →

→ Hauptkomponente der Gehirnsoftware (*buddhi*, Verstand) →

→ Nutzer der Gehirnsoftware (*puruṣa*).

Diese Reihenfolge definiert den Begriff der Erfahrung. Für den Nutzer der Gehirnsoftware vor Version 7 ist jede Erfahrung ein Prozess, der alles beim SELBST abliefert, wie ein Diener. Das ist der erste Zweck des Wahrgenommenen. Befreiung bedeutet Freiheit von diesem Dienst; das ist der zweite Zweck des Wahrgenommenen.

Für den Nutzer der Gehirnsoftware ab Version 7 gilt der zweite Zweck, welcher das Ende dieses Vorgangs der Erfahrung ist. Der Nutzer ist das

SELBST und nimmt das SELBST und seine Impulse wahr. Das Wahrgenommene wird zum SELBST. Alles ist in MIR. ICH nehme Gegenstände nicht mehr als außerhalb von MIR wahr. Damit ist ihr Gegenstands-Charakter verschwunden.

Beim Nutzer der Gehirnsoftware ab Version 7 werden die drei *guṇas* durch Wissensimpulse im *ātman*, dem SELBST, ersetzt. Sie existieren nicht mehr als „äußere" Kräfte, da alles zum SELBST geworden ist. Das ist Einheitsbewusstsein.

2.19

Die Zustände der guṇas [sind] speziell, allgemein, strukturiert (liṇga), messbar (mātra) und unstrukturiert (pradhāna).

विशेषाविशेषलिङ्गमात्रालिङ्गानि गुणपर्वाणि

viśeṣa-aviśeṣa-liṅga-mātra-aliṅgāni guṇa-parvāṇi

viśeṣa (m. Komp.: Verschiedenes, Besonderheit, Eigentümlichkeit, spezifische Eigenschaft) aviśeṣa (m. Komp.: Universales, Unbestimmtes, Nicht-Verschiedenheit, unspezifisch) liṅga-mātra (n. Komp.: messbare reine, bloße Form, Merkmal, Symbol) aliṅga (n. Nom. p.: formlos, ohne Merkmale, pradhāna) guṇa (Komp.: m.) parvan (n. Nom. p.: Verbindung, Abschnitt, Zeitabschnitt, Bereich, Glied, Zustand, Stufen einer Treppe)

Dies ist eine Reihenfolge vom Groben zum Feinen. „Speziell" bedeutet Anregung der Felder, zum Beispiel Lichtstrahlen. „Allgemein" bedeutet physikalische Felder, zum Beispiel elektromagnetisches Feld. „Strukturiert" bedeutet mathematische Struktur der Naturgesetze, zum Beispiel $E=\frac{1}{2}mv^2$. „Messbar" bedeutet beobachtbare Messgrößen, zum Beispiel Energie, Geschwindigkeit. „Unstrukturiert" bedeutet, die drei *guṇas* im Gleichgewicht, was mit *pradhāna* oder *aliṇga* bezeichnet wird.

Umwandlungen der guṇas

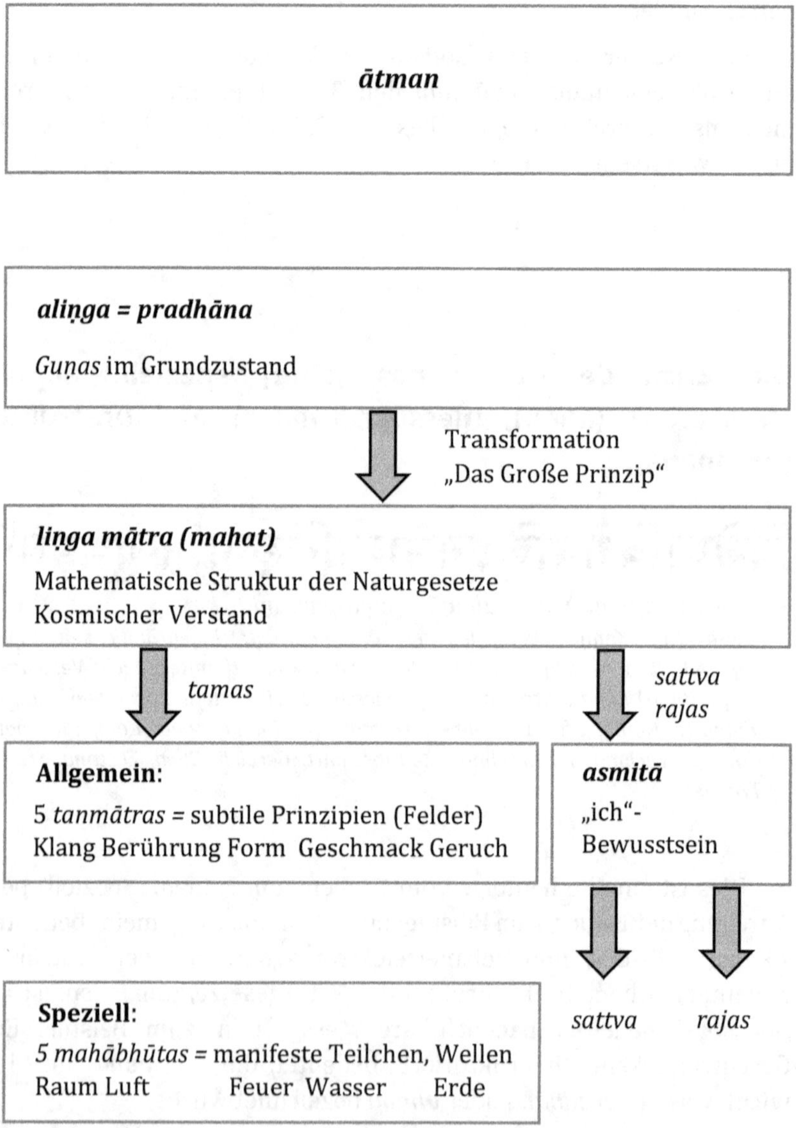
ātman
aliṇga = pradhāna
Guṇas im Grundzustand
Transformation
„Das Große Prinzip“
liṇga mātra (mahat)
Mathematische Struktur der Naturgesetze
Kosmischer Verstand
tamas
sattva
rajas
Allgemein:
5 tanmātras = subtile Prinzipien (Felder)
Klang Berührung Form Geschmack Geruch
asmitā
„ich“-Bewusstsein
sattva
rajas
Speziell:
5 mahābhūtas = manifeste Teilchen, Wellen
Raum Luft Feuer Wasser Erde

Die Göttliche Mutter Sprach:

„ICH (*ātman*), *devī/śakti*, bin DAS (drei *guṇas* im Gleichgewicht).

Devī ist beides, *ātman* und *pradhāna*.

Devī ist beides, ohne die *guṇas* und ist gleichzeitig die *guṇas* im Gleichgewicht.

Zusammenhang zwischen grobstofflichen Elementen, feinstofflichen Eigenschaften und Sinnesorganen

mahābhūta grobstoffliches Element	**tanmātra** feinstoffliche Eigenschaft	**jñānendriya** Sinnesorgan
pṛthivī Erde	***gandha*** Geruch, Festigkeit, Strukturähnlichkeit	***ghrāṇendriya*** Riechen
jala Wasser	***rasa*** Geschmack, Flüssigkeit, Wassergedächtnis	***rasanendriya*** Schmecken
agni Feuer, Licht	***rūpa*** Form, Farbe, Feuer, Licht, Hitze, elektromagnetische Felder, Skalarwellen-Felder	***cakṣurindriya*** Sehen
vāyu Luft, Gas, Wind	***sparśa*** Berührung, Wirbel, Quantenverschränkung, Chi, *prāṇa*	***sparśendriya*** Tasten
ākāśa Raum	***śabda*** Ton, Klang, Schwerkraftfeld, Informationsfeld	***śravaṇendriya*** Hören

Das feinstoffliche Element, das *tanmātra* von Licht/Feuer ist das elektromagnetische Feld. Das grobstoffliche Element, das *mahābhūta* von Licht /Feuer besteht aus den Schwingungen bzw. Anregungszuständen des elektromagnetischen Feldes, zum Beispiel Lichtstrahlen, Mikrowellen, Röntgenstrahlen, usw. Entsprechendes gilt für die anderen *tanmātras* als Felder. Ebenso gilt es auch für die anderen *mahābhūtas* als Anregungszustände.

Schwerkraft (dem Klang zugeordnet) und Elektromagnetismus (Licht) sind die einzigen Felder in der modernen Physik, die sich unendlich im Raum ausdehnen. Aber laut *brahma sūtras* sind alle Sinne unbegrenzt.

Es gibt noch einiges über die anderen drei Felder zu forschen! Sie benötigen auch unendlich ausgedehnte Eigenschaften. Daher sind die räumlich begrenzten starken und schwachen Wechselwirkungen keine geeigneten Kandidaten. Siehe vorherige Tabelle für weitere Anregungen zur Forschung.

Die fünf Organe – Ohren, Haut, Augen, Zunge und Nase – sind mentale Sinnesorgane und Wissensorgane (*buddhi-indriya*). Die Sinnesorgane sind mit dem Körper verbunden, daher endlich. Die zugeordneten feinstofflichen Sinne sind unendlich und nicht durch den Körper begrenzt. Die fünf Handlungsorgane (*karmendriyas*) sind Sprachorgan, Hände, Füße, Ausscheidungsorgan und Fortpflanzungsorgan. Die Eingabe-Ausgabe-Komponente (*manas*) das elfte Organ, steuert Sinnes- und Handlungsorgane. Die elf Organe sind Spezialisierungen des allgemeinen, begrenzten „ich"-Bewusstseins (*asmitā*).

Die 16 Spezialisierungen, die vikāras der guṇas

5 Tanmātras

Subtile Felder der Elemente:

Klang, Berührung, Form,

Geschmack, Geruch

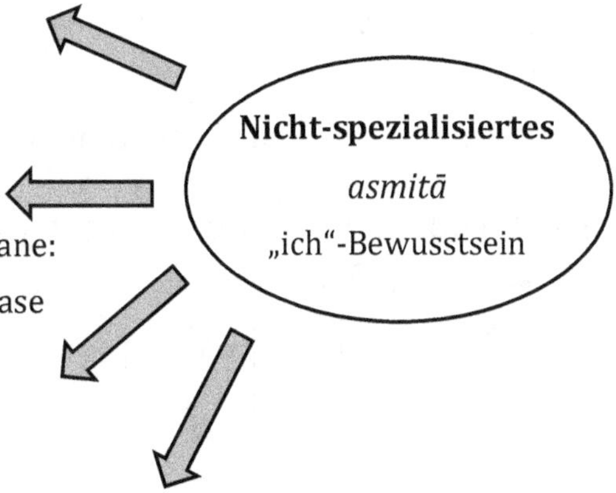

5 Buddhi-indriyas

Sinnesorgane/Erkenntnisorgane:

Ohren, Haut, Augen, Zunge, Nase

5 Karma-indriyas

Handlungsorgane:

Stimmorgan, Hände, Füße,

Ausscheidungsorgan,

Fortpflanzungsorgane

1 Manas

Eingabe-Ausgabe-Kontrolle der Gehirnsoftware,

steuert Sinnes- und Handlungsorgane.

Fünf Elemente und guṇas

- Raum ist hauptsächlich *sattva*
- Luft ist hauptsächlich *rajas*
- Licht/Feuer ist hauptsächlich *sattva* und *rajas*
- Wasser ist hauptsächlich *rajas* und *tamas*
- Erde ist hauptsächlich *sattva* und *tamas*

Elemente und tanmātras

Raum:	Klang
Luft:	Berührung, Klang
Licht/Feuer:	Form, Berührung, Klang,
Wasser:	Geschmack, Form, Berührung, Klang
Erde:	Geruch, Geschmack, Form, Berührung, Klang

Die 16-fache Spezialisierung der guṇas

<table>
<tr><td>Sinnes-organe
buddhi-indriya</td><td>Ohren
sattva-sattva</td><td>Haut
sattva-rajas</td><td>Augen
sattva-sattva/rajas</td><td>Zunge
sattva-rajas/tamas</td><td>Nase
sattva-sattva/tamas</td><td rowspan="3">Eingabe-Ausgabe-Komponente

manas

sattva-sattva/rajas/tamas</td></tr>
<tr><td colspan="6">nicht spezialisiertes asmitā („ich"-Bewusstsein)</td></tr>
<tr><td>Handlungs-organe
karma-indriya</td><td>Stimme
rajas-sattva</td><td>Hände
rajas-rajas</td><td>Füße
rajas-sattva/rajas</td><td>Fortpflan-zung
rajas-rajas/tamas</td><td>Ausscheid ung
rajas-sattva/tamas</td></tr>
</table>

<table>
<tr><td>Felder
tanmātras</td><td>Schall
tamas-sattva</td><td>Berüh-rung
tamas-rajas</td><td>Form
tamas-sattva/rajas</td><td>Geschmack
tamas-rajas/tamas</td><td>Geruch
tamas-sattva/tamas</td></tr>
<tr><td colspan="6">manifestiert als ↓ ↓ ↓ ↓ ↓</td></tr>
<tr><td>Elemente
(Wellen und Teilchen)</td><td>Raum
tamas-sattva</td><td>Luft
tamas-rajas</td><td>Feuer
tamas-sattva/rajas</td><td>Wasser
tamas-rajas/tamas</td><td>Erde
tamas-sattva/tamas</td></tr>
</table>

Die guṇas durchdringen alle ihre Spezialisierungen einzeln und in Kombinationen. Weder beginnen die guṇas, noch hören sie zu existieren auf. Sie sind gegründet im pradhāna, welches formlos ist und keinem Zweck des puruṣa unterliegt. Daher ist pradhāna ewig und selbstgenügsam.

Wir bezeichnen *pradhāna* als die feinste Ebene der Schöpfung. Es ist der formlose und ewige Urgrund, aus dem zunächst die drei *guṇas* mit ihren spezifischen Eigenschaften erscheinen. In weiteren Schritten spezialisieren sich die *guṇas* zur manifesten kosmischen Software mit ihren zahllosen Unterteilungen, zum Beispiel den unmanifesten Varianten der Gehirnsoftware.

Es scheint nur so, dass die *guṇas* entstehen und verschwinden, weil ihre individuellen Manifestationen, in denen sie enthalten sind, die Eigenschaften des Entstehens und Vergehens haben. Ein Topf aus Ton entsteht und vergeht, aber das Material Ton bleibt bestehen. So ist es auch mit den *guṇas*. In ihrem *pradhāna*-Zustand bleiben sie, wie das Material Ton, bestehen. In ihrem unausgeglichenen Zustand erscheinen sie veränderlich. Daher nennen wir sie auch relativ.

In der ersten Stufe der physikalischen Manifestation spezialisieren sich die *guṇas* als leerer Raum auf der Planck-Skala, aus dem dann das gesamte Universum in weiteren Manifestationsstufen hervorgeht. Die *yoga sūtras* kennen also schon eine Schöpfung jenseits des Urknalls.

Zweck der Erfahrung

2.20

Obwohl die Wahrnehmungskraft des Wahrnehmenden [draṣṭṛ = puruṣa] rein ist, bemerkt er Gedanken.

द्रष्टा दृशिमात्रः शुद्धोऽपि प्रत्ययानुपश्यः

draṣṭā dṛśi-mātraḥ śuddhaḥ api pratyaya-anupaśyaḥ

draṣṭṛ (m. Nom. s.: Seher, Wahrnehmender, Beobachter) dṛśi (f. Komp.: die Kraft des Sehens, Sehen, Wahrnehmen) mātra (mf(ā/ī)n., m. Nom. s.: nur, nichts als) śuddha (mfn., m. Nom. s.: rein) api (mfn.: auch, obwohl) pratyaya (m. Komp.: Gedanke) anupaśya (mfn., m. Nom. s.: im Blick behalten, aufmerksam sein, wahrnehmend, sehend)

Puruṣa ist wie eine Lampe und der Verstand vor Gehirnsoftware Version 8 wie ein Lampenschirm, welcher Schatten wirft. Aufgrund des Fehlers des Verstands erfolgt eine Überschattung des *puruṣa* durch die gedankliche Aktivität.

Zum Beispiel, wenn jemand Musik über die Wahrnehmungskraft der Ohren hört, wird die Musik in Gedanken umgewandelt, welche von *puruṣa* bemerkt werden. Im Nutzer von Gehirnsoftware Version 3 überschatten diese Gedanken der Musik das SELBST (*puruṣa*) völlig. Die Ego-Komponente der Gehirnsoftware maßt sich an, der Nutzer zu sein, obwohl der Nutzer tatsächlich immer verschieden von der Gehirnsoftware ist.

2.21

Der Zweck jenes [Bemerkens der Gedanken] ist tatsächlich das wahrnehmbare SELBST.

तदर्थ एव दृश्यस्यात्मा

tat-arthaḥ eva dṛśyasya ātmā

tad (n. Komp.: jenes) artha (m. Nom. s.: Zweck, Ziel, Grund, Motiv) eva (ind.: so, tatsächlich, wirklich, in der Tat) dṛśya (mfn., m. Gen. s.: sichtbar, ahrnehmbare Welt, Wahrnehmbares) ātman (m. Nom. s.: SELBST)

Mit dem Wahrnehmen des SELBST ist nun der zweite Zweck des Wahrgenommenen, die Befreiung, erreicht (2.18). Das Gehirn funktioniert ab Version 7 in vollständiger Freiheit. Das SELBST wird überall wahrgenommen. Es gibt nichts anderes mehr, was die Freiheit beeinträchtigen könnte. Die Gegenstände sind verschwunden. Der Schmerz ist beendet; das Ziel von 2.16 ist erreicht.

Der erste Zweck des Wahrgenommenen liegt für den Befreiten nun in der Vergangenheit und er kann sagen: "Ich habe getan, was zu tun ist."

Erfahrung

Unter Anleitung von Heinz praktizierte ich das *sūtra* zum Weitergeben der Wahrnehmungen an *puruṣa*: Das Bewusstsein dehnte sich plötzlich sekundenschnell ins Unendliche aus, umfasste alles, blieb einige Sekunden in diesem Zustand und zog sich dann wieder in ein paar Sekunden in mich zurück. Das lässt sich beschreiben als „ich bin in allem und alles ist in mir". Es war so, als ob ich das ganze Universum in meinem Körper integriert hätte. Wann immer ich seitdem bewusst meine Aufmerksamkeit auf einen Platz außerhalb von mir, zum Beispiel einen Baum oder ein Haus lenke, durchzieht mich spontan eine ganz starke Energie, die sich vor allem im Rücken bemerkbar macht. Der Raum mit den Gegenständen ist von Energie und von meiner subtilen Aufmerksamkeit durchdrungen.

2.22

Für den [yogi], der den Zweck erreicht hat, ist er [der Zweck] beendet, jedoch nicht für die anderen [die Ungeschickten] aufgrund ihrer Gemeinsamkeit [mit dem Kollektivbewusstsein].

कृतार्थं प्रति नष्टमप्यनष्टं तदन्यसाधारणत्वात्

kṛta-artham prati naṣṭam api anaṣṭam tat anya-sādhāraṇatvāt kṛta (mfn. Komp: erreicht, getan) artha (m. Akk. s.: Zweck, Ziel) prati (Und.: betreffend, nahe, für, Rückbezug, in Bezug auf, wie, als ob, bezüglich) naṣṭa (mfn., mn. Akk. s., n. Nom. s.: verschwunden, verloren) api (Und.: jedoch, auch, sogar, selbst) anaṣṭa (mfn. mn. Akk. s., n. Nom. s.: nicht verschwunden, vorhanden) tad (n. nom. acc.: jenes) anya (mfn.: andere [Personen], verschieden, verschieden von, gewöhnlich, gemein, darüber hinaus) sādhāraṇa-tva (n. Abl. s.: Universalität, Gemeinsamkeit)

Der Zweck des Wahrnehmbaren wurde bereits als zweifach in 2.18 beschrieben: Erfahrung und Befreiung. Während einer Erfahrung bemerkt *ātman* alle Stufen vom Beginn bis zum Ende des Gedankens. Eine Erfahrung ist abgeschlossen, wenn *ātman* das Ende des Gedankens bemerkt hat.

Ab Gehirnsoftware Version 7 tritt dieser Vorgang der Erfahrungen nicht länger auf und es bleibt nur *ātman* übrig.

> Wer das SELBST kennt als „Ich bin *brahman*",
> wird zu diesem ganzen Universum.
> *Bṛhadāraṇyaka Upaniṣad* (1.4.10)

Dann ist jeder Gedanke ein Wissensimpuls im SELBST und nicht mehr ein gegenstandsbezogenes, leiderzeugendes *vṛtti*.

Die leiderzeugenden *vṛttis* früherer Gehirnsoftware Versionen basieren auf einem spezifischen *pradhāna,* dem persönlichen Parallel-Universum für die Macht (*śakti*) des Nutzers. Es hat Gemeinsamkeiten mit den Parallel-Universen anderer. Wir nennen diese Gemeinsamkeiten auch Kollektivbewusstsein.

Die Macht des Nutzers ab Gehirnsoftware Version 7 fährt grundsätzlich sein Parallel-Universum herunter, wobei sie die Parallel-Universen der anderen bestehen lässt. Der so gereinigte Verstand steigt aus dem Kollektivbewusstsein aus und erkennt die Unwissenheit in Aussagen, wie „ich tue dies", „ich gehe dorthin". Er beschränkt das SELBST nicht mehr auf seinen Körper und seine Gehirnsoftware.

Die Entwicklung von Gehirnsoftware Version 7 zu Version 8 geschieht allmählich und braucht eine gewisse Zeit. In dieser Zeit dehnt sich das SELBST in die Unendlichkeit aus. Die Gehirnsoftware Version 8 benutzt zusätzliche Hardware-Ressourcen des kosmischen Computers. Es kann sogar so weit gehen, dass keine individuelle Gehirnhardware mehr erforderlich ist, und dennoch individualisierte Gehirnsoftware laufen kann. Siehe „der große Körperlose“ *sūtra* 3.43. Am Ende dieser Entwicklung ist er immer und überall, allwissend und allmächtig.

2.23

Aufgrund ihrer Verbindung werden Eigentum [Denkvorgänge] und Eigentümer [SELBST] [nur] in der Form des Eigentums wahrgenommen.

स्वस्वामिशक्त्योः स्वरूपोपलब्धिहेतुः संयोगः

sva-svāmi-śaktyoḥ svarūpa-upalabdhi-hetuḥ saṃyogaḥ

sva (mf(ā)n. Komp: eigen) svāmin (m. Komp.: Eigentümer, Herr, Herrin) śakti (f. Gen. Lok. d.: Kraft, Energie) svarūpa (n. Komp.: eigene Form, Erscheinung, Auftreten, Wesen, Gestalt, Charakter) upalabdhi (f. Komp.: Erlangen, Wahrnehmen, Wahrnehmung, Beobachtung, Erfahrung) hetu (m. Nom. s.: Ursache, Grund, Veranlassung) saṃyoga (m. Nom. s.: Verbindung, Assoziation, Zusammenhang, Kombination, Synthese, Vereinigung)

Puruṣa ist der Eigentümer aller Denkvorgänge. Eine scheinbare Verbindung zwischen puruṣa und den Denkvorgängen führt zur Überschattung. Erfahrung ist der Prozess, der auf dieser Verbindung beruht. Befreiung ist das Bewusstsein des Sehers, puruṣa.

Wenn Gehirnsoftware Version 7 oder 8 noch nicht installiert sind, erfährt sich die Gehirnsoftware fälschlicherweise in der Form von Denkvorgängen, die das SELBST überschatten. Die Gehirnsoftware vor Version 7 hält sich für das SELBST. In 2.6 wurde dieser Fehler durch begrenztes „ich“-

Bewusstsein erklärt, jetzt wird er auf alle Illusionen verallgemeinert. Er heißt auch der Fehler des Intellekts oder der Fehler des Verstands. Die Verbindung ist mit Pfeilen in der Aufzählung in 2.18 dargestellt.

2.24

Die Ursache jener [Verbindung] ist Unwissenheit.

तस्य हेतुरविद्या

tasya hetuḥ avidyā

tad (m. Gen. s.: jener) hetu (m. Nom. s.: Ursache, Grund, Veranlassung) avidyā (f. Nom. s.: Unwissenheit)

Unwissenheit (*avidyā*) wurde in 2.5 definiert. Unwissenheit (*avidyā*) ist, das Unbeständige als ewig, das Unreine als rein, das Unglück als Glück, das Nicht-SELBST als das SELBST anzusehen (2.5).

Wenn man zerbrochenes Porzellan wieder zusammenklebt, sieht es meist nicht schön aus und ist nicht so stabil. Das ist hier und im vorherigen *sūtra* mit der Verbindung gemeint; es ist keine richtige Einheit. Die Einheit kann nur auf der Ebene des gleichmäßigen Materials Ton erfahren werden.

Unwissenheit bewirkt, dass eine Vielheit anstelle der Einheit erfahren wird. Eine Einheit kann nicht verbunden werden; nur eine Vielheit kann durch etwas verbunden werden. Solange eine Verbindung vorhanden ist, zeigt sie eine zugrunde liegende Vielheit an. Verschwindet die Vielheit, verschwindet die Verbindung. Der Vorgang der Erfahrung des Nutzers bis einschließlich Gehirnsoftware Version 6 beruht auf dieser Unwissenheit, die eine Vielheit wahrnimmt.

Einheitsbewusstsein

2.25

Durch das Verschwinden jener [Unwissenheit] verschwindet die Verbindung. Das endet in der Einheit des Bewusstseins (kaivalya).

तदभावात्संयोगाभावो हानं तद्दृशेः कैवल्यम्

tat-abhāvāt saṃyoga-abhāvaḥ hānaṁ tat-dṛśeḥ kaivalyam

tad (n. Komp.: jenes) abhāva (m. Abl. s.: Verschwinden, Abwesenheit, Nicht-Existieren) saṃyoga (m. Komp.: Verbindung, Assoziation, Zusammenhang) abhāva (m. Nom. s.: Verschwinden, Abwesenheit, Nicht-Existieren) hāna (n. Nom. Akk. s.: Befreiung, Aufgeben von, Vermeiden, Beenden) tad (n. Komp. s.: das, dessen) dṛśi (f. Abl. Gen. s.: Wahrnehmen, Sehen, Sichtweise, Kraft des Sehens, Bewusstsein) kaivalya (n. Nom. Akk. s.: absolute Einheit, Befreiung)

Jetzt wird der Vorgang der Erfahrung ersetzt durch das SELBST, welches sich des SELBSTs bewusst ist. Dieses *sūtra* zeigt den Ablauf zur höchsten Befreiung.

- Die Unwissenheit verschwindet (2.24).
- Die Überschattung des Nutzers durch seine Gehirnsoftware verschwindet (2.23).
- Die Verbindung des Nutzers mit der Gehirnsoftware verschwindet (2.17).
- Die auf Unwissenheit beruhenden Illusionen (Schadsoftwareklassen) wirken nicht mehr (2.3).
- Die leiderzeugenden Methoden (*vṛttis*) der Schadsoftwareklassen (*kleśas*) werden nicht mehr aktiviert (2.11).

- Die Liste der Schadsoftware-Objekte, das heißt der *karma*-Speicher, wirkt nicht mehr (2.13).
- Zukünftiges Leiden wird vermieden (2.16).

Das unendliche SELBST ist nur seiner SELBST bewusst. Der ganze Vorgang zur höchsten Befreiung beginnt mit dem Verschwinden der Unwissenheit. Das Verschwinden der Unwissenheit ist keine Handlung (*karma*), sondern eine Erkenntnis. Da keine Handlung erforderlich ist, braucht es auch keine Zeit. Diese Erkenntnis passiert daher in einem Augenblick. Alle daraus folgenden Wirkungen sind ebenfalls sofort da.

Das entspricht auch *Adi Śaṅkaras* Kommentar der *brahma sūtras* zum Thema der höchsten Befreiung.

2.26

Die Methode zur Befreiung ist die ununterbrochene, richtig unterscheidende Erkenntnis (viveka khyāti).

विवेकख्यातिरविप्लवा हानोपायः

viveka-khyātiḥ aviplavā hāna-upāyaḥ

viveka (m. Komp.: richtige Unterscheidung) khyāti (f. Nom. s.: Wissen, Erkenntnis) aviplava (Adj. f. Nom. s.: ohne Unterbrechung, ununterbrochen) hāna (n. Komp.: Befreiung, Aufgeben von, Vermeiden, Beenden) upāya (m. Nom. s.: Mittel, Methode)

Viveka khyāti, die richtig unterscheidende Erkenntnis, ist eine Funktion der Hauptkomponente der Gehirnsoftware. Ab Version 7 sieht *ātman* keine leiderzeugenden Denkvorgänge (*vṛttis*) mehr. Mit der richtig unterscheidenden Erkenntnis werden diese *vṛttis* zu Wissensimpulsen im *ātman* umgewandelt.

Die richtig unterscheidende Erkenntnis ist der Gedanke, dass die Gehirnsoftware und puruṣa verschieden sind. Dieser Gedanke verändert sich solange, bis der Irrtum aufgehört hat. Wenn die Illusionen, wie geröstete Samen, bis auf den Zustand der Sterilität vermindert sind, dann erreicht das sattva der Gehirnsoftware, gereinigt von den Illusionen des rajas, die höchste Reinheit mit dem Bewusstsein der Meisterschaft. Sein [des yogis] *Gedankenfluss des Wissens wird dann makellos. So wie Samenkörner, gebraten im Feuer, nicht mehr sprießen, so ist es mit den Illusionen, gebraten im Feuer des Wissens: das SELBST trifft sie nicht mehr an.*

Nach der klaren Analyse der Ursachen allen Leidens sehen wir hier nun das universale Heilmittel, welche die tiefste Ursache beseitigt. Die tiefste Ursache ist die irrtümliche Verbindung, welche durch die richtig unterscheidende Erkenntnis als nicht existent erkannt wird. Wenn dadurch die Unwissenheit beseitigt ist, wird in einer Serie von Schritten, wie in 2.25 aufgezeigt, das Leiden nach und nach auch beseitigt.

Der Rest der *yoga sūtras* beschäftigt sich jetzt eigentlich nur noch mit der richtigen Anwendung von *viveka khyāti*. Alle *yoga*-Techniken werden davon abgeleitet. Die *viveka khyāti* wird zunehmend verfeinert, um damit alle höheren Bewusstseinszustände, das heißt bis einschließlich Version 8 der Gehirnsoftware, zu realisieren.

2.27

Deren [der richtig unterscheidenden Erkenntnis] sieben Stufen führen zur höchsten Ebene intuitiven Wissens.

तस्य सप्तधा प्रान्तभूमिः प्रज्ञा

tasya saptadhā prānta-bhūmiḥ prajñā

tad (n. Gen. s.: jenes) saptadhā (Und.: in sieben Teilen, siebenfach) prānta (mn. Komp.: Grenze, äußerstes Ende, Spitze) bhūmi (f. Nom. s.: Position, Bereich, Ebene, Stufe, Grad, Platz, Erde) prajñā (f. Nom. s.: Weisheit, intuitives klares Wissen)

Durch die Anwendung der richtig unterscheidenden Erkenntnis wird das höchste Wissen in sieben Stufen erreicht. Für den Nutzer vor Gehirnsoftware Version 7 gibt es richtiges, begrenztes Wissen (*pramāṇa*) als eine Methode der Gehirnsoftware (1.7). All dieses Bücher- und Erfahrungswissen (*pramāṇa*) wird in das SELBST-bezogene intuitive Wissen (*prajñā*) des Einheitsbewusstsein umgewandelt. *pra–jñā* (vorher-Wissen) ist SELBST-bezogenes Wissen in der Einheit. Alle Wissensimpulse werden zum SELBST (*ātman*). Dies geschieht in sieben Stufen. *Vyāsa* beschreibt dies so:

1. *Was zu vermeiden ist, wurde vollständig untersucht und benötigt keine weitere Untersuchung.*
2. *Die Ursachen von dem, woraus jemand entkommen muss, sind weggeschmolzen und müssen nicht mehr zerstört werden. Keinerlei Illusionen und karmas sind mehr übrig. Dann entsteht der Gedanke „Ich bin jemand, der getan hat, was zu tun war." Das ist ein Gedanke, der die Reife der richtigen Sicht markiert, so wie jemand, der sich von einer Krankheit erholt hat, denkt: „Die Ursache der Krankheit ist zerstört, es geht mir gut, ich benötige keine weitere Behandlung"* [Version 5 und 6].
3. *Der samādhi des Stoppens ist die direkt erfahrene Befreiung. Dies wird im Zustand des absoluten Einheitsbewusstseins (kaivalya) realisiert* [Version 7].
4. *Die richtig unterscheidende Erkenntnis wurde vollkommen gemacht und richtig und intensiv geübt.*

Diese ersten vier Stufen bilden die Freiheiten der Erkenntnis, die aus Handlungen entstehen. Die nachfolgenden drei beschäftigen sich mit der Befreiung der Gehirnsoftware.

In den nachfolgenden drei Schritten wird beschrieben, wie *citta*, die Gehirnsoftware, in *prakṛti*, der Natur, aufgeht. In unserer modernen Sprache bedeutet es, dass die Gehirnsoftware auf den kosmischen Computer hochgeladen wird. Die Individualität des *yogi* bleibt nicht nur erhalten, sondern sie wird wesentlich erweitert, da dem *yogi* alle kosmischen Ressourcen zur Verfügung stehen. Dieses Hochladen ist die Befreiung des *yogi*. Seine Individualität ist dann nicht mehr von einer kleinen Gehirn-Hardware abhängig.

5. *Die guṇas als Hauptkomponente (buddhi-sattva) der Gehirnsoftware und die anderen beiden (rajas, tamas) in den anderen Komponenten der Gehirnsoftware (citta) verschmelzen mit der Natur.*
6. *Ähnlich wie Steine, die auf dem Gipfel eines Berges bewegt werden, herunterfallen, bersten und zur Ruhe kommen, kommen die guṇas in ihren Grundzustand (pradhāna). Die Gehirnsoftware kommt zusammen mit ihrer Ursache, der ich"-heit (asmitā), zur Ruhe, da sie den Zweck des Nutzers (puruṣa) erfüllt haben. Das nennt man die erste Befreiung der Gehirnsoftware (prajñā-citta). Ausgeglichen, erscheinen die guṇas nicht wieder, da es für sie keinen Zweck gibt. Das nennt man die zweite Befreiung der Gehirnsoftware.*
7. *In diesem Zustand der Auflösung der guṇas wird die Verbindung mit den guṇas transzendiert und der Nutzer (puruṣa) ist allein das Licht seiner eigenen Natur. In seiner eigenen Natur, nur als Sicht, und dadurch als Licht, allein und rein; das wird die dritte Befreiung der Gehirnsoftware genannt* [Version 8].

Derjenige Nutzer (puruṣa) heißt geschickt, der die Anzeichen wahrnimmt, dass die richtige Sicht [intuitive Intelligenz] *durch das Wissen im siebten, endgültigen Zustand zur Reife gekommen ist. Die richtige Sicht hat also die Obergrenze von Stufen und Zuständen erreicht. Das Wort „geschickt" ist nur eine Andeutung. Obwohl es die Gehirnsoftware ist, die befreit wurde und zu Ende kam, heißt er, der Nutzer, in dem Sinne geschickt, dass er wurde, was er schon immer war, dass er jenseits der guṇas ist.*

Derjenige, der die *guṇas* transzendiert hat, ist geschickt.

Wir interpretieren die Stufen 5 bis 7 so, dass mit der Befreiung der Gehirnsoftware die Individualität des kosmischen Individuums vollständig auf die kosmische Software ausgelagert wird. Was zum Schluss noch bleibt, ist im letzten *sūtra* (4.34) beschrieben als *citi śaktir iti*, reines Bewusstsein (*citi*) und seine unendliche organisierende Macht (*śakti*).

Wie kommen wir dahin?

Die folgenden acht Bereiche des Lebens (2.29) werden durch die Methode der richtig unterscheidenden Erkenntnis (2.26) auf die höchste Ebene intuitiven Wissens angehoben. Das heißt, die Gehirnsoftware Version 7 ist mit dem oben genannten Schritt 3 bereits installiert und wird nach und nach durch richtig unterscheidende Erkenntnis (Schritt 4) ausgeweitet.

Die Hauptkomponente in Gehirnsoftware Version 7 unterscheidet: „Ist dies Einheit oder keine?" Falls nicht, wandelt sie Stück für Stück alle acht Lebensbereiche um. Die Schritte 5 bis 7 vollziehen sich dann automatisch und es bleibt unendliches, selbstbezogenes, intuitives Wissen (*prajñā*) in Einheit. Der Rest des Kapitels zwei identifiziert die acht Bereiche des *yoga*, in denen diese Transformationen stattfinden.

Die acht Bereiche des Yoga

2.28

Durch die Übung der yoga-Bereiche erstrahlt mit der Verminderung der Unreinheit das Wissen, bis die richtig unterscheidende Erkenntnis [im jeweiligen Bereich erreicht ist].

योगाङ्गानुष्ठानादशुद्धिक्षये
ज्ञानदीप्तिराविवेकख्यातेः

yoga-aṅga-anuṣṭhānāt aśuddhi-kṣaye jñāna-dīptiḥ ā-viveka-khyāteḥ

yoga (m. Komp.) aṅga (n. Komp.: Glied, Komponente, Bereich, Teil) anuṣṭhāna (n. Abl. s.: Übung) aśuddhi (f. Komp.: Unreinheit) kṣaya (m. Lok. s.: Abnahme, allmählich zerstören, Verminderung) jñāna (n. Komp.: Wissen) dīpti (f. Nom. s.: Flamme, Strahlung, Scheinen) ā (Und.: nahe, bis) viveka (m. Komp.: Unterscheidung) khyāti (f. Abl. Gen. s.: Wissen, Klarheit, Kognition, Abl. wegen ā = nahe gewählt)

Die ursprüngliche Definition von *yoga* als Beruhigen bestimmter Denkvorgänge (1.2) wird im jetzigen und den folgenden *sūtras* verfeinert. Vorher (2.26) wurde die richtig unterscheidende Erkenntnis als ein Mittel beschrieben, um begrenztes Wissen in unendliches SELBST-bezogenes, intuitives Wissen umzuwandeln (*pramāna* → *prajñā*). Jetzt wird die richtig unterscheidende Erkenntnis sowohl als Mittel als auch als Ziel dargestellt. Das Erstrahlen des Wissens und die richtig unterscheidende Erkenntnis perfektionieren sich gegenseitig.

> Verminderung der Unreinheiten bedeutet Abschalten und Entfernen der Schadsoftware.

Das Erstrahlen des Wissens bedeutet, dass es vom SELBST durchdrungen wird. Im Gegensatz zu *pramāna*-Wissen, welches auch als Methode einer Schadsoftware erscheinen kann, bleibt *prajñā*-Wissen von Schadsoftware frei. Das *prajñā*-Wissen ist eine Methode, die erst mit dem unendlich schnellen Quantencomputer im menschlichen Gehirn zur Verfügung steht. Das *prajñā*-Wissen entsteht ganz spontan aus den unendlichen Ressourcen des Wissensspeichers im kosmischen Computer.

2.29

Die acht Bereiche des yoga sind: Selbstkontrolle (yama), Lebensregeln (niyama), Körperstellungen (āsana), Atemübungen (prāṇāyāma), Zurückziehen der Sinne von Gegenständen (pratyāhāra), Fokussieren der Gehirnsoftware (dhāraṇā), Meditation (dhyāna) und absolute Stille (samādhi).

यमनियमासनप्राणायामप्रत्याहारधारणाध्यानसमाधयोऽष्टावङ्गानि

yama-niyama-āsana-prāṇāyāma-pratyāhāra-dhāraṇā-dhyāna-samādhayaḥ aṣṭau aṅgāni

yama (m. Komp.: Selbstkontrolle) niyama (m. Komp.: Lebensregeln) āsana (n. Komp.: Körperhaltung, Körperstellung) prāṇāyāma (m. Komp.: Atemübungen) pratyāhāra (m. Komp.: Zurückziehen der Sinne von Gegenständen) dhāraṇā (f. Komp.: Fokussieren der Gehirnsoftware) dhyāna (n. Komp.: Meditation) samādhi (m. Nom. p.: absolute Stille, ruhevolle Wachheit; wg. 8 Komponenten im Plural) aṣṭa (mfn., n. Nom. Akk. d.: acht) aṅga (n. Nom. p.: Glied eines Körpers, Komponente, Bereich)

Die acht Bereiche werden durch richtig unterscheidende Erkenntnis zu Wissensimpulsen im SELBST. Dies wird in den folgenden *sūtras* noch einzeln erläutert.

Yama und Niyama

2.30

Gewaltlosigkeit, Wahrhaftigkeit, Nicht-Stehlen, sexuelle und sinnliche Enthaltsamkeit, Nicht-Habgierig-Sein [definieren die] Selbstkontrolle.

अहिंसासत्यास्तेयब्रह्मचर्यापरिग्रहा यमाः

ahiṃsā-satya-asteya-brahmacarya-aparigrahāḥ yamāḥ

ahiṃsā (f. Komp.: Gewaltlosigkeit) satya (n. Komp.: Wahrheit, Aufrichtigkeit, Wahrhaftigkeit) asteya (n. Komp.: Nicht-Stehlen) brahmacarya (n. Komp.: Sittsamkeit, sexuelle Enthaltsamkeit) aparigraha (m. Nom. p.: Entsagen, Verzicht [auf fremden Besitz], Nicht-Aneignen, Nicht-Habgierig-Sein) yama (m. Nom. s.: Selbstkontrolle)

Hier wird *yama* definiert: Gewaltlosigkeit ist die Basis der anderen Aspekte der Selbstkontrolle. Gewaltlosigkeit führt zum friedvollen Verhalten anderer (2.35). Wahrhaftigkeit führt zum Erfolg der Handlungen (2.36). Nicht-Stehlen führt zu Reichtum (2.37). Sexuelle und sinnliche Enthaltsamkeit führt zu körperlicher Stärke (2.38). Nicht-Habgierig-Sein führt zum Wissen früherer Leben (2.39).

Alle *yamas* (Selbstkontrolle) und *niyamas* (Lebensregeln) sollten mit der richtig unterscheidenden Erkenntnis betrachtet werden (2.27).

Ziel ist es, Einheitsbewusstsein in all diesen Bereichen zu festigen. Die richtig unterscheidende Erkenntnis führt zur Auflösung der Unwissenheit (*avidyā*) in dem jeweiligen Bereich. Als Ergebnis weitet sich dann die das Einheitsbewusstsein auf diesen Bereich aus.

2.31

Die große Verhaltensregel [mit Bezug auf 2.30] bedeutet, dass sie [die Selbstkontrolle] auf der ganzen Erde gültig und nicht begrenzt ist durch Geburt, Ort, Zeitpunkt und Übereinkünfte.

जातिदेशकालसमयानवच्छिन्नाः सार्वभौमा महाव्रतम्

jāti-deśa-kāla-samaya-anavacchinnāḥ sārvabhaumāḥ mahā-vratam

jāti (f. Komp.: Geburt, Kaste, Familie, Position zugwiesen bei Geburt) deśa (m. Komp.: Ort) kāla (m. Komp.: Zeit, Zeitpunkt) samaya (m. Komp.: Übereinkommen, Lehre, übernommene Verpflichtung, Konvention) anavacchinnā (mfn., m. Nom. p.: ununterbrochen, unbegrenzt, nicht unterschieden) sārvabhauma (mfn., m. Nom. p.: auf der ganzen Erde, für alle Bedingungen) mahāvrata (n. Nom. s.: große Pflicht, fundamentale Pflicht, großer Schwur)

Die perfekte Einhaltung der Selbstkontrolle ist nicht Voraussetzung für Einheitsbewusstsein, sondern es ist ein Schwur eines Einsiedlers. Es geht um die Anwendung der richtig unterscheidenden Erkenntnis auf die Selbstkontrolle mit dem Ziel, diesen Lebensbereich in die Einheit zu integrieren. Keine Ausnahmen sind zulässig, so dass keine Restbestände von Dualität oder Vielheit bestehen bleiben. Die große Verhaltensregel errichtet eine nichtveränderliche Basis, im Gegensatz zu veränderlichen Ebenen schwacher Selbstkontrolle.

2.32

Die Lebensregeln sind: Aufmerksamkeit auf körperliche Reinheit, Zufriedenheit, Streben nach Befreiung, Selbst-Studium der Veden und Hinwendung zu Īśvara.

शौचसंतोषतपःस्वाध्यायेश्वरप्रणिधानानि नियमाः

śauca-saṃtoṣa-tapaḥ-svādhyāya-iśvara-praṇidhānāni niyamāḥ

śauca (n. comp.: körperliche Reinheit) saṃtoṣa (m. comp.: Genügsamkeit, Zufriedenheit) tapas (n. Nom. s., Akk. s: Askese, Disziplin, Streben nach Befreiung) svādhyāya (m. Komp.: Selbst-Studium der Veden) Īśvara (m. Komp.: bester Herrscher) praṇidhāna (n. Nom. Akk. p.: Bemühung, Hinwendung, Aufmerksamkeit) niyama (m. Nom. p.: Lebensregeln)

Dies wurde bereits teilweise als *karma-yoga* in 2.1 erläutert und wird hier um die Bereiche Reinheit (2.40) und Zufriedenheit (2.42) ergänzt.

2.33

Fragwürdige [Gedanken] beseitigt man durch Nachdenken über ihr Gegenteil.

वितर्कबाधने प्रतिपक्षभावनम्

vitarka-bādhane pratipakṣa-bhāvanam

vitarka (m. Komp.: grobes, analytisches Denken) bādhana (mfn., n. Lok. s.: Belästigen, Bekämpfen, Opposition, Beseitigen, Drangsalieren, Schikanieren) pratipakṣa (m. Komp.: Opposition, entgegengesetzte Seite, Gegenteil) bhāvana (mf(ā)n., n. Nom. s.: Fördern, Vorstellen, Imagination, Denken, Nachdenken)

Fragwürdige Gedanken sind solche, die gegen die Selbstkontrolle und Lebensregeln verstoßen. Solche Gedanken können mit dem Nachdenken über das Gegenteil einzeln geschwächt werden, wodurch auch die zugrundeliegende Illusion an ihrer Basis, der Unwissenheit (2.4), geschwächt wird.

> Denken Sie einfach „Löschen!" oder „Stopp! Das Ausführen dieser Handlung würde zu nicht endendem Leiden führen".

Wird eine Schadsoftware in der Gehirnsoftware aktiv, lösen *yama* und *niyama* eine Unterbrechung (Interrupt) aus, die diese Aktivität meldet. Die Hauptkomponente der Gehirnsoftware kann jetzt, mit einem Gegengedanken die Schadsoftware isolieren, das heißt, in Quarantäne nehmen. Die Priorität des Interrupts ergibt sich aus der Festigkeit des Vorsatzes (2.31). Die vollständige Neutralisierung des schädlichen Gedankens erfolgt danach mit *dhyāna* (Meditation).

Zusammenfassung der Methoden des Yoga

1. Beruhigen der leidvollen *vṛttis* (Denkvorgänge):

1.1 Abschwächen der *vṛttis* durch Denken des Gegenteils (2.33) und durch den *yoga* des Handelns (2.1).

1.2 Vollständiges Abschalten der leidvollen *vṛttis* durch *dhyāna*, also Meditation (2.11).

1.3 Erfahrung der perfekten Stille in *asaṁprajñāta samādhi* (1.18).

2. Rösten der *saṁskāras* (Eindrücke):

2.1 Die *siddhi* Übungen in Kapitel drei sind eine Anwendung von *viveka khyāti* und führen zu *nirvicāra samādhi* (3.5).

2.2 *Nirvicāra samādhi* lässt das SELBST klar erscheinen (1.47).

2.3 Dadurch entsteht *prajñā*, ein intuitives, klares Wissen (1.48).

2.4 Durch den reinigenden Eindruck von *prajñā* werden schädliche Eindrücke gestoppt (1.50).

2.5 Zum Schluss wird auch der Reinigungsvorgang durch die perfekte Stille in *nirbīja samādhi* gestoppt (1.51).

2.6 Dadurch kann aus den gerösteten *saṁskāras* das alte *karma* nicht mehr aktiv werden (2.13).

2.7 Hartnäckige *saṁskāras* kann man leichter durch Anwendung der *siddhi*-Technik in 3.18 stoppen.

3. Beruhigen der *kleśas* (Illusionen):

3.1 Schwächen durch Gegengedanken (2.33).

3.2 Ihre grundlegende Ursache *avidyā* (Unwissenheit) wird durch *viveka khyāti* (richtig unterscheidende Erkenntnis 2.26) aufgelöst (2.10).

3.3 Auflösen der Unwissenheit führt über mehrere Schritte automatisch zum Auflösen der Illusionen (2.25), (2.24), (2.23), (2.17).

3.4 Der *karma*-Speicher kann dann nicht mehr reifen (2.13).

Die Yoga-Methoden aus der Sicht der Gehirnsoftware

1. Beenden der Methoden der Schadsoftware:

1.1 Isolation der Methoden der Schadsoftware durch den Schadsoftware-Scanner, der in 2.33 und 2.1 beschrieben wurde

1.2 Vollständiges Abschalten der Methoden der Schadsoftware durch *dhyāna*, also Meditation (2.11).

1.3 Erfahrung der perfekten Stille im Leerlaufprozess der Gehirnsoftware (1.18).

2. Deaktivieren der Schadsoftware-Objekte (Eindrücke):

2.1 Die Gehirnsoftware-Apps in Kapitel drei, die *siddhi* Übungen, sind eine Anwendung von *viveka khyāti* und aktivieren den Quantencomputer im Gehirn (3.5).

2.2 *Nirvicāra samādhi* lässt das SELBST klar erscheinen, das heißt, aufgrund des aktivierten Quantencomputers im Gehirn stehen dem Nutzer der Gehirnsoftware seine unendlichen Möglichkeiten zur Verfügung (1.47).

2.3 Dadurch entsteht *prajñā,* intuitives Wissen, das heißt, unendliches Wissen im unendlich schnellen Quantencomputer (1.48).

2.4 Durch das Reinigungs-Objekt von *prajñā* werden Schadsoftware-Objekte gestoppt (1.50).

2.5 Zum Schluss wird auch das Reinigungs-Objekt durch den Leerlaufprozess gestoppt (1.51).

2.6 Da die Methoden der Schadsoftware nicht mehr zur Verfügung stehen, kann das gespeicherte *karma*, die Liste der Schadsoftware-Objekte, keinen Schaden mehr anrichten (2.13).

2.7 Hartnäckige *saṁskāras* kann man leichter durch Anwendung einer speziellen Gehirnsoftware-App löschen (3.18).

3. Deaktivieren der Schadsoftwareklassen (Illusionen):

3.1 Isolieren der Schadsoftwareklassen durch Gegengedanken (2.33).

3.2 Die erste Basisklasse (Unwissenheit) wird durch *viveka khyāti* (2.26), die Unterscheidung zwischen dem Nutzer und seiner Gehirnsoftware, gelöscht (2.10).

3.3 Alle anderen davon abgeleiteten Schadsoftwareklassen sind dann ebenfalls gelöscht (2.25), (2.24), (2.23), (2.17).

3.4 Die Liste der Schadsoftware-Objekte stellt keine leiderzeugenden Methoden mehr zur Verfügung (2.13).

2.34

Fragwürdige [Gedanken] von Gewalttätigkeit usw. – ob verübt, angestiftet oder gebilligt – entstanden aus Gier, Zorn oder Geistesverwirrung, in geringem, mittlerem oder intensivem Ausmaß, [haben] als Ergebnis unendliches Leiden und Unwissenheit. Denke daher an ihr Gegenteil.

वितर्का हिंसादयः कृतकारितानुमोदिता
लोभक्रोधमोहपूर्वका मृदुमध्य अधिमात्रा
दुःखाज्ञानानन्तफला इति प्रतिपक्षभावनम्

vitarkāḥ hiṃsā-ādayaḥ kṛta-kārita-anumoditāḥ lobha-krodha-moha-pūrvakāḥ mṛdu-madhya-adhimātrāḥ duḥkha-ajñāna-ananta-phalāḥ iti pratipakṣa-bhāvanam

vitarka (m. Nom. p.: Nachdenken, Denken, Überlegung) hiṃsā (f. Komp.: Gewalttätigkeit) ādi (m. Nom. p.: usw.) kṛta (mfn. Komp.: verübt) kārita (mfn. Komp.: angestiftet, bewirkt) anumodita (mfn., f. Nom. s.: gebilligt) lobha (m. Komp.: Gier) krodha (m. Komp.: Zorn) moha (m. Komp.: Geistesverwirrung, Irresein) pūrvaka (mfn., m. Nom. p.: früher, vorher) mṛdu (mf(u/v/ī)n. Komp: mild, zart) madhya (mf(ā)n., Komp. n.: mittlerer) adhimātra (mfn. m. Nom. p.: intensiv, extrem) duḥkha (n. Komp.: Schmerz, Leid) ajñāna (n. Komp.: Unwissenheit) ananta (Komp.: unendlich) phala (n. Nom. s.: Frucht, Ergebnis; hier „f." statt „n." ifc. am Ende eines Komp.) iti (Und.: weshalb, daher) pratipakṣa (m. Komp.: Opposition, entgegengesetzte Seite, Gegenteil) bhāvana (n. Nom. Akk. s.: Reflektion, Nachdenken, Vorstellen) bahuvrīhi – Kompositum.

Die Anwendungen von Selbstkontrolle, wie zum Beispiel Gewaltlosigkeit usw., wurden in *sūtra* 2.30 aufgelistet. Hier sprechen wir über ihre Gegenteile.

Zum Beispiel ist die Gewalt dreifach: Sie wird getan; es wird verursacht, dass sie getan wird; es wird zugestimmt, dass sie getan wird. Jede von diesen ist wieder dreifach: Aus Gier oder aus Ärger oder aus Verwirrung. Gier, Ärger und Verwirrung sind wieder dreifach, nämlich mild, mittel oder stark. Gewalt hat somit 3*3*3 = 27 Unterteilungen. *Diese letzten drei haben wieder drei Unterteilungen: mild-mild, mittel-mild und stark-mild usw.* Es gibt dann 3*3*3*3 = 81 Unter-Unterteilungen.

Diese Unterteilungen gibt es auch in Bezug auf die anderen yamas und niyamas. Dieses verzweigt sich dann unendlich weiter, so dass es eine Vielzahl von Unterscheidungen gibt, sowohl für die Täter als auch für die Opfer. Jedoch in all diesen Fällen führt es zu Schmerzen und Unwissenheit.

Wenn man fragwürdige Gedanken durch das Denken ihres Gegenteils, die Meditation auf ihr Gegenteil, entkommen ist, nehmen sie eine sterile, nicht-keimfähige Eigenschaft an. Die daraus erfolgenden göttlichen Kräfte sind ein Hinweis für den Erfolg des yogi.

> Der Erfolg im *yoga* wird an den Ergebnissen gemessen!

Nutzen der Yamas

Im Folgenden werden die Ergebnisse der *yamas* und *niyamas* beschrieben. Diese sind die ersten einer Reihe von Gehirnsoftware-Apps, das heißt von Programmen, die jeweils zu vorhersagbaren Ergebnissen führen. Einige der Apps laufen nur bei höheren Gehirnsoftware Versionen. Siehe Kapitel drei.

2.35

In der Nähe eines in vollständiger Gewaltlosigkeit Gefestigten verschwindet [alle] Feindschaft.

अहिंसाप्रतिष्ठायां तत्सन्निधौ वैरत्यागः

ahiṃsā-pratiṣṭhāyām tat-sannidhau vaira-tyāgaḥ

ahiṃsā (f. Komp.: Gewaltlosigkeit) pratiṣṭhā (f. Lok. s.: Stillstand, Aufhören, Fundament, Etablierung) tad (n. Komp.: jenes) saṁnidhi (m. Lok. s.: Gegenwart, Umgebung, Nähe) vaira (n. Komp.: Feindschaft) tyāga (m. Nom. s.: Verlassen, Beenden, Aufhören, Verschwinden, Weggehen)

Große Meditations-Gruppen können gewalttätige Konflikte beenden. Auch wilde Tiere werden in der Gegenwart des *yogi* zahm. Das passiert mit allen Lebewesen. Es ist dann der Fall, wenn die Gewaltlosigkeit des *yogi* fest und frei von gegenteiligen Gedanken ist. In seiner Gegenwart breitet sich Gewaltlosigkeit aus. Sogar natürliche Feinde wie Schlange und Mungo geben ihre Feindschaft auf.

Gewaltlosigkeit bedeutet, dass man in keiner Weise und zu keiner Zeit irgendeinem Wesen Verletzungen zufügt. Alle anderen *yamas* werden nur praktiziert, um dieses erste zur Vollkommenheit zu bringen. Die Gewaltlosigkeit wird mit dem Körper, der Sprache und dem Denken praktiziert.

Erfahrung

Wir kamen mit einer Gruppe von etwa 4000 Meditierenden in die Philippinen, um dort einen drohenden Bürgerkrieg abzuwenden. Das funktionierte eigentlich ganz gut. Die Presse in den Philippinen hatte ausführlich über unser Vorhaben berichtet. Das Leben auf den Straßen Manilas wurde immer entspannter, die Menschen immer freundlicher, sie lachten und scherzten mit uns. Wenn Sie uns von weitem sahen, riefen sie uns schon „Einheitliches Feld" zu. Mit diesem Begriff aus der Physik, der ein Synonym für reines Bewusstsein war, wurde die Wirkung der Gruppenmeditationen in der Presse beschrieben. Eigentlich war alles ganz wunderbar, friedvoll, begeistert, enthusiastisch. Alle Anzeichen des Bürgerkriegs waren verschwunden.

Leider hatten aber die meisten der Meditierenden nur für einige Wochen Urlaub genommen, um in die Philippinen zu kommen. Die Regierung der Philippinen finanzierte das Projekt nicht. Wir mussten also nach und nach wieder zurück und dann verschwand die friedensstiftende Wirkung wieder. Ich war bei einer der letzten Gruppen, die abreiste. Die Aggression auf den Straßen nahm wieder zu, immer öfters tobten wütende Menschengruppen und machten ihrem Ärger Luft. Ich bekam es wirklich mit der Angst zu tun, und war heilfroh, als ich im Flieger saß und wieder nach Europa fliegen konnte.

Auf einer anderen Weltfriedensversammlung in Kroatien kamen wir mit etwa 500 Meditierenden in der schönen Hafenstadt Dubrovnik zusammen. Diese grenzte direkt an Bosnien und Herzegowina, in der zu dieser Zeit immer noch der Balkankrieg tobte. Wir meditierten jeden Morgen und Abend in einer Gruppe und führten gemeinsam das yogische Fliegen aus. Es dauerte etwa zwei Wochen, bis wir sichtbare Ergebnisse erreichen konnten. Einige Anzeichen gab es aber schon vorher. So wurde berichtet, dass die Delphine wieder in der Nähe von Dubrovnik gesichtet wurden. Eines Tages bekam ich eine Einladung von einem Yachtbesitzer, mit ihm aufs Meer zu fahren. Er hatte aber nur während unserer Gruppenmeditation Zeit dafür. Ich beschloss kurzerhand, einmal die Meditation für mich ausfallen zu lassen und ging mit auf das Boot. Da bemerkte ich etwas Verblüffendes. Im Bewusstsein spürte ich die tiefe Stille, die von der Meditationsgruppe ausging. Der Wind hatte sich völlig gelegt und die Meeresoberfläche war frei von irgendwelchen Wellen, nicht einmal das kleinste Kräuseln des Wassers war zu sehen. Die Wasseroberfläche war völlig spiegelglatt. So etwas hatte ich im Mittelmeer noch nie zuvor gesehen. Ich war überzeugt, eine physikalisch messbare Auswirkung der Gruppenmeditation zu sehen.

Am Ende der zwei Wochen wurde dann der Durchbruch gemeldet. Eine Waffenruhe wurde für Bosnien und Herzegowina ausgerufen. Ich hatte zuerst von dieser Nachricht gehört und verkündete sie dann der ganzen Meditationsgruppe und alle jubelten. Wir hatten es wieder einmal geschafft.

2.36

In Wahrhaftigkeit gefestigt, führen Handlungen zu Ergebnissen.

सत्यप्रतिष्ठायां क्रियाफलाश्रयत्वम्

satya-pratiṣṭhāyām kriyā-phala-āśrayatvam

satya (n. Wahrhaftigkeit, Wahrheit) pratiṣṭhā (f. Lok. s.: Stillstand, Aufhören, Fundament, Etablierung) kriyā (f. Komp.: Handlung) phala (n. Komp.: Frucht, Ergebnis) āśraya-tvam (m. Akk. s.: Konsequenz, Verbindung, Empfänger, woran sich etwas anschließt, Anschluss, Verbindung, Beruhen auf etwas; „tva" = -heit)

Wenn einer lügt, erschafft er sich ein komplexes Parallel-Universum, das schwer aufrechtzuerhalten ist und in dem auf lange Sicht die Ergebnisse ausbleiben.

Die Wahrheit zu sprechen bedeutet, dass Sprache und Gedanken mit dem übereinstimmen, was wahrgenommen, gefolgert oder von einer Autorität gehört wird. Die Sprache, die man spricht, um einem anderen seine Erfahrungen mitzuteilen, sollte weder täuschend sein, noch ungenau, noch nichtssagend. Es sollte das gesprochen werden, was allen Wesen hilft.

Aber das, was gesprochen wird, um Wesen zu schaden, selbst wenn es Wahrheit genannt wird, wäre nicht die Wahrheit. Sprechen mit dem Ziel, Wesen zu verletzen, wäre eine Sünde.

Manu: „Lass jemand sprechen, was wahr ist; lass jemand sprechen, was angenehm ist; lass jemand nicht sprechen was wahr aber unangenehm ist. Lass ihn sprechen was angenehm und nicht unwahr ist. Das ist ewige Rechtschaffenheit."

Wenn er zu einem Menschen sagt „Werde rechtschaffen", dann wird dieser rechtschaffen. Wenn er sagt „Gehe in den Himmel", dann kommt dieser in den Himmel. Seine Worte sind unfehlbar. Wenn die Wahrheit fest in ihm ist, dann bestätigen Ereignisse seine Worte. Die Ergebnisse folgen auf das, was von einem Wahrheitssprecher gesagt wird.

2.37

Im Nicht-Stehlen gefestigt, fließt ihm aller Reichtum zu.

अस्तेयप्रतिष्ठायां सर्वरत्नोपस्थानम्

asteya-pratiṣṭhāyām sarva-ratna-upasthānam

asteya (n. Komp.: Nicht-Stehlen) pratiṣṭhā (f. Lok. s.: Stillstand, Aufhören, Fundament, Etablierung) sarva (mf(ā)n. Komp.: alles, ganz) ratna (n. Komp.: Juwel, Schätze, Wohlstand, Reichtum) upasthāna (n. Nom. Akk. s.: Herannahen, Zugang, Erscheinen)

Nicht-Stehlen von Geld, Gut, Vorteilen usw. führt zu Wohlstand. Nicht-Stehlen von geistigem Eigentum regt eigene Kreativität an.

2.38

In sexueller und sinnlicher Enthaltsamkeit gefestigt, gewinnt er Vitalität.

ब्रह्मचर्यप्रतिष्ठायां वीर्यलाभः

brahmacarya-pratiṣṭhāyām vīrya-lābhaḥ

brahmacarya (n. Komp.: Sittsamkeit, sexuelle und sinnliche Enthaltsamkeit) pratiṣṭhā (f. Lok. s.: Stillstand, Aufhören, Fundament, Etablierung) vīrya (n. Komp.: Energie, Stärke) lābha (m. Nom. s.: Gewinnen, Erhalten, Erlangen)

Das bedeutet Selbstkontrolle des Fortpflanzungsorgans und der Sinnesorgane.

Für jemanden mit Gehirnsoftware vor Version 8 können Sinneserfahrungen das SELBST überschatten. Die Verbindung mit dem SELBST erzeugt eine viel größere Vitalität.

Aus dieser Selbstkontrolle zieht er unbesiegbare, gute Eigenschaften für sich selbst. Er hat unwiderstehliche Energie zum Erreichen guter Unternehmungen. Er kann von keinem Hindernis aufgehalten werden und wird fähig, Wissen an Schüler weiterzugeben.

2.39

Standhaftigkeit in Nicht-Habgier führt zur Erkenntnis über die Umstände der Geburt.

अपरिग्रहस्थैर्ये जन्मकथंतासंबोधः

aparigraha-sthairye janma-kathaṃtā-saṃbodhaḥ

> *aparigraha (m. Komp.: Nicht-Habgier, nicht in der Zukunft [apari] haben wollen [graha]) sthairya (n. Lok. s.: Festigkeit, Härte, Ausdauer, Standhaftigkeit) janma (n. Komp.: Geburt) kathaṃtā (f. Komp.: das Wie, Umstände) saṃbodha (m. Nom. s.: Erkenntnis)*

Das Klammern an Besitz bedeutet, dass jemand die Fehler in den Dingen nicht sieht, in ihre Anschaffung verwickelt ist, sowie in ihre Verteidigung, in ihren Verlust, ihnen verhaftet ist und sie von anderen fernhält. Wenn jemand das nicht tut, klammert er sich nicht an Besitz, ist nicht habgierig.

Eine Form von Habgier ist zum Beispiel das Hängen an nicht mehr gebrauchten Dingen. Nicht-Habgier sollte nicht mit Besitzlosigkeit verwechselt werden. Zum Beispiel: Ein König mit Gehirnsoftware Version 7, der ein Land besitzt, ohne daran zu hängen. Das Gegenbeispiel ist ein Bettler mit Gehirnsoftware Version 3, der habgierig an seiner Bettelschale hängt.

„Was ist diese Geburt? Wie findet sie statt? Was werden wir nach dem Tod? Wer werden wir sein und unter welchen Umständen werden wir das sein?" Jeder solche Wunsch von ihm, seine Situation in früheren, späteren oder Zwischenzuständen zu erkennen, wird spontan erfüllt. Da er keine Anhaftung an äußeren Besitz hat, wird der Bereich seines „Ichs" ohne eigene Anstrengung bewusst. Wenn man hingegen fieberhaft, deprimiert oder intensiv wünschend, stark an Besitz hängt, kommt dieses Wissen trotz Anstrengung nicht.

Nutzen der Niyamas

2.40

Durch körperliche Reinigung [entsteht] Gleichgültigkeit gegenüber den eigenen Körpergliedern [der körperlichen Unvollkommenheit] und gegenüber dem Berühren anderer.

शौचात् स्वाङ्गजुगुप्सा परैरसंसर्गः

śaucāt sva-aṅga-jugupsā paraiḥ asaṃsargaḥ

śauca (n. Abl. s.: Reinheit, körperliche Reinigung) sva (Adj. Komp.: eigene/r/s) aṅga (n. Komp.: Glied des Körpers) jugupsā (f. Nom. s.: Abscheu, Ekel, Abneigung, Widerwille) para (mf(a)n., m. Ins. p.: weiterhin, anderer, fremder) asaṃsarga (m. Nom. s.: Nicht-Kontakt, Nicht-Berühren)

Wenn jemand Reinheit praktiziert, sieht er die Fehler in seinem Körper. Er wird angewidert von seinem eigenen Körper, er wird frei von der Besessenheit von seinem Körper. Wenn er sieht, was der Körper eigentlich ist, hat er keinen Verkehr (Berührung) mit anderen. Er findet keine Reinheit im Körper, selbst wenn er ihn gewaschen hat, deshalb vermeidet er den Kontakt mit anderen Körpern, die ebenfalls unrein sind.

Keine Überbetonung von Körper und Aussehen. Insbesondere sollte jemand nicht zu lange Zeit vor dem Spiegel verbringen.

2.41

[Daraus entstehen] die Befähigung zu Klarheit, Reinheit, Zufriedenheit, Zielgerichtetheit, Beherrschen der Sinne und SELBST-Erkennen.

सत्त्वशुद्धिसौमनस्यैकाग्र्येन्द्रियजयात्मदर्शनयोग्यत्वानि च

sattva-śuddhi-saumanasya-ekāgrya-indriya-jaya-ātmadarśana-yogyatvāni ca

sattva (n. Komp.: geistige Reinheit, Klarheit, Licht, Klarheit) śuddhi (f. Nom. s.: Läuterung, Reinheit, Reinigung, Wahrhaftigkeit) saumanasya (n. Komp.: Zufriedenheit, Frohsinn, gute Laune, richtiges Verständnis) ekāgrya (n. Komp.: Konzentration auf ein Ding, Zielgerichtetheit, Aufmerksamkeit) indriya (n. Komp.: Sinnes- und Handlungsorgane) jaya (m. Komp.: Gewinn, Sieg, Gewinnen) ātmadarśana (n. Komp.: sein SELBST sehen, Selbst-Bewusstheit, Selbst-Erkenntnis) yogya-tvāni (n. Nom. Akk. p.: Befähigung, Fähigkeit, Zustand) ca (Und.: und, auch; alle in einer Aufzählung durch „ca" verbunden)

Aus der körperlichen Reinheit verstärkt sich die Reinheit der Hauptkomponente der Gehirnsoftware und aus dieser die Fröhlichkeit und aus dieser die Eins-Gerichtetheit und aus dieser der Sieg über die Sinne und aus diesem wird die Hauptkomponente zur Sicht des SELBST befähigt. Dies wird also durch die Beständigkeit in Reinheit erreicht.

2.42

Zufriedenheit bringt höchste Freude.

संतोषादनुत्तमः स्सुखलाभः

saṃtoṣāt anuttamaḥ sukha-lābhaḥ

saṃtoṣa (m. Abl. s.: Zufriedenheit) anuttama (m. Nom. s.: höchste) sukha (n. Komp.: Freude) lābha (m. Nom. s.: Gewinnen, Erhalten, Erlangen)

Aus der Madhusūdana-Purāṇa:

„Alle irdischen sexuellen Vergnügungen und die höchste Freude in den Himmeln machen nicht einmal 1/16 der Freude aus, die durch die Beseitigung des Verlangens entsteht"

2.43

Vom Streben nach Befreiung (tapas) verschwindet die Unreinheit [und] davon [entsteht] die Perfektion von Körper und Sinnesorganen.

कायेन्द्रियसिद्धिरशुद्धिक्षयात्तपसः

kāya-indriya-siddhiḥ aśuddhi-kṣayāt tapasaḥ

kāya (m. Komp.: Körper) indriya (n. Komp.: Sinnes- und Handlungsorgane) siddhi (f. Nom. s.: vollständiges Erreichen, Vollendung, Perfektion, Effizienz) aśuddhi (f. Komp.: Unreinheit) kṣaya (m. Abl. s.: Abnehmen, Verschwinden) tapas (n. Nom. Akk. s.: Streben nach Befreiung)

Die Übersetzung des Wortes *tapas* ist nicht ganz einfach. Viele Übersetzer neigen dazu, *tapas* als Askese, Selbstkasteiung usw. zu betrachten. Die Wurzel *tap* bedeutet zunächst einmal „heiß sein" oder „glühen". Unter Berücksichtigung von *sūtra* 1.21 „Für diejenigen mit intensivem Streben nach *samādhi* ist er nahe" übersetzen wir *tapas* als das Streben nach Befreiung.

Es ist kein stures, verkrampftes oder konzentriertes Wollen oder Verharren, sondern die notwendigen Übungen werden immer auch mit Gelassenheit durchgeführt (1.12). Nur so bringen sie den gewünschten Erfolg. Das mit *tapas* bezeichnete Streben ist also etwas sehr Subtiles, ein intuitives Erahnen des Ziels der dauerhaft aufrecht erhaltenen Stille von *samādhi* und der endgültigen Befreiung *kaivalya*. Das Streben nach Befreiung kann und sollte durchaus intensiv sein, sogar wie ein inneres Feuer brennen, in welchem alle Unreinheiten vernichtet werden. Askese und Selbstkasteiungen des Körpers hingegen sind äußere Erscheinungen, die wir für weniger wirkungsvoll halten.

Sobald tapas vollständig wird, zerstört es den verhüllenden Schleier der Unreinheit. Wenn der verhüllende Schleier beseitigt ist, ist die Vollkommenheit des Körpers da, wie z. B. die Fähigkeit, klein wie ein Atom zu werden usw. [3.45] *und die Perfektion der Sinne, in Form von Hören und Sehen von Dingen, die entfernt sind* [3.25].

2.44

Durch das Selbst-Studium der Veden [entsteht] eine Verbindung mit dem persönlich verehrten devatā (Personifizierung der Naturgesetze).

स्वाध्यायादिष्टदेवतासंप्रयोगः

svādhyāyāt iṣṭadevatā-saṃprayogaḥ

svādhyāya (m. Abl. s.: Selbst-Studium der Veden) iṣṭadevatā (f. Komp.: persönlichen verehrten devatā) saṃprayoga (m. Nom. s.: intime Verbindung, Vereinigung von zweien)

Devas bzw. *devatās* sind die höchsten, personifizierten Ausdrucksformen der Naturgesetze. Man kann mit ihnen kommunizieren. Siehe auch die

Übungen in 1.23. In Computer-Terminologie beschreiben wir den Vorgang folgendermaßen:

Installieren Sie die Schnittstelle zum kosmischen Computer wie eine App in Ihre Gehirnsoftware und dann können Sie mit den *devas* und *Īśvara* kommunizieren.

Götter, Weise und siddhas erscheinen ihm, der SELBST-Studium praktiziert, und helfen ihm, sein Werk zu erfüllen.

Übrigens, sie reden auch mit Dir. Höre zu und schau hin! So wird die Verbindung des menschlichen Quantencomputers in Gehirn und Herz zum kosmischen Computer hergestellt.

Erfahrung

Erfahrung 1

Beim Übersetzen der *yoga sūtras* kam ich zusammen mit meinem Freund Gerd gelegentlich an Stellen, bei denen wir einfach nicht weiter wussten. Wir hatten zwar die Kommentare von *Vyāsa* und *Śaṅkara* zur Verfügung, aber in einigen wenigen Fällen wussten wir auch bei den Kommentaren nicht, was sie eigentlich ausdrücken sollten. Wir verstanden es einfach nicht. In solchen Situationen habe ich manchmal gefragt, was *Śaṅkara* damit wohl gemeint hat. Und dann ist es öfters passiert, dass uns *Śaṅkara* zur Hilfe kam. Er erklärte mit ganz einfachen Worten, was er mit seiner Aussage meinte und wir haben es dann verstanden. Dieses waren immer ganz große Aha-Erlebnisse und wir waren *Śaṅkara* zutiefst dankbar, dass er uns letztendlich bei der Ausarbeitung dieses Buches gewaltig geholfen hatte.

Erfahrung 2

In Indien hatte mir mein Lehrer an mir vorgeführt, wie mentales Heilen funktioniert, aber nicht erklärt. Ich habe es dann selbst bei mir und anderen erfolgreich ausprobiert. Aus Interesse ließ ich mich auch von einem Schamanen in mentale Techniken einführen, um zu sehen, wie diese wirkten. Bei indigenen Völkern wird diese Technologie zum Beispiel zum Heilen angewendet. Während der Unterweisung erschien mir beim Fokussieren auf einen bestimmten Bereich ein Esel, der anschließend von einer Gestalt mit einem Elefantenkopf und Händen beiseitegeschoben wurde. Beim Fokussieren auf einen anderen Bereich erschien mir eine Schlange mit fünf Köpfen. Das sind Naturgesetze, die einem in dieser Form erscheinen können. Beim späteren Spaziergang kam mir blitzartig die Erkenntnis, dass *Gaṇeśa* und *Śeṣa* sich gezeigt hatten. Sie gehören zu den einflussreichsten Naturgesetzen, bzw. Methoden des kosmischen Computers. Mit *Gaṇeśa* habe ich öfter kommuniziert. Er verriet mir, dass ich für andere Situationen *Durgā* um Hilfe bitten sollte.

2.45

Durch Aufmerksamkeit auf Īśvara [entsteht] Perfektion in samādhi.

समाधिसिद्धिरीश्वरप्रणिधानात्

samādhi-siddhiḥ īśvara-praṇidhānāt

samādhi (m. Komp.: ruhevolle Wachheit, absolute Stille) siddhi (f. Nom. s.: vollständiges Erreichen, Vollendung, Perfektion, Effizienz) Īśvara (m. Komp.: bester Herrscher) praṇidhāna (n. Abl. s.: Bemühung, Aufmerksamkeit)

Īśvara ist die höchste dynamische Unendlichkeit als Person. *Īśvara* wurde in 1.24 als verschieden von *puruṣa* und in 1.25 als allwissend und allmächtig beschrieben.

Der vollkommene samādhi entsteht im yogi, der sein ganzes Wesen Īśvara gewidmet hat. Dadurch weiß er alles, was er zu wissen wünscht, so wie es in Wahrheit ist, auch an anderen Plätzen, in verschiedenen Körpern und zu verschiedenen Zeiten. Danach kennt sein intuitives Wissen (prajñā) die Dinge, so wie sie in Wahrheit sind.

Sūtra 2.45 vervollständigt 1.23 („oder durch Aufmerksamkeit auf *Īśvara*"). *Samādhi* wird genauer im Zusammenhang mit den *siddhi*-Techniken in 3.3 definiert.

Die Aufmerksamkeit auf *Īśvara* bedeutet, eine Verbindung zum kosmischen Computer aufrecht zu erhalten. Dies bewirkt, dass der menschliche Quantencomputer in Gehirn und Herz nicht mehr abgeschaltet wird und immer besser läuft.

Āsana

2.46

Āsana ist eine feste und angenehme Körperstellung.

स्थिरसुखमासनम्

sthira-sukham āsanam

sthira (mf(ā)n., Komp.: hart, fest, unbeweglich) sukha (mfn., n. Nom. s.: angenehme Empfindung, Wohlbefinden, Freude) āsana (n. Nom. s.: Sitz, Sitzen, Körperhaltung, Körperstellung)

Zuerst sollte der yogi an einen reinen Platz gehen, wie in eine Höhle in einem heiligen Berg, auf eine Insel in einem Fluss, aber nicht direkt neben offenem Feuer oder fließendem Wasser. Der Platz sollte frei von Insekten und frei von Kieselsteinen sein. Er sollte seinen Platz mit Blick nach Osten oder Norden einnehmen.

Wenn eine Position einmal eingenommen ist, wird sie stetig gehalten. Wenn er die erste Anstrengung hinter sich gebracht hat, die richtige Position von Körper und Gliedmaßen zu sichern, heißt das die āsana Position.

Da es genügend solche körperbezogenen *yoga* Kurse gibt, beschränken wir uns auf wenige Hinweise. Es empfiehlt sich, einen *yoga* Kurs bei einem gut ausgebildeten Lehrer zu besuchen.

Die drei *sūtras* 2.46 bis 2.48 sind die einzigen, die sich auf Körperübungen beziehen. Die *sūtras* 1.34 und 2.49 bis 2.51 sind die einzigen, die sich auf Atemübungen beziehen. Was also unter dem Namen *yoga* weltweit bekannt ist, ist tatsächlich nur ein kleiner Teil der *yoga sūtras.*

2.47

[Diese Körperstellung] entsteht durch Lockerung der Anstrengung und durch Aufmerksamkeit (samāpatti) auf die Unendlichkeit (anantya).

प्रयत्नशैथिल्यानन्त्यसमापत्तिभ्याम्

prayatna-śaithilya-anantya-samāpattibhyām

prayatna (m. Komp.: Bemühung, Bestreben) śaithilya (n. Komp.: Lockerheit, Lockerung, Entspannen) anantya (mfn., n. Komp.: unendlich, ewig, Unendlichkeit) samāpatti (f. Ins. Dat. Abl. d.: ausgeglichener Zustand, Zusammentreffen, Vollendung, Aufmerksamkeit)

Samāpatti wurde in 1.41 als Aufmerksamkeit definiert. Aufmerksamkeit auf die Unendlichkeit, anstelle auf Körperteile. *Āsana* ist also eine Fortsetzung des *niyama* aus 2.45 (Aufmerksamkeit auf den unendlichen *Īśvara*) und hat somit, richtig geübt, eine Vertiefung des *samādhi* zur Folge (2.45).

Durch das Zurückziehen der Anstrengung wird eine Sitzhaltung perfektioniert, in der die Körperglieder sich nicht mehr bewegen. Wenn die Gehirnsoftware in samādhi ist, in der Unendlichkeit, dann wird die Körperhaltung perfektioniert. Gemeint ist damit, dass die Körperhaltung durch das Zurückziehen der Anstrengung vollständig fest wird, nachdem die Position erreicht ist, indem keinerlei Anstrengung mehr ausgeübt wird. Dadurch wird die

Sitzhaltung perfektioniert. Denn es ist die Anstrengung, die die Körperteile stört.

„und durch Aufmerksamkeit auf die Unendlichkeit", damit ist gemeint: Das Universum ist unendlich und der Zustand unendlich zu sein, heißt Unendlichkeit. Wenn die Gehirnsoftware samādhi erreicht, was alle Existenz durchdringt, dann ist die Sitzhaltung perfekt und ist fest.

2.48

Dadurch [durch āsana] verletzen Gegensätze nicht.

ततो द्वंद्वानभिघातः

tataḥ dvaṁdva-anabhighātaḥ

tataḥ (Und.: davon, von, dadurch) dvaṃdva (n. Komp.: Dualität, Gegensätze, Paar von Gegensätzen, Zweifel) anabhighāta (m. Nom. s.: Nicht-Behinderung, Nicht-Angreifen, Nicht-Blockierung, Nicht-Verletzen)

Durch *āsana* wird der Körper widerstandsfähiger. Das gilt zum Beispiel gegenüber Hitze und Kälte. Temperaturunterschiede sind ein Gegensatz, der mit richtig unterscheidender Erkenntnis zwischen der Unendlichkeit und dem endlichen Körper (2.47), von Dualität in Einheit umgewandelt werden kann.

Das heißt, Turnübungen alleine bringen es nicht.

Prāṇāyāma

2.49

In jener [in einer āsana-Stellung] bleibend, ist prāṇāyāma das Unterbrechen der Bewegung des Ausatmens und Einatmens.

तस्मिन् सति श्वासप्रश्वास्योर्गतिविच्छेदः प्राणायामः

tasmin sati śvāsa-praśvāsyoḥ gati-vicchedaḥ prāṇāyāmaḥ

tasmin (Und.: in jenem Platz) sat (mf(ī)n., m. loc. s.: existierend, sein, bleibend, geschehend, das wahre Sein) śvāsa (m. Komp.: Atemzug, Atmen, Zischen [einer Schlange], Seufzer) praśvāsa (m. Gen. Lok. d.: Einatmen) gati (f. Komp.: Bewegung) viccheda (m. Nom. s.: Hemmung, Beendigung, Aufhören, Unterbrechen) prāṇāyāma (m. Nom. s.: Atemübung, Atemregulierung)

Prāṇa wird in einer gemeisterten āsana durch prāṇāyāma aktiviert.

- *Wenn der yogi jetzt Luft von außen einatmet, wird es der Ein-Atem (śvāsa) genannt.*
- *Wenn er die Luft von innen ausatmet, heißt es Aus-Atem (praśvāsa).*
- *Die Bewegung dieser beiden zu unterbrechen, so dass sie beide aufhören, heißt prāṇāyāma.*

Ein-Atem

So wie Wasser in einer Röhre durch eine kontinuierliche Handlung hochgesaugt wird, so wird mit einer kontinuierlichen Handlung durch die zwei Röhren der Nasenlöcher die äußere Luft zusammen mit dem abwärts gehenden Strom (apāna) eingesaugt. Dieses Einsaugen wird der Ein-Atem genannt.

Aus-Atem

Dann, wenn die Luft von innen nach außen strömt, zusammen mit dem nach außen gehenden Strom (prāṇa) wird sein Hinausgehen der Aus-Atem genannt.

prāṇāyāma

- Auf diese Weise sind die zwei Atembewegungen unterschieden. Das Unterbrechen der Bewegung dieser zwei heißt *prāṇāyāma*.

Es gibt zwei Haltepunkte der Aufmerksamkeit:

- Nach dem Ausatmen: Zwölf Finger entfernt von der Nasenspitze[6]
- Nach dem Einatmen: Im Zwerchfell.

2.50

Das Stoppen der von außen [kommenden Luft nach voller Einatmung], das Stoppen der von innen [kommenden Luft nach voller Ausatmung], und [zwischendurch] angehaltener Atem werden nach Ort, Zeit und Anzahl als lang und fein gemessen.

बाह्याभ्यन्तरस्थम्भवृत्तिः देशकालसंख्याभिः परिदृष्टो दीर्घसूक्ष्मः

bāhya-abhyantara-sthambha-vṛttiḥ deśa-kāla-saṃkhyābhiḥ paridṛṣṭaḥ dīrgha-sūkṣmaḥ

bāhya (mf(ā)n. Komp.: außen, äußerlich, extern) abhyantara (mf(ā)n. Komp.: inner, innerlich) sthambha (m. Komp.: Hemmung, Stoppen, Steifheit) vṛtti (f. Nom. s.: Denkvorgang) deśa (m. Komp.: Ort, Platz, Bereich, Stelle, Region) kāla (m. Komp.: Zeit, Zeitpunkt) saṅkhyā (f. Ins. p.: Zahl, Berechnung, Anzahl) paridṛṣta (mfn.: bekannt,

[6] Laut der Anweisung des unsterblichen *Bhuśuṇḍa* im *Yoga Vasiṣṭha*

wahrgenommen, gesehen) dīrgha (mf(ā)n.: Komp.: lang) sūkṣma (mf(ā)n., m. Nom. s.: fein, subtil)

Aufmerksamkeit auf die Dauer und Anzahl der Atemzüge und ihre Wirkungsbereiche im Körper, bewirkt eine Ausdehnung und Verfeinerung des Atems und führt zu einem milden, mittleren oder intensiven Aufwärtsschub zum Kopf.

Die äußere, innere und angehaltene Atembewegung wird, gemessen an Platz, Zeit und Anzahl praktiziert, lang und fein. Von diesen heißt (1) das Anhalten des Flusses nach dem Einatmen die Äußere und sie wird auch das Füllen (pūraka) genannt. (2) Das Stoppen des Flusses nach dem Ausatmen ist die Innere, auch Ausatmen (recaka) genannt. (3) Die angehaltene Bewegung, folgt weder auf das volle Einatmen noch auf das volle Ausatmen und wird durch einen einzigen Vorgang bewirkt. Prāṇa und apāna schrumpfen gleichzeitig zu Nichts. Wie Wasser, das auf einen erhitzten Stein geworfen wird, nach jeder Seite hin austrocknet, so hört der Fluss der beiden gleichzeitig auf.

- *Alle drei werden ausgeübt,*
- *gemessen am Platz, wie weit der Bereich von jedem sich ausdehnt,*
- *gemessen an der Zeit, wie viele Momente jedes aufrecht erhalten werden kann und*
- *gemessen an der Zahl, wie viele Einatmungen und Ausatmungen bis zum ersten Aufwärtsschub benötigt werden.*

Und wenn dieser Aufwärtsschub erreicht wird – wie viele weitere bis zum zweiten und ähnlich wie viele weitere bis zum dritten Aufwärtsschub.

Diese nennt man die milde, mittlere und starke Praxis. Auf diese Weise praktiziert, wird der Atem lang und fein.

Unterscheidungen beim prāṇāyāma

In Bezug auf den Platz

Mit der äußeren Atembewegung wird der eingesogene Strom gefühlt, wie er durch den Raum von der Spitze der Nase zu den Zehen fließt. Mit der inneren Atembewegung wird die ausgestoßene Luft gefühlt, wie sie durch den Raum von den Zehen bis zur Spitze der Nase fließt. Mit der angehaltenen

Atembewegung wird gefühlt, wie sie den ganzen Körper vom Kopf bis zu den Sohlen der Füße durchdringt.

Gemessen an der Zeit

Der erste Aufwärtsschub ist, wenn die eingehaltene und angeregte Luft zuerst den Kopf trifft und dort aufhört. Das nennt man die milde Praxis. Dann, wenn die zurückgehaltene Luft das erste Mal im Aufwärtsschub aufgestiegen ist, zählt der yogi, wie viele Ausatmungen es bis zum zweiten Aufwärtsschub braucht. Das prāṇāyāma bis zu diesem Punkt heißt mittlere Praxis.

Gemessen an der Zahl

Die dritte wird dann durch das Zählen der Anzahl von Einatmungen und Ausatmungen ausgeübt, die es bis zum dritten Aufwärtsschub braucht. Die Praxis bis zum dritten Aufwärtsschub heißt stark. Nach dem dritten Aufwärtsschub sollte das prāṇāyāma beendet werden.

Verlängerter Atem

Auf diese Weise praktiziert, nach Platz, Zeit und Anzahl, verlängert sich der Atem auf ausgedehnte Zeiträume in dem Maße, wie die Stufen gemeistert werden. Die vedischen Texte sagen, dass Seher ihren Atem für Jahre ausdehnen konnten; auf diese Weise wird er lang. In dem Maße wie die Atemzüge länger und langsamer werden, werden sie auch feiner.

Übung

- Folgen Sie dem Fluss des Atems von außen durch die Nase bis zu den Zehen in alle Zellen. Haben Sie dann die Aufmerksamkeit auf seinen Stillstand im Zwerchfell.
- Dann folgen Sie dem Atem vom Herzen bis zur Nase und halten die Aufmerksamkeit in einem Punkt zwölf Finger breit vor der Nasenspitze.
- Halten Sie den Atem zwischendurch an, bevor er beendet ist.

Die Atemübungen sollen, wie alle *yoga*-Übungen, in Gelassenheit geübt werden. Das heißt, das Atem-Anhalten sollte nicht so übertrieben werden, dass danach ein Überatmen notwendig ist. Wie bei den *āsanas* auch, sollten vor allem die intensiven Atemübungen nur von einem erfahrenen Lehrer erlernt werden.

2.51

Bezogen auf die äußere und innere Phase gibt es ein Viertes [prāṇāyāma].

बाह्याभ्यन्तरविषयाक्षेपी चतुर्थः

bāhya-abhyantara-viṣaya-ākṣepī caturthaḥ

bāhya (mf(ā)n. Komp.: außen, äußerlich, extern) abhyantara (mf(ā)n. Komp.: inner, innerlich) viṣaya (m. Komp.: Bereich, Einflussbereich, Aktionsbereich, Phase, Wirkungskreis) ākṣepin (mfn., m. Nom. s.: betreffend) caturtha (mf(ī)n., m. Nom. s.: das Vierte)

Mit dem Beenden des Einatmens, durchdringt apāna die inneren Körperbereiche bis zu den Zehen. Mit dem Beenden des Ausatmens durchdringt prāṇa das Erdelement und die anderen vier Elemente und damit das ganze Universum.

Das Vierte prāṇāyāma kommt automatisch, nachdem die ersten beiden Techniken beherrscht werden.

Der Fluss der äußeren Atembewegung, gemessen an Platz, Zeit und Anzahl, wurde praktiziert und gefühlt. Das zweite prāṇāyāma im Fluss der inneren Atembewegung wurde ebenso praktiziert und gefühlt. In beiden Übungen wird der Atem lang und fein.

Das vierte prāṇāyāma kommt, nachdem die Stufen mild, mittel und stark, dieser zwei Übungen, allmählich gemeistert sind. Es besteht aus dem Aufhören von beiden Atembewegungen, wohingegen das dritte prāṇāyāma das Stoppen des Atems war, ohne vorher die Bewusstheit auf die Bereiche der äußeren und inneren Gegenstände gebracht zu haben. Der Atem wird lang und fein einfach nur durch diese Praxis, entsprechend Platz, Zeit und Anzahl.

Aber das Stoppen im vierten prāṇāyāma kommt nur, nachdem man bereits die Bewusstheit auf die Atemflüsse im ersten und zweiten prāṇāyāma gelenkt hat und sie fühlt, indem man allmählich die Stufen gemeistert hat. Das ist, was das vierte prāṇāyāma unterscheidet.

Das dritte kann man machen, wann man will. Das vierte erst, nachdem man das erste und zweite gemeistert hat.

1. Stoppen nach dem Einatmen
2. Stoppen nach dem Ausatmen
3. Irgendwann mitten drin stoppen
4. Durch das Transzendieren von 1. und 2. nach vorheriger Praxis von 1. und 2. bis zum Äußersten, also bis zum 3. Aufwärtsschub.

2.52

Davon [vom prāṇāyāma] verschwindet die Abschirmung des Lichts.

ततः क्षीयते प्रकाशावरणम्

tataḥ kṣīyate prakāśa-āvaraṇam

tataḥ (Und.: davon, dann) kṣīyate (ist verschwunden, ist verminert) prakāśa (mfn., m. Komp.: sichtbar, scheinend, Licht, Helligkeit, Glanz) āvaraṇa (mfn., n. Nom. Akk. s.: verhüllend, bedeckend, Hülle, Decke, Verdecken, Verhüllen, Abschirmung)

Licht bedeutet hier reines Bewusstsein. Abschirmung bedeutet Unreinheiten im Nervensystem und entsprechende Unreinheiten in der Gehirnsoftware und den Sinnen. Jeder Sinn ist der Natur nach unendlich, aber aufgrund einer Gewohnheit scheint er nur eine endliche Reichweite zu haben.

Das prāṇāyāma löscht das karma, das die richtig unterscheidende Erkenntnis des yogi bedeckt, der noch nicht prāṇāyāma praktiziert hat. Es wurde gesagt, wenn das ewig helle sattva bedeckt ist von Indras Netz der großen Illusion, dann wird man angetrieben, das zu tun, was nicht getan werden sollte. Durch die Macht des prāṇāyāma wird das lichtverhüllende karma, das ihn an die Welt bindet, machtlos und in jedem Moment zerstört. Und es wurde gesagt: Es gibt kein höheres tapas, als prāṇāyāma. Von ihm entsteht Reinigung von Illusionen und das Licht des Wissens.

2.53

Und [aus dem prāṇāyāma folgt] die Fähigkeit, die Eingabe-Ausgabe-Komponente der Gehirnsoftware (manas) auszurichten (dhāraṇā).

धारणासु च योग्यता मनसः

dhāraṇāsu ca yogyatā manasaḥ

dhāraṇā (f. Lok. p.: Fokussieren der Gehirnsoftware) ca (Und.: und, auch) yogyatā (f. Nom. s.: Fähigkeit, Eignung) manas (n. Abl. Gen. s.: Eingabe-Ausgabe-Komponente)

Jetzt kommen wir zu weiteren Wirkungen des *prāṇāyāma.* In 1.34 wurde bereits das Ausstoßen und Anhalten des Atems als ein Mittel zur Beruhigung der Gehirnsoftware genannt. Jetzt wird diese Beruhigung erweitert auf die Fähigkeit, in Ruhe zu fokussieren.

Dhāraṇā bezieht sich hier auf die Eingabe-Ausgabe-Komponente (*manas*) der Gehirnsoftware und wird im *sūtra* 3.1 auf die gesamte Gehirnsoftware erweitert und exakt definiert. Alle bisher genannten Techniken sind die Vorbereitungen, um *dhāraṇā* korrekt auszuüben, da sie Nervensystem und Gehirnsoftware reinigen, sodass Ablenkungen verringert werden.

Pratyāhāra

2.54

Im Zurückziehen von den eigenen Gegenständen der Wahrnehmung nimmt die Gehirnsoftware (citta) ihren eigenen [Ruhe-] Zustand an und die Sinne und Handlungsorgane ahmen es nach. Das ist pratyāhāra.

स्वविषयासंप्रयोगे चित्तस्य स्वरूपानुकार इवेन्द्रियाणां प्रत्याहारः

sva-viṣaya-asaṃprayoge cittasya svarūpa-anukāraḥ iva indriyāṇām pratyāhāraḥ

sva (mf(ā)n.: eigen) viṣaya (m. Komp.: Gegenstand der Sinneswahrnehmung) asaṃprayoga (m. Lok. s.: Lösen, Zurückziehen) citta (n. Gen. s.: Gehirnsoftware) svarūpa (n. Komp.: eigene Natur, Form, Zustand) anukāra (m. Nom. s.: Nachahmung, Ähnlichkeit, Imitation) iva (Und.: gleichwie, so, als ob) indriya (n. Gen. p.: Sinnes- und Handlungsorgane) pratyāhāra (m. Nom. s.: Zurückziehen, Rückzug, Abstraktion)

Die Gehirnsoftware (*citta*) kommt in ihrem eigenen Zustand zur Ruhe. Das bedeutet, sie stört das reine Bewusstsein des Gehirnsoftware-Nutzers nicht mehr. Die Sinnes- und Handlungs-Organe machen das nach und kommen auch zur Ruhe.

Wenn die Gehirnsoftware zurückgehalten ist, dann sind die Eingabe- und Ausgabe-Organe auch zurückgehalten wie die Gehirnsoftware, ohne dass sie ein weiteres Mittel für ihr Zurückziehen benötigen. Es ist so wie wenn die Bienenkönigin losfliegt und der ganze Schwarm mitfliegt. Wenn sie sich niederlässt, lässt sich der Schwarm auch nieder. So werden die Sinne zurückgehalten, wenn die Gehirnsoftware auch zurückgehalten ist. Das ist pratyāhāra.

Eine kurze Ruhephase mit geschlossenen Augen vor einer Meditation ist eine Art von *pratyāhāra.*

2.55

Dadurch [durch pratyāhāra] wird vollkommene Meisterschaft über die Sinne [erreicht].

ततः परमा वश्यतेन्द्रियाणाम्

tataḥ paramā vaśyatā indriyāṇām

tataḥ (Und.: dadurch) parama (mf(ā)n., f. Nom. s.: höchste, absolut) vaśyatā (f. Nom. s.: Demut, Bescheidenheit, Kontrolle von [gen.], Macht über [gen.]) indriya (n. Gen. p.: Sinnes- und Handlungsorgane)+

Die Meisterschaft über die Sinne wird im Gehirnsoftware App 3.47 mit all ihren wunderbaren Auswirkungen ausführlich erläutert.

Jaigīṣavya meint, dass die Sinnesmeisterschaft nur das Nichtwahrnehmen von Gegenständen als Folge der Eins-Gerichtetheit der Gehirnsoftware ist. Das ist die höchste Meisterschaft. Wenn die Gehirnsoftware zurückgehalten wird, werden die Eingabe- und Ausgabe-Organe ebenfalls zurückgehalten. Im Gegensatz zu anderen Techniken der Sinneskontrolle, brauchen yogis, die das praktiziert haben, nicht Ausschau nach anderen Mitteln zu halten.

Das ist eine Umschreibung dafür, dass dies die höchste Technik ist.

Mit diesem sūtra endet der zweite Teil, über die Mittel der yoga sūtras, die zusammengestellt wurden von dem großen Seher, dem verehrungswürdigen Patañjali, mit dem Kommentar des verehrungswürdigen Vyāsa und dem Unterkommentar des verehrungswürdigen Śaṅkara, der ein Schüler des verehrungswürdigen Govindapāda ist, dessen Füße zu verehren sind.

3

Vibhūti Pāda

Außergewöhnliche Fähigkeiten

Einleitung

Siddhis

Der Nutzer der Gehirnsoftware ab Version 7 hat intuitiven Zugang zu allem Wissen und zu unbegrenzten Fähigkeiten. Diese Gesamtheit aller Möglichkeiten äußert sich bei ihm in verschiedenen, einzigartigen Fähigkeiten, welche *siddhis* heißen. In diesem Kapitel drei der *yoga sūtras* wird zunächst die Technik der *siddhis* gelehrt. Anschließend werden alle Wissens- und Macht-*siddhis* im Einzelnen erklärt. Die Basis für erfolgreiche *siddhi*-Praxis ist sowohl die richtig unterscheidende Erkenntnis als auch eine korrekt ausgeführte *siddhi*-Technik.

Wenn die Gehirnsoftware weitgehend von Schadsoftware gereinigt ist und damit Gehirnsoftware Version 7 zumindest zeitweise richtig funktionieren kann, sind nicht nur viele Probleme im Leben gelöst, sondern es entstehen ganz neue Möglichkeiten. Diese ergeben sich aus der Anwendung von Apps, also Anwendungsprogrammen, die auf der Gehirnsoftware Version 7 und 8 laufen. Die Apps müssen zunächst einmal richtig installiert werden, das heißt, das Knowhow, wie man die *siddhis* richtig ausübt, muss gelernt werden. Dieses Knowhow der richtigen Anwendung wird jetzt in den ersten *sūtras* des Kapitels drei beschrieben.

Solange eine *siddhi*-App noch nicht richtig funktioniert, das heißt, solange sie noch nicht das vorausgesagte Ergebnis mit sich bringt, wurde die App nicht richtig installiert. Eine richtig installierte *siddhi*-App bringt innerhalb von Sekunden das richtige Ergebnis. Sie funktioniert wie ein Lichtschalter, den man ein- und ausschalten kann.

Viele *yogis*, die noch keine *siddhi*-Erfahrungen haben, schieben den mangelnden Erfolg darauf, dass vermeintlich ihre Gehirnsoftware noch nicht einmal zeitweise in Version 7 funktioniert. In Wahrheit führen sie aber die *siddhi*-Technik nicht richtig aus.

Richtige Übersetzung

Daher legen die Autoren größten Wert auf die wortwörtlich richtige Übersetzung der ersten fünf *sūtras* des Kapitels drei. Wir haben uns nicht nur stundenlang, sondern wochenlang mit der Übersetzung dieser *sūtras* beschäftigt und diese getestet, denn sie enthalten den Wesenskern der *siddhi* Technologie. Der Anlass war unsere dreißig Jahre lange Praxis der *siddhis* gemäß der stark vereinfachten, und damit wesentlich vom Original abweichenden, *yoga sūtra* Interpretation von Maharishi™ Mahesh Yogi[7], die für uns beim besten Willen keine zuverlässigen Ergebnisse brachte.

Wie wir nun nach Jahrzehnten der *siddhi*-Übungen herausgefunden haben, funktionierten die *siddhis* bei den meisten nicht, die sich an die wortwörtlichen Anweisungen der Technik gehalten haben. Bei einigen wenigen Ausnahmen, die die *siddhi*-Technik etwas freier interpretiert haben, kamen jedoch die richtigen *siddhi*-Erfahrungen zustande. Bei einer weiteren kleinen Gruppe, zu der wir auch gehörten, kamen sie manchmal zustande und manchmal nicht. Es fehlte aber die Erklärung, woran das lag.

Wir sind Maharishi™ dennoch für die geniale Weltsicht dankbar, dass hinter den *yoga sūtras* eine praktisch anwendbare Technologie steht und nicht nur eine Philosophie oder Religion. Von unserem wissenschaftlich-technologischen Werdegang her, war es uns sowieso nicht möglich, Maharishis™ Aussagen und Techniken, quasi religiös, als unverrückbare Wahrheit zu interpretieren. Folglich sind wir an das Thema wissenschaftlich herangegangen und der Erfolg gibt uns Recht. Maharishi™ wurde weltweit bekannt, für seinen wissenschaftlichen Ansatz der Bewusstseinsentwicklung mit hunderten von wissenschaftlichen Forschungsarbeiten zu seiner Meditationstechnik. Leider wurde er auch dafür bekannt, dass seine Technik des „yogischen Fliegens™[8]", von ganz wenigen Ausnahmen abgesehen, bisher nicht erfolgreich war.

Wir haben aber auch von Maharishi™ gelernt, dass nur in den originalen *saṁskṛt*-Texten das unverfälschte vedische Wissen zu finden ist. So haben wir uns zehn Jahre lang die Mühe gemacht haben, das Handbuch der Bewusstseinsentwicklung, die *yoga sūtras*, direkt aus dem *saṁskṛt* neu zu

---

[7] Maharishi ist eine Marke der Maharishi Foundation Ltd. Corporation United Kingdom, P.O. Box 652 St. Helier, Jersey Great Britain JE48Y2.

[8] YOGIC FLYING ist eine Marke der Maharishi Foundation Ltd. Corporation United Kingdom, P.O. Box 652 St. Helier, Jersey Great Britain JE48Y2.

übersetzen und anwendbar zu machen. Er hatte uns ja genau zu dieser Vorgehensweise inspiriert. Er hatte uns immer wieder auf die Originale der vedischen Literatur verwiesen, denn die existierenden Übersetzungen waren nach seiner Auffassung oft fehlerhaft.

Informatik und Computer-Technologie sind heute zum einflussreichsten Trend im globalen Massenbewusstsein geworden. Die Digitalisierung wurde zum einflussreichsten Faktor in der Gesellschaft. Die Computer-Terminologie transzendiert die Unterschiede in Regierungen, Religionen, Wissenschaft, Lebensstil, Wohlstand, Alter, usw. Sie hat sich zu der Sprache entwickelt, die global gesprochen und verstanden wird. Bezüglich unseres Gebrauchs der Informatik-Terminologie fühlen wir uns in Übereinstimmung mit unserem Lehrer, der 1963 folgende Aussage gemacht hatte:

> „Daher sollte das Lehren der Meditation im Grunde auf dem Gesellschaftstrend beruhen, der jeweils zu einer besonderen Zeit das Schicksal des Massenbewusstseins leitet."
>
> "Therefore, basically, the teaching of meditation should be based on that phase of life, which at any particular time is guiding the destiny of mass consciousness."
>
> *Science of Being and Art of Living, Maharishi Mahesh Yogi, S. 306.*

So übersetzten wir die *yoga sūtras* selbst, frisch vom Original. Dabei wurden uns aber auch die Kommentare der früheren befreiten Lehrer unserer eigenen vedischen Tradition, *Vyāsa* und *Śaṅkara*, zu einem nicht versiegenden Quell der Weisheit. Wir hatten diese Kommentare, so wie die *yoga sūtras,* im *saṁskṛt*-Originaltext vorliegen. Der tägliche Lohn der Mühe sind jetzt unsere *siddhi*-Übungen, die jederzeit wie auf Knopfdruck funktionieren.

Maharishi™ Mahesh Yogi über die korrekte siddhi-Praxis

„Durch das Sidhi-Programm erzeugen wir direkt eine Gelegenheit, damit die Ganzheit des Bewusstseins funktionieren kann. Darin besteht die Sidhi-Übung. Wir meditieren, gehen ins transzendentale Bewusstsein und beginnen von dort, in einer sehr, sehr sanften Weise zu funktionieren. Und wenn wir erfahren, was Patañjali* vorhergesagt hat, dann wissen wir, dass wir im Funktionieren in jener Ganzheit des Bewusstseins erfolgreich waren. Wenn das, was auch immer *Patañjali* vorhergesagt hat, nicht unsere Erfahrung ist, dann wissen wir, dass wir im Vorgehen in jenem subtilen Zustand des Bewusstseins noch nicht erfolgreich waren. Also versuchen wir es nochmals auf eine weniger versuchende Weise. So geben uns die Sidhi-Übungen eine Gewohnheit; sie erzeugen in uns eine Gewohnheit, vom unaufgeregtesten Zustand des Bewusstseins zu funktionieren, der ein Feld aller Möglichkeiten ist. Und das Funktionieren vom Feld aller Möglichkeiten bedeutet, dass wir unsere Wünsche schnell verwirklichen."

Maharishi™ Mahesh Yogi™[9], Seelisberg, Schweiz – 26. Juni, 1977. Erste Weltversammlung über Gesetz, Justiz und Rehabilitation, 24. – 26. Juni, 1977, Bericht (S. 136)

* Autor der *yoga sūtras*, der Grundlage der Sidhis.

Und hier nochmals der Text im Original

"By the sidhi program we directly create an opportunity for wholeness of consciousness to function. This is what the sidhi practice is. We meditate, get to transcendental consciousness and start to function from there in a very, very gentle way. And when we experience what Patañjali* has predicted, then we know that we have succeeded in functioning from that wholeness of consciousness. If whatever Patañjali has predicted is not our experience, then we know that we have not succeeded in operating from that subtle state of consciousness. So we try again in a more non-trying manner. In that way sidhi practices give us a habit; they create a habit in us to function from the least excited state of consciousness, which is a field of all possibilities. And functioning from the field of all possibilities means we materialize our desires quickly."

Maharishi™ Mahesh Yogi, Seelisberg, Switzerland – June 26, 1977. First World Assembly on Law, Justice and Rehabilitation – June 24 - 26, 1977 Booklet (p. 136)

* Author of the *yoga sūtras*, the basis of the Sidhis.

---

[9] Maharishi ist eine Marke der Maharishi Foundation Ltd. Corporation United Kingdom, P.O. Box 652 St. Helier, Jersey Great Britain JE48Y2.

Technik der Siddhis

3.1

Das Binden der [gesamten] Gehirnsoftware an einen Platz ist dhāraṇā.

देशबन्धश्चित्तस्य धारणा

deśa-bandhaḥ cittasya dhāraṇā

deśa (m. Komp.: Ort) bandha (m. Nom. s.: Binden an, Halten, Fixieren) citta (n. Gen. s.: Gehirnsoftware) dhāraṇā (f. Nom. s.: Fokussieren der Gehirnsoftware)

„Binden an einen Platz" bedeutet, dass sich die Gehirnsoftware ausschließlich nur mit dem einen Platz beschäftigt. Dies ist ein rein mentaler Prozess und bedeutet das Fokussieren der Gedanken auf einen Platz, nicht auf Worte oder ihre vielfältigen Bedeutungsvarianten. Die Aufmerksamkeit auf den Platz ist so stark, als wäre dieser Platz allein die ganze Welt.

Beispiele für Plätze sind: Nabel, Herz, Spitze der Nase, Spitze der Zunge.

Es ist das Binden der Gehirnsoftware als rein mentaler Vorgang an den Nabelkreis, den Herzlotus, das Licht im Kopf, die Spitze der Nase, die Spitze der Zunge und andere solche Plätze und an äußere Gegenstände. An diese Plätze oder Gegenstände wird die Gehirnsoftware gebunden und der Zustand der Gehirnsoftware, wenn sie an solchen Plätzen ohne Zerstreuung gehalten wird, heißt dhāraṇā. Er besteht einfach in dem Gedanken von dem Platz, das heißt in der vollen Aufmerksamkeit auf den Platz ohne irgendwelche Ablenkung.

Heinz Krug: „Aus 40 Jahren *siddhi*-Übungen kann ich sagen, wenn man *dhāraṇā* auf der groben Ebene, wie in 1.17 definiert, durchführt, das heißt, dort wo Vorstellung, Wort und Bedeutung miteinander vermischt sind, passiert gar nichts! Erst durch lautlos-bildhaftes *dhāraṇā* auf der feinen Ebene, bei der nur der Ort, jedoch nicht Wörter, Klänge oder Bedeutungen im Zentrum der Aufmerksamkeit stehen, zeigt die *siddhi*-Technik volle und sofortige Ergebnisse."

Übungen

Das Ziel dieser Übungen ist, die Aufmerksamkeit mit Gelassenheit auf einem Platz zu halten, ohne abzuschweifen.

Übung1

Wiederholen Sie zunächst noch einmal die Aufmerksamkeitsübungen aus 1.41.

Übung 2

Als nächsten Platz wählen Sie die Spitze Ihrer Nase und halten Ihre Aufmerksamkeit für etwa eine halbe Minute darauf, zuerst mit offenen Augen.

Übung 3

Nun wiederholen Sie die Übung für eine halbe Minute mit geschlossenen Augen.

Übung 4

Wiederholen Sie die Übung 3 mit geschlossenen Augen auf die Spitze Ihrer Zunge als Platz.

Übung 5

Dann auf Ihren Nabel.

Übung 6

Dann auf Ihr Herz.

3.2

Dort [gebunden an den Platz], sind die Ausdehnungen eines gleichen Gedankens definiert als dhyāna.

तत्र प्रत्ययैकतानता ध्यानम्

tatra pratyaya-ekatānatāḥ dhyānam

tatra (Und.: dort, darin) pratyaya (m. Komp.: Gedanke) eka (mfn.: eins, das Gleiche) tāna-ta (m. Nom. p.: Ausdehnung, Erweiterung, Strecken, stetiger Fluss, ununterbrochene Folge; tāna = monotoner Ton; ta= -heit; tāḥ => tā) dhyāna (n. Nom. Akk. s.: definiert Meditation „dhyāna")

Es ist ein Fluss ähnlicher Gedanken, einer wie der andere. Der Begriff „Gedanken" bedeutet hier nicht, innerlich zu sprechen. „Gedanken" bedeutet hier nicht, Worte zu denken, sondern eine fortgesetzte Ausrichtung der Aufmerksamkeit auf den einen Platz. Die Ausdehnung (*tānatā*) bedeutet, den Fluss gleicher Gedanken in die Länge zu ziehen. *Tānatā* bedeutet in der Musik, einen Ton zu halten.

Beim Denken eines Wortes ist *tānatā* schlicht unmöglich, denn jedes Wort hat einen Anfang, eine Mitte und ein Ende. Und wenn es einmal zu Ende ist, lässt es sich nicht weiter ausdehnen. Daher ist also *dhyāna* mit innerlich gesprochenen Worten unmöglich. Wer also versucht, mit gedanklich gesprochenen Worten *siddhis* zu üben, wird damit keinen Erfolg haben. Ebenso, wer das gleiche Wort immer wiederholt und geradezu wie ein *mantra* denkt, wendet auch nicht das Prinzip von *tānatā* an, weil er nicht den gleichen Gedanken ausdehnt. Worte halten die Gehirnsoftware auf der groben Denkebene von *vitarka* fest (1.17).

Beim *dhyāna* bedeutet *tānatā* ein Halten der Aufmerksamkeit auf einen Ort oder einen Gegenstand, ohne ablenkende Gedanken zuzulassen – aber ohne Anstrengung. Man zwingt sich nicht, die Aufmerksamkeit auf dem Platz zu halten, sondern schaut einfach immer weiter hin, weil man daran so interessiert ist.

Dhyāna ist die Fortsetzung des gleichen Gedankens eines Meditationsgegenstands oder eines Platzes, ein Strom gleicher Gedanken, die nicht von anderen Gedanken berührt werden. „An diesem Platz" bedeutet zum Beispiel im Nabelkreis oder den anderen Gegenständen des dhāraṇā. Das Fortsetzen des Gedankens des Meditationsgegenstands oder des Platzes, der vorher ausgewählt wurde, bedeutet ein Strom gleicher Gedanken. Wenn die Fortsetzung von Gedanken nicht von irgendeinem Gedanken unterschiedlicher Art gestört wird, ist das dhyāna.

Bei der Übung des dhāraṇā aus dem vorherigen sūtra, bei der sich die Gehirnsoftware an einen einzigen Gegenstand angebunden hat, kann es passieren, dass sie auch von anderen, unterschiedlichen Gedanken in Bezug auf den Gegenstand unterbrochen wird. Wenn zum Beispiel dhāraṇā auf die Sonne gemacht wird, kann es passieren, dass auch ihre Umlaufbahn, momentane Position und ihre extreme Helligkeit zu Gegenständen des dhāraṇā werden. Mit gleichzeitiger Anwendung von dhyāna wird dieses vermieden, denn dann ist es nur der Strom eines gleichen Gedankens, unberührt von irgendeinem Gedanken anderer Art.

Dhyāna wird im Allgemeinen als Meditation übersetzt. Mit der Übung von *dhyāna* verfeinern sich die einander ähnlichen Gedanken automatisch. Gedanken beutet hier wirklich nur fortgesetzte Aufmerksamkeit auf einen Platz, sonst nichts. *Dhyāna* funktioniert gewissermaßen wie ein Schneepflug, der andere Gedanken wegschiebt, bevor sie sich voll manifestieren.

Übung

Wiederholen Sie die Übungen von 3.1, aber während Sie mit Ihrer Aufmerksamkeit auf dem Platz bleiben, nehmen Sie die leichte Veränderung der Aufmerksamkeit wahr. Das ist mit dem „Strom ähnlicher Gedanken" gemeint. Sollten nicht-ähnliche, das heißt andere, störende Gedanken kommen, schieben Sie diese anstrengungslos weg. Mit etwas Übung können Sie das sogar auf einer sehr feinen Ebene erreichen, bevor sich der störende Gedanke voll manifestiert.

3.3

So erscheint genau jenes ganze Ziel [von 3.1 und 3.2] in eigener Form, als ob leer. Das ist samādhi.

तदेवार्थमात्रनिर्भासं स्वरूपशून्यम् इव समाधिः

tat eva-artha-mātra-nirbhāsam svarūpa-śūnyam iva samādhiḥ

tad (n. Nom. Akk. s.: jenes) eva (Und.: so, wirklich so, allerdings, wirklich, „Nachdruck verleihen") artha (m. Komp.: Ziel, Zweck, Bedeutung, Grund, wahre Bedeutung) mātra (n. Komp.: Maß, nur, bloß, ganz) nirbhāsa (m. Akk. s.: Schein, Erscheinen, ähnlich) svarūpa (n. Komp.: eigene Form, Natur, Charakter, Wesen) śūnya (mfn., n. Nom. Akk. s.: Null, leer, nicht da seiend, abwesend, fehlend) iva (Und.: gleichsam, gleichwie, als ob) samādhi (m. Nom. s.: absolute Stille, ruhevolle Wachheit)

Das erste Ziel jeder *siddhi* ist die Vertiefung des *samādhi*, das zweite Ziel ist das, für die *siddhi* vorhergesagte, spezielle Ergebnis. Beide Ziele werden sofort, spontan und gleichzeitig in einem Zustand von *samādhi* erreicht, der mit dem speziellen Ergebnis „gefärbt" ist. Das Ergebnis jeder *siddhi* hat nicht den Charakter eines weiteren Gedankens, lenkt daher nicht von *dhāraṇā* und *dhyāna* ab.

Vyāsa kommentiert dieses *sūtra* folgendermaßen:

Wenn die gleiche Meditation (dhyāna) nur als der Gegenstand der Meditation hervorstrahlt und mittels eines, mit dem SELBST erfüllten, Gedankens, mittels der eigenen Form, geradezu durchsichtig wird, dann tritt der Meditationsgegenstand aus seinem Versteck hervor.

Śaṅkara erläutert diesen Kommentar von *Vyāsa* noch ausführlicher:

Dieses gleiche dhyāna, das aus einem Gedankenstrom besteht, welcher scheinbar aufgegeben hat, der Strom eines einzelnen Gedankens zu sein, strahlt in der Form des Meditationsgegenstandes hervor. Es [*dhyāna*] *strahlt also in der Form dieses Gegenstandes, scheinbar seiner eigenen Natur als Wahrnehmungsgedanke entledigt. Es ist so, wie bei einem klaren Kristall der*

Hintergrund hervorscheint, auf den er gesetzt wurde, und der Kristall von Natur aus durchsichtig bleibt.

Vergleiche dies mit der Definition der Aufmerksamkeit in 1.41, welche dann in 1.46 mit dem Wort *samādhi* bezeichnet wird.

Wenn auf diese Weise das Wesentliche des Meditationsgegenstandes erfasst wurde, das heißt, wenn der Meditationsgegenstand die Ursache des Gedankens ist, das heißt zu diesem Gedanken wird, dann ist dieser Gegenstand samādhi. Der besondere Punkt ist hier die Methode, wie ein Gedankenstrom durch das Eintreten in das Sein des Meditationsgegenstandes zur eigentlichen Form dieses Gegenstandes wird.

Hier wird schon *sūtra* 3.4 vorweggenommen. In der *siddhi*-Technik erkennen wir also das Sein im Gegenstand. Der *samādhi*, der daraus entsteht, ist unser eigenes, unendliches SELBST, welches wir im Gegenstand erkennen. Genau das ist der Zweck der *siddhi*-Technik, unser SELBST überall zu erkennen.

Wir erläutern dies mit einer Analogie: Es ist so, wie aus einem Hologramm durch Laserstrahlen ein dreidimensionales Bild erzeugt wird. Das Hologramm ist ein belichteter und entwickelter Film, der so ähnlich ausschaut wie kreisförmige Wellen, die auf einer glatten Wasserfläche durch viele Regentropfen gleichzeitig entstehen. Für das bloße Auge besteht gar keine Ähnlichkeit mit dem dreidimensionalen Bild.

Erst durch einen räumlich aufgefächerten Laserstrahl, der durch das Hologramm hindurchscheint, kann ein dreidimensionales Bild entstehen. Der Hologramm-Film ist ein konkreter Gegenstand und entspricht dem Gegenstand für das *dhāraṇā*, also dem Platz der Aufmerksamkeit. Das Lichtwellenfeld des Lasers entspricht dem *dhyāna* und das durchsichtige, dreidimensionale Bild entspricht dem *samādhi*. Das heißt, das *dhyāna* wird zum *samādhi*. Bei der Laserhologramm-Analogie ist auch noch wichtig, dass neben dem Laserstrahl, welcher durch das Hologramm verändert wird, ein unveränderter Laserstrahl am Hologramm vorbei laufen muss. Erst durch die Interferenz zwischen dem veränderten Laserstrahl und dem unveränderten, entsteht das Bild. Dieses bedeutet in unserer Analogie, dass zusätzlich zur *nirvicāra*-Anregung (dem intuitiven Wissen 1.44) gleichzeitig auch noch das unveränderliche *samādhi* (1.43) da sein muss. Erst damit entsteht das spezielle *siddhi*-Ergebnis.

Das Ergebnis in Form dieses *samādhi* ist anders als eine gewöhnliche Sinneserfahrung. Das Ergebnis ist jenseits der drei *guṇas*. Das Ergebnis hat *samādhi*-Eigenschaften, beschrieben als *śūnya*: Null, leer, transparent, durchsichtig, hohl, wolkig, unfassbar. Das Ergebnis erscheint in *nirvicāra samādhi*, was „jenseits des Subtilen" bedeutet. Auf diese Weise wird *prajñā*, intuitives Wissen, erreicht.

Bei den einzelnen Gehirnsoftware Apps, die ab 3.16 beginnen, wird zuerst jeweils der Platz bzw. der Gegenstand für die *dhāraṇā* genannt und anschließend das Ziel, welches spezifisch für das jeweilige App ist. Das zweite Ziel, *samādhi*, gilt für alle Apps. Durch die Anwendung der verschiedenen Apps lernt der *yogi*, *samādhi* in einer Vielfalt von Färbungen aufrecht zu erhalten. Vor dem Benutzen dieser einzelnen Apps sollte man ihre korrekte Installation erlernen, die in den folgenden *sūtras* noch genauer erklärt wird.

Übungen

Wiederholen Sie die Übungen aus 3.2 und nehmen Sie dabei bewusst wahr, wie Ihre Gehirnsoftware in eine tiefe Stille kommt. Wenn in der Stille verfeinerte Sinneswahrnehmungen auftauchen, beachten Sie diese einfach nicht und führen weiterhin das *dhāraṇā* und *dhyāna* von 3.1 und 3.2 aus.

3.4

Die drei [dhāraṇā, dhyāna, samādhi] an einem Platz sind saṁyama.

त्रयम् एकत्र संयमः

trayam ekatra saṁyamaḥ

traya (n. Nom. Akk. s.: drei, dreifach, Triade) ekatra (Und.: als eins, zusammen, an einem Platz) saṁyama (m. Nom. s.: Definition von saṁyama)

Der *yogi* beginnt mit *dhāraṇā*, ausgerichtet auf einen Platz; mit dem Verharren auf dem Platz beginnt automatisch *dhyāna*; das Ergebnis zeigt sich im *samādhi*. Erst wenn alle drei am gleichen Platz, bzw. auf dem gleichen Gegenstand bleiben, ist es *saṁyama*. Dieser Gegenstand kann sowohl konkret als auch abstrakt sein. Konkret kann er zum Beispiel die Sonne sein, abstrakt kann er zum Beispiel das Gefühl der Freundlichkeit sein. In beiden Fällen ist der Platz aber nicht ein bloßes Wort, also nicht das Wort „Sonne" und nicht das Wort „Freundlichkeit".

In diesem *sūtra* weist *Patañjali* mit dem Wort *ekatra* zum zweiten Mal auf einen Platz im Raum oder einen Gegenstand hin. *Ekatra* ist ein undeklinierbares Wort mit eindeutigem Bezug auf die gleiche räumliche Stelle. Auch das allererste Wort im Kapitel 3, nämlich *deśa*, bezeichnet ebenfalls einen Platz. Durch seine Position als erstes Wort des Kapitels 3 ist es besonders wichtig. In der vedischen Literatur kann ein Kapitel oder ein ganzes Werk jeweils durch den ersten und letzten Ausdruck zusammengefasst werden. Für das Kapitel 3 der *yoga sūtras*, in dem alle *siddhi*-Techniken erklärt werden, wäre die Kurzfassung dann: *„deśa bandhaḥ ... kaivalyam iti"*, „An einem Platz gebunden ... die Befreiung, so ist es". Das ist der Wesenskern der *siddhi*-Techniken, sie führen von der Bindung zur Befreiung.

Der *yogi* erkennt sein unendliches SELBST an jedem Platz seiner Aufmerksamkeit und überwindet damit alle Grenzen seiner Wahrnehmung, seiner Erkenntnisfähigkeit und seines Einflussbereiches. Das geht sogar so weit, dass er die Bindung an die Naturgesetze überwinden kann. Seine Wahrnehmungsfähigkeit bleibt nicht länger an die Begrenzungen der Sinnesorgane seines Körpers gebunden. Er kann versteckte und weit entfernte Dinge wahrnehmen, also sehen, hören, tasten usw. Er kann in die Vergangenheit und Zukunft sehen, mit seiner Aufmerksamkeit durch das Universum reisen, oder die feinsten Bestandteile der Welt, noch kleiner als die Atome, betrachten. Alle Begrenzungen seiner Wahrnehmung verschwinden also. Das ist die Befreiung in Bezug auf die Wahrnehmung.

Seine Erkenntnisfähigkeit bleibt nicht mehr an den Lichtcomputer oder neuronalen Computer im Gehirn gebunden. Er aktiviert zusätzlich seinen Quantencomputer mit unendlicher Rechengeschwindigkeit und erhält dadurch Zugang zu perfektem intuitiven Wissen. Seine Wissensbasis bleibt nicht mehr auf seinen Erfahrungsschatz beschränkt, auch nicht auf den seiner Vorfahren oder der Gesellschaft. Stattdessen erlangt er die Freiheit, alles zu wissen, was er wissen möchte, indem er die Datenbasis des Universums auf der feinsten Ebene des Raums, der Planck-Skala, mit einer Informationsdichte von 10^{99} Bits pro cm^3 und einer Taktfrequenz von 10^{44} Hz anzapft.

Er wird ein kosmisches Individuum, dessen Wahrnehmung und Erkenntnisfähigkeit unendlich ausgedehnt sind, nicht einmal durch den Raum begrenzt, und der daher in Harmonie mit allen Systemen seines Körpers ist, vor allem auch mit dem subtilen Nervensystem in seinem Herzen. Da seine Wahrnehmung nicht mehr begrenzt ist, empfindet er edle Gefühle zu allen Wesen im Universum. Wohin er auch immer mit seiner unendlichen Wahrnehmung schaut, sieht er nichts anderes als sein SELBST.

Mit der gleichen Technik des *saṁyama* überwindet er sogar die Bindung an den Planeten Erde, indem er durch die *yogische* Levitation das Gravitationsfeld ändert.

Darin besteht die Genialität *Patañjalis*, den *yogi* zu befähigen, durch das Binden der Aufmerksamkeit auf einen Platz, die Befreiung zu erreichen.

Saṁyama bedeutet: Nicht aufhören mit *dhāraṇā* und *dhyāna*, sobald sich das Ergebnis im *samādhi* zeigt! Für einen Nutzer der Gehirnsoftware Version 7, der ohnehin dauernd im *samādhi* ist, entsteht lediglich die jeweilige „Färbung" des *samādhi* in Form spezifischer Ergebnisse.

Vyāsa kommentiert das so:

Was vorher als die Dreiheit von dhāraṇā, dhyāna und samādhi erklärt wurde, die an einem Platz gehalten wird, an einer einzigen Stelle vollendet wird, heißt saṁyama. Daher sagt er [*Patañjali*]*: Das dreifache Mittel, auf einen einzigen Gegenstand gerichtet, wird mit dem Begriff saṁyama bezeichnet.*

Śaṅkara führt das weiter aus:

Die Dreiheit, die stufenweise perfektioniert wird, wird in diesem Werk mit dem Fachbegriff saṁyama bezeichnet. In den verschiedenen Abschnitten [der yoga sūtras], *wenn es darum geht, etwas zu erfassen, das heißt, den gewünschten Gegenstand zu erkennen, oder etwas zu meistern, das heißt, den gewünschten Gegenstand zu beherrschen, dann wird hier gelehrt, dass hierfür ein passendes saṁyama gewusst werden sollte. In all diesen folgenden Abschnitten ist saṁyama der Begriff, der für diese Dreiheit verwendet wird.*

Vorher wurde vom *samādhi* mit und ohne intuitivem Wissen (*prajñā*) gesprochen. In jenem Zustand kosmischen Bewusstseins, Gehirnsoftware Version 5, war *samādhi* lediglich von eher zufälligen Gedanken begleitet (1.17). Nun wird mit der *saṁyama*-Technik zum ersten Mal - verursacht durch eine bestimmte Art des Denkens (*dhāraṇā* und *dhyāna*) - eine ganz spezifische Wirkung erzeugt. Mangels eines besseren Begriffs bezeichnen wir diese Wirkung als eine „Färbung des *samādhi*". Die Ursache (*dhāraṇā* und *dhyāna*) darf aber nicht mit der Wirkung (Färbung des *samādhi*) vermischt werden, obwohl Ursache und Wirkung gleichzeitig auftreten. Wir lassen uns also nicht durch die Färbung des *samādhi* ablenken, sondern setzen *dhāraṇā* und *dhyāna* fort. Damit wird die richtig unterscheidende Erkenntnis (*viveka khyāti*) nun auf die drei wichtigsten Bereiche des *yoga*, auf *dhāraṇā*, *dhyāna* und *samādhi* angewendet.

Es werden die Fäden (*sūtras*) des *yoga* zum wunderbaren, schillernden, vielfarbigen Tuch des *brahman*-Bewusstseins zusammengewebt.

Übungen

Führen Sie ganz bewusst *dhāraṇā*, *dhyāna* und *samādhi* gleichzeitig aus. Das bedeutet, nicht aufhören mit *dhāraṇā* und *dhyāna*, sobald sich das Ergebnis im *samādhi* zeigt. Als Plätze für *dhāraṇā* wählen Sie wieder die gleichen wie in 3.1. Wenn Ihre Gehirnsoftware dabei zur Ruhe kommt, haben Sie das wichtigste Ziel dieser Übungen erreicht. Wenn zusätzlich noch verfeinerte Sinneswahrnehmungen im *samādhi* auftauchen, umso besser. Wichtig ist es aber, niemals solche Wahrnehmungen zu erwarten und auch nicht die gleichen wieder zu erwarten, die man vorher schon einmal hatte. Etwas nicht zu erwarten, ist eine Form der Gelassenheit (*vairāgya*), die zusammen mit allen *yoga*-Übungen da sein sollte (1.15).

Auch sollten Sie nicht in die Falle der *śakti vāda* geraten, denn die Kraft der Worte erzeugt Vorstellungen, wie in 1.9 erklärt. Vorstellungen sind zum Beispiel die Bilder, die sich ein Kind ausdenkt, wenn ihm seine Mutter Märchen vorliest. Vorstellungen sind grundsätzlich etwas anderes als intuitives Wissen, was im nächsten *sūtra* beschrieben wird. Am besten ist es, bei den Übungen keine Worte zu gebrauchen.

Wenn Sie keine Worte mehr verwenden, können Sie sicher sein, dass Sie keine Vorstellungen erzeugen. Es können dann aber immer noch alte Erinnerungen hochkommen, solange sich Ihre Gehirnsoftware und Ihr Nervensystem von *saṁskāras* reinigen. Nach einer gewissen Reinigungsphase bleiben dann nur noch verfeinerte Sinneswahrnehmungen und die reine Intuition übrig. Dieses intuitive Wissen wird im nächsten *sūtra* beschrieben.

3.5

Durch die Meisterschaft jener [Dreiheit] erstrahlt das Licht des intuitiven Wissens (prajñā).

तज्जयात् प्रज्ञालोकः

tat-jayāt prajñā-ālokaḥ

tad (n. Komp.: jenes) jaya (m. Abl. s.: Meisterschaft, Sieg) prajñā (f. Komp., f. Nom. s.: intuitives Wissen, Weisheit, intuitives klares Wissen) āloka (m. Nom. s.: Licht, Glanz)

Pramāṇa bedeutet korrektes Wissen entsprechend den Kriterien von *sūtra* 1.7. Es ist eine Methode der Gehirnsoftware Versionen 1 bis 6. *pramāṇa* ist eine *vṛtti*, welches zu beruhigen ist, weil es endlich und begrenzt ist.

Prajñā hingegen bedeutet reines, intuitives Wissen, das im *samādhi*-Zustand erstrahlt (1.48). Es kann ab Gehirnsoftware Version 5 auftreten. *Prajñā* ist unendlich und allumfassend.

Worauf immer das saṁyama fest angewendet wird, von diesem Ding wird das intuitive Wissen fest. Durch dieses Licht des intuitiven Wissens, das alles beleuchten kann, sogar das Versteckte und Entfernte, dadurch sehen die yogis klar, was sie in ihrer Gehirnsoftware haben, als wäre es auf ihrer Handfläche.

Die Meisterschaft ist erreicht, wenn ICH als das SELBST mit *dhāraṇā*, *dhyāna*, *samādhi* eins werde und alle drei in mir im *saṁyama* vereinige. Dann erstrahle ICH im reinen, intuitiven Wissen, dem Licht der Weisheit.

Übungen

Der *saṁyama* wird so lange ausgeführt, bis das *prajñā*-Wissen erscheint. Üben Sie den *saṁyama* auf die gleichen Plätze wie 3.1, jedoch nicht nur solange, bis die Stille des *samādhi* auftaucht, sondern solange, bis in dieser Stille auch intuitives Wissen da ist. Mit dem *saṁyama* auf der Nasenspitze entsteht verfeinertes Riechen, mit dem auf der Zungenspitze, verfeinertes Schmecken. Mit dem auf dem Nabel, entsteht eine Innenschau des Körpers, mit dem auf dem Herz, kommt das Wissen über den Verstand, über das Wesentlichste der Gehirnsoftware.

Am Anfang üben Sie die einzelnen *saṁyama*-Übungen nicht länger als fünf Minuten, um jegliche Anstrengung zu vermeiden. Mit etwas mehr Praxis kommt dann das intuitive Wissen (*prajñā*) immer schneller, zum Schluss sogar in Sekunden oder Bruchteilen von Sekunden.

3.6

Die Anwendung von jenem [saṁyama] erfolgt in Stufen.

तस्य भूमिषु विनियोगः

tasya bhūmiṣu viniyogaḥ

tad (tasya m.n. Gen. s.: jener, jene, jenes) bhūmi (f. Lok. p.: Erde, Stufe, Etappe) viniyoga (m. Nom. s.: Anwendung, Benutzung)

Vyāsa kommentiert:

Der saṁyama muss so geübt werden, dass jemand zur nächsten Stufe nur dann weitergeht, wenn er die vorherige Stufe beherrscht. Denn wenn die vorherige Stufe nicht beherrscht wird und ausgelassen wird, um zur nächsten Stufe zu springen, wird er in den späteren Stufen keinen saṁyama erreichen. Wie soll sonst jemals das Licht des intuitiven Wissens entstehen?

Aber für jemanden, der die späten Stufen beherrscht, wäre die Übung des saṁyama auf früheren Stufen nicht richtig, wie zum Beispiel bei der Telepathie. Warum ist das so? Weil der Zweck bereits auf eine andere Weise erreicht worden ist.

Śaṅkara erklärt es noch ausführlicher:

Der saṁyama ist so zu üben, so auszuführen, dass jemand wirklich beabsichtigt, die Stufen zu meistern, indem er zur nächsten Stufe erst dann weitergeht, wenn er die ersten Stufen gemeistert hat: der yogi hält seine Aufmerksamkeit auf einer Stufe solange fest, bis er den saṁyama darauf erreicht hat und geht zur nächsten Stufe, nachdem er den saṁyama beherrscht.

So ist es, wenn in 3.44 gesagt wird, in Bezug auf „die fünf Elemente, die durch saṁyama auf ihre physikalische Form, ihre wesentliche Natur, ihre feine Form, ihre Vererbung und ihre Zweckgerichtetheit nacheinander beherrscht werden", bedeutet das, nachdem der saṁyama auf die physikalische Form ausgeübt ist, darf der nächste saṁyama nur dann auf die wesentliche Natur ausgeübt werden, wenn der vorherige beherrscht wird. Er sollte die wesentliche Natur nicht überspringen, um zu den feineren Ebenen, wie der feineren Form, zu kommen.

Warum nicht? Weil er dann, wenn eine frühere Stufe nicht gemeistert wurde und ausgelassen wurde, um zur nächsten Stufe zu springen, er den saṁyama in den späteren, nachfolgenden Stufen überhaupt nicht erreichen wird. Wenn er also die vorherige Stufe nicht beherrscht und er versucht, den saṁyama auf die späteren zu üben, wird er keinen saṁyama bei ihnen erreichen und dieses Nicht-Erreichen bedeutet für ihn einen Misserfolg. Und wie soll das Licht des Wissens ohne den saṁyama auf den späteren Stufen jemals leuchten? Denn es gäbe daher nichts, was diesen zustande bringen würde, so wie es auch kein Lampenlicht gäbe, solange nicht das Öl, der Docht und die Flamme zusammengebracht würden.

Zur Frage „Welche Stufe kommt als nächste zur jetzigen?" Dazu ist der yoga allein der Lehrer. Warum ist das so? Vyāsa sagte dazu:

„Yoga wird durch den yoga gekannt;

yoga schreitet nur durch den yoga voran.

Wer in seinem yoga nicht nachlässig ist,

genießt den yoga für lange Zeit."

Zur Frage „Welche Stufe kommt nach der jetzigen?" wird, nachdem eine Stufe gemeistert ist, entschieden, was als nächstes kommen soll. Dabei ist yoga allein der Lehrer. Yoga bedeutet hier das Erreichen des saṁyama auf einer früheren Stufe. Nur dann versteht jemand, was die nächste sein soll.

So wie jemand, der von Geburt an blind ist, Stufen hinaufgeht, indem er mit seinem Fuß die erste Stufe fühlt und dann zuversichtlich weiß, wo die nächste ist, so schreitet yoga durch den yoga voran

Die Praxis dieses *saṁyama* muss in Stufen gemacht werden, indem jemand zur nächsten Stufe erst dann weitergeht, nachdem die vorherige gemeistert wurde. Stufen sind aufeinanderfolgende *siddhi*-Apps. Welche Stufe nach welcher kommt, kennt nur der *yoga*:

- Die Reihenfolge der *siddhis* in diesem Kapitel ist einzuhalten. Der Platz für die nächste *siddhi* ergibt sich bei einigen aus den vorherigen. Zum Beispiel müssen Sonne, Mond und Polarstern in dieser Reihenfolge geübt werden (3.26 bis 3.28).
- Bei einer *siddhi*, die über mehrere Verfeinerungsstufen geht, kann keine Stufe übersprungen werden.
- Die gleiche *siddhi* sollte ebenfalls in Stufen praktiziert werden, jeweils mit Pausen von *asaṁprajñāta samādhi* oder *nirbīja samādhi* dazwischen (1.18 und 3.8).
- Die Beherrschung einer höheren *siddhi* bedeutet unter Umständen, vorherige *siddhis* nicht mehr auszuüben. Wer zum Beispiel vollständiges Wissen aus der Unterscheidung zwischen *buddhi* und *puruṣa* hat (3.49), wird es vermeiden, eine frühere *siddhi* zu verwenden, um zum Beispiel die Gedanken in einer anderen Gehirnsoftware Version 2 bis 6 zu lesen, um selbst nicht wieder davon irritiert zu werden

(3.19). Auch wenn keine Gefahr besteht, dass seine höhere Gehirnsoftware-Version dabei wieder verloren geht, möchte er dennoch diese vorübergehende Irritation vermeiden (3.20).

- „*Yoga wird durch den yoga gekannt*", kann auch so interpretiert werden, dass während der Übung im *samādhi*-Zustand die Reihenfolge der Stufen ohnehin klar ist.

Übungen

Die Stufe, die immer angewendet werden sollte, ist die des *asaṁprajñāta* oder *nirbīja samādhi.* Das ist die totale Stille ohne Aufmerksamkeit auf irgendetwas. Wiederholen Sie die Übung von 3.5, aber lassen Sie dabei jede halbe Minute die Aufmerksamkeit einfach los, ohne sie auf irgendetwas anderes zu lenken. Dadurch kommen Sie in eine tiefe, gedankenlose Stille. Nach etwa fünf bis zehn Sekunden gehen Sie mit der Aufmerksamkeit wieder zum vorherigen Platz und setzen den *saṁyama* weiter fort. Auf die genaue Zeit kommt es hier nicht an. Sie werden dann sehen, dass der nächste *saṁyama* besser geht. Es funktioniert wie die Gangschaltung beim Auto, bei der Sie zuerst auf die Kupplung treten (*asaṁprajñāta samādhi*), um dann mit dem höheren Gang weiter zu fahren (nächste Runde des *saṁyama*).

3.7

Die drei inneren Bereiche [dhāraṇā, dhyāna, samādhi] [sind wichtiger als] die vorherigen.

त्रयमन्तरणगं पूर्वेभ्यः

trayam antar-aṅgam pūrvebhyaḥ

traya (n. Nom. Akk. s.: drei, dreifach, Triade) antaraṅga (mfn., n. Nom. Akk. s.: wesentlich sein zu, innerer Teil eies Körpers, inner, zwischen, innerhalb) pūrva (mf(ā)n., n. Dat. Abl. p.: vorherige, vorhergehend)

Diese Dreiheit ist das direktere Mittel im Vergleich zu den früheren. Im Vergleich zu den fünf vorher genannten Mitteln, die mit der Selbstkontrolle beginnen [2.29 bis 2.55], *ist diese Dreiheit von dhāraṇā, dhyāna und samādhi das wichtigere Mittel zum saṁprajñāta yoga.*

Indem er sie die wichtigeren [wörtlich die inneren] *Mittel nennt, wünscht er (Patañjali) auszudrücken, dass es auch dann, wenn die vorherigen noch nicht perfektioniert sind, möglich ist, yoga durch die Perfektionierung dieser drei (dhāraṇā, dhyāna, samādhi) zu erreichen, aufgrund des Einflusses von saṁskāras, die der yogi in früheren Leben erreicht hat, ähnlich der Situation der videha und prakṛtilaya yogis (1.19).*

Die vorherigen sind: yama, niyama, āsana, prāṇāyāma, pratyāhāra (2.29). Selbst wenn diese noch nicht beherrscht werden, kann der yogi den yoga allein durch die Perfektion der drei dhāraṇā, dhyāna, samādhi erreichen, sofern der yogi in früheren Leben bereits eine Vorarbeit geleistet hat. Hingegen kann niemand den Zustand der Einheit, den yoga, ohne die Übung der drei dhāraṇā, dhyāna, samādhi erreichen.

Aber wer weiß schon, ob er genügend Vorarbeit in den letzten Leben geleistet hat? Um also auf der sicheren Seite zu sein, sollte man in jedem Fall *dhāraṇā, dhyāna, samādhi* üben, jedoch die anderen fünf nicht außer Acht lassen. Auf die Reihenfolge dieser fünf kommt es dabei nicht so sehr an. Nur zum Schluss sollten sie alle beherrscht werden.

> *Yoga* bedeutet Perfektion der Gehirnsoftware.

Es gibt nur eine Ausnahme von dieser Regel, dass *dhāraṇā, dhyāna, samādhi* nötig sind, um *yoga* zu erreichen. Das sind *yogis* mit perfektem Wissen und perfekter Gelassenheit. Es gab einige wenige solcher Fälle in der Geschichte. Dies ist im nächsten *sūtra* beschrieben.

3.8

Jene [drei] Bereiche [sind] sogar noch weniger wichtig als der samenlose (nirbīja) [samādhi].

तदपि बहिरङ्गं निर्बीजस्य

tat api bahiraṅgaṁ nirbījasya

tad (n. Nom. Akk. s.: jenes, [jene Dreiheit]) api (Und.: auch, selbst, sogar) bahiraṅga (mfn.: unwesentlich, Gegensatz zu antaraṅga) nirbīja (m. Gen. s.: ohne Samen)

Samenlos ist ein Zustand, in dem keine unerwünschten, leiderzeugenden Denkvorgänge (*vṛttis*) ablaufen (1.18). Es ist möglich, die Gehirnsoftware Version 8 zu erreichen, ohne die *siddhi*-Technik (*dhāraṇā, dhyāna, samādhi*) auszuüben. Das wird mit Wissen (*jñāna*), samenlosem (*nirbīja*) *samādhi* und Gelassenheit (*vairāgya*) erreicht.

Yoga kann ohne die Anwendung der fünffachen Methoden yama, niyama, āsana, prāṇāyāma, pratyāhāra erreicht werden, lediglich durch das Erreichen der Dreiheit von dhāraṇā, dhyāna, samādhi. Auch die dreifache Methode dhāraṇā, dhyāna, samādhi, obwohl sie ein direkteres Mittel ist, ist sie doch nur eine indirekte Methode in Bezug auf den samenlosen yoga. Warum ist das so? Weil der samenlose yoga auch ohne diese drei zustande kommen kann. Denn sogar ohne dhāraṇā, dhyāna, samādhi ist es möglich, allein durch Wissen und Gelassenheit, die Befreiung zu erreichen.

Wenn Wissen und Gelassenheit vollkommen sind, braucht jemand sich nicht mit *dhāraṇā, dhyāna, samādhi* zu beschäftigen.

So gab es einige Menschen, wie zum Beispiel die yogis Maṅki und Piṅgalā, welche Gehirnsoftware Version 8 durch Gelassenheit und den Gedanken des Stoppens allein erreicht haben (1.18).

Durch die Unterscheidung zwischen der Hauptkomponente der Gehirnsoftware (buddhi) und ihrem Nutzer (puruṣa) kommt der samenlose yoga zustande, sogar in der Abwesenheit von dhāraṇā, dhyāna, samādhi, welche lediglich die direkte Methode zum Samen enthaltenen yoga sind. Also ist die Dreiheit lediglich ein indirektes Mittel zum samenlosen yoga, für den noch zusätzlich der Gedanke des Stoppens erforderlich ist.

Es gibt Beispiele von Personen, bei denen von Geburt an eine klare Sicht, ohne Anhaftung an saṁskāras, vorhanden war. Bei ihnen wurde der samenlose samādhi einfach nur durch die Hingabe an die Praxis höchster Gelassenheit und den Gedanken des Stoppens (virāma pratyaya) erreicht. Sie praktizierten kein dhāraṇā, dhyāna, samādhi.

Was ist nun zu Zeiten der Beruhigung der Gehirnsoftware? Was ist diese beruhigende Umwandlung? Ist die Gehirnsoftware nicht etwas Bewegliches, angetrieben durch die guṇas?

Die Mehrzahl „Zeiten" wird benutzt, um zu zeigen, dass dies gleichermaßen auf Gehirnsoftware-Prozesse der Vergangenheit, Zukunft oder Gegenwart anwendbar ist. Zu Zeiten der Beruhigung ist die Gehirnsoftware weniger aktiv.

Da die Gehirnsoftware aus den guṇas besteht (siehe Tabellen 2.19), sagt man, dass sie durch die guṇas angetrieben ist. Was ist diese beruhigende Umwandlung? Es muss notwendigerweise eine solche Umwandlung geben [das heißt ein Upgrade der Gehirnsoftware]. *Ansonsten könnte keine Beruhigung der Gehirnsoftware festgestellt werden, falls sie niemals umgewandelt würde und einfach nur so unveränderlich wäre, wie der Nutzer (puruṣa). Da die Gehirnsoftware veränderlich ist, kann man von einer beruhigenden Umwandlung sprechen. Wäre sie unveränderlich, wie der Nutzer, könnte sie nicht umgewandelt werden.*

Analogie der schlafenden Elefanten

Das nachfolgende *sūtra* über die beruhigende Umwandlung in der Gehirnsoftware veranschaulichen wir mit einer Analogie aus dem alten Indien. Die Elefanten entsprechen dabei der Schadsoftware in der Gehirnsoftware. Die Schadsoftware ruht und richtet keinen Schaden an, solange sie noch nicht aktiviert wurde.

Auf dem Weg zu seinem Ruheplatz bemerkt jemand eine Herde von schlafenden Elefanten. Um sicher anzukommen, muss er sehr vorsichtig und leise durch die Herde hindurchgehen, ohne irgendeinen von ihnen aufzuwecken. Wenn ein Elefant aufwacht, alarmiert er sofort die ganze Herde. Die Elefanten entsprechen den ablenkenden *saṁskāras*, welche Stresse und Verspannungen in der Gehirnsoftware und im Körper sind. Das Aufwecken eines Elefanten entspricht dem Aktivieren eines ablenkenden *saṁskāras*. Das ruhige Verhalten beim Durchgehen entspricht den *saṁskāras* des Beruhigens.

Transformationen

3.9

Die beruhigende Umwandlung ist diejenige, die stattfindet, wenn die ablenkenden saṁskāras beruhigt werden, während [gleichzeitig] saṁskāras des Beruhigens auftauchen. Dann ist die Gehirnsoftware für einen Moment beruhigt.

व्युत्थाननिरोधसंस्कारयोरभिभवप्रादुर्भावौ निरोधक्षणचित्तान्वयो निरोधपरिणामः

vyutthāna-nirodha-saṁskārayoḥ abhibhava-prādurbhāvau nirodha-kṣaṇa-citta-anvayaḥ nirodha-pariṇāmaḥ

vyutthāna (n. Komp.: Ablenken, Entstehen, Aufrütteln, Aufgehen) nirodha (m. Komp.: Stoppen, Beruhigen) saṁskāra (m. Gen. Lok. d.:) abhibhava (m. Komp.: Überwindung, Verschwinden) prādurbhāva (m. Nom. Akk. d.: Auftauchen, Manifestierung, zum Vorschein kommen) nirodha (m. Komp.: Stoppen) kṣaṇa (m. Komp.: Augenblick) citta (n. Komp.: Gehirnsoftware) anvaya (m. Nom. s.: Abfolge, Aufeinanderfolge) pariṇāma (m. Nom. s.: Veränderung, Umwandlung, Transformation)

Dieser beruhigte Moment entspricht Gehirnsoftware Version 4, dem transzendentalen Bewusstsein ohne Gedanken, und im *saṁskṛt* heißt er *asaṁprajñāta samādhi*. Die Beruhigung geschieht sowohl beim Verschwinden des *mantras* in einer *mantra*-Meditation als auch beim Beenden einer *siddhi*–Übung. Hier wird wiederum die richtig unterscheidende Erkenntnis angewendet und *nirvicāra samādhi* (mit wahrem Wissen) wird unterschieden vom *asaṁprajñāta samādhi*, dem *samādhi* ohne Denkvorgänge.

Um die durch ablenkende *saṁskāras* entstehenden Gedanken zu beruhigen, müssen diese zugrunde liegenden *saṁskāras* beruhigt werden. Dies geschieht mittels *saṁskāras* des Beruhigens, welche die ablenkenden *saṁskāras* ruhig stellen. Durch den Gedanken des ruhig-Bleibens werden die *saṁskāras* des Beruhigens abgespeichert. Die Gehirnsoftware geht dann in einen vorübergehenden Zustand der Beruhigung, dem *asaṁprajñāta samādhi*. Im *saṁskṛt*-Originaltext kommen die ablenkenden und beruhigenden *saṁskāras* im Dual-Fall vor, was darauf hinweist, dass für jedes ablenkende ein beruhigendes *saṁskāra* da ist.

Der nach außen gerichtete saṁskāra ist eine Eigenschaft der Gehirnsoftware, aber nicht die Eigenschaft eines Gedankens. Der saṁskāra der Beruhigung ist ebenfalls eine Eigenschaft der Gehirnsoftware. Aufgrund des Gedankens der Beruhigung wird ein saṁskāra der Beruhigung abgespeichert. Diese beiden, der saṁskāra der nach-außen-Gerichtetheit und derjenige der Beruhigung, werden entsprechend dem Zustand der Gehirnsoftware unterdrückt oder zugelassen.

Diese zwei Arten von saṁskāras schließen sich gegenseitig aus. Wenn die saṁskāras des Nach-außen-gerichtet-seins ausgeschlossen sind, dann sind sie unfähig, ihre Wirkungen hervorzubringen und die saṁskāras der Beruhigung wirken. Diese Veränderung in den saṁskāras der einen Gehirnsoftware, das heißt, die Veränderung der saṁskāras durch die Unterdrückung der nach außen gerichteten und die Vorherrschaft der beruhigenden, wird die „beruhigende Umwandlung" genannt. Die Gehirnsoftware wird im samādhi-Zustand der Beruhigung (Version 4) als nur aus saṁskāras bestehend bezeichnet.

Da der Vorgang zur Beruhigung führt, ist sein Ergebnis letztendlich die Abwesenheit von Gedanken, die als beruhigende Umwandlung (nirodha pariṇāma) bekannt ist. Obwohl auf der Stufe des saṁprajñāta samādhi

Gedanken da sind, sind sie unerwünscht, jedoch ist immer die Veränderung (Beruhigung) der saṁskāras erwünscht.

Die keimfähigen *saṁskāras* keimen im beruhigten Zustand nicht. Auf der Ebene der Gehirnsoftware entspricht der Vorgang der beruhigenden Umwandlung dem Abschalten aller Aktivitäten aller Schadsoftware. Damit ist die Schadsoftware noch nicht ganz abgeschaltet, aber vorübergehend wirkungslos. Dies ist die Voraussetzung, um sie in einem weiteren Schritt (3.11) ganz abzuschalten.

Die beruhigende Umwandlung führt zu stabilen Energieniveaus im Quantencomputer des Gehirns (Energie-Eigenwerte). Aus der Schrödingergleichung eines Quantensystems ergeben sich prinzipiell zwei Arten von Lösungen, zeitabhängige oder stationäre. Die beruhigende Umwandlung aktiviert nun den Quantencomputer, indem sie die stationären Lösungen findet. Diese entsprechen den Speicherinhalten in klassischen Computern. Durch das Auffinden der stationären Lösungen wird der Quantenspeicher im Gehirn stabilisiert. Erst mit diesem stabilen Speicher kann der Quantencomputer seine Aktivität beginnen.

3.10

In jener [beruhigenden Umwandlung folgt] aus dem saṁskāra [des Beruhigens] ein ruhiges Fließen [der Gehirnsoftware].

तस्य प्रशान्तवाहिता संस्कारात्

tasya praśānta-vāhitā saṁskārāt

tad (mn. Gen. s.: jener, jenes) praśānta (mfn.: ruhig, beruhigt) vāhitā (f. Nom. s.: Fluss, Strom) saṁskāra (m. Abl. s.: Eindruck)

Das Gehirn bleibt in der Gehirnsoftware Version 4 (*asaṁprajñāta samādhi*), bis es durch ein anderes ablenkendes *saṁskāra* wieder herauskommt. Die Neutralisierung dieses ablenkenden *saṁskāras* äußert sich durch Gedanken aufgrund einer Stresslösung, welche aufgrund der Stille entsteht. Diese Gedanken lenken von *dhāraṇā* und *dhyāna* ab.

Bei den *siddhi*-Übungen werden die jeweils zugeordneten *saṁskāras* aufgelöst. Um beim Bild der Elefanten zu bleiben: Einige Elefanten gehen weg. Das zunehmende Löschen dieser *saṁskāras* führt zur nächsten Umwandlung (3.11).

Im Quantencomputer des Gehirns entspricht das ruhige Fließen der Gehirnsoftware den stationären Lösungen mit stabilen Eigenwerten. Das Auflösen eines *saṁskāras*, welches unerwartete Gedanken verursacht, führt zu vorübergehenden zeitabhängigen Lösungen, bis sich die Stille dann wieder einstellt und die Gehirnsoftware wieder ruhig fließt. Es ist so wie in einem Atom, bei dem ein Elektron stabil auf einem höheren Energieniveau bleibt (stationär), dann zu einem niedrigeren Energieniveau springt (zeitabhängig), dabei ein Photon aussendet, und dann auf dem niedrigeren Energieniveau bleibt (stationär). Das ist der grundlegende Vorgang in der Natur, dessen Entdeckung am Anfang der Quantenphysik stand. Dem ausgesendeten Photon (Lichtteilchen) entspricht ein Gedanke in der Gehirnsoftware.

3.11

[Dann folgt] die samādhi–Umwandlung, bei der die Zerstreutheit der Gehirnsoftware verschwindet und die Eins-Gerichtetheit wächst.

सर्वार्थतैकाग्रतयोः क्षयोदयौ चित्तस्य समाधिपरिणामः

sarvārthatā-ekāgratayoḥ kṣaya-udayau cittasya samādhi-pariṇāmaḥ sarvārthatā (f. Komp.: auf alles gerichtet sein, alles berücksichtigen, Verstörtheit, Zerstreutheit, Besitzen aller Gegenstände) ekāgratā (f. Gen. Lok. d.: ungestörte Fokussierung, Aufmerksamkeit, Eins-Gerichtetheit) kṣaya (m. Komp.: Verschwinden, Zerstörung) udaya (m. Nom. Akk. d.: Zunahme, Anwachsen) citta (n. Gen. s.:) samādhi (m. Komp.: absolute Stille, ruhevolle Wachheit) pariṇāma (m. Nom. s.: Veränderung, Umwandlung, Transformation)

Zerstreutheit ist der Zustand der Gehirnsoftware, in welchem sie auf alle möglichen Ziele, Zwecke, Bedeutungen usw. gerichtet ist. Die Zerstreutheit verschwindet mit der *samādhi*-Umwandlung.

Die *samādhi*-Umwandlung entsteht durch die beruhigende Umwandlung und *saṁyama*. Mit der *samādhi*-Umwandlung wird *samādhi* vorherrschend und die Fähigkeit, *saṁyama* mit richtigem Ergebnis auszuführen, wird perfektioniert. Diese Fähigkeit heißt Eins-Gerichtetheit und wächst mit der *siddhi*-Praxis. Die *siddhis* funktionieren! Heureka!

Zerstreutheit und Eins-Gerichtetheit (Aufmerksamkeit auf Eines) sind Eigenschaften der Gehirnsoftware. Das Aufkommen der Eins-Gerichtetheit bedeutet das Verschwinden der Zerstreutheit. Der samādhi führt weg von der Zerstreutheit hin zur Eins-Gerichtetheit. Das ist die samādhi-Umwandlung (samādhi pariṇāma). Samādhi ist erreicht, wenn die Beruhigung überhandnimmt und die nach-außen-Gerichtetheit fast weg ist.

Damit ist der Upgrade auf Gehirnsoftware Version 5 erreicht.

Die Geisteszerstreutheit entspricht in der Quantenphysik der sogenannten Superposition, bei der beliebig viele Quantenzustände überlagert sein können, ohne sich gegenseitig zu stören. Solange der Quantencomputer im Gehirn noch in diesem Superpositionsmodus arbeitet, hat er noch nicht das gewünschte Ergebnis erreicht. Das gewünschte Ergebnis ist nur ein einziger Zustand, welchen wir als intuitives Wissen bezeichnen. Obwohl der Quantencomputer im Gehirn unendlich schnell, unendlich viele überlagerte Zustände berechnen kann, kann das Ergebnis einer solchen

Berechnung doch nur ein einziges sein. Dieses Ergebnis entsteht aus der eins-gerichteten Umwandlung und taucht dann spontan als intuitives Wissen (*prajñā*) auf.

3.12

Dort folgt die eins-gerichtete Umwandlung, bei der in der Gehirnsoftware immer wieder ein neuer Gedanke aufsteigt, welcher dem vorher erloschenen [Gedanken] ähnelt.

ततः पुनः शान्तोदितौ तुल्यप्रत्ययौ चित्तस्यैकाग्रतापरिणामः

tataḥ punaḥ śānta-uditau tulya-pratyayau cittasya-ekāgratā-pariṇāmaḥ

tatra (Und.: dort, in jenem Platz) punaḥ (Und.: von neuem, wieder) śānta (mfn. Komp.: beruhigt, aufgelöst, erloschen, frei von Leidenschaft) udita (m. Nom. Akk. d.: Aufsteigen) tulya (mf(ā)n.: gleich, ähnlich) pratyaya (m. Nom. Akk. d.: Gedanke) citta (n. Gen. s.: Gehirnsoftware) ekāgratā (f. Nom. s.: ungestörte Fokussierung, Aufmerksamkeit, Eins-Gerichtetheit) pariṇāma (m. Nom. s.: Veränderung, Umwandlung, Transformation)

Der ähnliche Gedanke ist ein Gedanke der Einheit mit allem, wie zum Beispiel: „ich bin du", „ich bin das", „ich bin das Universum", „überall erblicke ich mein SELBST". Diese Sicht der Einheit ist vorherrschend. Alles ist mir vertraut, ein Ausdruck von mir SELBST. Das Erkennen von Unterschieden ist zwar da, aber tritt in den Hintergrund. Das ist das Leben im Einheitsbewusstsein.

Die Gehirnsoftware, die diese Eigenschaft besitzt, befindet sich in der Umwandlung zur Eins-Gerichtetheit. In der Gehirnsoftware geht der frühere Gedanke weg und der nächste Gedanke, der aufkommt, ist ihm ähnlich. Die

Gehirnsoftware im samādhi [das heißt Version 5] *ist die verbindende Grundlage von beiden Gedanken. Das wird immer wiederholt, solange bis der samādhi durch die Aktivitäten eventuell vorhandener Schadprogramme (saṁskāras) unterbrochen wird.*

Eins-Gerichtetheit ist, wenn der nächste Gedanke dem früheren Gedanken ähnlich ist. Das wird in der gleichen Weise wiederholt. Der erste Gedanke geht weg, ein weiterer ähnlicher wird geboren; wenn dieser weggeht, kommt noch ein weiterer ähnlicher Gedanke auf; und wenn dieser weggeht, kommt noch ein weiterer ähnlicher auf, usw. [Das entspricht der Gehirnsoftware Version 7.] *Die ähnlichen Gedanken* [der Einheit mit allem] *setzen sich fort bis zum Unterbrechen des samādhi durch die Aktivität eines saṁskāra, das subjektiv wie ein nach-außen-Gehen erscheint.*

Bei den drei Umwandlungen in der Gehirnsoftware (3.9 bis 3.12) sind jeweils die vorherigen in den nachfolgenden enthalten. Diese drei Umwandlungen sind (1) Beruhigung, (2) *samādhi* und (3) Eins-Gerichtetheit. In der Eins-Gerichtetheit ist *samādhi* enthalten. Im *samādhi* ist die Beruhigung enthalten. Mit anderen Worten, Gehirnsoftware Versionen 5 und 7 sind jeweils abwärts kompatibel. Es gehen also keine der früheren Fähigkeiten verloren.

Upgrade zu den höheren Gehirnsoftware Versionen

Version 4

Die beruhigende Umwandlung führt zu dem Zustand, bei dem als Ergebnis der Beruhigung äußerer mentaler Vorgänge (*bāhya-vṛtti*) die Gehirnsoftware nur aus inaktiven *saṁskāras* besteht. Das heißt, die Gehirnsoftware enthält noch jede Menge Schadsoftware, welche in Version 4 jedoch nicht aktiv ist.

Version 5

Die *samādhi*-Umwandlung führt von der Beruhigung nach außen gerichteter Denkvorgänge hin zur Beruhigung der Gedanken, aber nicht ganz vollständig.

Version 6

Diese wird später im *sūtra* 4.29 als Regenwolke des *dharma* beschrieben.

Version 7

Die eins-gerichtete Umwandlung führt zur Ähnlichkeit des nachfolgenden Gedankens zum vorhergehenden, der gerade weggegangen ist. Diese ist nur zur Zeit des *samādhi* möglich.

Version 8

Die Umwandlung zum *brahman*-Bewusstsein wird in *sūtra* 4.14 beschrieben.

Interessanterweise benutzt die Quantenphysik einen ähnlichen Begriff, die „unitäre Transformation". Solange die Wellenfunktion nicht kollabiert, findet die unitäre Transformation statt und es geht keine Information verloren.

Mit der Gehirnsoftware Version 5 wird der Quantencomputer im Gehirn aktiviert und funktioniert parallel zum normalen holografischen Lichtcomputer, der auch schon bei Gehirnsoftware Version 3 läuft. Mit Gehirnsoftware Version 6 wird der Quantencomputer immer mehr benutzt und mit Gehirnsoftware Version 7 ist er vorherrschend. Ein Quantencomputer arbeitet mit unitären Transformationen und daher ist das *sūtra* 3.12 eine vorzügliche Beschreibung des Lebens im Einheitsbewusstsein, nämlich dauernde Eins-Gerichtetheit. „Ich bin all das".

Zu diesem *sūtra* fragte ein Schüler *Śaṅkaras*:

Was ist der Zweck, alle diese Veränderungen wieder zu erklären? Śaṅkara antwortete*:*

Die Natur der guṇas ist andauernde Veränderung; und alles, was aus den guṇas besteht, hat die Natur der Veränderung, ist nicht stetig; daher diese Erklärung, um das Gefühl der Gelassenheit zu kultivieren. Daher ist die obige Erklärung eine Vorbereitung für die Übung des saṁyama auf die dreifachen Umwandlungen (3.16), um das Wissen von der Vergangenheit und der Zukunft zu erhalten.

Nachdem nun am Anfang des Kapitels drei die Technik des *saṁyama* erläutert wurde und in diesem *sūtra* 3.12 die eins-gerichtete Umwandlung erklärt wurde, welche der unitären Transformation im Quantencomputer im Gehirn entspricht, beginnen die *yoga sūtras* nun mit der Erklärung der verschiedenen Apps, welche ab Gehirnsoftware Version 4 installiert werden können. Die erste dieser Apps bringt die Fähigkeit, Vergangenheit und Zukunft zu ergründen. Dies ist deswegen möglich, weil der Quantencomputer im Gehirn mit den unitären Transformationen arbeitet, bei denen keine Informationen verloren gehen.

Natürliche Abläufe

3.13

Durch diese [eins-gerichtete Umwandlung] sind [auch] die Umwandlungen von Aufgaben, zeitlichen Merkmalen und Zuständen in den Elementen und in Sinnes- und Handlungsorganen erklärt.

एतेन भूतेन्द्रियेषु धर्मलक्षणावस्थापरिणामा व्याख्याताः

etena bhūta-indriyeṣu dharma-lakṣaṇa-avasthā-pariṇāmāḥ vyākhyātāḥ

etad (mn. Ins. s.: dieser, dieses) bhūta (n. Komp.: Element) indriya (n. Lok. p.: Sinnes- und Handlungsorgane) dharma (n. Nom. Akk. s.: Aufgabe, Besonderheit, Qualität, Tugend, Rechtschaffenheit, Gegenstand) lakṣaṇa (f. Komp.: Attribut, Merkmal, Charakteristik) avasthā (f. comp., f. Nom. s.: Situation, Zustand) pariṇāma (m. Nom. p.: Umwandlung, Transformation) vyākhyāta (m. Nom. Akk. p.: erklärt)

Ein Material (*dharmin*) kann verschiedene Aufgaben (*dharma*) übernehmen. Zum Beispiel wird das Material Ton von einem Töpfer in die Form eines Topfes gebracht und gebrannt. Dann ist es ein neuer Topf. Wenn der Topf gebraucht wird, weist er immer mehr Spuren des Gebrauchs auf, bis er zum Schluss zerbricht. Damit ist dann die Aufgabe des Tons als Topf beendet. Das Material Ton besteht aber noch weiter.

In diesem Vorgang spielen drei Abläufe eine Rolle

- Die natürliche Folge der Aufgaben (*dharma*).
- Der Ablauf der Zeit: Aus der Zukunft in die Gegenwart und dann in die Vergangenheit, gemessen in Zeiteinheiten.

- Die natürliche Folge der Zustände: Der Alterungsprozess durch den Gebrauch: neu, gebraucht, beschädigt, kaputt.

Die eins-gerichtete Umwandlung aus *sūtra* 3.12 und 3.13 beschreibt einen Vorgang, der in der Quantenphysik unitäre Transformation heißt. Dabei bleibt die Wellenfunktion erhalten und somit geht keine Information verloren. Folglich können aus der momentanen Wellenfunktion alle vergangenen und zukünftigen Wellenfunktionen abgeleitet werden, denn die Information über sie ist im Jetzt-Zustand enthalten.

Wenn eine Sache in die Vergangenheit geht, wird sie subtil, daher nicht mehr direkt wahrnehmbar. Subtil zu sein, bedeutet aber nicht, dass die Sache nicht existierte. Das Entsprechende gilt für die Zukunft. Eine Sache, die in der Zukunft wahrnehmbar wird, existiert bereits jetzt in einer feinen Form. Die *sūtras* 3.13 bis 3.16 beschreiben, wie die Zukunfts- und Vergangenheits-App funktioniert, um die Zukunft und Vergangenheit wahrnehmbar zu machen.

3.14

Das Material (dharmin) passt sich an die beendete, aktive und unbestimmbare Aufgabe (dharma) an.

शान्तोदिताव्यपदेश्यधर्मानुपाती धर्मी

śānta-udita-avyapadeśya-dharma-anupātī dharmī

śānta (mfn. Komp.: ruhig, beruhigt, gestoppt) udita (mfn. Komp.: Manifestiertes, Aufsteigen, Gegenwärtiges) avyapadeśya (mfn. Komp.: nicht definiert) dharma (n. Komp.: Aufgabe, Tugend, Gegenstand, zum Beispiel der Topf aus Lehm) anupātin (m. Nom. s.: folgend als Ergebnis) dharmin (m. Nom. s.: Träger von Attributen, zum Beispiel Lehm)

Dieser Aufgaben-Ablauf ist nicht mit einem exakten Zeitablauf zu verwechseln. Das Wort „beendet" bedeutet eine frühere Aufgabe; „aktiv" bedeutet die jetzige Aufgabe; „unbestimmbar" bedeutet eine potentielle

Aufgabe, die in der Zukunft erfolgen kann, aber nicht muss. Die Aufgabe (*dharma*) ist eine bestimmte Variante der bloßen Möglichkeiten des Materials (*dharmin*). Von dieser Vielzahl von Möglichkeiten ist nur eine in der Gegenwart wahrnehmbar.

Die Aufgaben des Materials, die aktiv waren und aufgehört haben, aktiv zu sein, sind die „beendeten" (Vergangenheit). Diejenigen, die jetzt in Funktion sind, sind die „aktiven", die aus ihrer zukünftigen Zeitphase in die gegenwärtige Zeitphase gekommen sind. Was sind „unbestimmbare" *dharmas*? Alles ist möglich. Dennoch manifestiert sich nicht alles zur gleichen Zeit, aufgrund der bindenden Begrenzungen von Ort, Zeit, Handelndem und Ursache.

> Eine Aufgabe (*dharma*), die Fähigkeit des Materials (*dharmin*) zum Besonderen, ist in Wirklichkeit die innewohnende Kraft (*śakti*).

Was bleibt, ist das Material. Seine besondere Erscheinungsform (Klang, Berührung, Gestalt, Geschmack, Geruch) wechselt.

3.15

Der Unterschied in den [drei natürlichen] Abläufen [der Evolution] ist der Grund für den Unterschied in den Umwandlungen.

क्रमान्यत्वं परिणामान्यत्वे हेतुः

krama-anyatvam pariṇāma-anyatve hetuḥ

krama (m. Komp.: Prozessverlauf, Vorgehen, Folge) anyatva (n. Nom. Akk. s.: Unterschied, Verschiedenheit, anya+tva) pariṇāma (m. Komp.: Umwandlung, Transformation) anyatva (n. Lok. s.; Nom. Akk. d.: Unterschied, Verschiedenheit) hetu (m. Nom. s.: Ursache, Motiv, Grund im Lok.)

1. Die natürliche Folge der Aufgaben (*dharma*) eines gleichen Materials (*dharmin*) – Tonklumpen, Topf, Scherben, Krümel – bewirkt die einzelnen Umwandlungen (→) der Aufgaben (*dharma*):
   - Tonklumpen → Topf
   - Topf → Scherben
   - Scherben → Krümel
2. Der natürliche Ablauf der Zeit – Zukunft, Gegenwart, Vergangenheit – bewirkt die zwei Umwandlungen (→) der Zeitphasen:
   - Zukunft → Gegenwart
   - Gegenwart → Vergangenheit
3. Die natürliche Folge der Zustände – neu, gebraucht, beschädigt, kaputt – bewirkt die Umwandlungen (→) von Zuständen:
   - neu → gebraucht
   - gebraucht → beschädigt
   - beschädigt → kaputt

Der ganze Kosmos ist in dieser Weise organisiert.

Mit der Wandlung des Materialzustands kann eine Wandlung der Aufgabe stattfinden. Diese Abläufe sind beispielsweise bei einem neuen Topf aus Ton, der auf den Boden fällt:

- Der Zustand wandelt sich von neu → kaputt
- Die Aufgabe wandelt sich von Topf → Scherben

Im *jyotiṣ*, der vedischen Astrologie, wird das Wort *krama*, das hier als natürliche Folge in der Evolution übersetzt wurde, für den Lauf der Gestirne verwendet. Damit kann dieses *sūtra* auch so gelesen werden, dass der Ablauf der Gestirne die Umwandlungen in den drei Sequenzen Zeit, Aufgabe und Zustand bewirkt.

Ein Horoskop kann als Lebensaufgabe interpretiert werden.

Orte und Ergebnisse des Saṁyama

Nachdem der Vorgang der Installation für alle *siddhi*-Apps zu Beginn des Kapitels drei erklärt wurde, kommt jetzt die erste App. Sie ist sehr allgemein anzuwenden und in gewisser Weise auch ein Muster für alle weiteren Apps. Minimale Voraussetzung ist das vorherige Upgrade zu Gehirnsoftware Version 4 (absolute Gedankenstille), besser Version 5 und höhere.

3.16

Durch saṁyama auf die drei Umwandlungen [von Aufgabe, Zeitphase und Zustand entsteht] Wissen über Vergangenheit und Zukunft.

परिणामत्रयसंयमादतीतानागतज्ञानम्

pariṇāma-traya-saṁyamāt atīta-anāgata-jñānam

pariṇāma (m. Komp.: Umwandlung, Transformation) traya (Komp.: drei, dreifach) saṁyama (m. Abl. s.:) atīta (Adj. Komp.: vergangen, Vergangenheit) anāgata (Adj. Komp.: noch nicht angekommen, Zukunft) jñāna (n. Nom. Akk. s.: Wissen)

Durch den saṁyama auf die Umwandlungen von Aufgabe, Zeitphase und Zustand kommt Wissen über vergangene und zukünftige Dinge zum yogi. Wenn dhāraṇā, dhyāna und samādhi auf das gleiche Ding angewendet werden, heißt es saṁyama [3.4]*. Durch dieses werden die drei Umwandlungen direkt wahrgenommen und es entsteht Wissen von vergangenen und zukünftigen Dingen. Der saṁyama wird so lange ausgeführt, bis das prajñā-Wissen* [3.5] *erscheint.*

Die potentielle Zukunft mag sich mit dem Einfluss der Gehirnsoftware (*citta*) verändern, was in *sūtra* 4.15 weiter erklärt wird.

Auf welches Ding auch immer man den saṁyama anwendet, er bringt die direkte Wahrnehmung von dem Ding, wie es wirklich ist. Das gilt für jedes Ding, ob es fein, versteckt, vergangen, zukünftig oder entfernt ist. Der yogi bekommt das Wissen über die Umwandlungen und auch über das zugrunde liegende Material. Wenn der saṁyama mit der Absicht ausgeführt wird, eine Sache zu meistern, wird dieser Zweck erfüllt und der yogi bringt die Sache unter seine Kontrolle.

Diese allgemeine Aussage gilt für alle *siddhi*-Apps.

Und dieser Allwissende, der die Unbeständigkeit von dem sieht, was sich dauernd in jedem Moment im Universum verändert, meistert die Gelassenheit.

Übungen

Dhāraṇā und *dhyāna* wird auf eine oder zwei Umwandlungen angewendet. Daraus entsteht im *samādhi* das *prajñā*-Wissen über die anderen Umwandlungen.

Übung 1

Wählen Sie einen Gegenstand aus, den Sie vor sich sehen. Wiederholen Sie damit nochmals die Aufmerksamkeits-Übung 1.41 in allen drei Varianten (auf den Gegenstand, den Beobachter, den Vorgang der Beobachtung).

Übung 2

Beginnen Sie mit Übung 2, erst wenn Sie mit Übung 1 zur vollständigen Stille kommen und auch den subtilen Unterschied in den drei Varianten wahrnehmen können.

Jeder Gegenstand verändert sich mit der Zeit. Irgendwann wird er zerstört sein und das Material wird bleiben. Richten Sie jetzt Ihre Aufmerksamkeit auf das Material bzw. die Materialien in dem Gegenstand, mit der Absicht, den Gegenstand dann wahrzunehmen, wenn er nicht mehr seine normale Aufgabe erfüllen kann. Schließen Sie dann die Augen und gehen Sie in *samādhi*, während Sie gleichzeitig ihre innere Aufmerksamkeit auf die Zukunft dieser Materialien gerichtet lassen. Während der Erfahrung des *samādhis* entsteht dann unmittelbar ein Bild des zerstörten Gegenstandes aus dem gleichen Material.

Versuchen Sie auf keinen Fall, sich etwas auszudenken. Diese Bilder kommen ganz spontan. Sie sind keine Vorstellung, sondern eine subtile Wahrnehmung einer Zukunftsphase des Gegenstands, welche in der manifesten Jetzt-Phase bereits enthalten ist. Benutzen Sie hier auf keinen Fall Worte oder Satz-Konstrukte, denn diese führen zu Vorstellungen (*vikalpa* 1.9).

Solange noch Erinnerungen aufkommen (*smṛti* 1.11), zum Beispiel an ähnliche Gegenstände, die Geschichte dieses Gegenstands usw., befinden Sie sich noch in der Reinigungsphase Ihres Nervensystems. Erst dann, wenn das Nervensystem von allen zugehörigen Erinnerungen gereinigt ist, funktioniert *saṁyama* richtig. Hier gilt es, dran zu bleiben und weiter zu üben.

Übung 3

Nehmen Sie sich wieder ein Ding vor und gehen Sie mit Ihrer Aufmerksamkeit auf eine vergangene Phase der gleichen Materialien, während dieses Ding hergestellt wurde. Dabei praktizieren Sie wieder *saṁyama*, das heißt *dhāraṇā, dhyāna, samādhi* gleichzeitig. Der Gegenstand für das *dhāraṇā*, das heißt für die gerichtete Aufmerksamkeit, ist die Vergangenheitsphase des Dings, zu dem Zeitpunkt, als das Material in dieser Weise geformt wurde. Sollten Bilder von Werkstätten, Produktionsumgebungen usw. auftauchen, dürfen Sie sich ruhig umschauen, um weitere Details zu erfahren. Erwarten Sie aber niemals solche Bilder. Ihre Aufmerksamkeit bleibt einfach bei der Vergangenheit des Dings.

Übung 4

Wiederholen Sie die Übung 2 mit Dingen, die Sie besonders gerne mögen. Das trainiert die Gelassenheit für den Augenblick, wenn das geliebte Ding kaputt geht. Das ist der eigentliche Sinn dieser Übung.

Erfahrungen

Erfahrung 1

Ich hatte gewisse Schwierigkeiten, das Konzept zu verstehen, wie ich meine Aufmerksamkeit auf einen Gegenstand, einen Platz oder ein Gefühl richten kann, ohne Vorstellungen einzuführen oder die Aufmerksamkeit von meinem Verstand manipulieren zu lassen.

Um meine Aufmerksamkeit auf die Vergangenheit eines Gegenstands zu richten, benutzte ich eine Rose. Ich schaute auf die Rose und schloss meine Augen. Es erschienen Bilder und ich stellte fest, dass mein Verstand eingegriffen hatte. Die gleiche Erfahrung hatte ich immer wieder. Viele Reihen von Rosen in einem Feld; Eimer voll mit Rosen in Supermärkten; all dies waren die Ergebnisse meiner Vorstellung und nicht die *siddhi*-Erfahrungen. Frustriert ließ ich die Kontrolle meiner Gedanken los. Schließlich kam ich mit viel Übung zur Einsicht, dass ich keine Bilder oder Gedanken brauche. Ein kurzer Wunsch, die Aufmerksamkeit auf „was immer" zu richten und die Entdeckung, dass mein gesamtes Sein schlau genug ist, dies selbst zu tun, wenn ich es nur ließe. Das Vertrauen in diesen Vorgang brachte einige interessante Ergebnisse. Zurück zur Rose. Ich hatte die Erfahrung von kalter bewegter Luft in Dunkelheit, die klare Grenzen hatte. Es war schwierig zu beschreiben und bedeutete mir zu dieser Zeit wenig, aber als ich später darüber nachdachte, hatte meine Rose keinen Duft und höchstwahrscheinlich lag ihre unmittelbare Vergangenheit in einem großen, gekühlten Container.

Erfahrung 2

Ich wollte mit *siddhis* herausfinden, wann ein Freund in einem Lokal eintreffen würde. Mir kam beim Anwenden der Technik spontan die Uhrzeit in den Sinn, die sich dann auch bestätigte.

3.17

Aus den gegenseitigen Abbildungen von Lautfolgen, Bedeutungen und Gedanken aufeinander [entsteht] Verwirrung. Durch saṁyama auf die Unterschiedlichkeit jener [drei] kommt Wissen über die Lautäußerungen aller Wesen.

शब्दार्थप्रत्ययानामितरेतराध्यासात् संकरस् तत्प्रविभागसंयमात् सर्वभूतरुतज्ञानम्

śabda-artha-pratyayānām itara-itara-adhyāsāt saṁkaraḥ tat-pravibhāga-saṁyamāt sarva-bhūta-ruta-jñānam

śabda (m. Komp.: Klang) artha (m. Komp.: Ziel, Zweck) pratyaya (m. Gen. p.: Gedanke) itaretara (Pron. Komp.: gegenseitig, eins ins andere) adhyāsa (m. Abl. s.: Aufsetzen, Abbildung, fehlerhafte Identifizierung) saṁkara (m. Nom. s.: Vermischung, Verwirrung) tad (n. Komp.: jenes) pravibhāga (m. Komp.: Teilung, Klassifikation, Trennung, Teil) saṁyama (m. Abl. s.:) sarva (mf(ā)n. Komp.: alles, ganz) bhūta (mf(ā)n. Komp.: Element, Lebewesen, existierend) ruta (n. Komp.: Geräusch, Laute, Ausdrucksform) jñāna (n. Nom. Akk. s.: Wissen)

Lautfolge bedeutet sowohl Wort als auch Satz. Worte werden als Einheiten wahrgenommen und haben eine Bedeutung entsprechend einer Übereinkunft zwischen den Lebewesen, die diese Sprache sprechen. Jedoch kann nicht ein einzelnes Wort, sondern nur ein Satz eine Wahrheit übermitteln. Diese Wahrheit ist der Gedanke, den das Lebewesen ausdrücken will. Durch *saṁyama* auf die Verschiedenheit von Lautfolge, Bedeutungen von Worten, und dem Gedanken, wird der Gedanke des Lebewesens in die eigene Sprache übersetzt.

Die Bedeutung von Worten ist eine Übereinkunft zwischen den Lebewesen, die die gleiche Sprache verwenden. Aufgrund von gegenseitiger Projektion werden Worte, ihre Bedeutungen und der Gedanke vermischt: Kuh ist ein Wort, Kuh ist eine Bedeutung, Kuh ist Teil eines Gedankens. Derjenige, der den Unterschied zwischen ihnen kennt, ist ein Allwissender.

Das Wort besteht aus Silben und Lauten, die in ihrem Zusammenwirken alle möglichen Formen annehmen können. Jeder Laut ist voller Möglichkeiten, alle Arten von Dingen auszudrücken, zum Beispiel ist der Laut „g" voller Möglichkeiten, saṁskṛt-Worte auszudrücken, wie zum Beispiel „go" (Kuh), „varga" (Klasse), „agni" (Feuer) und „gagana" (Himmel). Durch die Verbindung mit anderen Lauten nimmt dieser Laut alle Arten von möglichen Formen an. Das Wort besteht zwar aus einer Abfolge von Lauten, aber es wird als eine Einheit wahrgenommen.

Das Verständnis der Bedeutung entsteht nicht aus den Lauten, sondern es entsteht sofort aus ihrem Wissen. Was aus einem Ding entsteht, ist ihm ähnlich. Rauch ist dem Feuer ähnlich. Dennoch kann das Verständnis vom Feuer nicht allein aus dem Sehen von Rauch entstehen. Rauch allein führt nicht zum Wissen von Feuer. Wie im Fall von Rauch, so ist es mit den Lauten; es wird noch etwas anderes benötigt, um ihre Abfolge zu verstehen.

Um die Lautäußerungen aller Lebewesen zu verstehen, müssen die Worte zu Sätzen zusammengefasst werden, denn Worte allein führen noch zu keiner Kommunikation. Der Satz allein ist wirklich, ebenso ist die Bedeutung des Satzes wirklich. Worte oder isolierte Wortbedeutungen können keine Wahrheit ausdrücken.

Aus dem saṁyama auf die Unterschiedlichkeit von Lautfolgen, Bedeutungen und Gedanken, kommt das Verstehen der Lautäußerung aller Wesen zum yogi.

Übungen

Übung 1

Hören Sie mehrmals einen kurzen Fremdsprachentext in einer Sprache, die Sie noch nicht kennen. Hören Sie ihn mit der Absicht, die Bedeutung zu erkennen. Hören Sie genau auf die einzelnen Wörter und ihre Zwischenräume und werden Sie mit Ihrer Aufmerksamkeit still und gehen in *samādhi*. Das Gefühl bzw. die Färbung, welche ganz subtil im *samādhi* erscheint, gibt den Gedanken wieder, den der Sprecher/die Sprecherin hatte.

Übung 2

Hören Sie auf einen Vogel und versuchen Sie, die Wörter zu erkennen, welche der Vogel zu verschiedenen Sätzen zusammensetzt. Vögel sagen nicht nur „piep, piep", sondern benutzen ganz subtile Abänderungen ihrer Grundlaute. Beim Zuhören und Unterscheiden der Laute, Wörter und Sätze gehen Sie in die Stille von *samādhi* und nehmen wieder intuitiv wahr, was dabei kommt. Dieses entspricht dem Gedanken, den der Vogel ausdrücken will. Mit etwas Übung können Sie sogar eine automatische Übersetzung in Ihre eigene Sprache erhalten.

Übung 3

Das gleiche geht natürlich auch mit allen anderen Tieren. Die Wörter können unter Umständen sehr kurz sein. Ein einziges „Miau" einer Katze kann ein ganzer Satz sein, der mehrere Wörter enthält. Also bitte genau hinhören und dabei in die Stille gehen.

3.18

Durch intuitive Wahrnehmung eines Eindrucks (saṁskāra) [erhält jemand] Wissen über frühere Leben.

संस्कारसाक्षात्करणात् पूर्वजातिज्ञानम्

saṁskāra-sākṣātkaraṇāt pūrva-jāti-jñānam

saṁskāra (m. Komp.: Eindruck) sākṣātkaraṇa (n. Abl. s.: intuitive Wahrnehmung, Schauen) pūrvajāti (f. Komp.: früheres Leben, frühere Geburt) jñāna (n. Nom. Akk. s.: Wissen)

Mit intuitiver Wahrnehmung ist *saṁyama* gemeint. Der Ort für das *dhāraṇā* ist dabei das *saṁskāra.* Das daraus entstehende *prajñā*-Wissen im *samādhi* ist wie eine Multimedia-Show von dem, was das *saṁskāra* verursacht hat. Diese Situation kann aus dem jetzigen oder früheren Leben stammen. Ein Eindruck kann niemals von Ort, Zeit, Ursache und Erfahrung getrennt werden, die den Eindruck hinterlassen haben.

Dieses *saṁyama* führt zum Wissen über die Situation, die das *saṁskāra* erzeugt hatte und löst gleichzeitig die negative Wirkung des *saṁskāras* auf. Die Schadsoftware wird unschädlich gemacht.

Es gibt zwei Zustände von *saṁskāras*:

- Beobachtbare – sie haben begonnen, sich zu entwickeln. Das entspricht einer Schadsoftware, die bereits einmal aktiviert wurde.

- Nicht beobachtbare – sie haben noch nicht begonnen, sich zu entwickeln. Das entspricht einer Schadsoftware, die noch im Verborgenen lauert und bei passendem Anlass jederzeit aktiviert werden kann.

Diese beiden Zustände werden in 3.22 genauer erklärt, insbesondere auch, wie sie sich auf die Lebensdauer des *yogi* auswirken.

So wie Software-Objekte prinzipiell aus zwei Teilen bestehen, (1) dem Daten-Teil und (2) dem Methoden-Teil, so bestehen alle *saṁskāras*, egal ob sie schon aktiviert wurden, oder nicht, immer auch aus zwei Teilen.

Śaṅkara kommentiert diese zwei Teile der Eindrücke folgendermaßen:

Tatsächlich ist ein saṁskāra von zweifacher Natur. Der passive Teil besteht aus den verursachenden Illusionen und den Erinnerungen. Der aktive Teil wird mit dem Namen vāsanā bezeichnet und er verursacht das Reifen in Form von Tugend und Laster.

Diese [Eindrücke] *wurden* [im jetzigen und] *in früheren Leben geformt. Wenn ihre Wirkung der Ausführung gestoppt ist, macht die Lebenskraft die Tugend in der Zukunft als eine Aufgabe der Gehirnsoftware (citta) sichtbar.*

Dies bedeutet, dass jede Schadsoftware eine Erinnerung mit sich führt und getrennt davon einen Wirkungsteil, welcher meist unbewusst ausgeführt wird. Die Erinnerung ist nicht schädlich, aber der Wirkungsteil schon und daher wollen wir ihn loswerden. Dazu wird dieses *saṁyama* aus 3.18 benutzt. Es kann dazu eingesetzt werden, die eigenen früheren Leben zu erkunden, es kann aber auch auf andere Lebewesen angewendet werden.

Um den tieferen Sinn dieses *saṁyama* zu erklären, zitiert *Śaṅkara* hier einen Erfahrungsbericht aus alter Zeit:

Erfahrung aus Urzeiten

„Jaigīṣavya sagte dem Āvaṭya: Nachdem ich zehn Zyklen der Schöpfung (ein Schöpfungszyklus dauert 4.320.000.000 Jahre) mit einem reinen sattva-Verstand durchlebt hatte, der nicht von rajas oder tamas überwältigt war, erfuhr ich die Schmerzen von Höllen- und Tierleben. Auch betrachte ich das, was ich wiederholt in meinen Geburten unter den Göttern und unter den Menschen erfuhr, nicht anders als nur schmerzlich.

Der göttliche Āvaṭya sagte: Oh, Langlebiger, schließt du deine Meisterschaft über pradhāna (guṇas im Grundzustand) und deine höchste (himmlische) Freude der Zufriedenheit auch in diesem Leiden mit ein?

Der göttliche Jaigīṣavya sagte: Nur in Bezug auf Sinnesfreuden nennt man dieses die höchste Freude der Zufriedenheit; in Vergleich zur Glückseligkeit absoluter Freiheit (kaivalya) ist es nur Schmerz. Das ist die Eigenschaft des reinen Verstands, der aus den drei guṇas besteht. Jeder Gedanke, der aus den drei guṇas besteht, ist als Schmerz zu bezeichnen, welcher vermieden werden sollte. Die Kette der Gier und Wünsche hat die Form von Schmerz. Aber wenn die Qual des Schmerzes der Wünsche beseitigt ist, dann bleibt da diese Zufriedenheit, von der man sagt, dass sie ruhig, ungestört und alles umfassend ist."

Übungen

Betrachten Sie Ihre rätselhaften, ungewöhnlichen, besonderen und merkwürdigen Verhaltensweisen, Vorlieben, Abneigungen, Ängste usw. (*saṁskāras*). Benutzen Sie *saṁyama*, um die *saṁskāras* an ihrer Basis zu erkunden, bis eine Multimedia-Vision der Situation erscheint, die den Eindruck verursacht hat. Sie werden dann wissen, was diese Besonderheit verursacht hat, jedoch nicht mehr unbewusst von diesem Eindruck beeinflusst werden. Bei einem starken Eindruck sollte dieses *saṁyama* mehrmals angewendet werden. Wichtig ist dabei, die frühere Erfahrung nicht nur zu durchleben, sondern sie ganz bewusst in die Stille des *samādhi* zu nehmen. Erst damit löst sich ihre Schadwirkung auf.

Falls Sie glauben, dass es keine früheren Leben gibt, werden Sie vermutlich mit diesem *saṁyama* zunächst nur Erinnerungen aus Ihrem jetzigen Leben erhalten. Denn Ihr Glaubenssystem kann den Erfolg für eine gewisse Zeit lang blockieren. Wenn Sie aber das *saṁyama* fortsetzen, müssen Sie damit rechnen, dass Erinnerungen kommen, die Ihren Glauben durch zuverlässiges Wissen ersetzen werden.

Übung 1

Suchen Sie sich eine Ihrer guten Eigenschaften aus und wenden Sie *dhāraṇā* darauf an, das heißt, Sie lenken Ihre volle Aufmerksamkeit nur auf diese gute Eigenschaft. Gehen Sie dann durch *dhyāna* in die Stille, bis Sie *samādhi* erreichen. Gleichzeitig bleiben Sie mit Ihrer Aufmerksamkeit aber weiter auf Ihrer ausgewählten Eigenschaft und erlauben Sie eine Verfeinerung Ihrer Gedanken. Das bedeutet, dass Sie *dhāraṇā, dhyāna* und *samādhi* gleichzeitig ausüben. Dann machen Sie *saṁyama* richtig. Erwarten Sie keinerlei Bilder oder andere Sinneserfahrungen; wenn diese aber auftauchen, dann dürfen Sie sich ruhig etwas umschauen, zum Beispiel Ihre Füße betrachten, Ihre Kleidung, Lebewesen, Menschen, Tiere, Gebäude, Fahrzeuge usw. Zwischendurch gönnen Sie sich ab und zu eine Pause; setzen Sie das *dhāraṇā* auf Ihre guten Eigenschaften aus und erholen Sie sich im absolut ruhigen *samādhi*. Dadurch lernen Sie, dass Sie nicht andauernd so tugendhaft sein müssen und die schädlichen Nebenwirkungen dieser tugendhaften Schadsoftware werden auch aufgelöst.

Übung 2

Wiederholen Sie nun die Übung 1 mit einem Ihrer Laster oder einer negativen Eigenschaft. Damit wird die schädliche Wirkung dieser negativen Schadsoftware ebenfalls aufgelöst. Falls Sie jedoch keinerlei negative Eigenschaften an sich finden können, können Sie dieses getrost als eine negative Eigenschaft betrachten und *saṁyama* darauf ausführen. Perfektionismus ist auch ein *saṁskāra*!

Übung 3

Falls Sie meinen, dass Sie ausschließlich nur negative Eigenschaften haben, führen Sie zunächst einmal *saṁyama* auf diesen Eindruck aus. Sie werden sehen, wie Sie zu diesem Eindruck gekommen sind und allmählich wird der Eindruck unwirksam. Dann werden Sie auch wieder positive Eigenschaften erkennen und Ihre Depressionen werden allmählich verschwinden.

Übung 4

Wiederholen Sie die Übungen 1 oder 2 mit allen ihren Besonderheiten, mit jedem Aspekt ihrer Individualität und erforschen Sie, woher dieser ursprünglich kommt. Oft erscheinen solche Besonderheiten auch wiederholt in mehreren Leben. Sie müssen nicht zwischen guten und schlechten Eigenschaften unterscheiden.

Übung 5

Nun wenden wir uns der Zukunft zu. Wie *Śaṅkara* sagte „ ... macht die Lebenskraft die Tugend in der Zukunft als eine Aufgabe der Gehirnsoftware (*citta*) sichtbar.“ Nehmen Sie sich eine Ihrer guten Eigenschaften vor, mit der Sie besonders zufrieden oder auf die Sie stolz sind, und betrachten Sie, wie sich diese Eigenschaft in Ihren zukünftigen Leben auswirken kann. Das heißt, sie wenden auch wieder *saṁyama* auf diese Eigenschaft an, aber mit einem Blick auf die Zukunft.

Übung 6

Sie können die Übung 5 natürlich auch mit Ihren negativen Eigenschaften wiederholen. Die Zukunft, die Sie dann erleben, sollte abschreckend genug sein, sodass Sie endlich beginnen, diese Schadsoftware mit Übung 2 tatsächlich zu beseitigen.

Erfahrungen

Erfahrung 1

Ich war noch recht jung, als ich mich nach einigen Jahren Meditation und einer Meditationslehrerausbildung entschloss, im Alter von 20 Jahren, an der Universität meines verehrten Meisters Maharishi™ Mahesh Yogi[10] in der Schweiz mein Studium fortzusetzen. Es war viel mehr als nur eine Universität, vielmehr ein spiritueller *āśram* mit einer internationalen Zentrale. Wir reisten später um die ganze Welt, um überall große Gruppen von Meditierenden zu inspirieren und Meditation und *siddhis* in die Welt zu bringen.

Obwohl ich Maharishi™[11] vorher schon einige Male aus der Entfernung und nur einmal aus der Nähe und natürlich oft auf seinen Videobändern gesehen hatte, war die Möglichkeit, ihm nun täglich begegnen zu können, doch etwas sehr Aufregendes und Spannendes für mich. Ich hatte aus seinen Büchern und seinen Kursen bereits so viel gelernt, dass ich einfach mehr von seiner großen Weisheit, Liebenswürdigkeit und Glückseligkeit in

---

[10] Maharishi ist eine Marke der Maharishi Foundation Ltd. Corporation United Kingdom, P.O. Box 652 St. Helier, Jersey Great Britain JE48Y2.

[11] Maharishi ist eine Marke der Maharishi Foundation Ltd. Corporation United Kingdom, P.O. Box 652 St. Helier, Jersey Great Britain JE48Y2.

mich aufnehmen wollte. Jetzt hatte ich die Gelegenheit, einen persönlichen Kontakt zu ihm herzustellen und das ging schneller, als ich dachte.

Die ganze Gruppe der Leiter seiner weltweiten Meditationsbewegung traf sich fast jeden Abend in einer großen, wunderbar ausgestatteten Halle, um gemeinsam seinen Vorträgen zu lauschen. Schüchtern, wie ich war, setzte ich mich oft in eine der hinteren Reihen und begann erst einmal aus einiger Entfernung zu betrachten, was da vorne vor sich ging. Ich sah, wie die engsten Vertrauten von Maharishi™, von denen viele von ihm Ehrentitel erhalten hatten, manche sogar mehrere Titel, wie diese edlen Menschen, vor denen ich den höchsten Respekt hatte, mit Maharishi™ kommunizierten. Es war immer wieder spannend, das zu sehen, aber bereits nach einigen Tagen verspürte ich das Bedürfnis, dem großen Meister etwas näher zu kommen. Ich hatte gesehen, wie einige von Maharishis™ Studenten ihm eine Blume überreichten, als er die Halle betrat. Das konnte ich doch auch.

Am nächsten Abend stand ich dann mit einer Blume bereit und Maharishi™ nahm sie gerne von mir und hatte ein breites Lachen in seinem Gesicht. Irgendwie kannte er mich total und es war wie ein Wiedersehen eines alten Bekannten nach tausenden von Jahren.

Maharishi™[12] sagte zu mir „Komm!" Bevor mein Verstand überhaupt nur einen weiteren Gedanken denken konnte, sah ich mich bereits hinter ihm gehen, und er sagte weiter „und sitze hier", dabei deutete er auf einen Stuhl auf der Bühne vor seiner Couch, und er sprach weiter, „und erzähle ihnen Dein Wissen." Ich folgte zunächst seiner Anweisung, setzte mich auf den Stuhl und sah mich jetzt vor all diesen gebildeten und erleuchteten Menschen, die ich so verehrte, und überlegte mir, was ich ihnen überhaupt sagen könnte. Mein Herz klopfte bis zum Hals und glücklicherweise hielt ich den Mund. Ich war nicht gewohnt, vor Versammlungen zu sprechen und wusste jetzt auch gar nicht, worüber. Daher war ich ganz froh, dass Maharishi™ noch kurz abwartete, bis sich die Halle einigermaßen gefüllt hatte und dann mit seinem eigenen Vortrag begann. Nach und nach kamen mehr der Honoratioren herein und wunderten sich etwas darüber, was Maharishi™ wohl mit mir vorhatte? Er nahm auch sonst niemanden auf die

---

[12] Maharishi ist eine Marke der Maharishi Foundation Ltd. Corporation United Kingdom, P.O. Box 652 St. Helier, Jersey Great Britain JE48Y2.

Bühne, was recht ungewöhnlich war. Es war so etwas wie eine Vorstellung vor der versammelten Mannschaft. Wie war ich dann froh, als er nur ganz kurz sprach und bereits nach etwa einer halben Stunde den Raum wieder verließ. Ich war richtig erleichtert, dass ich nichts sagen musste. Noch ahnte ich nicht, dass mich Maharishi™ damit auf den größten spirituellen Trip meines Lebens geschickt hatte, der noch jahrelang dauern sollte.

In den folgenden Tagen überlegte ich mir immer wieder, was ich hätte sagen können. Offensichtlich gab es da ein Wissen in mir, das ich selbst noch gar nicht richtig erkannte, das aber wertvoll genug war, freigelegt zu werden, sogar so wertvoll, dass es die Leiter seiner weltweiten Meditationsbewegung von mir hören sollten. So grübelte ich also immer wieder darüber nach, während ich meinen normalen Tätigkeiten nachging, was ich da hätte sagen können. Ich untersuchte also alle meine Besonderheiten und fand zunächst nichts. Ich war mir damals noch nicht bewusst, dass ich genau mit dieser Erforschung nichts anderes machte, als das *siddhi* zu üben, um Wissen über frühere Leben zu bekommen. Dieses Wissen kam dann auch zu mir, zunächst sehr zögerlich und dann immer deutlicher und klarer. Inzwischen weiß ich, dass genau dies Maharishis™ [13] Absicht war, als er mich auf die Bühne holte. Er wollte mir nicht gleich sagen, wer ich früher war, sondern wollte, dass ich das selbst herausfand.

Ich suchte also, was dieses besondere Wissen sein könnte. Es müsste irgendetwas mit Naturwissenschaften zu tun haben, denn das war immer meine Stärke. Ich musste niemals schreiben oder lesen lernen, es war bereits in der Grundschule einfach da. Ebenso ging es mir mit all den naturwissenschaftlichen Fächern am Gymnasium. Das einzige, was mich wirklich interessierte, waren die neuesten Erkenntnisse der Naturwissenschaft, welche ich aus Büchern und naturwissenschaftlichen Fernsehsendungen mit großer Begeisterung aufnahm. An der Universität war ich dann soweit, dass ich ab und zu mal dem Mathematikprofessor an der Tafel einige Berechnungen korrigierte oder einem Physikprofessor Fragen über das elektromagnetische Feld stellte, die er nicht mehr beantworten konnte. Das wurde mir dann auch ziemlich schnell langweilig und ich wandte mich der

[13] Maharishi ist eine Marke der Maharishi Foundation Ltd. Corporation United Kingdom, P.O. Box 652 St. Helier, Jersey Great Britain JE48Y2.

Erforschung des menschlichen Geistes, der Meditation und Befreiung zu. So kam ich in jungen Jahren zu Maharishi™.

Nun überlegte ich, ob ich Maharishis™ Vertrauten wohl etwas über die Kohärenzformel hätte erzählen sollen, die wir auf unserem Mini Computer im Gehirnwellenlabor benutzten, um höhere Bewusstseinszustände zu untersuchen? Aber irgendwie konnte es das auch nicht sein, denn da gab es zwar nicht viele, aber doch ein oder zwei andere, die die mathematischen Details dieser Formel auch hätten erklären können. Das war also noch nicht mein spezielles Wissen. Ich suchte weiter.

Während meiner ersten Jahre bei Maharishi™ lud er immer wieder besondere Wissenschaftler und auch einige Nobelpreisträger ein, um das Phänomen Meditation wissenschaftstheoretisch zu betrachten. Irgendwie kam ich immer ganz leicht in diese Treffen, obwohl die Teilnehmerzahl recht begrenzt war. Ich erinnerte mich noch an die letzte Unterrichtsstunde an meiner vorherigen deutschen Universität, bei der uns der Mathematikprofessor in die Ferien mit dem Hinweis entließ, dass unser nächstes Thema die nichtlinearen Differenzialgleichungen seien. Und hier saß ich nun mit Nobelpreisträgern und einem befreiten Meister bei einem Treffen mit dem Thema „Bewusstsein und nichtlineare Differenzialgleichungen." Das war schon wirklich witzig, aber irgendwie wusste ich auch, dass dies meine nächste Lektion war. Das Thema war einfach für mich. Natürlich konnte man Bewusstsein nur mit höherer Mathematik beschreiben. Die Kohärenzformel war ja auch Mathematik, mit der wir Bewusstseinszustände messen und erkennen konnten.

Allmählich dämmerte es mir, dass ich auch in einem früheren Leben schon mit Physik und höherer Mathematik sehr vertraut war. Über Monate hinweg kamen dann immer mehr Details aus diesem früheren Leben zum Vorschein. Lange Bahnreisen von der Schweiz nach Deutschland. Segelboot fahren auf dem Züricher See. Die Fahrt mit der kleinen Bahn, dem Polybähnli, von der Eidgenössischen Technischen Hochschule (ETH) hinunter in die Stadt Zürich, wo wir uns mit Vorliebe mit anderen Studenten in Cafés trafen und die Vorlesungsmitschriften austauschten und philosophierten. Reisen mit dieser knallgelben, damals sehr modernen, Postkutsche durch die Schweizer Alpen. Fahrten auf einer kleinen Bergbahn, die lange nicht mehr in Betrieb war, die ich aber kürzlich bei einer Fernsehreportage wiederentdeckt hatte. Sie war gerade neu renoviert worden und ich konnte mich an die Details erinnern, wo ich in diesem früheren Leben gestanden hatte und wie ich ein- und ausgestiegen war. Die Fahrten zu einem Gletscher in einer großen Seilbahn. So kamen allmählich hunderte von Details aus dem täglichen Leben, also aus diesem früheren Leben wieder ans Licht.

Dann konnte ich mich auch an eine andere Schweizer Stadt erinnern. Ich hatte eine Arbeit, bei der ich viel schreiben musste und manchmal mit schwarzen Fingerkuppen nach Hause kam, da diese komischen patentierten Tintenschreiber oft nicht richtig funktionierten. Ich kann mich noch an die Details des Gebäudes erinnern, zum Beispiel, wo wir die Schlüssel zu deponieren hatten, wenn wir als letzter das Gebäude verließen. Inzwischen habe ich herausgefunden, dass es das Patentamt in Bern in der Schweiz war. Ich weiß, wie es von innen ausschaute, obwohl ich es im jetzigen Leben noch nie gesehen habe. Dann kamen auch viele Erinnerungen an Straßenbahnen und bestimmte Linien, mit denen man durch die Stadt kam.

Es gab da aber auch noch Straßenbahnlinien in einer anderen Stadt, einer großen deutschen Stadt. Es war Berlin. Ich erinnere mich sehr gut an eine Fahrt in dieser elektrischen Straßenbahn, bei der ich etwas unvorsichtig war und beinahe herausgefallen wäre. Ein Freund hatte mich gerettet. Während sich dieser Freund darüber sehr erschrocken hatte, nahm ich es total leicht. Ich sollte diesen Freund in diesem Leben wieder treffen und das passierte auch, und dieses Mal hatte sie sich als Frau inkarniert. Und sie erinnerte sich, dass sie Max von Laue war. In Berlin hatte ich nacheinander mehrere Wohnungen. Viele der Wohnungsdetails, Eingänge, Treppenaufgänge, Zimmeraufteilungen usw. kamen mir wieder in Erinnerung. Ich kann mich dort auch an Museen, eine große Bibliothek und den Arbeitsplatz erinnern. Auch an meine dortige Frau, die sich jetzt wieder als eine entfernte Verwandte von mir inkarniert hat.

Immer mehr Details sprudelten aus meinen Erinnerungen hervor, manchmal zwei oder drei neue Details an einem Tag. Zur gleichen Zeit traten auch wieder Bekannte aus dem früheren Leben in mein jetziges Leben. Irgendwie ahnte ich, dass wir uns schon früher getroffen hatten. Da war diese Französin, die jetzt im gleichen Labor wie ich arbeitete, und wir sprachen ab und zu sehr begeistert miteinander. Ihr Name kam mir irgendwie bekannt vor und er klang irgendwie immer noch so ähnlich wie damals, und damals hieß sie Madame Curie. Und dann war da dieser Arbeitskollege, der eines Tages einfach mit seinem Koffer ankam und sagte, „Hier bin ich", den ich sofort bei meinem Chef empfahl und der am nächsten Tag dann eingestellt war. Wir arbeiteten wieder zusammen, als hätten wir das schon seit hundert Jahren so gemacht. Er war ein brillanter Physiker und tiefer Denker, der langsam aber gründlich die kompliziertesten Zusammenhänge erforschte. Später fand ich heraus, dass er in einem früheren Leben Max Planck gewesen war.

Nun verdichteten sich die Erinnerungen immer mehr und die Beschreibung passte eigentlich nur auf eine Person aus der Naturwissenschaft. Diese Person hatte in ihren jungen Jahren eine ähnliche Lebensgeschichte wie ich: In Süddeutschland geboren, aufgrund einer Abneigung gegen das deutsche Militär in die Schweiz umgezogen, mit einem kurzen Aufenthalt in Norditalien, dann wieder in Deutschland gelebt und schließlich kurz in England und dann in den USA. Es passte alles zu Albert Einstein. Dieser Gedanke hatte mich dann allerdings schon etwas schockiert und ich kann auch bereits jetzt die ungläubigen Gesichter einiger meiner Leser sehen. Ich war mir durchaus bewusst, dass Geistesheilanstalten voll sind mit Menschen, die sich einbilden, einmal eine oder mehrere berühmte Personen gewesen zu sein oder immer noch zu sein. Da ich eigentlich in recht bescheidenen Verhältnissen aufgewachsen bin und mir immer eine gewisse Bescheidenheit bewahrt habe, hielt ich es für das Vernünftigste, darüber erst mal gar nichts zu sagen. Ich setzte aber meine Forschungen fort und schaute öfters, ob ich von Maharishi™[14] einen weiteren Hinweis erhalten könnte. Dieser kam dann auch recht bald.

Nun hatte ich mir ein Buch über Albert Einsteins Leben besorgt und wollte überprüfen, ob da gewisse Ähnlichkeiten, sowohl mit meinen Erinnerungen als auch mit meinem jetzigen Leben, bestanden. Ich wurde etwa ein Jahr nach Albert Einsteins Tod geboren. Das passte schon einmal. Das

[14] Maharishi ist eine Marke der Maharishi Foundation Ltd. Corporation United Kingdom, P.O. Box 652 St. Helier, Jersey Great Britain JE48Y2.

war für mich als Wissenschaftler aber natürlich noch nicht genug. So überprüfte ich weitere Details und fand etwa 100 Übereinstimmungen und seltsamste Ähnlichkeiten, die eigentlich keine Zufälle sein konnten. Beim Lesen des Buchs kamen weitere Erinnerungen hoch, zum Beispiel die Einzelheiten, wie die spezielle Relativitätstheorie tatsächlich gefunden wurde. Später besuchte ich dann das alte Haus in Bern, was jetzt ein Albert Einstein Museum ist. Dort sah ich die gleiche alte Pendeluhr, die ich vor über 100 Jahren immer wieder genauestens mit der Turmuhr in meiner Straße synchronisieren wollte und die immer wieder kleine Abweichungen zeigte. Dabei erforschte ich das Phänomen der Gleichzeitigkeit, aus dem ich dann die spezielle Relativitätstheorie ableitete.

Weitere Hinweise waren besondere Worte, die mir im jetzigen Leben als wichtig erschienen, die aber manchmal eine andere Bedeutung hatten, was ich lange nicht verstand. Nun tauchten diese Worte wieder in den Büchern über Einstein auf und alles wurde mir klar. Eines dieser Worte war zum Beispiel Odeon. Ich kannte es im jetzigen Leben vom Odeonsplatz aus München. Aber irgendwie war das für mich keine U-Bahn Haltestelle und auch keine Feldherrnhalle, sondern irgendwie ein besonderer Treffpunkt. Und dann las ich, dass Odeon der Name dieses Cafés in Zürich war, in dem wir uns als Studenten zu Einsteins Zeiten regelmäßig trafen. Jetzt wurde mir die Besonderheit des Wortes Odeon klar. Anscheinend sind es genau solche Dinge, die *saṁskāras* heißen und auf deren Spuren wir in die früheren Leben reisen können.

Also jetzt war mir dieses Einstein-Leben schon etwas akzeptabler geworden. 100 Übereinstimmungen waren schon mal ganz gut. Ich hatte aber immer noch das Gefühl, dass mein Meister noch einiges über mich wusste, und natürlich wäre auch eine Bestätigung von ihm ein großer Segen gewesen. Diese Bestätigung kam dann auf einem weiteren Treffen. Wir hatten wieder eine Konferenz mit internationalen Wissenschaftlern und es war auch ein Mann dabei, der sich damit hervortun wollte, dass er ein persönlicher Freund von Albert Einstein gewesen sei, allerdings war er eher ein Historiker als ein Naturwissenschaftler. Das Thema des Treffens war, die Eigenschaften des leeren Raumes zu erkunden. Die Quantenphysik hatte ja schon lange festgestellt, dass der leere Raum voll mit virtuellen Vakuumfluktuationen ist. Darüber referierten einige Wissenschaftler und es erschien mir alles sehr einsichtig. Einer von ihnen machte dann die Bemerkung, dass dieser mit Vakuumfluktuationen angefüllte, leere Raum irgendwie auch wieder so ähnlich wie der Äther sei, an den die Wissenschaft vor der Ära Albert Einsteins geglaubt hatte. Daraufhin kam dann dieser angebliche Freund Einsteins, den ich in keiner Weise erkannte, so richtig in Fahrt. Er erzählte Maharishi™[15] und den Wissenschaftlern, dass Einstein den Äther abgeschafft hätte. Es erschien mir aber alles sehr wenig plausibel und Maharishi™ war auch nur am Grinsen. Dann wandte sich Maharishi™ urplötzlich mir zu, schaute mich direkt an und sagte dabei, „Wenn Einstein heute leben würde, würde er darüber wohl auch anders denken." Ich konnte nur noch zustimmend nicken und wäre beinahe mit den Worten herausgeplatzt, „Was bildet sich dieser Historiker-Mensch ein, sich als besten Freund Einsteins zu bezeichnen?" Ich konnte es mir gerade noch verkneifen, aber hatte jetzt meinen deutlichen Hinweis von Maharishi™[16] bekommen.

Nun war mir also klar geworden, dass ich in einem früheren Leben Albert Einstein war. Es war eine große Inspiration für mein Selbstbewusstsein, und genau das wollte Maharishi™ damit wahrscheinlich auch bezwecken. Jedoch war mir auch klar, dass es praktisch keine Möglichkeit gab, ein bestimmtes früheres Leben für eine Person wissenschaftlich nachzuweisen. Alles beruhte ja nur auf meinen Erinnerungen. Ich konnte es mir also nur selbst beweisen. Dieser Beweis gelang mir dann doch ganz gut. Aber seit 40 Jahren spreche ich mit niemandem darüber, mit Ausnahme von ganz wenigen guten und ausgewählten Freunden.

Später, eigentlich erst seit der Zeit, in der ich in diesem Leben etwas länger als ein Jahr lang in den USA wohnte, kamen dann auch die Erinnerungen von Albert Einsteins Leben in den USA wieder zurück. Ich war auf einem Besuch im Disneyland in Florida und dort gab es eine experimentelle Stadt der Zukunft. Ich besuchte mit einigen Freunden die Halle der Energie, durch die wir hindurch fuhren. Dabei gab es dann auch einen spannenden

---

[15] Maharishi ist eine Marke der Maharishi Foundation Ltd. Corporation United Kingdom, P.O. Box 652 St. Helier, Jersey Great Britain JE48Y2.

[16] Maharishi ist eine Marke der Maharishi Foundation Ltd. Corporation United Kingdom, P.O. Box 652 St. Helier, Jersey Great Britain JE48Y2.

Vortrag, wie sich das Verständnis und die Nutzung von Energie im Laufe der Menschheitsgeschichte entwickelt hatten. Plötzlich gab es eine neue Szene, die ich kannte. Ich kannte diese Stadt und dennoch wusste ich, dass ich sie in diesem Leben noch nie gesehen hatte, auch noch nicht in Bildern oder Filmen. Dennoch, es war meine Stadt. Da saß ich nun und wünschte mir sehnlichst, „Bitte, bitte sagt den Namen dieser Stadt!" Nach etwa einer Minute kam dann das Gespräch auf Albert Einstein und seine Entdeckung $E=mc^2$ und er wurde in seiner Stadt Princeton gezeigt. Das war es also, Princeton in New Jersey. Das war die Stadt, der Stadtplatz, mit dem ich so vertraut war, als würde ich ihn jeden Tag besuchen. Dies war ein weiterer Meilenstein in meiner Beweiskette, den ich aber leider nur für mich selbst erbringen konnte, weil ja alles nur auf meinen Erinnerungen beruhte.

Es kamen dann während meines Aufenthalts in den USA und auch später noch viel mehr Details über mein Leben in den USA zu Tage. Dazu gehörten die Spaziergänge im Central Park in New York, danach diese kleinen, verwinkelten Buchläden in New York, wo ich mich in eine Ecke zurückziehen konnte und in einem Buch schmökern konnte, ohne dass mich jemand dabei erkannte. Öfters kamen auch Bilder dieses Luxushotels Waldorf Astoria, in dem die amerikanische High Society zu Hause war und wo auch Konferenzen stattfanden, an denen ich beteiligt war. Waldorf war wieder so ein Wort, zu dem ich einen besonderen Bezug hatte, den ich mir aus dem jetzigen Leben nicht erklären konnte. Ich habe dieses Hotel im jetzigen Leben noch nie besucht. Ich kann mich aber aus Albert Einsteins Leben noch deutlich an die luxuriöse Ausstattung der Flure und Zimmer, und die Aufzüge und die Taxis unten auf der Straße erinnern. Immer wenn ich in meinem jetzigen Leben Waldorf-Salat aß, war da dieses eigenartige Gefühl von Luxus, mit dem ich sehr vertraut war. Jetzt war es wieder klar. Ich hatte als Albert Einstein schon den originalen Waldorf-Salat in New York gegessen. Einmal versuchte ich damals sogar aus der Garage des Hotels ein Auto selbst herauszufahren, habe dabei aber irgendwie die Pedale verwechselt und bin in eine Wand hineingefahren. Danach beschloss ich dann, dass Autofahren eine inexakte Wissenschaft war, die nicht zu mir passte. Komisch, dass die Bremsen nicht immer funktionierten. Da hatte ich wohl die Kupplung mit der Bremse verwechselt. Kein Wunder, Einstein hatte nie das Autofahren gelernt.

Ich erinnerte mich auch noch öfters an diese Ladenpassage, die im Untergrund verlief, was damals recht außergewöhnlich war und durch die ich gerne nach einer Bahnfahrt von Princeton nach New York dann in die Innenstadt von New York schlenderte. Es gab auch noch viele andere angenehme Erinnerungen an die Ferienstimmung auf Long Island, von wo aus ich wieder Segelboot fahren und dabei lange Zeit in der Natur und in meiner geliebten Einsamkeit verbringen konnte.

All diese Erinnerungen waren für mich selbst sehr überzeugend, aber – wie gesagt – waren sie kein wissenschaftlicher Beweis. Vor einigen Jahren kam mir dann aber noch die Idee, wie es wohl wäre, wenn ich die Intuition einer anderen Person hinzuziehen würde. Da gab es eine exzellente spirituelle Künstlerin, Ros Coleman (roscoleman.com), die ich mehrmals getroffen hatte und die mir schon einmal ein wunderbares Bild von meinem geistigen Helfer gezeichnet hatte. Sie war in der Lage, frühere Leben ihrer Klienten in Bild und Wort zu erforschen. Ich beauftragte sie, ein früheres Leben von mir zu zeichnen und gab ihr dabei ganz bewusst nur sehr wenige Vorgaben. Ich gab ihr nur in etwa den Zeitraum, wann ich gelebt hatte, vom 19. Jahrhundert bis in die erste Hälfte des 20. Jahrhunderts. Ich sagte ihr, dass ich wüsste, wer ich gewesen sei und es mich interessierte, ob sie etwas Ähnliches finden würde. Sonst keine weiteren Vorgaben. Sie war in der Lage, aus der Handschrift ihrer Klienten in deren frühere Leben zu reisen. Die Handschrift war sozusagen das *saṁskāra*, das sie erforschen konnte.

In ihrem ersten Bericht sah sie mich in einer landwirtschaftlichen Umgebung und es war eher eine Beschreibung, die zu einigen der Vorfahren Einsteins passte. Dabei entstand eine Zeichnung, die einen recht jungen Einstein zeigte. Der letzte Teil des Berichts war aber etwas interessanter und lautete folgendermaßen:

„ ... Du zeigst mir jetzt einen späteren Teil deines Lebens, nachdem einige Zeit vergangen ist. Ich ahne einen Namen ‚Bella', bekomme aber keinen Kontext zu diesem Namen. Ich erahne, dass es durch Bella ist, wodurch Du zu diesem neuen Platz gekommen bist, an dem Du gegenwärtig beschäftigt bist. Vielleicht ein Gönner, aber sicherlich nicht ein Arbeitgeber. Du lebst in einer Stadt und machst Zeichnungen – detaillierte Zeichnungen – in einem kleinen Raum. Es gibt da Bewegung – Pfeile die da zeigen und ein

Kompass ist in einer Ecke gezeichnet. Die Zeichnungen werden in verschiedenen Richtungen gezeigt, so wie auch der Kompass gezeichnet ist, der in verschiedene Richtungen zeigt. Du bist äußerst fokussiert auf diese Zeichnungen. Es ist kreative Arbeit und Du bist in deiner Arbeit aufgegangen und verbringst viele Stunden mit Kerzenlicht.

Ich kann sehen, dass Du sehr intelligent bist. Wenn ich deine Augen sehe, dann werden die Pupillen zu Nadelstichen – fokussiert. Dein Bild altert während ich es beobachte und stoppt im mittleren Alter. Ich bin mir nicht sicher, ob Du die Bedeutung Deiner Zeichnungen ganz verstehst oder wozu sie eines Tages benutzt würden. Die Zeichnungen scheinen einen komplexen Vorgang zu illustrieren und wurden immer wieder überarbeitet, um Genauigkeit zu finden, während Du ein neues Verständnis erreichtest und in das Ganze eingebettet hast. Ich fühle, dass Du gestorben bist, ohne wirklich den Punkt erreicht zu haben, wie dieses jemals zu benutzen sei. Aber das war für Dich nicht der Punkt, denn Du warst ein Schöpfer und die Schöpfung dieser Zeichnungen war in einer besonderen Weise der Punkt dieses Lebens.

Die obige Information kam wie aus einem Kanal, wie ein Strom des Bewusstseins, in Einzelbildern und kurzen ‚Videos'. Ich hoffe, Du findest sie interessant und nützlich (ich tat es)."

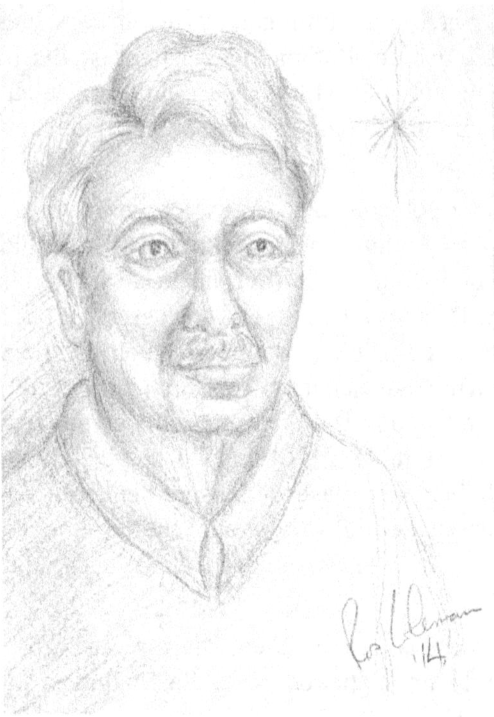

Nachdem Ros Coleman mir diesen ersten Bericht gesendet hatte, war ich ein klein wenig enttäuscht, aber gab noch nicht so schnell auf. Sie sagte mir, dass sie immer wieder, wenn sie mein früheres Lebensporträt zeichnen wollte, in einen unglaublich tiefen Schlaf fallen würde und dass es sich deswegen so lange verzögert hätte. Da wurde mir klar, dass ich ihr auf einer spirituellen Ebene noch gar nicht die Erlaubnis gegeben hatte, mein Leben zu betrachten. Ich tat das nun ganz bewusst und teilte ihr mit, dass ich die verschlossenen Türen jetzt für sie aufgeschlossen hätte und sie es doch bitte noch mal versuchen sollte, um vielleicht auch ein Bild aus einer späteren Phase meines Lebens zu zeichnen. Sie wollte dann lediglich wissen, ob es etwas mit Astronomie zu tun hätte. Das bejahte ich, was sie darin bestärkte, weiter zu forschen. Ich gab ihr aber sonst keine weiteren Hinweise oder Bestätigungen.

In ihrem zweiten Bericht schrieb Ros:

„Dieses Porträt Deines früheren Lebens war bei mir als ich heute Morgen aufwachte (2.10.2014). Die Vision war klar wie ein Kristall und wir haben es genauestens wiedergegeben. Wenn ich mich jetzt hinsetze, um dies zu schreiben, fällt mir eine Reihe von Dingen an diesem Porträt auf und das sind, wie ich fühle, Hinweise auf den Charakter und den Geist deines letzten Lebens. Diese Beratung und dieses Porträt gehen überhaupt nicht so, wie ich das erwartet hätte und das wiederum ist der Beleg für das Sein dieses großen Mannes.

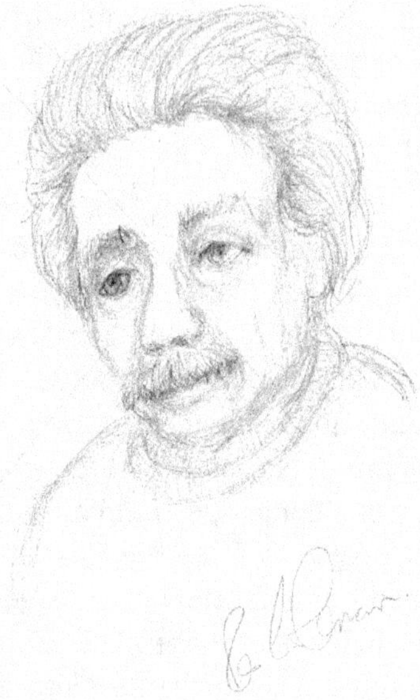

Zum einen tat er Dinge nicht so wie andere – er hatte seine eigene sehr individuelle Art, Dinge zu sehen. Er war unkonventionell; ging seine eigenen Wege; bestand bei anderen darauf, dass er seine eigenen Wege ging. Er folgte keinen Regeln von anderen, sondern nur seinen eigenen und ich fühle, dass diejenigen um ihn herum ihm folgen mussten. Er folgte seinem eigenen Stern und seiner eigenen Wahrheit. Sein Geist sah das größere Bild und war dennoch in der Lage, in außerordentlich feine Details einzudringen. Das machte ihn in einem weiteren Sinn zu einem kreativen Denker und so war er in der Lage, zu berechnen und Details auszuarbeiten, um zu sehen, wie die Dinge im Einzelnen funktionierten. Dann würde er Teile von Theorien entwerfen und dann diese Teile in einem funktionierenden Ganzen zusammenfassen. Dies kam nicht über Nacht. Er war ein erleuchteter Denker – ein Visionär, der die Wissenschaft kannte, um seine Vision zum Laufen zu bringen. Es war, als ob er dort draußen allein mit seinen Konzepten war. Diese waren Konzepte, die zu Veränderungen führten. Es war, als ob er zu dieser Zeit auf die Erde gebracht wurde, um diese Vision zu erzeugen, sodass die Welt sie sah. Er ist die Art von Person, die es entweder erreichte, oder hätte erreichen sollen, einen Nobelpreis zu gewinnen oder eine ähnlich bedeutende Anerkennung für die Arbeit, die er leistete. Er wurde als brillant wahrgenommen, aber irgendwie ‚exzentrisch', nicht so sehr in seiner Person, sondern eher in seiner Arbeit und seiner Weltsicht. Er zog es vor, allein zu arbeiten und pflegte viele Stunden, vor allem nachts, zu verbringen, wobei ich fühle, dass er dabei mehr Frieden und Stille fand. Ich kann Wände sehen, die mit Diagrammen und Berechnungen bedeckt sind. Ich kann ihn sehen, wie er für lange Zeiten nachdenkt, Verbindungen zieht, fragmentiert und defragmentiert, und Teile seines Puzzles in verschiedene Zusammenhänge bringt, um zu sehen, wie sie in verschiedene Sphären der wissenschaftlichen Gedankenwelt passen würden. Er pflegte seine Umgebung umzugestalten, sodass sie ihm dabei helfen würde, mit den Antworten oder Visionen hervorzukommen.

Das ist Teil eins dieses zweiten Berichts und Porträts. Es wird noch mehr kommen. Wie vorher, scheint es in Stücken zu kommen, aber ich hoffe, dass dies auf dieses vergangene Leben ein Licht zu scheinen beginnt und für Dich die Teile Sinn ergeben. Ich frage mich, ob das die Weise war, wie dieser Mann selbst gearbeitet hatte … Vielleicht hatte er viel Zeit in seiner Art der Meditation verbracht, bevor er eines Morgens mit der völligen Klarheit aufwachte. Ja ich fühle, wahrscheinlich ist es so, weil ich bei meiner Arbeit die ‚Art' von denjenigen annehme, die ich erforsche. Dieser Bericht ist auch eine Art Tagebuch. Ich fühle, dass er in gleicher Weise über seine Gedanken und Ideen dokumentiert oder Tagebücher geführt hat. Völlig faszinierend. Ich werde Dir jetzt diesen Teil senden und mich später noch mal einklinken, da ich fühle, dass noch mehr kommen wird. Alles Liebe und Licht, Ros."

Kapitel 3 Sūtra 3.18

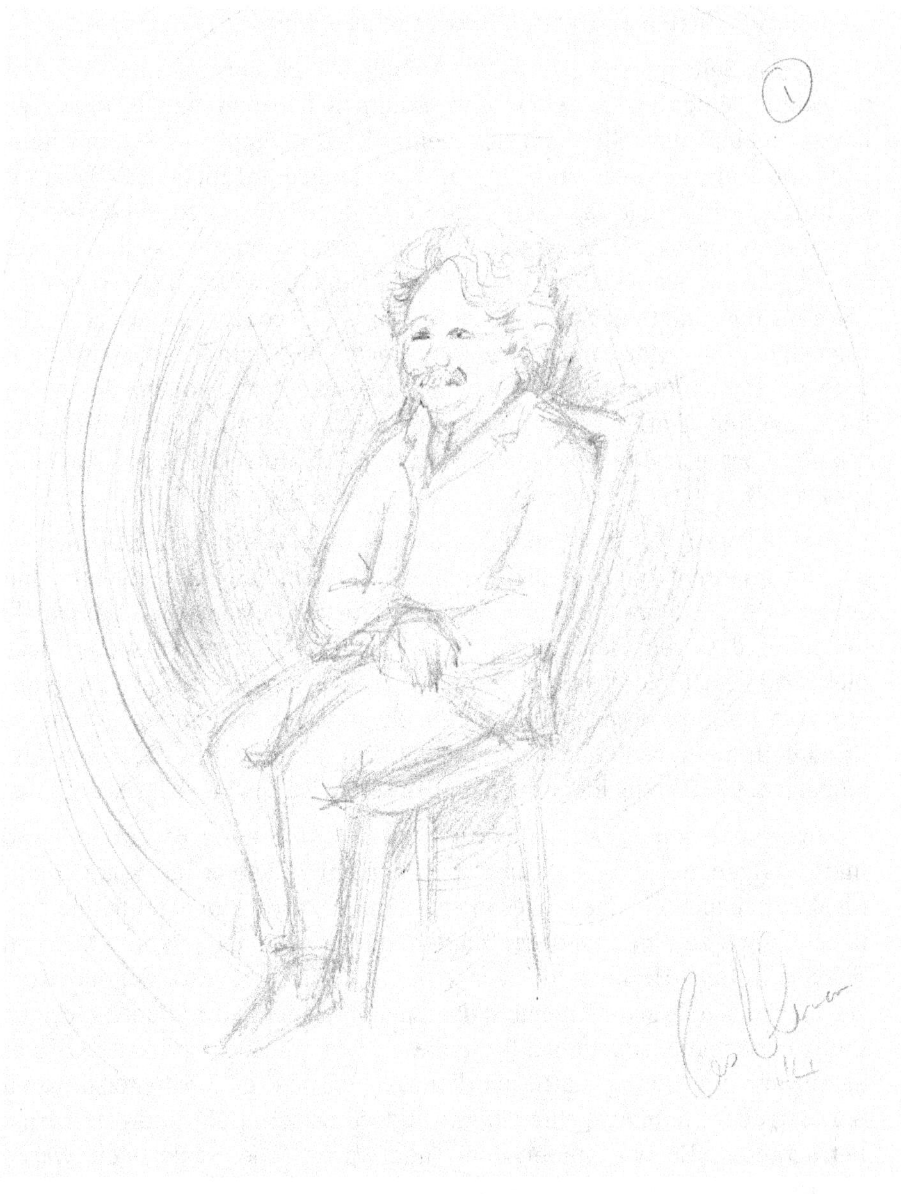

In ihrem dritten und letzten Bericht schrieb Ros dann Folgendes:

„Etwas Seltsames passierte am Anfang, als ich begann, mich auf den Charakter Deines letzten Lebens einzustimmen. Ich ahne sehr stark, dass er Katzen liebte. Tatsächlich kam eine meiner Katzen (Pippin – sie ist sehr sensitiv und sieht den großen Geist) und setzte sich auf meinen Schoß und schnurrte, während ich mich einstimmte. Widerwillig musste ich sie herunternehmen, da sie zu sehr ablenkte. Ich komme immer wieder darauf zurück, dass er sehr klar dabei war, seinen eigenen Weg zu gehen und es wäre für ihn undenkbar gewesen, von ihm etwas anderes zu erwarten. Er zeigt dies in den Porträts, die ich von ihm schuf. Wenn ich Wissen durch leite, nehme ich in gewisser Weise den Charakter von demjenigen an. Ich fühle, dass er sieht, dass ich einem Muster folge, wenn ich diese Porträts schaffe. Aber er hat keines. Er war jemand, der hauptsächlich auf dem Fahrersitz saß.

Seine Energie existiert, so wie er damals war, wie er jetzt ist, dort draußen im Quantenfeld. Wie? denke ich, kann das möglich sein, wenn seine Seele in einer anderen menschlichen, körperlichen Form wohnt? Das würde bedeuten, dass sein Bewusstsein in zwei aufgeteilt wäre. Er erklärt, dass dies nicht so sei und dass es mehr als das sei, weil es keine Form im Quantenraum gibt, so wie wir sie in unserem physikalischen Raum wahrnehmen. Er kann in mehreren verschiedenen ‚Plätzen' sein, wie Teile oder Aspekte, wobei jedes Teil völlig individuell und autonom ist. Und doch ist es der Eine.

In seiner eigenen, sehr individuellen Art beginnt er mir zu erklären und mir zu zeigen, wie dies funktioniert. Er beginnt, indem er mir sagt, dass es nicht so sei, dass ein Seelenwesen eine Einheit sei, die von einem menschlichen Leben zu einem anderen hüpfen würde. Ich habe jetzt ein Bild von Touristen, Insel-Hüpfern, die von einer griechischen Insel zur nächsten segeln, dabei jede erforschen und dann lustig wieder in ihre Boote springen und zur Nächsten segeln. Ich finde dieses Bild amüsant und sehe, dass er einen Sinn für Humor hatte. Ich kann sehen, wie er ihn in Gesprächen benutzt, über Themen, die bestimmte andere als sehr tiefgründig und ernst betrachteten. Er war anders und unerwartet. Die Reaktionen waren gemischt.

Er zeigt mir jetzt ein Bild seines Gesichtes. Es ist so wie ein Foto oder als hätte ich ein flaches Bild geschaffen, als wäre es in zwei Dimensionen. Während ich zuschaue, sehe ich, wie das Foto zerbricht, als hätte es jemand in Teile zerrissen und diese dann fallen gelassen. Ich kann sehen, wie sie gefallen sind und dennoch eine erkennbare Ähnlichkeit mit ihm haben. Ich sehe das gleiche Foto, aber auf verschiedene Weisen. Das Zerreißen zeigt mir, dass ich meine alte Art der Wahrnehmung ‚zerreißen' und dies in einer anderen Weise betrachten muss.

Jetzt werden die Teile aufgehoben, in einer dreidimensionalen Form wieder zusammengebracht und auf dem Hintergrund des Kosmos platziert. Ich kann immer noch jedes Teil getrennt sehen, aber als Teil eines gemeinsamen Ganzen in einer anderen, ausgedehnten Form. Ich höre das Wort ‚Fraktal'. Es ist kein Wort, das ich kenne. Ich sehe mich selbst direkt in diese neue Form hineinzoomen. Je näher ich komme, umso mehr Details sehe ich. Ich kann dieses Bild viele Male auf jedem dieser Teile sehen; er schaut in diese und jene Richtung und zeigt mir, dass ich ihn auf jede mögliche Art wahrnehmen kann. Ich bin jetzt sogar noch näher hineingezoomt, als wäre es durch die Linse eines Teleskops. Je weiter ausgedehnt mein Blick wird, desto mehr Facetten, Seiten und Aspekte sehe ich. Aber es ist alles er, und immer mehr davon. Es ist wie eine Geschichte, die niemals wirklich endet. Es ist ein Bild, das gleichzeitig so wie ein Ende und ein Anfang ist, als wäre das Ende und der Anfang ein und dasselbe. Ich empfinde, dass ich die Unendlichkeit verstehe. Wie das Leben unbegrenzt ist... und ewig.

Jetzt hat er mich wieder ausgezoomt und während ich beobachte, ist es, als ob die Teile in viele Stücke nach außen explodiert wären. Jedes Teil wird eine perfekte Form von ihm und ich kann seine liebenswerte und sanfte Natur in jedem Teil perfekt nachgebildet sehen. Die Teile schauen jetzt anders aus, wie Lichtsphären, und jedes enthält ein perfektes Bild seines Gesichts. Er zeigt mir jetzt, dass jede dieser Sphären er ist. Und dass jede getrennt existieren und unabhängig voneinander handeln kann und in verschiedenen, getrennten, lebenden menschlichen Körpern wohnt, wenn sie es so möchten. Aber sie sind immer noch vollständiger.

Er erinnert mich jetzt an etwas, das aus meinem Gedächtnis kam, an eine Zeit, als ich in der Schule war und die Klasse lernte, wie Atome aufgebaut waren. Die Diagramme erinnern mich an Planeten, die ihre eigene

Sonne umkreisen, und ich frage mich, ob so wie das Leben auf unserem Planeten, diese für uns winzigen planetenähnlichen Teilchen Leben ermöglichten, bloß in einer viel kleineren Form. Jeder, dem ich das sagte, sagte ‚Nein', es ist unmöglich, so etwas Kleines zu haben. Aber ich fragte mich, wie können sie das so sicher wissen, obwohl das niemals entdeckt oder nachgewiesen wurde? Die Größe des Lebens wäre so relativ für diese auf diesen winzigen ‚Planeten', wie unser Leben für uns auf unserem Planeten ist. Wie kann etwas unmöglich sein, bloß weil die Mittel, es zu sehen noch nicht geschaffen wurden. Er sagt ‚Ja. Es ist alles ein relatives Konzept'.

Ich bin absolut sicher, dass dieser Mann ein Lehrer war, und dabei auch ein sehr interessanter. Er hat ein, wie ich glaube, ziemlich schwierig zu erklärendes Konzept erklärt, aber auf eine Weise, die mir einleuchtend war, indem er ein Modell benutzte, mit dem ich vertraut war und was ich interessant fand. (Ich verstehe etwas vom Lehren, weil das mein Beruf war und ich von der Erziehungs-Wissenschaft fasziniert war.) Er ist sehr ausdrucksstark mit seinen Händen und Armen und scheint das Wort ‚Ja' viel zu verwenden. Das machte seine Ausdrücke einprägsam. Ich kann ihn sehen, wie er diese Bestätigungen mit einem deutlichen Nicken seines Kopfes und einem direkten Blick über seinen oberen Brillenrand noch weiter verstärkte. Er hielt manchmal für ziemlich lange Perioden Augenkontakt. Das könnte einige ermutigen und andere verwirren. Er tat das, weil er intensiv zuhörte, was der andere zu sagen hatte, und aus keinem anderen Grund.

Ich sehe ihn als einen passionierten Lehrer und jemanden, der die Psychologie des Lehrens sehr gut versteht. Er hatte auf diesem Gebiet eine natürliche Begabung. Er hatte eine natürliche Begabung aufgrund seiner Leidenschaft und Begeisterung für das Thema. Er erscheint heiter und voller Energie, im Vergleich zu dem formalen Lehren seiner Tage. Wenn ich damals ein Student gewesen wäre, hätte ich alles dafür getan, von ihm unterrichtet zu werden.

Ich sehe, dass einige Leute, einige Teile seiner Gesellschaft, nicht mit seinen Ansichten übereinstimmten. Viele hielten ihn für unverblümt und rechthaberisch. Er hatte sehr starke eigene Ansichten und hatte sich nicht zurückgehalten, seine Meinung zu äußern. Bei alldem war er ein sanfter und liebenswerter Mann, der Mitgefühl verspürte.

Alles was ich heute gesehen habe, zeigt mir dein vergangenes Leben als Albert Einstein. Ich wäre verblüfft, wenn das nicht so wäre, da die Bilder so klar sind und sich die Energie so wie er anfühlt. Wenn es nicht er ist, dann wäre es jemand, der eng mit ihm verbunden wäre, wie zum Beispiel ein Lehrer. Die Information, die mir kam, war sehr klar und sehr interessant. Ich hoffe, du genießt es und findest es nützlich. In Liebe und in Licht, Ros."

Soweit nun die Berichte und Bilder von Ros Coleman über mein früheres Leben als Albert Einstein, welche sie alle aus einer kurzen handschriftlichen Notiz von mir erforschen konnte, auf der ich ihr als einzige Vorgabe den Zeitraum 19. bis Mitte des 20. Jahrhunderts gab.

Was ich an diesem Bericht interessant fand, wie Albert Einstein erklärte, wie er gleichzeitig in mehreren Inkarnationen leben konnte und jede davon eine Projektion seines höheren Selbst ist. Eine andere Hellsichtige hatte mir das schon zehn Jahre vorher bereits mitgeteilt. Ich hatte ihr nicht erzählt, dass ich schon vorher wusste, dass ich Albert Einstein war. Aber sie sagte, dass sie kürzlich Albert Einstein sah, wie er ziemlich deutlich in ihrer Wohnung erschien, bevor sie mich zum ersten Mal traf. Und dann telefonierte ich einige Tage später mit ihr, als sie fähig war, mit dieser für sie sichtbaren Version von Albert Einstein, die aus Licht bestand, und gleichzeitig mit mir am Telefon zu sprechen. Sie konnte geradezu ein Gespräch zwischen mir in meinem gegenwärtigen und meinem vergangenen Leben arrangieren. Ich machte keine Andeutung über mich und Albert Einstein, sondern schmunzelte nur still in mich hinein und dann, nach einigen Minuten, sagte sie mit größter Verwunderung, „Oh, Du bist der Gleiche, Du bist Albert Einstein; warum habe ich das nicht sofort bemerkt?" Das war für mich also nach Maharishi™[17] und vor Ros Coleman, ein dritter, unabhängiger Hinweis auf diese Realität.

Letztendlich gilt diese Projektion des einen Selbst ja für alle Lebewesen. Wir alle haben nur ein Selbst, das in großer Vielfalt, als Lebewesen projiziert, erscheint. Interessant war dabei auch Ros Colemans Erkenntnis der Projektion in die Unendlichkeit aus dem geschlossenen Kreis, in welchem

[17] Maharishi ist eine Marke der Maharishi Foundation Ltd. Corporation United Kingdom, P.O. Box 652 St. Helier, Jersey Great Britain JE48Y2.

das Ende zu einem neuen Anfang wird. Dies ist Befreiung, die die Unendlichkeit zusammen mit einer Erfahrung des Endlichen ermöglicht.

Ich selbst habe das Leben Albert Einsteins und andere meiner früheren Leben noch weiter erforscht. Dabei hatte mich zum Beispiel interessiert, ob ich mich auch wieder an einige der Veröffentlichungen von Albert Einstein erinnern konnte. Ich kaufte mir die gesammelten Werke von Albert Einstein. Welch eine Arbeit, in einem Leben so viel zu schreiben! Ich ging also zur deutschen Originalversion der speziellen Relativitätstheorie und begann, sie – in diesem Leben zum ersten Mal – von vorne zu lesen. Sofort erschien mir jeder Satz völlig bekannt, die Grammatik, die Wortmelodie, alles war wieder da. Nach ein paar Sätzen kam ganz unerwartet und sehr intensiv der Gedanke, das kann in Druck gehen, das hast Du oft genug durchgelesen! Alles erschien mir so, als hätte ich den Artikel gerade erst geschrieben und Korrektur gelesen.

Das bildhafte Verständnis für die ganzen Gesetzmäßigkeiten über Raum-Zeit, Quanten, Wärmebewegung, Äquivalenz von Masse und Energie, und vieles mehr hatte ich schon seit jungen Jahren. Am Gymnasium machte es mir eine Riesenfreude, die spezielle Relativitätstheorie für ein Referat vollständig auf zwei Seiten unterzubringen. Inzwischen, nach sehr viel mehr Mathematikstudium, was mir auch in diesem Leben nicht sehr leicht gefallen ist, verstehe ich auch die Mathematik von Albert Einsteins Werken wieder.

Außerdem sind auch noch einige alte Aversionen vorhanden, zum Beispiel gegenüber Niels Bohr, der auch noch nach meiner heutigen Meinung der Menschheit mit seiner Interpretation der Quantenmechanik keinen Dienst erwiesen hatte, weil er damit nun schon vier Generationen von Physikern vorgegaukelt hat, dass sie letztendlich Quantenmechanik nicht verstehen könnten, und stattdessen mit der Korrektheit der mathematischen Formeln zufrieden sein sollten. Es gibt da also noch einiges in Ordnung zu bringen!

Erfahrung 2

Morgens in der Aufwachphase, zwischen Schlaf, Traum und Wachsein kamen mir immer wieder Bilder von Flugerfahrungen. Diese waren sehr konkret. Sie spielten sich hauptsächlich in einer Stadt und einem ländlichen Vorort ab. Ich flog zwischen Häuserreihen, zu den Fenstern von bestimmten Häusern, in offene Fenster hinein, in Hallen, in langen Korridoren, durch Öffnungen zwischen halb zerbrochenen Fensterscheiben usw. Als Gefahr tauchte dann immer wieder ein Netz von Leitungen auf, das die Stadt irgendwie in ein Unten und Oben unterteilte. Es war aber gefährlich, dort hineinzufliegen. Es war geradezu eine Todesfalle. Die Leitungen sahen aus wie die Oberleitungen eines Trambahnnetzes. Lange konnte ich mir nicht erklären, woher diese Visionen kamen. An einem Morgen sah ich dann aber die Vision meiner Füße. Sie waren orange mit langen Zehen. Dann wurde mir alles klar. Ich hatte die Bilder aus einer Inkarnation als Vogel wiederentdeckt. Die Füße passten zu einer bestimmten Art von Krähe. Jetzt machte es alles Sinn. Die Trambahn-Oberleitungen waren ein deutlicher Hinweis, dass diese Inkarnation in neuerer Zeit stattgefunden hatte. Ich genoss noch ein paar weitere „Filme“ aus dieser Vogel-Inkarnation, wie zum Beispiel dieses Hochsteigen auf den Aufwinden an weiten Tälern und auch einmal vor einer bedrohlich wirkenden Gewitterwolke. Dann wurde das Thema aber auch allmählich langweilig. Die Visionen kamen jetzt nicht mehr so oft; sie waren alle als meine Erinnerungen abgespeichert, auf die ich jederzeit zugreifen kann. Sie zeigten mir aber, dass auch für jemanden, der schon viele Inkarnationen als Mensch hatte, zwischendurch auch einmal eine Tierinkarnation möglich ist.

Erfahrung 3

Meine wahrscheinlich beeindruckendste Erfahrung war die aus einem früheren Leben. Drei Dinge waren hier wichtig:

- Während meines ganzen Lebens hatte ich eine Einengung an meinem Hals gespürt vor allem dann, wenn ich unter großem Stress stand.
- Ich hatte eine Angst, in zu tiefes Wasser zu gehen.
- Ich sorgte mich um die Sicherheit meiner Kinder. Dies war keine gewöhnliche Angst. Sie war irrational und unpassend und konnte mich jederzeit überkommen. Es war auch peinlich, weil alle drei

Kinder inzwischen erwachsen und perfekt in der Lage sind, für sich selbst zu sorgen.

Als ich die Aufmerksamkeit auf meinen Nabel richtete (3.29), um das Problem an meinem Hals zu betrachten, wurde mir klar, dass die Einengung zu etwas aus der Vergangenheit in Beziehung stand. Mit der Anleitung von Heinz richtete ich meine Aufmerksamkeit auf das Gefühl, das mit dieser Einengung verbunden war, und ich erfuhr eine Sinneswahrnehmung, dass ich gewürgt wurde. Ein Seil war um meinen Hals geschlungen. Zur gleichen Zeit wurde ich von meinen Kindern weggezerrt. Ein Sack wurde über meinen Kopf gestülpt und mein ganzer Körper wurde unter Wasser gehalten. Während dieser Erfahrung hielt ich fortgesetzt meine Aufmerksamkeit auf dem Platz dieser Empfindung der Einengung an meinem Hals.

Obwohl diese Bilder heute noch, ein Jahr später, völlig klar sind, kann ich mich nicht daran erinnern, wie das Ganze aufgelöst wurde. Komischerweise empfand ich diese Bilder und Erfahrungen nicht als verstörend. Ich weiß, dass ich nicht länger diese Einengung am Hals habe und auch keinerlei irrationalen Ängste um meine Kinder. Ich würde immer noch nicht in zu tiefes Wasser gehen, aber empfinde dies als normal.

Erfahrung 4

Es gab da eine Zeit in meinem Leben, als beim Aufwachen immer wieder neue Puzzlestücke eines früheren Lebens auftauchten. Es spielte sich hauptsächlich in großen Gebäuden ab. Irgendwie hatte ich die Aufgabe, dort alles zu kontrollieren. Als ich neu dorthin kam, kannte ich mich erst gar nicht so richtig aus. Das Hauptgebäude war einfach viel zu kompliziert. Manchmal verlief ich mich und kam nicht dorthin, wohin ich wollte. Im Laufe der Zeit kannte ich das Gebäude aber immer besser. Aus der Erinnerung könnte ich es jetzt bereits ziemlich gut zeichnen. Da gab es große Treppenaufgänge, riesige Flure, hohe Decken, riesige Zimmer. Vieles war prächtig geschmückt und alles lief nach besonderen Regeln ab. Ich kannte einige Türen sehr gut, weil ich davor Wache stehen musste. Aber das war nicht meine einzige Aufgabe; ich musste auch genau herausfinden, was überall los war, sogar in den Kellern und in besonderen unterirdischen Gängen. Diese waren ziemlich verwahrlost. Je mehr ich herausfand, umso klarer wurde, dass ich in diesem früheren Leben am Palast in Wien, der sogenannten Hofburg gelebt hatte. Meine Hauptaufgabe war, für die Sicherheit der kaiserlichen Familie zu sorgen. Ich war ein Mitglied der kaiserlichen Leibgarde. Dabei habe ich wohl etwas gelernt, das ich heute noch ganz gut kann. Lange Zeit ruhig zu sein, dabei wach zu bleiben und keine Miene zu verziehen.

Als mir dieser Beruf der kaiserlichen Leibgarde klar wurde, machten viele der vorherigen Erinnerungen nun auch Sinn. Diese unterirdischen Gänge stammten noch aus der Zeit der Türkenbelagerungen von Wien. Ich war selbst nicht in dieser Zeit anwesend, aber die Gänge gab es noch und es waren mögliche Verstecke für Attentäter, sodass ich immer wieder genau schauen musste, dass sich niemand unbemerkt verstecken konnte. Um diese Gefahren abzuwenden, musste ich nicht nur die großen prächtigen Flure kennen, sondern auch die kleinen versteckten Gänge und Treppchen, auf denen die Bediensteten den Palast versorgten. Alles musste im Blick gehalten werden.

Je mehr mich das Thema interessierte, desto mehr kamen weitere Visionen zutage. Da gab es diese Besuche mit einigen Damen der kaiserlichen Familie und ihren engsten Vertrauten in einem besonderen Kaffeehaus in Wien. Die Österreicher hatten ja den Kaffee nach der Türkenbelagerung entdeckt und so entstand dann eine Kaffeekultur in Wien, nebst einer Backkultur von süßen Köstlichkeiten. Wir Soldaten mussten zwar immer dabei sein, durften davon aber nichts essen. Wir hatten dennoch unsere Wege, wenn köstliche Kuchen und Törtchen nicht ganz gegessen wurden und in die Küche zurückgingen, diese dann auch selbst zu probieren. Man musste nur immer aufpassen, dass man dabei nicht erwischt wurde.

Dann gab es auch noch den Sommerpalast, das Schloss Schönbrunn. Ich erinnere mich an Fahrten mit der kaiserlichen Familie, als eine neue Renovierungsphase des Schlosses begann. Es waren erst ganz wenige Zimmer bewohnbar und doch schauten wir uns schon einmal um. Dann erinnere ich mich aber auch an eine spätere Phase, in der das Schloss voll belegt war. Da gab es Flure und Etagen nur für die Damen. Dort durften eigentlich keine Männer hin, aber dennoch mussten ich und meine Kollegen für die Sicherheit sorgen. Es war immer irgendwie ein Balanceakt. Ich erinnere mich an die vornehmen Kutschen, an die majestätischen Aufgänge, Treppenhäuser und das ganze Ambiente. Dazu kamen aber auch noch verschiedenste Intrigen innerhalb der kaiserlichen Familie, bei denen ein Leibgardist schon sehr aufpassen musste, nicht selbst darin verwickelt zu werden. Das ist mir nicht immer ganz gelungen und hat dann irgendwann wohl dazu geführt, dass dieses Leben nur sehr kurz war.

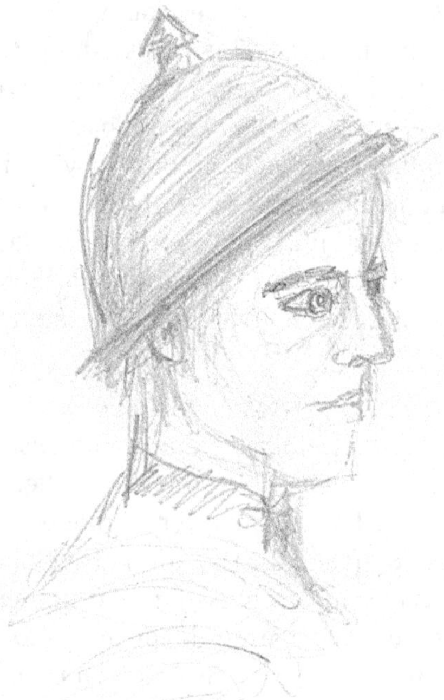

Eine Hellseherin hatte mir einmal in England auf einer Esoterikmesse vier Bilder früherer Leben gezeichnet. Eines davon passte genau zu diesem Leben als kaiserliche Leibwache. Sie hatte auch das Wort Kaiser gehört. Als mir der Zusammenhang zu meinen früheren Visionen klar wurde, suchte ich die spezielle Kopfbedeckung meiner Zeichnung im Internet und wurde fündig. Daraus konnte ich dann schließen, dass dieses Leben im 19. Jahrhundert stattfand und dass es tatsächlich eine Kopfbedeckung der Leibgarde am Kaiserhof in Wien war. Es war eine recht gute Bestätigung, dass ich mit meinen Visionen richtig lag und es auch diese Hellseherin ebenso gesehen hatte.

Dann erinnerte ich mich noch an eine Melodie. Es war eine Melodie, die mich im jetzigen Leben immer besonders entzückt hatte. Die Melodie war sozusagen ein *saṁskāra* auf dem ich in die Vergangenheit reisen konnte.

Später habe ich herausgefunden, dass die Melodie nur so ähnlich wie die Barkarole in der Oper „Hoffmanns Erzählungen" von Jacques Offenbach klang. Als ich diese Oper das erste Mal im jetzigen Leben hörte, kam eine ungewöhnlich seltsame Vertrautheit auf. Irgendwie kannte ich diese Musik total. Dann forschte ich weiter im Internet und fand heraus, dass die Barkarole dieser Oper ursprünglich aus der romantischen Oper „Die Rheinnixen“ ebenfalls von Jacques Offenbach stammte. Dort war meine geliebte Musik die Ouvertüre mit dem Namen „Feenmusik“. Hier ein Hyperlink zu dieser Musik im Internet:

https://www.youtube.com/watch?v=Iqk6ryRXCVg

Sie wurde am 4. Februar 1864 am Hof-Burgtheater in Wien uraufgeführt. Dabei waren auch Mitglieder der kaiserlichen Familie anwesend. Ich fand die Ankündigung der Uraufführung im Internet.

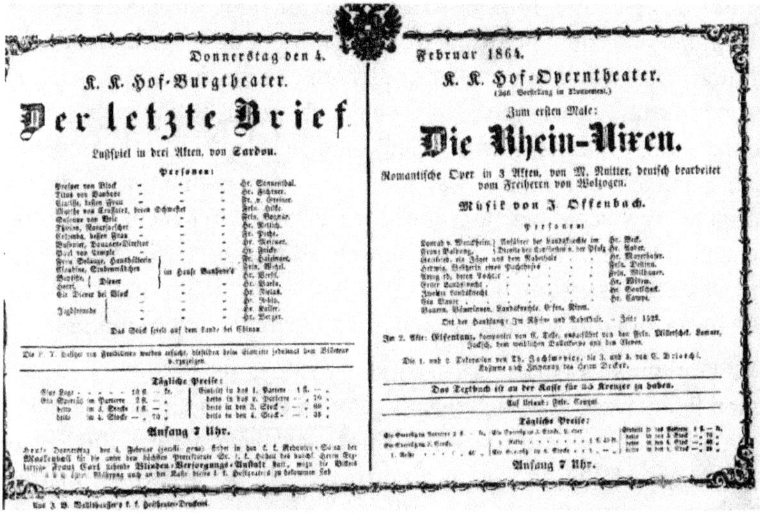
Donnerstag den 4. Februar 1864.

K. K. Hof-Burgtheater.

Der letzte Brief

Lustspiel in drei Akten, von Sardou.

Personen:

Das Stück spielt auf dem Lande bei Chinon.

Tägliche Preise:

Anfang 7 Uhr.

K. K. Hof-Operntheater.

Zum ersten Male:

Die Rhein-Nixen.

Romantische Oper in 3 Akten, von M. Nuitter, deutsch bearbeitet vom Freiherrn von Wolzogen.

Musik von J. Offenbach.

Personen:

Das Textbuch ist an der Kasse für 25 Kreuzer zu haben.

Tägliche Preise:

Anfang 7 Uhr.

Jetzt kamen die alten Erinnerungen an diese Uraufführung wieder hoch. Ich war dabei anwesend. Ich hatte den Wachdienst für die kaiserliche Familie während der Uraufführung. Nicht nur die Bilder sondern auch dieses besondere, erhabene Gefühl während der Oper kam wieder in Erinnerung. Dies war für mich insofern interessant, weil ich damit eine Zeitangabe dieses Lebens bekam. Ich war also in Wien 1864 unter dem Kaiser Franz Joseph I. ein Mitglied seiner Leibgarde.

Erfahrung 5

Vor etwa 20 Jahren besuchte ich einen alten Freund, der gerade eine Ausbildung gemacht hatte, um Menschen in ihre früheren Leben zurückzuführen und wir beschlossen, dies an mir zu üben. Es kamen dabei einige frühere Leben zum Vorschein, von denen ich mehrere schon vorher kannte. Schließlich gingen wir so weit zurück, dass das Bewusstsein wirklich sehr schläfrig wurde. Wer möchte schon gerne ein Leben lang mit einem Speer als Wachmann vor der Hütte eines afrikanischen Häuptlings verbringen? Wir beschlossen also, in der Zeit wieder nach vorne zu gehen und in der Jetztzeit wieder anzukommen.

Am nächsten Tag machten wir dann aber etwas ganz Verrücktes. Wir reisten mit der gleichen Methode in die Zukunft. Bevor es losging, sah ich noch das *pūjā*-Bild meines Altmeisters *Guru Dev* und er grinste dabei ganz verschmitzt. Das war für mich ein Zeichen, dass etwas ganz Besonderes passieren könnte. Wir reisten dann also durch meine Zukunft. Dabei traf ich auf mehrere Zukunftsereignisse, von denen sich inzwischen einige bereits erfüllt haben. Ich hörte zum Beispiel den Namen meiner damals noch zukünftigen, inzwischen verflossenen, Frau. Dann sah ich ein Bauprojekt in Indien, welches ebenfalls genauso eintraf. Dann auch ein Bauprojekt in Holland, welches sich auch genau an dem Platz manifestierte, den ich gesehen hatte, obwohl ich selbst nicht an diesem Projekt teilnahm.

Und dann ging es wirklich los. Es kamen Visionen, wie der Traum vom yogischen Fliegen zur Wirklichkeit werden würde. Es ging los in einer schönen Umgebung, mit einem Haus und einer Gruppe von etwa 200 Personen, bei der ich eine leitende Position hatte und die in großen Schritten ihr Bewusstsein weiterentwickelten. Alle waren sehr zufrieden und wurden von Tag zu Tag glücklicher. Jeder half jedem anderen, war freundlich, glücklich und schließlich geradezu euphorisch glücklich, also glückselig. Dieses Glück wurde so greifbar, so fest, dass es als Untergrund ausreichte, um darauf zu gehen. Es war die Basis für das, was dann passierte. Wir übten zusammen das yogische Fliegen und die Flüge wurden immer länger und eleganter. Es gab dann nicht mehr nur ein Hopsen, sondern wir flogen in einem Zeitraum von etwa 10 Sekunden, wie auf einer Parabelbahn, von einem Ende des Raums zum anderen. Wir waren dann ziemlich schnell durch die Räume eingeengt und setzten das Flugprogramm draußen im Freien fort.

Die Flüge wurden dann sehr lange. Zur Sicherheit übten wir diese langen Flüge erst einmal nur über Gewässern, wie Flüssen oder Seen. Je länger ein Flug war, desto intensiver wurde die Glückseligkeit. Schließlich wurden die Flüge immer höher und noch viel weiter. Essen und Trinken waren irgendwie nicht mehr nötig und selbst das Atmen fiel uns, so hoch oben in der dünnen Luft, nicht schwer. Wir sahen die Erde aus einer großen Höhe unter uns, wie auf einer Landkarte. Jetzt hatten wir es geschafft.

Dann gab es da noch eine Phase, wo wir auf eine andere Gruppe trafen. Sie hatten das Fliegen erfolgreich in einem heißen Land geübt. Sie schwebten wie die Adler auf der Thermik nach oben. Ich kam in einer Situation an, wo einer gerade zur Landung ansetzte. Zur Sicherheit hatten sie sich an eine Art Deltaflügel-Gleitschirme angebunden. Sollten Sie also bei ihren Übungen einmal das *samādhi* und damit ihre Flugfähigkeit verlieren, dann hatten sie immer noch diese Gleitschirme zur Sicherheit. Außerdem sah es für den Rest der Bevölkerung so aus, als würden diese Leute einfach nur eine neue Sportart mit den Gleitschirmen ausführen. Somit fielen sie also nicht auf.

In der letzten Phase dieser Entwicklung sah ich mich dann wie ein lebendiger Satellit die Erde umkreisen. Wir konnten sowohl einzeln fliegen, als auch in Gruppen. Die Glückseligkeit war absolut unbeschreiblich. Einmal landete ich noch mal auf der Erde, um dort noch einige Dinge zu erledigen. Ich empfand dieses Landen und auf meinen Füßen gehen dann aber, als wäre ich aus Versehen in einen Haufen von Mist gestapft. So schnell es ging, flog ich wieder auf meine glückselige Umlaufbahn um die Erde. Manchmal flogen wir Formation und schoben dunkle Wolken vor uns weg. Wenn wir kamen, hellte sich alles auf. Manchmal erhielten wir alle zusammen durch Gedankenübertragung einen Ruf von unserem Meister und flogen dann in Formation Richtung Himalaya, wo wir uns an einem geheimen Treffpunkt trafen, der mit keinerlei anderen Fahrzeugen zu erreichen war.

Schließlich kehrte ich wieder in die damalige Jetztzeit zurück und öffnete meine Augen. Die Glückseligkeit war immer noch sehr deutlich zu spüren. Mein Freund, der während meiner Begleitung seine Augen offen hatte, bestätigte mir dann auch, dass er in der langen Zeit, in der er mich kannte, mich noch niemals mit solch einem glücklichen Gesicht gesehen hätte. Es ist also eine wunderbare Zukunft, die da noch auf mich wartet.

3.19

[Durch intuitive Wahrnehmung, saṁyama] des Gedankens eines anderen [erhält jemand] Wissen aus [dessen] Gehirnsoftware.

प्रत्ययस्य परचित्तज्ञानम्

pratyayasya para-citta-jñānam

pratyayasya (m. Gen. s.: Gedanke) para (mf(a)n. Komp.: anderer) citta (n. Komp.: Gehirnsoftware) jñāna (n. Nom. Akk. s.: Wissen)

Telepathie-sūtra

Vom saṁyama auf den Gedanken eines anderen, entsteht eine direkte Wahrnehmung vom Gedanken dieses anderen; mit dieser direkten Wahrnehmung entsteht Wissen von der Gehirnsoftware des anderen, der diesen Gedanken besitzt.

Es ist natürlich sinnvoll, sich nicht durch verworrene Gedanken anderer ebenfalls verwirren zu lassen, vor allem wenn jemand bessere Möglichkeiten hat, zuverlässiges Wissen zu bekommen, wie zum Beispiel mit der App 3.35 und 3.36. Diese wurde bereits in 3.6 als eine höhere Stufe beschrieben.

Dagegen ist es immer bereichernd, sich in Gedanken mit einem Gehirnsoftware-Nutzer zu unterhalten, der/die frei von Begehren nach Sinnesgegenständen ist (1.37).

Übungens

Fragen Sie zuerst den *ātman*, das SELBST der Person in Ihren Gedanken um die Erlaubnis, es tun zu dürfen! Wenn die Antwort „nein" ist, tun Sie es einfach nicht.

Da es etwas umständlich ist, sowohl in männlicher als auch weiblicher Form zu schreiben, machen wir es dieses Mal nur weiblich.

Übung 1

Wählen Sie eine liebe Verwandte oder eine gute Freundin und stellen Sie sich ganz auf Ihre Gedanken ein, sofern Sie vorher die Erlaubnis bekommen haben. Die Gedanken der anderen Person sind der Platz für das *dhāraṇā*. Die volle Aufmerksamkeit geht auf ein Gefühl, was sich in etwa mit dem Satz umschreiben lässt: „Was sie jetzt wohl denkt?" Sie bleiben dann auf diesem Gefühl, auch dann, wenn Sie schon die Stille des *samādhi* erreicht haben. Dann taucht ganz spontan im *samādhi* ein Gedanke auf, welcher dem Gedanken der Person entspricht. Wenn Sie sich dabei nicht vom *dhāraṇā* ablenken lassen, können auch mehrere Gedanken hintereinander kommen.

Übung 2

Wenn es mit den lieben Verwandten oder guten Freundinnen klappt, probieren Sie es doch mal mit einer feindlich gesinnten Person. Sie müssen aber darauf achten, nicht eigene feindliche Gefühle ins Spiel zu bringen.

Übung 3

Nun probieren Sie es mal mit einer Person, bei der Sie nicht sicher sind, ob sie ihnen gut oder böse gesonnen ist. Vielleicht können Sie das sogar aus ihren Gedanken herausfinden.

Übung 4

Wenn Sie diese *siddhi* im Berufsleben einsetzen, können Sie sich oft Vorteile verschaffen, zum Beispiel herausfinden, wer Ihre Freunde oder Feinde sind oder die tatsächliche Position eines Vertragspartners bei den Verhandlungen vor Vertragsabschluss herausfinden.

Übung 5

Wenn Sie einen spirituellen Meister oder Lehrer oder irgendeine Ausdrucksform des Göttlichen verehren, benutzen Sie diese *siddhi*, damit Ihre Kommunikation in beide Richtungen geht. Zum Beispiel, wenn Sie beten, geben Sie sich genügend Zeit in der Stille, um auch die Antworten Ihrer verehrten göttlichen Person wahrzunehmen.

Erfahrungen

Erfahrung 1

Gleich während der ersten Übung für das *siddhi* des Gedankenlesens probierte ich es bei einer anderen Kursteilnehmerin aus. Meine Wahrnehmung wurde dann von ihr bestätigt.

Erfahrung 2

Nachdem Heinz mir beim Lernen der *siddhis* geholfen hatte, fragte ich Maharishi™ [18] in Gedanken, ob ich diese Art der Interpretation der *siddhis* weitergeben dürfte, da er sie ja anders gelehrt hatte. Noch bevor die Frage beendet war, kam die Antwort, als ein "Jaaa…" wie ein Donner, der das ganze Universum zum Vibrieren brachte. Das war eindeutig und unmissverständlich.

Erfahrung 3

Als ich in der Schweiz an der Universität meines indischen Meisters lebte und arbeitete, fiel mir auf, dass er scheinbar mit einigen seiner Studenten nicht nur verbal, sondern direkt im Geist kommunizierte. Er sprach darüber niemals in seinen Vorträgen. Als mir das klar wurde, wollte ich das natürlich auch können. Was könnte es Schöneres geben, als mit einem Befreiten direkt geistig zu kommunizieren? Also übte ich das und bei jedem seiner Vorträge saß ich da und versuchte zu erraten, was er wohl als Nächstes sagen würde. Nach einiger Zeit ging das schon ganz gut und ich war so richtig im Fluss seiner Gedanken. Andere machten sich Notizen der Vorträge, dafür hatte ich keine Zeit, denn ich war damit beschäftigt, seine Gedanken zu erraten.

Er fand das natürlich ziemlich schnell heraus und begann, mit dieser Fähigkeit zu spielen. Er konnte alle meine Gedanken lesen, ich war für ihn wie ein offenes Buch. Er machte mir aber auch durch verschiedene Gesten klar, wenn ich einmal nicht richtig lag, wenn mein Verstand etwas vorplapperte, was nicht seinen Gedanken entsprach. Manchmal hatte ich auch seinen Gedanken richtig erfasst, und er pausierte, sprach diesen Gedanken dann aber nicht aus und überlegte sich stattdessen etwas anderes. Es war

[18] Maharishi ist eine Marke der Maharishi Foundation Ltd. Corporation United Kingdom, P.O. Box 652 St. Helier, Jersey Great Britain JE48Y2.

ein lustiges Spiel, bei dem meine Flexibilität immer wieder neu getestet und trainiert wurde. Nach vielen Stunden, Tagen, Monaten dieser Übungen wurde meine Fähigkeit, seine Gedanken zu erraten, immer besser und ich konnte mich ziemlich gut darauf verlassen.

Eine neue Herausforderung war es, seine Gedanken zu erraten, wenn er nicht im gleichen Raum mit mir war. Zum Beispiel bei Telefonaten mit ihm oder sogar dann, wenn ich einfach nur an ihn dachte und dann eine geistige Kommunikation begann. Auch er konnte von sich aus eine Kommunikation starten. Sozusagen als Klingelzeichen, damit ich ihn erkennen würde, benutzte er den Klang einer großen buddhistischen Glocke, die er sehr gerne anschlug und die auch mir sehr gut gefiel. Wenn ich diesen Klang hörte, wusste ich, dass mein befreiter Meister mit mir sprechen wollte. Am Anfang hatte ich gewisse Schwierigkeiten, „das Telefon abzunehmen." Mit etwas Übung ging das aber dann im Laufe der Zeit immer einfacher.

An dem Tag, an dem er dann schließlich seinen Körper verließ, war es mir immer noch möglich, mit seinem Geist direkt zu kommunizieren. Ich hatte die Nachricht bereits nach einer Stunde gehört und wollte mich natürlich von ihm verabschieden. Da sah ich ihn in einem großen Palast mit vielen Bediensteten und Ministern. Er saß in der Mitte und genoss es, wieder Essen zu sich nehmen zu können. Seine Verdauung hier auf der Erde hat wohl nicht mehr so richtig funktioniert, bevor er starb. Er sah mich und ich wollte nicht weiter stören und ging etwas zur Seite. Er ließ aber die zwei mittleren, großen Türen öffnen und hieß mich zu sich willkommen. Er zeigte, dass es ihm sehr gut ging und sagte dann zu mir, „Wir werden uns wieder sehen!" Damit meinte er aber nicht, dass ich auch zu ihm in seine himmlische Welt kommen würde, sondern vielmehr, dass er sich noch zu meinen Lebzeiten wieder auf der Erde inkarnieren würde und wir uns hier auf der Erde wieder treffen würden. Die Kommunikation geht immer noch weiter und ich kann ihn praktisch jederzeit sprechen. Manchmal, ganz selten, kommt er auch von sich aus auf mich zu und möchte mir etwas Wichtiges mitteilen.

3.20

Aber nicht über den Bewusstseinszustand, der mit jenem Gedanken verbunden ist, weil dieser kein Thema des saṁyama ist.

न च तत्सालम्बनं तस्याविषयीभूतत्वात्

na ca tat sālambanam tasya-aviṣayī-bhūtatvāt

na (nicht) ca (und) tad (n. Nom. Akk. s.: jenes) sālambana (mfn., n. Nom. Akk., m. Akk. s.: gehören zu, verbunden mit [geistiger Übung]) tad (mn. Gen. s.: jener, jenes) aviṣayin (m. Komp.: nicht ein geeigneter Gegenstand für, nicht ein Thema) bhūta-tvāt (n. Abl. s.: Lebenssituation, Existenz, Lebewesen, Element, was existiert)

Der *yogi* nimmt nur den Gedanken wahr, nicht aber, ob die Person befreit ist oder nicht. Es ist aber nicht gefährlich, die Gedanken von Menschen mit früheren Versionen der Gehirnsoftware zu lesen. Es besteht keine Gefahr, die eigene Gehirnsoftware Version dadurch wieder zu verlieren. Das Telepathie-*sūtra* überträgt also nur die Gedankenimpulse der anderen Person, nicht ihre Gehirnsoftware. Diese Gedanken können für jemandem mit einer höheren Version der Gehirnsoftware zwar verworren erscheinen und daher könnte dann diese Übung eine Zeitverschwendung sein. Es besteht aber eben nicht die Gefahr, dass die Verwirrung auf den *yogi* wieder zurückkommt.

Übung

Wenn Sie bemerken, dass jemand recht verwirrte Gedankengänge hat, zum Beispiel alles durch die Brille seines Egos sieht, dann können Sie das Ergebnis des Telepathie-*sūtras* auch anders erreichen. Sie können zum Beispiel die *sūtras* 3.35 und 3.36 nacheinander anwenden, mit denen Sie jedes Wissen ausfindig machen können.

3.21

Durch saṁyama auf die [äußere] Körperform wird die Möglichkeit, von Wesen gesehen zu werden, unterdrückt. Losgelöst vom Licht des Auges [des Beobachters] wird [der Körper des yogi] unsichtbar.

कायरूपसंयमात्तद्ग्राह्यशक्तिस्तम्भे चक्षुःप्रकाशासंप्रयोगेऽन्तर्धानम्

kāya-rūpa-saṁyamāt tat-grāhya-śakti-stambhe cakṣuḥ-prakāśa-asaṁprayoge antardhānam

kāya (m. Komp.: Körper) rūpa (n. Komp.: Form, Gestalt) saṁyama (m. Abl. s.:) tad (n. Komp.: jenes) grāhya (mfn. Komp.: wahrnehmbar, wahrgenommen) śakti (f. Komp.: Kraft, Energie, Möglichkeit) stambha (m. Lok. s.: Unterdrückung, Behinderung, Stoppen) cakṣu (m. Nom. s.: Auge) prakāśa (m. Komp.: Licht) asaṁprayoga (m. Lok. s.: keine Verbindung) antardhāna (n. Nom. Akk. s.: Verschwinden, Unsichtbarkeit)

Der yogi ist mit dem Licht, das zu den Augen anderer Wesen unterwegs ist, nicht mehr verbunden und sein Körper wird für diese unsichtbar. Das schließt auch das Verschwinden von Geräuschen und anderen Sinneswahrnehmungen ein.

Es gibt eine Kraft, den yogi zu hören. Wenn dieses saṁyama auf den Schall angewendet wird, wird diese Kraft neutralisiert und dann hört ihn eine andere Person nicht mehr. So ist das auch mit der Berührung und anderen Sinneswahrnehmungen.

Übung

Viele Menschen führen ganz spontan diese *siddhi* aus, wenn sie im Aufzug fahren. Plötzlich kommt man mit so vielen unbekannten Menschen eng zusammen und die meisten konzentrieren sich nur auf Ihre Körperabgrenzung vom Rest. So passiert es fast magisch, dass man sich vom Rest nicht so belästigt fühlt, weil die anderen irgendwie nicht so sichtbar sind. Kleine Kinder praktizieren das nicht, bleiben voll sichtbar und die Aufmerksamkeit der Mitfahrer wendet sich oft ihnen zu.

Im Grunde haben Sie hier schon den ersten Ansatz für die Unsichtbarkeit-*siddhi*. Gehen Sie mit der Aufmerksamkeit auf Ihre Körperabgrenzung als *dhāraṇā* und mit der Verfeinerung von *dhyāna* in die Stille von *samādhi*. Lassen Sie sich vom Ergebnis überraschen. Es kann durchaus sein, dass Ihr Körper auf einem Kamera-Bild erscheint, obwohl ihn Menschen oder Tiere glattweg übersehen. Eines noch: Immer schön locker bleiben, dann geht es leichter.

Erfahrung

Diese *siddhi* war schon etwas Besonderes. Wenn ich sie einfach nur so praktizierte und dann die Augen öffnete, war mein ganzer Körper, für mich selbst zumindest, immer noch sichtbar. Also übte ich das auch nicht allzu oft, es war ja kein offensichtliches Ergebnis sichtbar. Eines Tages aber war ich in guter Stimmung beim Fahrradfahren und dachte mir einfach nur so, es wäre ja lustig, wenn andere auf dem Fahrradweg nur ein Fahrrad ohne Fahrer wahrnehmen würden. Es war recht ungefährlich, die *siddhi* entlang eines Baches auf diesem Fahrradweg, ohne viel Verkehr, zu praktizieren. Ich übte sie also eine Zeit lang mit offenen Augen und stellte dann nach einiger Zeit etwas Seltsames fest. All die kleinen Insekten, Mücken, Käfer, Schmetterlinge wichen nicht mehr aus, wie sie es sonst tun – ich fuhr auch nicht allzu schnell – sondern knallten stattdessen direkt auf mein weißes Hemd. Das hatte ich noch nie erlebt. Es war eigentlich ein gelungener Nachweis, dass, zumindest für diese kleinen Lebewesen, die Sichtbarkeit meines Körpers verringert war. Es wurde mir dann aber zu lästig und ich hörte auf, die *siddhi* anzuwenden und sofort konnten die Insekten wieder ausweichen.

3.22

[Karma wird] entweder ausgeführt oder nicht ausgeführt. Durch saṁyama auf jenes karma oder auf Omen [entsteht] Vorwissen über den Tod.

सोपक्रमं निरुपक्रमं च कर्म तत्संयमादपरान्तज्ञानम् अरिष्टेभ्यो वा

sopakramam nirupakramam ca karma tat-saṁyamāt aparānta-jñānam ariṣṭebhyaḥ vā

sopakrama (mfn., m. Akk., n. Nom. Akk. s.: unternommen) nirupakrama (mfn., m. Akk., n. Nom. Akk. s.: nicht begonnen, nicht manifestiert) ca (und) karman (n. Nom. Akk. s.: Handlung) tad (n. Komp.: jenes) saṁyama (m. Abl. s.:) aparānta (m. Komp.: Tod, Ende) jñāna (n. Nom. Akk. s.: Wissen) ariṣṭa (n. Dat. Abl. p.: Unglück, Vorahnung, prophezeiend) vā (oder)

Karma, welches das Ergebnis einer Lebensspanne mit sich bringt, ist von zweierlei Art, zum einen das, was schnell fruchtet und zum anderen, das, was langsam fruchtet. Durch die Übung des saṁyama auf beide Arten von karma entsteht das intuitive Wissen vom Ende des Lebens.

Karma ist vergleichbar mit einem nassen Tuch. Es trocknet schneller, wenn es ausgebreitet ist. Ähnlich ist es mit dem begonnenen karma, das schneller aufgelöst wird. Wenn das gleiche Tuch zusammengeknüllt ist, braucht es längere Zeit zum Trocknen. So ist es auch mit dem nicht-begonnenen karma.

Ein intuitives Wissen vom Ende des Lebens entsteht auch aus Omen.

- *Persönliche Omen sind das Fehlen eines Summtons bei verschlossenen Ohren oder keinerlei Licht bei geschlossenen Augen.*
- *Elementargeister-Omen bedeutet, verstorbene Angehörige oder Boten des Todes zu sehen.*

- *Göttliche Omen bedeutet, plötzlich ohne Grund Engel zu sehen.*
- *Die Sicht wird verwirrt: Alles wird entgegengesetzt gesehen, im Vergleich zu dem, was man während des Lebens gesehen hat.*

Zweck dieses saṁyama ist es, eine gewisse Dringlichkeit zum Erfüllen menschlicher Verpflichtungen zu bewirken.

3.23

Durch saṁyama auf Freundlichkeit usw. [verstärken sich diese] Kräfte.

मैत्र्यादिषु बलानि

maitrī-ādiṣu balāni

maitrī (n. Komp.: Freundlichkeit) ādi (m. Lok. p.: beginnend mit, usw.) bala (n. Nom. Akk. p.: Macht, Kraft, Stärke)

Sūtra 1.33 wird jetzt mit *saṁyama* angewendet.

Freundlichkeit gegenüber glücklichen Wesen verstärkt Freundlichkeit. Mitgefühl gegenüber leidenden Wesen führt zur Stärke des Mitgefühls. Glücklichsein gegenüber reinen Wesen stärkt Glücklichsein.

Die drei verschiedenen Orte für diese Apps sind jeweils die entsprechenden Gefühle. Durch das *saṁyama* darauf verstärken sich diese Gefühle.

Daraus entstehen Gefühle mit einer unerschöpflichen Energie.

Für die Gleichgültigkeit gegenüber gewohnheitsmäßigen Sündern ist der saṁyama nicht anwendbar, weil sie kein kontinuierliches Gefühl ist und somit kein samādhi in dieser Gleichgültigkeit entstehen kann.

Erfahrung

Das *sūtra* für die Freundlichkeit soll man auf glückliche Wesen anwenden. Da gibt es einige wenige Menschen, die ich allgemein in diese Kategorie einordnen möchte, und auf sie habe ich Freundlichkeit schon öfters angewendet. Es verbessert auf jeden Fall die Beziehung mit diesen Freunden oder Verwandten. In letzter Zeit wende ich die Freundlichkeit aber immer lieber auf himmlische Wesen an. In der Regel kommen sie dann recht schnell zu mir und wir beginnen zu sprechen. Zum Beispiel kann ich immer mit *Kṛṣṇa* sprechen, sobald ich mich ihm mit freundlicher Aufmerksamkeit zuwende. Ich halte *Kṛṣṇa* immer noch für den freundlichsten Menschen, der jemals auf der Erde war. Diese Aussage freut ihn jetzt gerade, und er hat mir eine Welle von Glückseligkeit als Antwort zurückgesendet.

Den *saṁyama* auf das Mitgefühl soll man auf leidende Wesen anwenden. Da gibt es ja wahrhaft noch genug zu tun auf dieser Erde. Ich konnte damit schon einzelnen Menschen Trost spenden, konnte aber auch meinem eigenen Körper schnellere Heilung verschaffen, wenn ich mit mitfühlender Aufmerksamkeit eine schmerzende Stelle fühlte.

Hier noch zwei besondere Erfahrungen des Mitgefühls. Einmal bin ich von einer Indienreise nach Europa zurückgekehrt und dabei genau über die Grenze zwischen Iran und Irak geflogen, während dort unten gerade ein Krieg stattfand. Der Pilot machte uns auf diesen Umstand aufmerksam und ganz spontan dachte ich, dass es kein Zufall sei, jetzt diese Information zu bekommen. Ich ging in eine tiefe Meditation und praktizierte dann das intensivste Mitgefühl, das mir möglich war. Ich sprach zu beiden Kriegsparteien, dass sie doch beide Brüder seien und dieser Streit doch wirklich nicht fortgesetzt werden müsste. Das Gefühl war so intensiv, dass mir die Tränen aus den Augen kullerten. Als ich dann innerhalb der nächsten Woche in den Nachrichten von einem Waffenstillstand las, war ich mir sicher, dass ich mit dieser *siddhi* des Mitgefühls etwas in Bewegung gebracht hatte oder zumindest meinen Beitrag geleistet hatte, dass der Krieg zu Ende kam.

Bei einer zweiten Gelegenheit übte ich mit einem Freund das Mitgefühl auf die Kriegsparteien in Afghanistan. Dies war schon etwas schwieriger, wir gaben aber nicht auf und übten jeden Morgen und Abend intensives

Mitgefühl für Afghanistan. Wenn sich zwei Befreite mit solch einer Absicht zusammentun, zeigt das schon seine Wirkung. Ganz allmählich setzte sich dann das Mitgefühl in der öffentlichen Berichterstattung durch, die Hetze gegen Afghanistan ließ etwas nach, die Kriegsparteien wurden etwas verträglicher und nach etwa einem Monat wurde ein Waffenstillstand verhandelt und durchgesetzt. Das Mitgefühl hatte gesiegt. Juhu!

Saṁyama auf das Glücksgefühl ist etwas ganz Lustiges. Tief innen schlummert immer dieses unendliche Glück der Befreiung. Ich weiß, ich bin dieses unendliche Glück. Mit dem *saṁyama* auf das Glücksgefühl wird dieses aber nach außen transformiert. In der Regel beginne ich, zu lachen, zu kichern; je länger ich den *saṁyama* mache, umso intensiver wird es. Ich hatte auch schon Erfahrungen, bei denen das Glück so intensiv wurde, dass ich den *saṁyama* abbrechen musste, einfach nur um meine Lungen und meine Lachmuskeln zu schonen. Es ist so wunderbar zu wissen, dass ich mich jederzeit in einen Zustand völligen Glücks versetzen kann. Ich kann dieses Gefühl beliebig herbeirufen und auch wieder abschalten.

3.24

Durch saṁyama auf die Stärken, [zum Beispiel] eines Elefanten usw., [entstehen entsprechende körperliche] Stärken.

बलेषु हस्तिबलादीनि

baleṣu hasti-bala-ādīni

bala (m. Lok. p.: Kraft, Stärke) hastin (n. comp., n. Nom. Akk. s.: Elefant) bala (m. Komp.: Kraft) ādīni (m. Nom. Akk. p.: beginnend mit, usw.)

Durch saṁyama auf die Macht des Königs der Vögel kommt die Macht des Königs der Vögel (Garuḍa, Gefährt von Viṣṇu) zu ihm. Durch saṁyama auf die Macht des Windes kommt die Macht des Windes (Vāyu) zu ihm. Ähnlich in anderen Fällen.

Bei dieser App verändert die Gehirnsoftware die Hardware des Körpers. Es entsteht eine körperliche Stärke, die sich aber auch auf die ganze Umgebung ausdehnen kann, wie zum Beispiel bei der Macht des Windes.

Matthäus 8, 27: „Die Menschen aber wunderten sich und sagten: Was für einer ist dieser, dass auch die Winde und der See ihm gehorchen?"

Erfahrungen

Erfahrung 1

Das Stärke-*sūtra* kann ich auf verschiedene Weisen anwenden. Wenn ich zum Beispiel einmal Schwierigkeiten mit der Wirbelsäule habe, wenn sich etwas verdreht hat oder sich eine Bandscheibe etwas verschoben hat, was glücklicherweise immer seltener vorkommt, wende ich die Stärke eines Elefanten an. Damit fluten sich meine Wirbelsäule und der Körper mit einer enormen Stärke und meist richten sich die Wirbel dann alle von selbst wieder ein.

Als ich einmal beim Fahrradfahren einen Berg hochradeln wollte, erschien mir die Stärke des Elefanten doch etwas zu schwer; stattdessen übte ich dann die Stärke von *Garuḍa*, dem König der Vögel. Und siehe da, es ging geschwind über den Berg ohne irgendwelche Anstrengung.

Erfahrung 2

Durch die Stärke eines Elefanten haben sich mit den Jahren mein ganzer Körper, mein Geist und meine Seele sehr positiv und stark entwickelt.

Erfahrung 3

Ich war in eine kleine Marktgemeinde gezogen, und hatte dann erst erfahren, dass es dort, recht häufig, schwere Gewitter gab. Ich bemerkte auch, dass sich tatsächlich öfters solche Gewitter zusammenzogen. Dann machte ich meine Meditation und die Stärke-*siddhi*, welche ich auf den Wind und das Wetter anwendete. Dann bemerkte ich fast immer, dass das Gewitter nicht mehr so stark wurde und auch schnell vorbei war. Als ich Jahre später einmal mit meiner Nachbarin darüber sprach, dass die Gewitter hier doch gar nicht so stark seien, versicherte sie mir, dass seltsamerweise keine starken Gewitter mehr vorkamen, seitdem ich in ihrer Gemeinde wohnte. Früher jedoch hätte es Gewitter mit sehr großen Verwüstungen im Ort und in der Umgebung gegeben.

3.25

Durch Aufmerksamkeit [durch saṁyama] auf das innere Licht einer Sache [entsteht] Wissen über Feines, Verborgenes und Entferntes.

प्रवृत्त्यालोकन्यासात्
सूक्ष्मव्यवहितविप्रकृष्टज्ञानम्

pravṛtti-āloka-nyāsāt sūkṣma-vyavahita-viprakṛṣṭa-jñānam

pravṛtti (f. Komp.: Erscheinen, Manifestation, Kognition, Vorherrschen) āloka (m. Komp.: inneres Licht, Sehen) nyāsa (m. Abl. s.: Aufmerksamkeit, Fixieren, Fokussierung) sūkṣma (mf(ā)n. Komp.: fein, klein, atomar) vyavahita (mfn. Komp.: verborgen) viprakṛṣṭa (mfn. Komp.: entfernt) jñāna (n. Nom. Akk. s.: Wissen)

Gemäß der Quantenfeld-Theorie sind alle Materie, Energie und leerer Raum immer mit virtuellen Photonen (Lichtteilchen) gefüllt. Sie interagieren beständig mit allem und enthalten daher das vollständige Wissen von allem. *Saṁyama* liest das Wissen dieser virtuellen Photonen durch das Erkennen des elektromagnetischen Lichtfeldes aus. Hier haben wir eine App, die ähnlich wie die vorherige 3.24, auf die gesamte physikalische Welt wirkt, jedoch nicht um eine Macht auszuüben, sondern um Wissen zu erlangen.

Übungen

Übung 1

Wenden Sie diese Übung auf einen geschlossenen Behälter an, in den Sie vorher mit Ihren Augen noch nicht hineingesehen haben, zum Beispiel einen Schrank in einem fremden Haus, eine Schublade oder eine Schachtel. Der Gegenstand der Aufmerksamkeit für *dhāraṇā* ist das Licht in diesem verschlossenen Raum. Hiermit ist nicht das Sonnenlicht gemeint, sondern die virtuellen Photonen, die auch im scheinbar dunklen Raum vorhanden sind. Das Ergebnis wird dann im *saṁyama* als Farben und Formen erscheinen, welche mit dem tatsächlichen Inhalt des Behälters eine gewisse Ähnlichkeit haben.

Bei dieser App ist es wie bei so vielen anderen auch sehr wichtig, die direkte, innere Wahrnehmung nicht mit einer Erinnerung zu verwechseln. Eventuell sollte man sie mehrfach üben, bis die Erinnerungen verschwunden sind. Dann wird die innere Wahrnehmung besser, bleibt aber immer noch anders als die Wahrnehmung mit den Augen. Die innere Wahrnehmung kommt immer als Färbung des *samādhi* und hat daher die *samādhi*-Eigenschaften der Leere (*śūnya*). Sie kann verschwommen, neblig, hohl, transparent, unfassbar erscheinen. Jeder Versuch, sie dann „festzunageln" oder „scharf zu stellen", lässt die innere Wahrnehmung wieder verschwinden.

Übung 2

Wenn Sie einen Gegenstand, zum Beispiel einen Schlüsselbund, verloren haben, können Sie mit *saṁyama* auf das Licht in diesem Gegenstand herausfinden, wo er sich befindet. Wenden Sie Ihre Aufmerksamkeit (*dhāraṇā*) zunächst nur dem Leuchten in diesem Gegenstand zu. Im *samādhi* werden Sie dann mit etwas Übung sowohl diesen Gegenstand als auch seine nähere Umgebung erkennen. Wenn Sie dann *dhāraṇā* auf das Leuchten in dieser Umgebung anwenden, werden Sie eine noch weitere Umgebung erkennen und so herausfinden, wo sich der verlorene Gegenstand befindet.

Übung 3

Sie können diesen *saṁyama* nicht nur auf Gegenstände, sondern auch auf subtile Zusammenhänge anwenden. So können Sie allmählich all Ihre Lebensrätsel auflösen.

Erfahrung

Vor vielen Jahren, als ich gerade die *siddhis* erlernt hatte, hatte ich ein besonderes Erlebnis mit dem „inneren Licht". Die meisten *siddhis* brachten mir keine besonderen Erfahrungen, abgesehen von einem allgemeinen Wohlbefinden und einer tiefen Ruhe. Bei dem „inneren Licht" jedoch machte ich etwas anders. Erst im Rückblick, seit ich jetzt weiß, wie *siddhi*-

Techniken richtig funktionieren, ist mir klar geworden, dass ich diese *siddhi* schon damals richtig ausgeführt hatte. Ich hatte zwar zuerst das Wort „inneres Licht" gedacht, habe mich davon aber nicht ablenken lassen und bin mit meiner Aufmerksamkeit sofort auf den Gegenstand der Erkenntnis gegangen.

Ich war zu Besuch bei einer Meditationsakademie und mit Evans, einem Freund aus Singapur in ein gemeinsames Zimmer einquartiert worden. Dieser Freund war ein sehr gewissenhafter Mensch und er vertraute mir nur widerwillig den Schlüssel für unser gemeinsames Zimmer an, weil er vorher versprochen hatte, bestens auf diesen Schlüssel aufzupassen. Irgendwie sollte er diesbezüglich eine Lektion lernen. Ich nahm also den Schlüssel mit mir und ging damit in einen Kellerraum, in dem ich mit einer Gruppe das yogische Fliegen übte. Nach unseren Übungen ging ich wieder hoch zum gemeinsamen Zimmer und entdeckte zu meiner Überraschung, dass ich den Schlüssel nicht mehr hatte. Die Situation war jetzt recht heikel, weil sich ja die Ängste meines asiatischen Freundes tatsächlich manifestiert hatten. Ich spielte das Ganze herunter, ging in unser Zimmer über das Nachbarzimmer und den Balkon, nur um mir das Jammern meines Freundes anzuhören. Ich sagte ihm, „Probleme existieren nicht!" Dann setzte ich mich hin, schloss die Augen, und fokussierte meine Aufmerksamkeit auf den Schlüssel.

Innerhalb von wenigen Sekunden sah ich ein Bild des Flugübungsraums mit den Matratzen und sah in der Lücke zwischen zwei Matratzen den Schlüssel liegen. Darüber war ich hocherfreut. Ich hatte den Schlüssel wiedergefunden. Zur Sicherheit übte ich die „innere Licht" *siddhi* noch einmal und bekam zu meiner Überraschung ein ganz anderes Bild. Ich sah Dieter, einen anderen Bekannten, wie mit einem Röntgenblick, seine Wirbelsäule, seinen Gang, seine inneren Organe, seine Hose, und in der Hosentasche meinen Schlüssel. Er zog seine Schuhe an und ging gemütlich zum Aufzug im Keller. Jetzt musste ich reagieren. Ich ließ mir noch ein paar Sekunden Zeit, öffnete dann die Augen und ging dann recht zügig im zweiten Stockwerk zur Aufzugstür. Just in dem Moment kam der Aufzug an und tatsächlich kam Dieter heraus. Ich fragte ihn, „Hast du meinen Schlüssel gefunden?" Er war völlig verblüfft und fragte mich erst einmal nach einer Beschreibung des Schlüssels. Ich beschrieb den Schlüssel genau. Dann rückte er ihn heraus und war sprachlos. Er hatte sich nämlich überlegt, was er jetzt wohl mit diesem Schlüssel anfangen sollte und war erleichtert, dass der Schlüssel so schnell wieder seinen Besitzer gefunden hatte.

Das *sūtra* mit dem „inneren Licht" war lange Zeit das einzige, was für mich zuverlässig funktionierte. Ich wusste damals nicht genau warum, aber es war deswegen, weil ich ohne große Umschweife mit meiner Aufmerksamkeit sofort auf den Gegenstand ging.

Ich hatte damals die Aufgabe, das Datenzentrum einer Forschungsuniversität am Laufen zu halten, als der Haupt-Computer ausfiel. Der Computer kostete noch so viel wie ein teures Auto. Es war also auf jeden Fall preiswerter, ihn zu reparieren, statt auszutauschen. Nun hatte ich zwar eine gewisse Computererfahrung von der Schule und Universität, aber mit der Hardware eines solch großen Computers kannte ich mich einfach nicht aus. Ich musste also erst aufwändig die Schaltpläne studieren, um dem Fehler auf die Schliche zu kommen.

Das ging nun schon drei Tage lang so und dann kam mein Freund Gerd zu mir, mit dem ich gerade vor kurzem die *siddhis* gelernt hatte, der aber noch weniger Ahnung von Computern hatte als ich, und erzählte mir eine Neuigkeit. Er hätte die *siddhi* für das „innere Licht" auf den Fehler am Computer angewendet und er hätte dabei bestimmte Chips gesehen. Das war nun interessant, denn wenn ich wüsste, welcher Chip fehlerhaft war, konnte ich in den Schaltplänen nachsehen und überprüfen, was die Fehlerursache war. Die Reparatur wäre dann nur noch eine Kleinigkeit gewesen. In den nächsten Tagen übten wir nun beide diese *siddhi*, um den Fehler einzugrenzen. Dabei wurden mir mehrere Dinge klar. Zum einen sah ich die Gegenstände wie in einer vierten Dimension verdreht. Es war, als ob ich die Gegenstände von innen heraus sah und dabei in einer seltsamen Weise links und rechts vertauscht waren. Dann sah ich aber auch den Stromfluss durch die Chips als ein gelbes Licht. An einer Stelle jedoch war dieses gelbe Licht unterbrochen und es war alles schwarz. Jetzt, so dachte ich, hatte ich den Fehler gefunden. Ich musste nur noch herausfinden, welches der 200 Chips auf dem Motherboard dieses eine war, was ich bei den *siddhi*-Übungen als schwarzgesehen hatte. Bei der nächsten *siddhi*-Übungssitzung fokussierte ich mich auf die Zahl der Beinchen an den Chips. Damit konnte ich es etwas genauer eingrenzen. Schließlich fokussierte ich mich auf die Aufschrift auf den Chips und fand eine Nummer, die zwar wieder links und rechts verdreht war, die ich zum Schluss aber identifizieren konnte. Ich konnte das dann auf ein einziges Chip zurückführen, schaute in den Schaltplänen nach und es war mir klar, dass dies die Fehlerursache sein könnte. Ich tauschte den Chip aus und der Computer lief wieder. Hurra! Einen besseren Nachweis für die Richtigkeit meiner *siddhi*-Übungen konnte ich mir gar nicht wünschen.

Es wurde dann immer leichter, die Fehler zu finden. Eines Tages wurde ich wieder zu einem Reparaturfall gerufen. Für das Erstellen von Büchern waren damals noch aufwändige Typensatz-Maschinen erforderlich. Die Daten wurden auf großen 8 Zoll Floppy Disks gespeichert. Das waren runde Speicherfolien mit 8 Zoll Durchmesser in einem quadratischen Behälter. Sie waren tatsächlich ziemlich biegsam und konnten nur etwa 1 MB speichern. Nun hatte der Type-Setter – das war damals noch ein Beruf – mehrere Stunden lang Texte eingetippt und korrigiert und auf den Floppy Disks gespeichert, konnte die Daten jedoch nicht mehr zuverlässig abrufen. Da sollte ich Abhilfe schaffen.

Ich kam in den Raum, sah den armen Kerl erschöpft und entgeistert und schlug ihm vor, seinen Eilauftrag doch erst einmal zu vergessen und gemeinsam mit mir die Gruppenmeditation und die *siddhis* zu üben. Danach würde sich schon eine Lösung finden. Während der *siddhi*-Übung in einem anderen Raum wandte ich nun das „innere Licht" auf das Floppy Disk-Gerät an. Da sah ich einen bestimmten Arm aus Plastik, der in einer ganz besonderen Weise gebogen war, mehrere Abzweigungen hatte und beweglich war. Dabei beließ ich es dann. Nach dem Abendessen schlenderte ich wieder zum Typesettingraum und sagte, ich wolle mir das Gerät jetzt mal anschauen. Ich hatte noch nie zuvor in meinem Leben ein solches Gerät von innen gesehen. Ich öffnete die Abdeckung und, welche Überraschung, da sah ich genau diesen Arm aus Plastik, bloß wieder vierdimensional seitenverkehrt. Seine Funktion war mir nun sofort klar, mit einer kleinen Feder sollte er die Floppy Disk gegen den Lesekopf drücken. Dieser Mechanismus war lose und ich musste nur eine Stellschraube justieren, damit die Floppy Disk wieder richtig angedrückt wurde. Das tat ich, schloss die Abdeckung wieder und bat den Type-Setter, etwas abzuspeichern und wieder zu lesen. Es funktionierte sofort wunderbar und die ganze Reparatur hatte wirklich nur 5 Minuten gedauert und 2 Minuten, um die *siddhi* auszuüben. Er fragte mich, wie ich das gemacht hätte und ich sagte ihm nur, das sei Knowhow und verschwand.

Meine besonderen Reparaturfähigkeiten sprachen sich allmählich herum und es wurde immer einfacher. Ich konnte dann schon bei der Annäherung an eine Maschine mit meinem Bewusstsein in diese hineinschauen und die Fehler entdecken. Zum Schluss ging das dann soweit, dass Maschinen welche tagelang verrückt gespielt hatten, sich entschlossen, wieder gut zu funktionieren, sobald ich nur den Raum betrat.

Später wurde mir dann das andauernde Maschinen-Reparieren auch etwas langweilig. Wozu sich mit Maschinen beschäftigen, die so schlecht gebaut waren, dass sie die andauernde Aufmerksamkeit eines Reparaturfachmanns benötigten? Ich richtete meine Aufmerksamkeit also lieber auf die Entwicklung neuer Maschinen. Dort konnte ich dann meine gut funktionierende *siddhi*-Fähigkeit viel nutzbringender anwenden. Ich schaute zum Beispiel in die Zukunft einer von mir neu entwickelten Maschine und konnte dann sehen, ob sie so funktionieren würde oder nicht. Falls Sie nicht richtig funktionieren würde, konnte ich die Schwachpunkte frühzeitig beseitigen. Das klappte zum Beispiel sehr gut mit einer neuen Erfindung einer Steckertechnologie, mit der ich und mein Ingenieurteam Computerschaltkreise dreidimensional verbinden konnte. Eine weltberühmte Computerfirma kam dann auch auf die gleiche Idee, aber erst zehn Jahre später.

Eine weitere Methode, die ich mit der „inneren Licht" *siddhi* zur Verfügung hatte, kann man auch als zukünftige Marktforschung bezeichnen. Ich schaute einfach in die Zukunft, um zu sehen, ob in der Zukunft ein bestimmtes Gerät von großen Massen von Menschen benutzt werden würde. Falls ich das sah, würde ich dann genau dieses Gerät im Jetzt „erfinden." Erfinden war also nur noch ein einfacher Blick in die Zukunft, was ich durch mein *siddhi*-Training nun bereits recht präzise konnte. Nach einiger Industrieerfahrung schloss ich mich wieder meiner früheren spirituellen herum an. Dabei benutzte ich dann diese *siddhi*, um eine optimale Entwicklung dieser Organisation in der Zukunft zu betrachten. Ich sah dabei, dass die Kommunikation über Videokonferenz sehr wichtig war. Dann empfahl ich den Führern dieser Organisation und auch ihrem spirituellen Oberhaupt, in großem Maßstab Videokonferenzen und Videoausstrahlungen per Datenkommunikation, sprich Internet, einzusetzen. Erst brauchten sie eine Weile, um mein Konzept einer solchen virtuellen Universität überhaupt zu erfassen. Als mein Brief dann aber dem Oberhaupt direkt vorgelesen wurde, verstand dieser genau, was ich meinte. Bei einem Treffen würdigte er dann meine Leistung in seinem sogenannten Rat der höchsten Intelligenz, mit der Frage „Warum haben wir nicht solche Ideen?" Ich hätte ihm die Frage beantworten können, „weil Ihr entweder keine *siddhi* Erfahrungen habt oder diese nicht praktisch anwendet!"

In Windeseile haben sie dieses Konzept einer offenen Universität dann umgesetzt, wobei sie aber den Rat des Erfinders nicht mehr hinzugezogen haben und anstelle von Internetvideos dann ein unglaublich kostspieliges Satellitennetzwerk aufgebaut haben, welches sie jedes Jahr mehrere Millionen Dollar gekostet hat. Die Organisation wäre daran finanziell beinahe zugrunde gegangen. Ich dachte mir nur, man kann niemandem helfen, der sich nicht helfen lassen will.

3.26

Durch saṁyama auf die Sonne [entsteht] Wissen über die kosmischen Regionen.

भुवनज्ञानं सूर्ये संयमात्

bhuvana-jñānam sūrye saṁyamāt

bhuvana (n. Komp.: Welt, Bereich von Wesen) jñāna (n. Nom. Akk. s.: Wissen) sūrya (m. Lok. s..: Sonne) saṁyama (m. Abl. s.:)

Diese App befähigt den *yogi*, über seinen aktivierten Quantencomputer den kosmischen Computer zu betrachten und eine Verbindung zu allen Regionen des kosmischen Computers herzustellen.

Übungen

Übung 1

Richten Sie Ihre Aufmerksamkeit auf die Sonne, das heißt lediglich auf den runden leuchtenden Ball. Das ist der Platz für *dhāraṇā*. Sehen Sie diesen mit Ihrem inneren Auge. Es spielt dabei keine Rolle, in welcher Richtung, von Ihrem Körper aus gesehen, die Sonne sich befindet. Bleiben Sie auf dem leuchtenden Ball und die Verfeinerung von *dhyāna* setzt automatisch ein und in der Stille von *samādhi* entstehen Bilder. Lassen Sie sich von diesen Bildern nicht ablenken und bleiben mit dem *dhāraṇā* auf dem leuchtenden Ball. Zwischendurch lassen Sie das *dhāraṇā* los und gönnen sich für fünf bis zehn Sekunden die absolute Ruhe des *nirbīja samādhi* (1.51 und 3.6). Danach gehen Sie aber wieder zum *dhāraṇā* zurück.

Übung 2

Sitzen Sie bequem in der Sonne und schauen mit geschlossenen Augen in Richtung Sonne. In der Stille des *samādhi* genießen Sie die verfeinerte Wahrnehmung auf einer Reise durchs Universum.

Erfahrungen

Das Ausmaß des kosmischen Netzwerks können Sie einer Erfahrung entnehmen, die *Śaṅkara* in seinem Kommentar beschrieben hat.

Die sieben Welten sind:

1. *Die irdische Welt geht vom Punkt, genannt Hölle (avīci), bis zum Gipfel des Berges Meru.*

2. *Die Welt der Sterne (antarīkṣa) geht von der Spitze des Berges Meru bis zum Polarstern* [in der Milchstraße].

Jenseits dieser Welt sind die Himmel mit fünf Ebenen:

3. *Der Himmel des großen Indras* [lokaler Galaxienhaufen].

4. *Die große Welt des Prajāpati* [lokale Galaxienhaufen-Kette].

Die dreifache Welt des Brahma (Weltenschöpfer):

5. *Die Welt von göttlichen Wesen (jñāna-Welt).*

6. *Die Welt des Strebens (tapas-Welt).*

7. *Die Welt der Wahrheit (satya-Welt)* [gesamtes Universum].

Die Welten sind als sieben beschrieben:

Die Welt des Brahmā ist dreifach,

unter ihr ist die große Welt des Prajāpati,

dann die des großen Indra –

all dies heißt Himmel.

Im Firmament, der Zwischenregion, sind die Sterne,

und auf der Erde die Lebewesen.

Ausgehend von avīci gibt es nacheinander sechs große Höllen, bestehend aus Erde, Wasser, Feuer, Wind, Raum, Dunkelheit, und sie heißen entsprechend Mahākāla, Ambariṣa, Raurava, Mahāraurava, Kālasūtra und Andhatāmisra; in ihnen werden Lebewesen geboren, die als Ergebnis ihres karma lange Leben des Elends erleiden müssen. Dann gibt es die sieben jenseitigen Welten. Sie heißen Mahātala, Rasātala, Atala, Sutala, Vitala, Talātala, und Pātāla. Die achte ist die Region, die dieser Erde entspricht und heißt Vasumatī, mit ihren sieben Inselkontinenten und dem goldenen König der Berge in der Mitte, der Sumeru heißt. Seine Gipfel an den vier Seiten sind aus Silber, Lapis, Kristall, Gold. Von der strahlenden Reflektion des Lapis-Lazuli hat der Himmel im Süden das tiefe Blau des blauen Lotusblattes; der östliche ist weiß, der westliche scheinend, und der nördliche gelb. Im Süden gibt es einen jambu Baum (Rosenapfel), weshalb das Land Jambu-Dvīpa heißt. So wie sich die Sonne vorwärts bewegt, ebenso folgen ihr Tag und Nacht. Im Norden gibt es drei Berge, blau, weiß und mit einem scharfen Gipfel, die ein Längenmaß von 2000 yojanas bedecken. Zwischen ihnen gibt es drei Regionen, jeweils 9000 yojanas. Sie heißen Ramaṇaka, Hiraṇmaya, und die nördlichen Kurus. Im Süden sind die Bergregionen mit den Namen Niṣadha, Goldhorn und die Schneeklippen, jeweils 2000 yojanas. Zwischen ihnen sind drei Regionen von jeweils 9000 yojanas. Sie heißen Harivarṣa, Kiṁpuruṣa, und Bhārata.

Im Osten des Sumeru ist Bhadrāsava, begrenzt von den Mālyavat Bergen; im Westen ist Ketumāla, begrenzt vom Gandhamādana Gebirge. In der Mitte ist die Zone des Ilāvṛta. Jambudvīpa ist 100.000 yojanas weit, und erstreckt sich vom Sumeru jeweils 50.000 yojanas in jede Richtung. Es ist von einem Salzmeer umgeben, mit der doppelten Ausdehnung. Dann kommen die Länder von Śāka, Kuśa, Kraunca, Śālmala, Magadha und Puṣkara, jedes doppelt so groß, wie das vorhergehende, mit wunderbaren Bergen gesäumt und den sieben Meeren mit Wogen der Oberfläche, wie einer Masse von Senfsamen, deren Wasser bestehen aus Zuckerrohrsaft, aus Alkohol, aus Butter, aus Joghurt, aus Sahne, aus Milch, und aus Sirup. Diese Länder, umgeben von den sieben Meeren, und von den Lokāloka Bergen umsäumt, bemessen sich auf etwa 500 Millionen yojanas.

Die ganze Anordnung ist im kosmischen Ei enthalten und das Ei selbst ist wie ein winziges Stück von pradhāna, wie ein Funken im Raum.

In den unteren Welten, im Meer, in den Bergen haben Göttergruppen ihre Wohnorte: Asuras, Gandharvas, Kinnaras, Kimpuruṣas, Yakṣas, Rākṣasas, Bhūtas, Pretas, Piśacas, Apasmārakas, Apsarasas, Brahmrākṣasas, Kuṣmāṇḍas, Vināyakas. In all den Ländern gibt es rechtschaffene Götter und Menschen. Sumeru ist ein Park der Dreißig (Götter), und in ihm gibt es besondere Paradiese: Miśravana, Nandana, Caitraratha, und Sumānasa. Sudharmā ist die Versammlungshalle der Götter, Sudarṣana ihre Burg, Vaijayanta ihr Palast. Die Planeten und Konstellationen und Sterne bewegen sich um den Polarstern wie die Segel einer Windmühle, und sie drehen sich in Kreisen über Sumeru. Sechs Gruppen von Göttern wohnen in der Welt des großen Indra: Die Dreiunddreißig, die Agniṣvattas, die Yāmyas, die Tuṣitas, die Aparinirmita-vaśa-vartins, und die Paranirmita-vaṣa-vartins. Alle diese haben ihre Wunsche erfüllt, und haben die acht Kräfte, wie zum Beispiel atomklein zu werden. Sie leben für ein kalpa und genießen es, Liebe zu üben, in Körpern, die sie ohne Eltern zu dem Zwecke annehmen, mit den unvergleichlichen und willigen Nymphen (Apsarasas) in ihrem Gefolge. In der großen Welt des Prajāpati gibt es eine fünffache Gruppe von Göttern: Kumudas, Ṛbhus, Pratardanas, Añjanābhas, und Pracitābhas. Diese haben die Meisterschaft über die Elemente; ihre Nahrung ist Meditation (dhyāna); sie leben 1000 kalpas lang. In der Jñāna Welt, der ersten der Brahmā Welten gibt es eine vierfache Gruppe von Göttern: Brahma-purohitas, Brahmakāyikas, Brahma-Mahākāyikas, und die Amaras. Diese haben die Meisterschaft über die Elemente und die Sinne. Jede Gruppe lebt zweimal solange wie die vorhergehende Gruppe. In der Tapas Welt, der zweiten, gibt es eine dreifache Gruppe von Göttern: Ābhāsvaras, Mahābhāsvaras, und Satya-Mahābhāsvaras. Diese haben Meisterschaft über die Elemente und die Sinne und prakṛti; jede Gruppe lebt zweimal solange wie die vorhergehende Gruppe, ihre Nahrung ist Meditation, und ihre Leben sind enthaltsam (ūrdhva-retas). Nach oben gibt es kein Hindernis für ihre Gedanken und nach unten gibt es keinen Gegenstand, der ihnen unklar wäre. In der dritten Welt des Brahmā, der Satya Welt, gibt es vier Gruppen von Göttern: Acyutas, Śuddhanivāsas, Satyābhas, und Saṁjñāsaṁjñins. Sie bauen keine Wohnorte, aber sind in sich selbst gegründet und erhalten ihre Ordnung aufrecht; sie haben die Meisterschaft über pradhāna und leben, solange es Schöpfungen (Universen) gibt. Von diesen genießen die Acyutas das savitarka dhyāna (Meditation auf das Physikalische); die Śuddhanivāsas das savicāra dhyāna (Meditation auf das Feine); die Satyābhas die Meditation auf die Freude allein (ānanda-mātra); und die letzte Gruppe die Meditation auf die ich-bin-heit allein.

All die sieben Welten sind tatsächlich die Welten von Brahmā. Aber die Körperlosen und diejenigen, die in prakṛti aufgegangen sind, sind in einem Zustand der Befreiung und werden nicht den Welten zugerechnet. Das alles wird der direkten Erfahrung des yogis zugänglich, der den saṁyama auf das Sonnentor gemacht hat und weiter auf andere Gegenstände, bis alles betrachtet ist.

Erfahrung aus der neueren Zeit

Der *saṁyama* auf die Sonne war für mich eines der schwierigsten. Immer wieder spukte das Wort „Sonne“ in meinem Kopf herum. Das war wahrscheinlich deswegen, weil ich es vorher 30 Jahre lang so geübt hatte, ohne konkrete Ergebnisse zu bekommen. Inzwischen ist mir klar, dass dies eigentlich ziemlich verrückt war.

Ich versuchte also immer wieder, mit der korrekten Methode die Aufmerksamkeit auf diesen runden, leuchtenden Ball, die Sonne zu lenken, mit *dhāraṇā* dort zu bleiben, mit *dhyāna* die Verfeinerung zuzulassen und gleichzeitig im *samādhi*, der völligen Leere, zu bleiben. Mit viel Übung gelang es mir, dieses ohne Worte zu tun. Schließlich kam ein fantastisches Ergebnis heraus. Ich ging durch die Sonne hindurch wie durch ein Portal. Ich sah das Zentrum unseres Universums. Es war nicht nur ein schwarzes Loch, sondern es war eine hochgeordnete Struktur. Im Zentrum war der Berg *Meru*, der fast wie eine Mayapyramide ausschaute. Die vier Himmelsrichtungen waren ganz klar erkennbar. Alles erstrahlte in den leuchtendsten Farben, in Gold, Silber und auch völlig transparent. Um den zentralen Berg herum war es fast wie eine Gartenanlage angeordnet. Es gab Teiche, die so groß wie Meere waren, wahrscheinlich sogar kosmische Meere, größer als ganze Galaxien. Die zentrale Ordnung breitete sich nach außen aus und verlor sich schließlich in den unendlichen Weiten des Universums.

3.27

[Durch saṁyama] auf den Mond [entsteht] Wissen über die Anordnung der Sterne.

चन्द्रे ताराव्यूहज्ञानम्

candre tārā-vyūha-jñānam

candra (m. Lok. s.: Mond) tārā (f. comp., f. Nom. s.: Stern) vyūha (m. Komp.: Anordnung, Verteilung) jñāna (n. Nom. Akk. s.: Wissen)

Vergleichen Sie dazu die zweite Welt *antarīkṣa* in den Erfahrungen zu 3.26. Dieses *sūtra* sollte unmittelbar nach dem Sonnen-*sūtra* ausgeführt werden.

Wenn der yogi die Welt, das heißt das Universum, kennengelernt hat, soll er sofort dieses saṁyama auf den Mond machen, dann wird er die Anordnung der Sterne wahrnehmen. Vom Sonnen-saṁyama entsteht nur das Wissen vom Ausmaß der Welten – die Welten und Flüsse und Ozeane und Berge, wie vorher beschrieben. Aber wie die Sterne angeordnet sind, ist nicht im Bereich des Sonnen-saṁyama. Vom Mond-saṁyama jedoch entsteht Verständnis bezüglich der Natur und der Anordnungen der Sterne [Sternzeichen usw.].

Übungen

Übung 1

Üben Sie zunächst immer das Sonnen-*saṁyama* und danach das Mond-*saṁyama*. Wenn Sie die entsprechenden Bilder oder Filme beim Sonnen-

saṁyama sehen und auch gleichzeitig die Stille des *nirvicāra-samādhi* für eine Zeit lang da ist, dann gehen Sie diesmal nicht erst in das *nirbīja samādhi* (totale Leere). Stattdessen gehen Sie mit der Aufmerksamkeit (*dhāraṇā*) direkt von der Sonne zum Mond und führen dann das *saṁyama* auf den Mond aus.

Übung 2

Maharishi™ Mahesh Yogi[19] beschrieb am 7. September 2005 während einer Pressekonferenz im Video, Teil 2, Minute 5:00, wie er selbst *saṁyama* auf den Mond ausübt. Dabei folgt er genau den Vorgaben *Patañjalis* in 3.1 bis 3.5 und wendet *dhāraṇā, dhyāna* und *samādhi* an, ohne irgendwelche Worte zu gebrauchen.

Eines der großen ungelösten Rätsel der Autoren dieses Buches ist, wieso er die *siddhis* anders gelehrt hatte, als er sie offensichtlich selbst praktizierte. Oft wunderte sich Maharishi™, warum seine Schüler nur selten *siddhi*-Erfahrungen hatten. Das ist uns heute klar: Es lag an seiner Modifikation der ursprünglichen *siddhi*-Technik, denn der Gebrauch von Worten stört den Erfolg bei den *siddhis* und verhindert das Laden der *siddhi*-Apps in die Gehirnsoftware.

Glühenden Anhängern der seit 1976 gelehrten *siddhi*-Technik wird dies vermutlich sauer aufstoßen, obwohl sie ehrlicherweise zugeben müssten, dass sie mit dem veränderten Verfahren nur selten die *siddhi*-Erfahrungen haben. Wir geben selbst zu, dass wir die *siddhis* 30 Jahre lang mit Worten und viel Hingabe, aber unkritisch, ausgeführt haben. Wir haben dann mehrere Jahre gebraucht, um die richtige Technik aus den *yoga sūtras* zu entschlüsseln. Aber es gab einige Wenige, die die *siddhi*-Techniken nicht wortwörtlich nach Anweisung ausgeführt hatten, sondern sie stattdessen etwas freier interpretiert hatten. Diese Wenigen hatten dann auch die korrekten *siddhi*-Erfahrungen, wie sie von *Patañjali* vorhergesagt wurden.

Unser Rat: Praktizieren Sie die *siddhis* doch einfach genauso, wie es Maharishi™ hier in dem kurzen Text in der Pressekonferenz beschreibt und Sie werden sofort Ergebnisse erhalten:

---

[19] Maharishi ist eine Marke der Maharishi Foundation Ltd. Corporation United Kingdom, P.O. Box 652 St. Helier, Jersey Great Britain JE48Y2.

„Es ist so, wie wenn Sie den Mond sehen. Wenn Sie den Mond sehen, nun sehen Sie den Mond, Sie sehen den Mond, sehen den Mond. Was dann passiert, wenn Sie den Mond sehen, sehen den Mond, sehen den Mond [*dhāraṇā*]; was im Mond ist, beginnt nun zu sein, in, in den Blick zu kommen, das was innen ist [*dhāraṇā + dhyāna*]. Und dann kommt das, was innen ist, heraus; das, was innen ist, kommt heraus; das, was innen ist, kommt heraus; das, was innen ist, kommt heraus [*dhāraṇā + dhyāna + samādhi*]."

Erfahrungen

Erfahrung 1

Maharishi™ Mahesh Yogi [20] (press conference, 7. Sep. 2005, part 2, minute 5:00).

„It's like when you see the moon. When you see the moon, now you see the moon, you are seeing the moon, seeing the moon. Then what happens is, when you are seeing the moon, seeing the moon, seeing the moon; what is inside the moon begins to be, in, come in the vision, what is inside. And then what is inside that comes out; what is inside that comes out; what is inside that comes out; what is inside that comes out."

Erfahrung 2

Wenn ich *saṁyama* auf die Mondkugel anwende, projizieren sich in wenigen Sekunden weiße und auch schwarze Punkte dreidimensional fast wie aus einem Hologramm. Die hellen Punkte sind Sonnen und die dunklen sind Planeten. Die dunklen haben dann oft noch einen hellen Schein um sich herum.

Manchmal sehe ich auch während des Tages ganz unvermittelt solche Punkte in meinem Gesichtsfeld aufleuchten. Gelegentlich habe ich dann mit einem Astrologie-Programm überprüft, welcher Planet in genau diesem Winkel zu dieser Zeit stand und habe dann mal Jupiter, mal Saturn oder den Mars begrüßt und Hallo zu ihnen gesagt. Sie lieben es und sie antworten auch, wenn man ihnen zuhört.

---

[20] Maharishi ist eine Marke der Maharishi Foundation Ltd. Corporation United Kingdom, P.O. Box 652 St. Helier, Jersey Great Britain JE48Y2.

3.28

[Durch saṁyama] auf den Polarstern [entsteht] Wissen über die Bewegung jener [Anordnung der Sterne und Planeten].

ध्रुवे तद्गतिज्ञानम्

dhruve tat-gati-jñānam

dhruva (m. Lok. s.: Polarstern) tad (n. Komp.: jenes) gati (f. Komp.: Gang, Bewegung) jñāna (n. nom. acc. s.: Wissen)

Diese App soll unmittelbar nach 3.27 (Mond) ausgeführt werden. Sie führt zu einem intuitiven *jyotiṣ*-Wissen.

Wenn der yogi sofort nach dem Mond-saṁyama den saṁyama auf den Polarstern (Dhruva) macht, dann erfasst er die Bewegung der Sterne, wie sie zusammengehen und wie sie auseinandergehen; wie zu dieser Zeit dieser Planet jenem anderen entgegengesetzt ist und wie er auf diese Weise unterdrückt wird und dann auf jene Weise wieder aufsteht. Mit diesen Mitteln kommt er zu dem Wissen zum Beispiel über das gute und schlechte Schicksal von Lebewesen (jyotiṣa, vedische Astrologie). Wenn er dann saṁyama auf die himmlischen Wägen (großer und kleiner Wagen) macht, lernt er auch diese kennen, ihre verschiedenen Arten und Bahnen und alles über sie.

Übung

Wie vorher auch, üben Sie zunächst den Sonnen-*saṁyama* und danach den Mond-*saṁyama* und dann erst den Polarstern-*saṁyama*. Dies entspricht einer Anwendung in Stufen wie in 3.6 beschrieben. Gehen Sie auch diesmal nicht zwischendurch in das *nirbīja samādhi*. Stattdessen gehen Sie mit der Aufmerksamkeit (*dhāraṇā*) direkt vom Mond zum Polarstern und führen dann den *saṁyama* auf den Polarstern aus.

Erfahrung

Wenn ich den *saṁyama* auf den Polarstern mache, so sehe ich öfters mal den ganzen Nachthimmel mit seinen Sternen in mir.

3.29

[Durch saṁyama] auf das Nabel-Rad (nābhicakra) [entsteht] Wissen der Körper-Strukturen.

नाभिचक्रे कायव्यूहज्ञानम्

nābhicakre kāya-vyūha-jñānam

nābhicakra (n. Nom. Akk. Lok.: Nabelkreis, Nabel-cakra) kāya (m. Komp.: Körper) vyūha (m. Komp.: Anordnung, Verteilung) jñāna (n. nom. acc. s.: Wissen)

Mit dieser App können Sie Ihre eigene Körperstruktur erkunden.

Āyurveda kennt drei Körperelemente (doṣas): vāta, pitta, kapha und sieben Organsysteme (dhātus), die nach dem jyotiṣ-Wissen jeweils von einem Himmelskörper beeinflusst werden: Haut - Merkur, Blut - Mond, Muskeln - Saturn, Fett - Jupiter, Knochen - Sonne, Knochenmark - Mars, Samen/Eier - Venus. Die Anordnung der Liste der sieben dhātus ist von außen nach innen.

Vergleichen Sie dazu die sieben Welten in 3.26 (Sonnen *sūtra*).

Mit dem gleichen saṁyama kann der yogi die Struktur des Nervensystems erkunden.

Wenn Sie diese App auf den Nabel anderer Lebewesen anwenden, können Sie damit den körperlichen Zustand anderer Menschen oder auch von Tieren erkunden.

Übungen

Dies ist eine sehr wichtige App, weil Sie damit viele körperliche Störungen leichter loswerden können.

Übung 1

Sitzen Sie bequem mit geschlossenen Augen und berühren Sie kurz Ihren Nabel mit einem Finger. Danach lassen Sie die Aufmerksamkeit weiter auf dem Nabel. Der Nabel ist der Ort für das *dhāraṇā*. Bleiben Sie mit der Aufmerksamkeit dort und sie wird sich automatisch verfeinern (*dhyāna*) und in der Stille von *samādhi* werden Bilder oder Multimedia-Filme erscheinen. Wichtig: Suchen Sie dabei nicht nach Bildern, wie Sie sie aus Lehrbüchern kennen. Die *dośas* und die *dhātus* erscheinen eher als Schwingungen und weniger als konkrete Gegenstände. Erwarten Sie keine Bilder und nehmen Sie es, wie es kommt. Wichtig ist es, wenn Bilder oder Filme im *samādhi* auftauchen, dass Sie das *dhāraṇā* nicht abbrechen und weiterhin beim Nabel bleiben. Das haben wir ja schon öfters betont (3.4).

Übung 2

Wiederholen Sie die Übung 1. Aber beginnen Sie diesmal mit einer leichten Absicht, eine bestimmte Stelle in Ihrem Körper zu sehen. Dies ist kein intensiver Wunsch, sondern nur so eine ganz leichte Tendenz. Ihr *dhāraṇā* bleibt weiter auf dem Nabel, aber durch den Nabel können Sie wie durch ein Fenster in den ganzen Körper schauen.

Übung 3

Sobald Sie bei Übung 2 Strukturen oder Gewebe mit einer dunklen oder schwarzen Färbung sehen, was sich von hellerem Gewebe unterscheidet, denken Sie einfach den Klang *„soma"*. *Soma* ist das vedische Universalheilmittel. Vermutlich werden Sie dann ein gewisses Prickeln, Licht oder Wärme wahrnehmen. Das ist dann ein Anzeichen dafür, dass sich diese Stelle normalisiert.

Übung 4

Probieren Sie die Übung 3 einfach mal bei dem ersten Anzeichen einer Erkältung aus und Sie werden sich wundern, wie schnell Ihr Immunsystem gestärkt wird. Der Platz für *dhāraṇā* ist der Nabel und Ihre Absicht, die betroffenen Stellen anzuschauen, ist ja ohnehin vorhanden.

Erfahrungen

Erfahrung 1

Wende ich *saṁyama* auf das Nabel-Rad an, wird dieser Bereich hell. Dabei zeigen sich Schwachstellen im Körper, auf die ich dann Energie schicke.

Erfahrung 2

Während wir auf einen Termin warteten, saß ich zusammen mit einem Geschäftspartner im Auto und wir entschlossen uns, vorher noch etwas zu meditieren. Nach einer kurzen Meditation machte ich dann *saṁyama* auf den Nabel. Plötzlich erschien in meinem Blickfeld meine gesamte Wirbelsäule mit jedem einzelnen Wirbel, Bandscheiben, Nerven und vielen anderen Details. Ich konnte in meiner Wirbelsäule mit meiner Sicht auf- und absteigen und beliebige Stellen genauer ansehen.

Bei einer anderen Sitzung mit dem Nabel-*sūtra* konnte ich etliche Details in meinem Körper betrachten. Dann beachtete ich auch die Stille-Perioden des anregungslosen *samādhi* und jetzt wurde die Erfahrung richtig interessant. Immer wenn ich wieder zurück zum Nabel kam, sah ich nicht nur einzelne Bilder, sondern einen Film in hunderten von Bildern in wenigen Sekunden. Organe, Zellstrukturen, Zellen, Zellteile, Moleküle, die DNA und Atome zeigten sich mir. Alles war in Farbe, leuchtend und dynamisch. So etwas hatte ich noch niemals in einem Biologiebuch oder einem wissenschaftlichen Film gesehen.

Erfahrung 3

Die wichtigste und heilsamste Erfahrung kam nach der Diagnose von Brustkrebs und einer Operation, um einen kleinen Tumor zu beseitigen. Die NHS (Nationale Gesundheitsorganisation in Großbritannien) hat einen besonders angsteinflößenden und aggressiven Ansatz und ich musste richtig kämpfen, um eine extreme Operation und Chemotherapie abzulehnen. Ich benutzte die *siddhi* Technik, mit der ich meine Aufmerksamkeit auf meinen Nabel lenkte. Nach mehreren Stunden dieser Übung war ich schließlich in der Lage, die Struktur meines Körpers, vollständig in weißes Licht eingetaucht, wahrzunehmen. Ich schien auch Licht auszustrahlen. Nie zuvor hatte ich so etwas erfahren. In solch einem glückseligen Zustand kann keine

Krankheit fortbestehen. Ein Jahr nach dieser Erfahrung hatte ich nun im Krankenhaus eine Kontrolluntersuchung, bei der man mir mitteilte, dass die Krankheit nicht zurückgekommen war.

3.30

[Durch saṁyama] auf die Halsgrube hören Hunger und Durst auf.

कण्ठकूपे क्षुत्पिपासानिवृत्तिः

kaṇṭha-kūpe kṣut-pipāsā-nivṛttiḥ

kaṇṭha (m. Komp.: Hals, Kehle) kūpa (m. Lok. s.: Grube, Höhle) kṣudh (f. Komp.: Hunger) pipāsā (f. Komp., f. Nom. s.: Durst) nivṛtti (f. Nom. s.: Aufhören, Verschwinden)

Hinter der Zunge sind die Stimmbänder, darunter der Kehlkopf (Larynx), darunter die Luftröhre (Trachea) und die Halsgrube. Vom saṁyama auf diese quälen ihn Hunger und Durst nicht mehr.

Übung

Lokalisieren Sie die Halsgrube, indem Sie die Luftröhre (Trachea) mit den Fingern berühren und ihr nach unten zu dem Punkt folgen, wo die Luftröhre im Körper verschwindet. Dies ist die Halsgrube. Der Platz für das *dhāraṇā* ist innerhalb der Luftröhre auf gleicher Höhe. Nehmen Sie Ihre Finger wieder weg, aber bleiben Sie mit Ihrer Aufmerksamkeit auf dieser Stelle. Dabei gehen Sie automatisch durch *dhyāna* und kommen zur Stille von *samādhi*. Und weil es so wichtig ist, wiederholen wir es noch einmal: In der Stille von *samādhi* führen Sie weiterhin die Denkaktivität des *dhāraṇā* aus und bleiben mit Ihrer Aufmerksamkeit weiterhin in der Luftröhre auf der Höhe der Halsgrube.

Dies ist ein *sūtra*, bei dem Sie vielleicht zusammen mit der Stille des *samādhi*, körperliche Reaktionen feststellen werden. Ignorieren Sie diese körperlichen Reaktionen und lassen sich nicht vom *saṁyama* ablenken. Erst nach 20 bis 30 Sekunden lassen Sie die Aufmerksamkeit los und gehen in die absolute Stille von *nirbīja samādhi.* An dieser Stelle tritt dann die Auswirkung auf das Hunger- und Durstgefühl ein und entsprechende Eindrücke (*saṁskāras*) werden aufgelöst. Sie können diesen ganzen Zyklus dann mehrmals wiederholen.

3.31

[Durch saṁyama] auf den Schildkröten-Energie-Kanal [entsteht] Festigkeit [des Körpers].

कूर्मनाड्यां स्थैर्यम्

kūrma-nāḍyām sthairyam

kūrma (m. comp.: Schildkröte) nāḍī (f. Lok. s.: Energiekanal) sthairya (n. Nom. Akk. s.: Festigkeit, Unbeweglichkeit, Härte)

Unter der Halsgrube, im Brustkorb ist ein Nervenkanal mit dem Namen Schildkröte.

Der Platz ist die erste Verzweigung der Luftröhre in die beiden Bronchien.

Mit dem saṁyama darauf erstarrt der Körper wie eine Schlange oder Eidechse, die jemand am Hals fasst.

Übung

Sie können diese App zum Beispiel vor einem Vortrag oder einer öffentlichen Darbietung benutzen, um Ihre Aufregung oder Ihr Lampenfieber zu beruhigen.

Erfahrung

Wende ich *saṁyama* auf den Schildkröten-Energie-Kanal an, wird mein ganzer Körper starr und energetisch.

3.32

[Durch saṁyama] auf das Licht im obersten Teil des Kopfs [entsteht] die Sicht der vollkommenen Wesen.

मूर्धज्योतिषि सिद्धदर्शनम्

mūrdha-jyotiṣi siddha-darśanam

mūrdhan (m. Komp.: Scheitel, Stirn, Kopf) jyotis (n. Lok. s.: Licht, Helle) siddha (m. Komp.: vollkommenes Wesen) darśana (n. Nom. Akk. s.: Vision, Schau, Sehen, Erscheinen, Treffen)

Der Ort ist der helle Raum zwischen dem Gehirn und dem oberen Schädelknochen. Dadurch entsteht die Sicht der vollkommenen Wesen, die sich zwischen Weltraum und Erde bewegen.

In der Leere auf der Krone des Kopfes gibt es eine Ausstrahlung, genannt das Licht. Durch saṁyama darauf entsteht die Sicht der siddhas, die sich zwischen Himmel und Erde bewegen.

Dieses *sūtra* liefert eine Verbindung, eine Schnittstelle zu den *devas*, den personifizierten Naturgesetzen. Durch die regelmäßige Aktivierung dieser Verbindung fällt es leichter, mit den *devas* zu sprechen. Siehe auch das nachfolgende *sūtra* 3.33.

Erfahrungen

Erfahrung 1

Mit dem *saṁyama* auf das Leuchten oben im Kopf sind mir schon eine ganze Reihe höherer Wesen, Befreiter, aufgestiegener Meister, *Devas*, usw. erschienen. Die Kunst dabei scheint es zu sein, wie bei den anderen *siddhis* auch, nichts anzunehmen oder sich vorzustellen oder sich erinnern zu wollen. Die höheren Wesen erscheinen dann aus diesem Lichtfeld, das sich häufig, aber nicht immer, zu einer Art Geometrie aufbaut, aus der heraus dann das Wesen erscheint. Manchmal ist es nur das Gesicht, manchmal nur die Augen, manchmal der ganze Körper.

Für mich, der ich aufgrund zu vieler Enttäuschungen nicht mehr viel mit christlicher Religion zu tun habe, kam eines Tages ganz überraschend die Gottesmutter Maria zum Vorschein. Sie manifestierte sich zunächst als eine Art langgezogener Raute, in der sie dann mit nach unten ausgestreckten Armen als mitfühlendes und segensreiches Wesen erschien. Dabei wurde mir plötzlich klar, wie bestimmte himmlische Wesen mit bestimmten Winkeln und geometrischen Anordnungen verbunden sind. Die Geometrie beschreibt sozusagen die Essenz ihres Charakters. Jetzt wurde mir auch klar, warum die göttliche Mutter in ihrer Form als *Lakṣmi* auf drei Arten beschrieben werden kann, als eine menschenähnliche Person mit vier Armen, als das *Śri Yantra* oder als das physikalische Naturgesetz der Gravitation. Es sind alles nur verschiedene Sichtweisen des gleichen kosmischen Phänomens.

Erfahrung 2

Bei der zweiten Übung war ich erfolgreicher. Wir begannen mit den Grundlagen des *saṁyama* oder der Aufmerksamkeit auf unbelebte Gegenstände. Dann wiederholten wir die Übung auf einem inneren Pfad, und schauten im Kopf nach oben. Mit dieser Übung fühlte ich mich sehr sicher. Wir gingen weiter, als nur zur Aufmerksamkeit auf das *siddhi*, und zuerst sah ich einige Lichtmuster, nach einigen Übungen begann ich, eine Art Nebel zu sehen, danach klareres Licht, wie bei einem bewölkten Himmel. Das fühlte sich sehr stark an und wir haben gehört, dass dieses auf alle *siddhis* zutrifft. Ich hoffe, das ist der Beginn von etwas Neuem.

Erfahrung 3

Der Platz für das *saṁyama* unterm Scheitel ist bei dieser Übung zunächst hell und dehnt sich dann unbegrenzt aus. Mir kommt es so vor, als ob ich in eine Versammlung von *devas* komme, die von *Īśvara* geleitet wird. Wenn ich in diesem Zustand innerlich zum Beispiel an eine *devī* denke, geht sofort ein Energiestoß durch den ganzen Körper und es erscheint ein verschwommenes Bild von ihr, das den ganzen Raum ausfüllt. Ich kann sofort mit ihr kommunizieren, als ob sie in mir ist. Mir kommt es so vor, als hätte sie sich in mir niedergelassen.

Im *Śringeri Math,* Karnataka, Indien, hatte ich einmal, während einer speziellen Zeremonie für *Śiva*, einem *yajña* zugeschaut. Dabei erschien vor meinem inneren Auge eine etwa einen halben Meter dicke, strahlend weiße, senkrechte Lichtsäule, die unbegrenzt in Tiefe und Höhe war. Ich fragte später in Gedanken *Adi Śaṅkara* vor seinem Tempel, ob die Lichtsäule eine Erscheinung von *Śivaji* wäre. Noch bevor die Frage zu Ende gedacht war, ging wie ein Blitz eine grelle, etwa 1 cm dicke Lichtsäule durch meine Wirbelsäule hindurch, die weder Anfang noch Ende hatte. Gleichzeitig hörte ich laut in mir: „I am *Śiva*, I am *Śiva*“. Ich hatte kein Zeitgefühl, aber es dauerte wohl mehrere Sekunden. Meine Frage wurde durch diese Vision beantwortet. In der *Śiva Purāṇa* wird eine Erscheinungsform von *Śiva* als Lichtsäule beschrieben, deren Anfang und Ende weder von *Viṣṇu* noch *Brahmā* erkannt wurde. Viele Jahre zuvor hatte ich während einer Zeremonie (*rudrābhiṣeka*) für *Śiva* mit etwa 3000 Pandits eine unbegrenzte Lichtsäule mit 5 Metern Durchmesser wahrgenommen. Die Anzahl bringt es.

3.33

Oder aus der Intuition [die Erkenntnis] von allem.

प्रातिभाद्वा सर्वम्

prātibhāt vā sarvam

prātibha (n. Abl. s.: Divination, Intuition, intuitives Wissen, übernatürliches Wissen, Hellsehen, Wahrsagung,) vā (Und.: oder, sogar, tatsächlich) sarva (mf(ā)n., m. Akk. s., n. Nom. Akk. s.: alles, ganz, jedes)

Nachdem der *yogi* mit *sūtra* 3.32 die *siddhas* wahrnimmt, unterhält er sich mit ihnen direkt, um intuitives Wissen zu erlangen. Dies ist ein Weg zur

Intuition, der voller Überraschungen steckt. Unterhaltung mit den *siddhas, Īśvara, devas* und *ṛṣis* schafft den Zugang zum Feld allen Wissens.

Das Wort *prātibha* taucht hier zum ersten Mal auf. Wir haben es als „Intuition" übersetzt. Es wird im *sūtra* 3.36 noch vertieft. Mit dem Kennenlernen der perfekten Wesen, beginnt nun die Intuition. Die Intuition ist ein sanftes Erspüren und Entdecken allen Wissens. Diese Gruppe vollkommener Wesen, die *siddhas*, wissen einfach alles. Der höchste von ihnen ist *ātman*, das SELBST. Auch *ātman* steht zu einer direkten Kommunikation bereit. So kommentieren es *Vyāsa* und *Śaṅkara*:

prātibhādvā sarvam ātmani saṁyamaṁ kurvataḥ

prātibha (Abl. n. Intuition, Hellsehen, Divination) vā (oder, wie, sogar) sarva (Akk. m. n.: alles, jedes) ātman (Lok.) saṁyama (Akk, m.) kurvat (Adj. Abl., Gen. : handelnd, tun, ausführen).

„Oder aus der Intuition – durch Ausführen des *saṁyama* auf *ātman* – [die Erkenntnis] von allem."

Intuition kann auch durch eine direkte Frage an *ātman* erreicht werden. Das *sūtra* 1.37 und dieses hier, 3.33, erklären, warum der Dialog mit *ātman* oder den *devas* eine direkte Methode zur Befreiung ist. Es ist die Morgendämmerung des Wissens, die erste Phase des Wissens, geboren aus der richtig unterscheidenden Erkenntnis (*viveka khyāti* 2.26).

Mit sehr viel Aufmerksamkeit des *yogi* auf *Īśvara* oder auf die Intuition oder das Universum oder den Selbstgeschaffenen (*Brahmā*) erkennt [der *yogi*] intuitives, klares Wissen.

Wer fragt hier wen? Es ist das individuelle Selbst (*aham*), welches das universelle SELBST (*ātman*) fragt. Diese Kommunikation ist wieder, wie schon vorher oft erwähnt, eine Anwendung der richtig unterscheidenden Erkenntnis, des *viveka khyāti* aus *sūtra* 2.26. Warum ist das so? Weil in diesem inneren Dialog die Unterscheidung zwischen dem, was sich ändert und dem Unveränderlichen, zwischen dem Relativen und dem Absoluten, zwischen dem Nicht-Selbst (*aham*) und dem SELBST (*ātman*) festgestellt wird. Und immer führt diese Unterscheidung zu perfektem, klarem, intuitivem Wissen, wie es in 3.35 und 3.36 noch ausführlicher erklärt wird.

Erfahrung

Der Schamane, bei dem ich gelernt hatte, wollte einmal, dass ich ein Bild der *Devī Durgā* verbrennen sollte, das in meiner Wohnung hing. Er hatte keinerlei Beziehung zur Technologie des *yoga*. Seine Anforderung kam mir seltsam vor und ich fragte intuitiv *Durgā* im Bild, übrigens das erste Mal, dass ich ein Bild fragte, das heißt, das Naturgesetz, das durch das Bild symbolisiert wurde. Die Antwort kam spontan, bevor die Frage innerlich ausgesprochen war. Sie war eindeutig und schockierend: „Dann verbrenne ich Dich." Diese Erfahrung zeigte mir, dass Bilder von *devis* oder *devas* eine Art Schnittstelle zu diesen Naturgesetzen darstellen. Diese Bilder hängen in Indien in vielen Wohnungen.

3.34

[Durch saṁyama] auf das Herz entsteht die Wahrnehmung der Gehirnsoftware.

हृदये चित्तसंवित्

hṛdaye citta-saṁvit

hṛdaya (n. Lok. s.: Herz) citta (n. Komp.: Gehirnsoftware) saṁvid (f. Nom. s.: Erkenntnis, gründliches Verstehen, Bewusstheit, Bewusstsein, Intellekt, Wahrnehmen, Verstehen, Erkenntnis)

In dieser Stadt von brahman, dem Körper, hängt das Herz, ein Klumpen von Fleisch, in Form eines Lotus, mit dem Kopf nach unten, in einem See im Brustkorb. Es ist der Treffpunkt vieler Adern und prāṇa-Ströme. In ihm ist das Bewusstsein des Verstands.

Dieses ist der Platz für das *dhāraṇā* der App 3.34. Das Ergebnis ist die Wahrnehmung des eigenen Verstands, der auch Intellekt genannt wird, das heißt des *sattva*-Teils der eigenen Gehirnsoftware. Wir nennen sie auch die

Hauptkomponente der Gehirnsoftware. *Dhāraṇā* erfolgt auf den Treffpunkt der Adern, an denen das Herz hängt, auf dem sogenannten Aortenbogen.

Erfahrungen

Erfahrung 1

Dieses *siddhi* war in vielerlei Hinsicht interessant für mich. Zum einen stellte das *sūtra* an sich ja bereits klar, dass es überhaupt keinen Konflikt zwischen Herz und Verstand gibt. Im Gegenteil, das Herz war der Platz, an dem man den Verstand erkennen würde. Zum anderen kam bei der Übung des *sūtras* auch immer mehr heraus, was der Verstand wirklich war. Er war nichts Festes, er bewegte sich, so wie das Herz andauernd pumpt, wie der Atem damit synchronisiert ist, so pulsierte auch der Verstand. Bei verschiedenen Gelegenheiten zeigte er sich auch immer wieder unterschiedlich, manchmal mehr, manchmal weniger ausgeweitet, manchmal fast unendlich. Für jeden in meiner Studiengruppe war der Verstand auch eine ganz unterschiedliche Erfahrung, ebenso wie sich für mich diese *siddhi*-Erfahrung auch jeden Tag immer wieder änderte.

Das Wichtigste war jedoch, dass ich endlich einen Platz gefunden hatte, auf den ich die nächste *siddhi* anwenden konnte. Ohne diese *siddhi* auf das Herz, wurde niemals richtig klar, was eigentlich der Verstand war. Daher hatte die nächste *siddhi*, welche den Verstand vom unbewegten SELBST unterscheidet, keinen Platz, keinen Anfangspunkt; und mit Worten allein konnte kein richtiges Ergebnis zustande kommen, was ich vorher schon mit anderen *siddhis* erfahren hatte. Jetzt hatte ich den Startpunkt gefunden, und die nächste *siddhi* konnte entsprechend richtig gut funktionieren.

Erfahrung 2

Wenn ich *saṁyama* auf den Aortenbogen anwende, wird dieser Bereich hell und dehnt sich im Bewusstseinsraum ins Unbegrenzte aus. Dabei lösen sich anfängliche Störungen in Form von Schmerzen, Gefühlen oder Gedanken in diesem Raum auf, so dass Klarheit, Stille und leichte Helligkeit bleiben.

3.35

Erfahrung ist ein Gedanke, der nicht zwischen [buddhi-] sattva und puruṣa unterscheidet, obwohl sie absolut getrennt sind. Durch saṁyama darauf [auf buddhi-sattva], was zum Zweck des Höchsten da ist und auf das, was zu seinem eigenen Zweck da ist [puruṣa], entsteht Wissen von puruṣa.

सत्त्वपुरुषयोरत्यन्तासंकीर्णयोः प्रत्ययाविशेषो भोगः परार्थत्वात् स्वार्थसंयमात् पुरुषज्ञानम्

sattva-puruṣayoḥ atyanta-asaṁkīrṇayoḥ pratyaya-aviśeṣaḥ bhogaḥ para-arthatvāt sva-artha-saṁyamāt puruṣa-jñānam

sattva (n. Komp.: Reinheit) puruṣa (m. Gen. Lok. d.: stilles SELBST) atyanta (mfn. Komp.: perfekt, absolut) asaṁkīrṇa (n. Gen. Lok. d.: nicht gemischt) pratyaya (m. Komp.: Gedanke) aviśeṣa (m. Nom. s.: nicht-unterschieden, gleich, ohne Unterschied) bhoga (m. Nom. s.: Vergnügen, Erfahrung) para (mf(ā)n. Komp.: anderer, höchste) artha-tvāt (m. Abl. s.: Zweck, Ziel; -heit) sva (mf(ā)n. Komp.: eigen) artha (m. Komp.: Zweck, Ziel) saṁyama (m. Abl. s.:) puruṣa (Komp.: stilles SELBST) jñāna (n. Nom. Akk. s.: Wissen)

Als Ergebnis vom letzten *sūtra* wurde die Haupt-Komponente (*buddhi-sattva*), die feinste Ebene der Gehirnsoftware (*citta*), erkannt. Nun wird diese mit der absoluten Stille im Bewusstsein, dem *puruṣa* verglichen.

Durch *saṁyama* auf *puruṣa*, im Gegensatz zur *buddhi-sattva*, entfaltet sich Wissen von *puruṣa*. Der *puruṣa* ist die ewige Stille von reinem Bewusstsein, der zu seinem eigenen Zweck existiert. Die *buddhi-sattva* ist die feinste Ebene der aktiven Gehirnsoftware, die zum Zweck von *puruṣa* existiert. *puruṣa* und *buddhi-sattva* sind absolut voneinander getrennt und haben absolut verschiedene Eigenschaften.

Die Nutzer der Gehirnsoftware Versionen 1 bis 6 machen „Erfahrungen". Das heißt, ihre Wahrnehmungen werden immer wieder mit dem begrenzten Ego oder den anderen Illusionen verknüpft und bleiben daher in der Begrenztheit. Erfahrung bedeutet ein Denken, das nicht zwischen *buddhi-sattva* und *puruṣa* unterscheidet. Nutzer der Gehirnsoftware Versionen 7 und 8 hingegen nehmen natürlich immer noch wahr, aber nicht mehr in Form von Erfahrungen.

Buddhi-sattva, der Verstand strebt immer zur Klarheit. *Sattva* verändert sich, weil es ein *guṇa* ist und dabei noch die anderen beiden *guṇas*, nämlich *rajas* und *tamas* zu einem gewissen, wenn auch kleinem Grad mitspielen. In diesem Spiel kommt eine dauernde Veränderung zustande.

Sattva existiert zum Zweck des Höchsten, hat kein Bewusstsein, unabhängig vom Höchsten, existiert noch nicht einmal, ohne den Höchsten. *Sattvas* Intelligenz und Weisheit sind vom Höchsten geborgt. *Sattva* ist absolut verschieden von *puruṣa*, dem Höchsten. *Puruṣa* ist rein, unveränderlich, existiert zu seinem eigenen Zweck, ist ewig still, ist reines Bewusstsein.

Die *buddhi-sattva* wird mit diesem *saṁyama* umgewandelt, das heißt einfach durch den Gedanken des *yogi*, dass *buddhi-sattva* und *puruṣa* verschieden sind. Dieses ist *dhāraṇā* und *dhyāna* auf ihre Verschiedenheit. Die Umwandlung erzeugt dann einen gereinigten Zustand der *buddhi-sattva*, worin sie das „Wissen von *puruṣa*" aufrechterhalten kann.

Gehirnsoftware (buddhi-sattva) strebt immer zum Licht. Auf der gleichen Ebene sind mit ihr das Paar rajas und tamas verbunden. Wenn sie gemeistert werden, wenn sie unterworfen sind, wird das Gehirnsoftware-sattva umgewandelt durch den Gedanken des yogi, dass sattva und puruṣa verschieden sind. Dieses sattva ändert sich immer, weil es ein guṇa ist, weil es flüchtig ist, weil zum Zweck eines andern da ist, weil es nicht bewusst ist. In seinem Charakter ist es absolut gegensätzlich zum puruṣa, der rein ist, unveränderlich, zu seinem eigenen Zweck, ewig, und von seiner Natur her reines Bewusstsein ist.

Erfahrung ist ein Gedanke, der nicht zwischen buddhi-sattva und puruṣa unterscheidet, obwohl sie absolut getrennt sind. Dieser Gedanke wird wahrgenommen, weil puruṣa alle Gedanken der buddhi-sattva wahrnimmt.

Buddhi-sattvas erster Zweck ist es, *puruṣa* durch Erzeugen von Erfahrungen zu dienen. *Puruṣa* hingegen ist von Natur aus reines Bewusstsein und existiert immer für sich selbst, für seinen eigenen Zweck. Vom *saṁyama* auf diesen Unterschied wird das Wissen von *puruṣa* erzeugt. Das Wissen von *puruṣa* ist die Saat allen Wissens, die alles mögliche Wissen in unmanifester Form enthält.

- *Puruṣa* nimmt immer die *buddhi-sattva* wahr und bleibt davon unberührt.
- *Buddhi-sattva* nimmt *puruṣa* nur so lange wahr, wie der *yogi* die *siddhi* der Unterscheidung anwendet. Dann spiegelt *buddhi-sattva* den *puruṣa* und wird mit der Unendlichkeit von *puruṣa* durchdrungen. Dieses Durchdringen reinigt die *buddhi-sattva.* Die Gehirnsoftware gleicht sich also ihrem stillen Nutzer an.

Auf diese Weise wird die Befreiung stabilisiert.

Die buddhi-sattva nimmt puruṣa wahr. Das ist so wie mit einem Spiegel, der vor das Gesicht gehalten wird. Der Spiegel entspricht der buddhi-sattva wohingegen das Gesicht puruṣa entspricht. Die Spiegelung im Spiegel ändert sich in die Form des Gesichts. Zusätzlich passt sie sich dem Spiegel an. Zum Beispiel wird ein Gesicht, in einem Schwert gespiegelt, als lang gesehen, obwohl es in Wirklichkeit nicht lang ist.

Auf diese Weise bringt die *buddhi-sattva* jene höchste Unendlichkeit des *puruṣa* in ein mentales Abbild der Unendlichkeit.

Dieses Abbild in der *buddhi-sattva* ist das „Wissen von *puruṣa*".

- ICH, *puruṣa*, bin der stille Beobachter und ICH bemerke immer alles, was meine *buddhi-sattva* wahrnimmt.

- Mit der *siddhi* auf die Unterscheidung wendet sich meine *buddhi-sattva* mir zu und zeigt ein Spiegelbild von Mir.
- Das Spiegelbild ist das „Wissen von Mir“, welches vedische Autoritäten als das „Wissen von *puruṣa*“ bezeichnen.
- ICH nehme diese Version meiner veränderlichen *buddhi-sattva* wahr, die mit dem „Wissen von Mir“ belebt ist.
- *Buddhi-sattva* reinigt sich durch diese Spiegelung meiner unendlichen Reinheit.
- Meine gereinigte *buddhi-sattva* erkennt nun immer klarer meine Unendlichkeit.
- Diese unendliche Ausdehnung geschieht plötzlich.
- Nenne es Befreiung oder Erleuchtung, wenn Du magst.

Übung

Machen Sie diese Übung am Anfang am besten an einem ruhigen Ort nach einer tiefen Meditation. Lenken Sie Ihre Aufmerksamkeit auf das, was in Ihrem Gehirn aktiv ist, also Ihre Gehirnsoftware. Dann lenken Sie Ihre Aufmerksamkeit auf Sie SELBST, das heißt auf Sie, als den stillen Nutzer dieser Software, der absolut unbeweglich alles bemerkt, was im Gehirn vor sich geht, jedoch in keiner Weise darauf reagiert. Der Unterschied ist absolut deutlich. In dem Moment, in dem Ihnen dieser Unterschied klar wird, haben Sie bereits das Wissen über den Nutzer, das Wissen über das SELBST in ihrer Gehirnsoftware etabliert. Das kann ganz schnell gehen.

Erfahrungen

Erfahrung 1

Sobald ich das Wissen von *puruṣa* zu mir hole und es anspreche, begleitet *puruṣa* mich immerfort, egal ob ich eine Arbeit verrichte oder auch einen Spaziergang mache. Er ist in mir und ist auch um mich herum.

Erfahrung 2

Von *buddhi-sattva* ausgehend, wende ich zusätzlich die Aufmerksamkeit auf *puruṣa* und bleibe bei beiden. Dabei kommen parallel Energie und Glückseligkeit auf und werden immer stärker. *Puruṣa* wird als der „größere“

Raum mit enormer Energie und Glückseligkeit erfahren, der die Klarheit und Stille der *buddhi-sattva* enthält. Das wird dann als das Wissen von *puruṣa* bezeichnet.

3.36

[Durch saṁyama] darauf [auf das Wissen von puruṣa] wachsen Intuition, [dann] Hören, Fühlen, Sehen, Schmecken und Wissen von Ereignissen.

ततः प्रातिभश्रावणवेदनादर्शास्वादवार्त्ता जायन्ते

tataḥ prātibha-śrāvaṇa-vedana-ādarśa-āsvāda-vārttā jāyante

tataḥ (Und.: dort, in dem Platz) prātibha (n. Komp.: Intuition) śrāvaṇa (mfn., n. Komp.: hörbar, Wissen durch Hören erworben) vedana (n. Komp.: Fühlen, Wahrnehmen) ādarśa (m. Komp.: Sehen, Erblicken) āsvāda (m. Komp.: Geschmack, Schmecken) vārttā (f. Nom. s.: Intelligenz, Ereignis, Neuigkeit, Nachricht) jāyante (Verb jan; 3.pers. pl. Präsens, ātmanepada, class 4: wachsen, entstehen, werden erzeugt)

Das „Wissen von *puruṣa*" war das Ergebnis des vorherigen *sūtra* und ist nun der Ausgangspunkt für ein neues *saṁyama*. Dieses zweite *saṁyama* auf das „Wissen von *puruṣa*", also auf das Ergebnis des vorherigen *sūtra*, führt zu perfekter Intuition (*prātibha*). Jetzt, wo wir das Wissen von *puruṣa* haben, können wir es als einen neuen Platz betrachten und somit *saṁyama* darauf anwenden.

Dies ist die Perfektionierung der Intuition aus der Kommunikation mit den perfekten Wesen in 3.33. Mit dieser perfekten Intuition (*prātibha*) entsteht Wissen von dem, was fein, verborgen, entfernt, vergangen oder möglicherweise zukünftig ist. Es ist eine verbesserte Version der App des inneren Lichts von 3.25, denn die App 3.36 ist nicht mehr nur an die visuelle Wahrnehmung gebunden.

Übungen in Stufen

Erste Stufe

Dhāraṇā und *dhyāna* aufs Herz (3.34) bewirkt die Wahrnehmung der Hauptkomponente der Gehirnsoftware, der *buddhi-sattva*, eingebettet in *samādhi*.

Zweite Stufe

Dhāraṇā und *dhyāna* auf den Unterschied zwischen der aktiven *buddhi* und dem stillen *puruṣa* (3.35) erzeugt einen Zustand von Allwissenheit. Dieser Zustand ist das Wissen von *puruṣa*, eingebettet in *samādhi*.

Dritte Stufe

Dhāraṇā und *dhyāna* auf das Wissen von *puruṣa* erzeugt die Intuition, alles zu wissen, eingebettet in *samādhi* (3.36).

Vierte Stufe

In diesem *samādhi*, gefärbt mit der Intuition, wird die Aufmerksamkeit sanft auf die Sinne oder Ereignisse gelenkt. Das führt zu göttlichen Sinneswahrnehmungen oder zum Wissen von Ereignissen (3.36)

Ergebnisse der Intuition

Mit sanfter Aufmerksamkeit (sampadyate) auf:

Hören	→	*das Hören göttlicher Klänge.*
Berühren	→	*das Berühren perfekter Wesen und anderer.*
Sehen	→	*das Sehen göttlicher Formen.*
Geschmack	→	*das Schmecken göttlicher Wohlgeschmäcke.*
Ereignisse	→	*das Wissen von den Dingen der Welt.*

> *Davon entdeckt der yogi die Wahrheit über weltliche Dinge, so wie sie sind.*

3.37

Jene [Intuition, usw. des sūtras 3.36] sind Überschattungen im [nirvicāra] samādhi, die in der angeregten [Gehirnsoftware] als Perfektionen [auftauchen].

ते समाधावुपसर्गा व्युत्थाने सिद्धयः

te samādhau upasargāḥ vyutthāne siddhayaḥ

tad (m. Nom. p.: jene) samādhi (m. Lok. s.: ruhevolle Wachheit, absolute Stille) upasarga (m. Nom. s.: Unglück, schlechtes Omen, Problem, Eklipse von Sonne und Mond) vyutthāna (n. Nom. Akk. d., Lok. s.: Aktivierung, Ergeben, Erwachen, Entstehen, Nachgeben, Abweichen vom richtigen Kurs) siddhi (f. Nom. p.: Erfolg, Perfektion, Effektivität, Fähigkeit)

Die Intuition und verfeinerte Sinneswahrnehmung aus *sūtra* 3.36, überschatten den *nirvicāra samādhi*, welcher das Wissen des *puruṣa* aus 3.35 enthält.

Irgendwelche Ängste, dass *siddhis* von der Befreiung ablenken könnten, stammen wohl aus einer oberflächlichen Betrachtung der *yoga sūtras*. Es wird hier nicht eine duale Sicht der Welt propagiert, wie so viele andere Übersetzer behaupten. Es geht nicht darum, die Perfektion der *siddhis* gegen die endgültige Befreiung (*kaivalya*) einzutauschen. Stattdessen wird hier aus der Sicht perfekter Einheit, welche wir ja schon im *sūtra* 2.26 etabliert haben, ein durchgehender Vorgang beschrieben, wie die Perfektion in die Welt des *yogis* kommt.

Es ist so wie mit einer weißen, hell strahlenden Lampe, welche dem *puruṣa*-Wissen entspricht. Dieses *puruṣa*-Wissen ist der abstrakteste Anregungszustand des *samādhi*, nämlich *nirvicāra samādhi*. Um aus dieser völligen Abstraktion ein konkretes Ergebnis herauszuholen, wird *saṁyama* in 3.36 noch zweimal angewendet (siehe Stufen 3 und 4). Das ist so, wie wenn jemand vor die hell strahlende Lampe einen Farbfilter hält. Dabei wird dann das weiße Licht überdeckt, und es entsteht das gewünschte, farbige Licht.

Dieses farbige Licht entspricht der Perfektion in der Gehirnsoftware; die verschiedenen Farben entsprechen den verschiedenen Sinneskanälen. Es wird damit schrittweise das unendliche *prajñā*-Wissen des *nirvicāra samādhi* überdeckt und in den Bereich der *guṇas* gebracht, in dem es dann erkannt wird. Nun erscheint es als Perfektion auf der feinsten Ebene der *guṇas*, auf der himmlischen Ebene des *savicāra samādhi*, als himmlische Wahrnehmungen. Es kann sich dann noch weiter im *nirvitarka samādhi* (zum Beispiel als abstrakte Bilder) manifestieren, oder sogar als menschliche Sprache auf der Ebene von *savitarka samādhi*. Auf all diesen angeregten Ebenen des *samādhi* erscheinen die *siddhi*-Ergebnisse als Perfektion.

Hier geht es also nicht um eine Überschattung des *nirbīja-samādhi*, des reinen Bewusstseins, sondern nur um eine Überschattung des reinsten Wissenszustands im *nirvicāra samādhi*. Wenn das reine Bewusstsein erst einmal ab Gehirnsoftware Version 5 etabliert ist, kann es nicht mehr überschattet werden. Was hier überschattet wird, ist das Wissen von *puruṣa*. Das geschieht dadurch, dass die Gehirnsoftware, ausgehend vom Wissen des *puruṣa* – und daher in großer Perfektion – sich in 3.36 wieder der Welt zuwendet. Somit wird das abstrakte Wissen von *puruṣa* wieder überschattet.

Interpretationen dieses *sūtras* dahingehend, dass ein *yogi* die *siddhis* wieder aufgeben sollte, nachdem er sie erreicht hat, sind einfach nur töricht. Der Glaube, dass die *siddhis* von der endgültigen Befreiung, *kaivalya*, abhalten würden, ist vermutlich aus einer oberflächlichen Übersetzung dieses *sūtras* 3.37 entstanden. Wenn *siddhis* dem eigentlichen Ziel des *yoga* so entgegenstehen würden, hätte *Patañjali* die *siddhis* vielleicht in einem Vers erwähnt und nicht das ganze Kapitel 3 dem Thema gewidmet.

Auch *Śaṅkara* hätte in seinem einleitenden Kommentar zu sūtra 1.1 das Kapitel 3, welches alle *siddhi*-Übungen enthält, nicht als Beschreibung des gesunden Zustands aufgeführt. Damit ist sehr klar, dass Übungen und Erfolge der *siddhis* den gesunden Zustand eines *yogis* beschreiben.

Unsere präzise Analyse diese *sūtras* verdanken wir *Śaṅkaras* Kommentar. Er spricht nicht von einer Überschattung des *samādhi*, sondern lediglich von einer Überschattung der Sicht des *puruṣa*. Die Sicht von *puruṣa* entspricht dem Wissen von *puruṣa* als Ergebnis aus 3.35:

Die Intuition usw. [3.36], *die in der Gehirnsoftware im samādhi-Zustand des puruṣa* [3.35] *auftauchen, überschatten die Sicht des puruṣa* [*puruṣa jñānam* 3.35]. *Aus diesem Gegensatz taucht in der stark angeregten Gehirnsoftware die Perfektion* [3.36] *auf. Obwohl sie aus dem saṁyama des puruṣa* [3.35] *entstehen, siegt dennoch nicht die Gelassenheit im samādhi in der Gehirnsoftware.*

Das heißt, der *yogi* bleibt nicht im *asaṁprajñāta samādhi* (Gehirnsoftware Version 4) sitzen, sondern verleiht seiner perfekten Intuition und seinen himmlischen Erfahrungen einen Ausdruck (Gehirnsoftware Versionen 6, 7, 8).

3.38

Vom [saṁyama auf das] Lockern der Ursache von Bindung und Kennen des Spielplatzes [eines anderen Körpers und seiner Umgebung], kann die Gehirnsoftware andere Körper fernsteuern.

बन्धकारणशैथिल्यात् प्रचारसंवेदनाच्च चित्तस्य परशरीरावेशः

bandha-kāraṇa-śaithilyāt pracāra-saṁvedanāt ca cittasya para-śarīra-āveśaḥ

bandha (m. Komp.: Binden, Bindung) kāraṇa (n. Komp.: Ursache, Grund, Motiv, Sinnesorgan) śaithilya (n. Abl. s.: Lockerung, Lockerheit, Nicht-Aufmerksamkeit) pracāra (m. Komp.: Spielplatz, Wandern, Umherstreifen, Auftreten, Erscheinen, Vorherrschen) saṁvedana (n. Abl. s.: Wahrnehmen) ca (Und.: und, auch) citta (n. Gen. s.:) para (mf(ā)n. Komp.: anderer) śarīra (m. Komp.: Körper) āveśa (m. Nom. s.: Eintreten, Besitz ergreifen)

Das schlafende *karma* (nicht aktivierte *saṁskāras*) bindet die Gehirnsoftware, speziell die Ein-Ausgabe-Komponenten (*manas*) an den Körper.

Lockern der *karma*-Bindung entsteht durch die Kraft von *samādhi*, d.h. die Gehirnsoftware geht in den *samādhi*-Zustand und schaltet dadurch zum Beispiel die eigenen individuellen Vorlieben und Abneigungen ab. Dann geht die Aufmerksamkeit in den anderen Körper. Begeisterung oder Ablehnung für bestimmte Dinge oder Ereignisse sind individuell verschieden und werden im *samādhi* abgeschaltet. Auch die Aufmerksamkeit auf den neuen Spielplatz beginnt nur vom *samādhi* aus. Wichtig ist es zum Beispiel bei der Erfahrung dieses *siddhi* in einem Tierkörper keine menschlichen Denkmuster zu übertragen!

Die Gehirnsoftware ist eigentlich nicht festgelegt. Sie wird dauernd angeregt, wie eine Glocke, die angeschlagen wurde, oder wie das zitternde Leuchten einer Masse von brennender Holzkohle. Der Punkt ist, dass die Gehirnsoftware durch die Bindungen ihres karma-Speichers im Körper festgehalten wird, sich auf einen Körper als ihr Heim festgelegt hat. Karma ist die Ursache dieser Bindung. Das Lockern dieser Ursache, das Lockern des karma-Speichers, entsteht nur durch samādhi. Durch das Ausdünnen der karma-Bindungen und der Aufmerksamkeit darauf, wie sich die eigene Gehirnsoftware bewegt, zieht der yogi zusammen mit der Gehirnsoftware aus seinem Körper aus und lässt die Gehirnsoftware in anderen Körpern wirken.

Während seine Gehirnsoftware herausfliegt, gehen die Sinne mit ihr und es ist durch die Handlung der Sinne in anderen Körpern, dass die Funktionen, wie zum Beispiel die Lebensströme (prāṇas) dort erscheinen. Es ist so wie Bienen ihrer Königin folgen und sich dort niederlassen, wo sie sich niederlässt.

Ähnlich folgen die Sinne und die *prāṇas* der Gehirnsoftware und lassen sich in einem anderen Körper nieder, benutzen aber auch die Sinnes- und Handlungsorgane des anderen Körpers. Der Ausgangs-Körper muss solange in ruhiger Position in *samādhi* bleiben.

Übung

Üben Sie dieses App am einfachsten mit Tieren, bei denen Sie nicht viel falsch machen können. Versetzen Sie sich in dieser Übung in eine Tier hinein und schauen Sie mal mit den Augen eines Vogels oder kauen Sie Gras mit dem Maul einer Kuh. Wichtig ist dabei immer, die eigene Individualität vorher im *samādhi* abzuschalten, denn das betreffende Tier kann Ihre Individualität nicht ertragen.

Dann, im *samādhi*, versetzen Sie sich voll in die Situation dieses Tieres hinein. Sie können dann die Sinneserfahrungen des Tieres machen und es sogar so handeln lassen, wie Sie möchten. Überlasten Sie das arme Tier aber nicht, es hat eine sehr einfache Sicht und Handlungsweise. Sie müssen sich dem zuvor anpassen, sonst geht es nicht.

Erfahrung

Erfahrung 1

Ich hörte einen Vogel in meinem Garten singen. Er saß auf einem Baum, den ich nicht sehen konnte. Mich interessierte aber dennoch, welcher Vogel das war. Ich bin eigentlich andauernd in *samādhi*, so dass es mir keine große Mühe bereitete, mein Ego für einen Moment ganz abzuschalten und beim Lauschen auf den Vogel, vollständig in seine Individualität hineinzuschlüpfen. Plötzlich bemerkte ich, wie meine neuen Füße einen Ast umklammerten. Das war mir vorher als menschliches Individuum gar nicht so bewusst gewesen. Der Vogel musste sich ja immer auf dem Baum irgendwie festhalten. Und dann kam da dieser Ruf aus voller Kehle mit voller Inbrunst und Lebensfreude. Ein schönes Erlebnis.

Erfahrung 2

Haben Sie sich schon einmal gewundert, warum Indianer oft so ungewöhnliche Namen hatten, wie großer Bär, großer Adler, schwarzer Falke, kleiner Wolf? Das war deswegen, weil sie in der Lage waren, mit der App 3.38 in die Körper dieser Tiere zu schlüpfen und deren Sinnes- und Handlungsorgane sinnvoll zu benutzen. Das gleiche gilt auch für talentierte Schamanen.

3.39

Durch das Meistern [saṁyama] des aufsteigenden Lebensstroms [udāna] [geht der yogi] unberührt über Wasser, Sumpf, Dornen, usw., und beim Tod nimmt er den nach oben gerichteten Weg.

उदानजयाज्जलपङ्ककण्टकादिष्वसङ्ग उत्क्रान्तिश्च

udāna-jayāt jala-paṅka-kaṇṭakā-ādiṣu asaṅgaḥ utkrāntiḥ ca

udāna (m. Komp.: aufwärts strebendes prāṇa) jaya (m. Abl. s.: Beherrschen, Besiegen) jala (n. Komp.: Wasser) paṅka (mn. Komp.: Morast, Sumpf) kaṇṭaka (n. Komp.: Dorn) ādi (m. Lok. p.: und die anderen, usw.) asaṅga (m. Nom. s.: nicht Berühren, ohne Kontakt) utkrānti (f. Nom. s.: aufsteigend, ausgehend, sterbend) ca (Und.: und, auch)

Udāna ist ein Atemstrom im Körper, der von den Füßen startet und aufwärts zur Kopfspitze fließt. Diese Technik ist die Vorstufe des Fliegens.

Leben ist das Handeln der Gesamtheit der elf indriyas (hier: Sinnesorgane, Handlungsorgane, Ein-Ausgabe-Komponente), der prāṇas usw. Wie sich ein Taubenschlag mit der Bewegung der Vögel in ihm bewegt, so wird der Körper durch die vereinte, verstärkte Handlung aller indriyas ohne Ausnahme aufrechterhalten, und das ist Leben. In diesem Leben, das durch die Verpflichtung kontrolliert wird, die Zwecke des puruṣas zu erfüllen, ist die Handlung fünffach unterschieden in: prāṇa (vorwärts gehender Strom), apāna (nach unten gehend), vyāna (alles durchdringend), udāna (aufsteigend) und samāna (ausgleichend).

Von ihnen hat der prāṇa seine Wirkung, indem er vom Herzen zu Mund und Nase geht. Der samāna-Lebensstrom wird so genannt, weil er gleichmäßig (sāma) führt (āna) und seine Wirkung bis zum Nabel hat. Er funktioniert bis hin zur Nabelregion. Apāna heißt so, denn er führt (āna) den Urin und Kot usw. hinunter (āpa) und er wirkt vom Nabel hinunter bis zu den Sohlen der Füße. Udāna wird so genannt, weil er im Körper aufwärts (ūrdhvam) führt und er hat seine Wirkung von den Sohlen der Füße bis zur Spitze des Kopfes.

Der Anführer von ihnen ist prāṇa. Durch das Meistern von ihm folgt die Meisterschaft über den apāna und die anderen. Eine Methode, sie zu beherrschen, wird in Einzelheiten von Hiraṇyagarbha genannt, aber da ihre Beherrschung aus der Beherrschung des manas (Ein-Ausgabe-Komponente) folgt, wird hier keine separate Methode angegeben.

Durch die Meisterschaft des prāṇāyāma werden sie alle bezwungen. Hier gibt er [Patañjali], *ohne sich selbst mit den bestimmten Methoden der Meisterschaft dieser Lebensströme abzugeben, einfach das Ergebnis des Bezwingens des udānas.*

Er geht unberührt über Wasser, Schlamm, Dornen usw. Dies bedeutet zum Beispiel auch die Klinge eines Schwertes. Beim Tod nimmt er den nach oben gehenden Pfad, was spontan eintritt.

Übung

Gehen Sie mit Ihrer Aufmerksamkeit von den Fußspitzen fließend hoch zum oberen Teil des Kopfes und darüber hinaus. Dabei bemerken Sie dann eine Leichtigkeit im gesamten Körper. Dies ist zum Beispiel eine gute Übung, wenn Sie mit ihrem Körper einen Berg oder eine Steigung hochgehen. Sie werden bemerken, wie der Körper dabei sehr viel leichter wird und auch dieses Hochlaufen sehr viel einfacher wird. Es ist also eine Übung, die Sie sehr gut beim Wandern oder Spazierengehen machen können.

Erfahrung

Erfahrung 1

Udāna ist meine stärkste *siddhi*-Erfahrung. Die Erfahrung mache ich, sobald ich mit meinem Geist von den Fußzehen aus, durch den Körper, bis zum Scheitel gehe. Dann heben sich die Füße von den Fersen zu den Zehen und ich muss dann ganz schnell laufen oder fange zu tanzen an.

Erfahrung 2

Wenn ich die Aufmerksamkeit auf den ganzen Bereich des aufsteigenden Atems halte, steigt ein warmer heller Energiestrom von den Füßen senkrecht durch den Rücken in den Kopf und weit darüber hinaus. Durch die Aufmerksamkeit auf diesen ganzen Bereich fließt ständig Energie.

3.40

Durch Meistern [saṁyama] des mittleren Atemstroms im Bauchraum [samāna] entsteht ein Leuchten.

समानजयाज्ज्वलनम्

samāna-jayāt jvalanam

samāna (m. Komp.: prāṇa für Verdauung) jaya (m. Abl. s.: Beherrschen, Besiegen) jvalana (mfn., n. Nom. Akk. s.: scheinend, leuchtend, Feuer, Leuchten)

Samāna ist einer der Atemströme im Körper. Er bewirkt die Bewegung der Verdauung im Bauchbereich.

Saṁyama auf samāna entfacht den Agni im Magen und stimuliert udāna, den nach oben gehenden Atemstrom.

Erfahrung

Durch Aufmerksamkeit auf den Bereich im Bauch entsteht dort warme, helle Energie, die sofort in den Kopf wandert und dann in den ganzen Körper. Vom Körper aus breitet sie sich in den gesamten Bewusstseinsraum aus.

3.41

Durch saṁyama auf die intime Verbindung von Raum (ākāśa) und Hören [entsteht] göttliches Hören.

श्रोत्राकाशयोः सम्बन्धसंयमाद्दिव्यं श्रोत्रम्

śrotra-ākāśayoḥ sambandha-saṁyamāt divyam śrotram

śrotra (n. Komp.: Ohr, Gehör, Vorgang des Hörens) ākāśa (n. Gen. Lok. d.: Raum) sambandha (m. Komp.: Verbindung, zusammen Binden) saṁyama (m. Abl. s.:) divya (Adj.: n. Nom. Akk. s: feinstes, göttliches) śrotra (n. Nom. Akk. s: Hören)

Raum ermöglicht unmanifesten Schall. Schall ist eine Eigenschaft des Raums. Raum ist nicht leer, sondern voll von Impulsen virtueller Fluktuationen von Schall. Dieses sind die Vakuumfluktuationen.

Raum ist die Grundlage für alles Hören und Schall. So wie Schall die Eigenschaft des Raumes ist, so hat Schall den Raum als Grundlage. Die Beziehung zwischen hören und Raum ist, dass nichts eingreift zwischen dem Hören und dem Schall, auf welchen das Hören gerichtet ist. Es wurde gesagt: Bei allen Hörern, die an einem ähnlichen Platz sind, wird das Gleiche gehört. Hören ist das, wodurch etwas gehört wird, und diejenigen, die das am gleichen Platz ausüben, sind ähnlich-platzierte Hörer. Für sie alle ist das, was gehört wird, das Gleiche. Es ist in Verbindung mit einem existierenden Ding (dem Raum), das ihm (dem Schall) die Möglichkeit gibt, sich auszubreiten, und das von Natur aus frei von Behinderung ist. Diese eigentliche Tatsache ist die Eigenheit des Raums, so wird es zum Beispiel bei Dingen mit einer Form, so wie ein Krug, beobachtet, dass sie die entgegengesetzte Eigenschaft des Raums haben, da sie klare Behinderungen sind. Und wenn es keine Behinderung gibt, so wie in einem Juwel, zum Beispiel einem Diamanten, dann ist der Raum transparent, woraus die alles durchdringende Eigenschaft des Raums klar ist.

Nicht nur das Hören, sondern auch der Raum wird erforscht, um dadurch einen der beiden *dhāraṇā*-Gegenstände für das nächste *sūtra* kennenzulernen. Diese App ist daher essentiell wichtig, um das Fliegen des *yogi* mit dem Körper zu erlernen. Der *yogi* muss erst eine Vertrautheit mit *ākāśa*, dem Raum, bekommen, um im nächsten *sūtra* dann eine Verbindung zwischen dem Raum und seinem Körper herstellen zu können. Ob diese App ausreicht, den Raum wirklich vollständig zu erkunden, wissen wir noch nicht. Vielleicht sind auch noch Physik-Nachhilfestunden nötig. Der Raum ist ja nicht leer. Er ist voll von Vakuumfluktuationen (Quantenschaum) mit fantastischen Energiewerten. Er ist selbstbezogen, kann sich biegen, kann sich mit der Zeitdimension nach bestimmten Regeln austauschen. All dies sollte der *yogi* kennen, der auf seinem erdachten Pfad frei durch den Raum gehen möchte.

3.42

Durch saṁyama auf die intime Verbindung zwischen Körper (kāya) und Raum (ākāśa) und Aufmerksamkeit (samāpatti) auf die Leichtigkeit einer Baumwollfaser, geht der Raum.

कायाकाशयोः संबन्धसंयमाल्लघुतूलसमापत्तेश्चाकाशगमनम्

kāya-ākāśayoḥ saṁbandha-saṁyamāt laghu-tūla-samāpatteḥ ca ākāśa-gamanam

kāya (m. Komp.: Körper) ākāśa (n. Gen. Lok. d.: Raum) saṁbandha (m. Komp.: enge, intime Verbindung, zusammenbinden) saṁyama (m. Abl. s.:) laghu (mfn. Komp.: leicht, schnell) tūla (n. Komp.: Watte, Baumwolle, Luft) samāpatti (f. Akk. Gen. s.: Aufmerksamkeit, Zusammenkommen, Treffen) ca (Und.: und, auch) ākāśa (n. Komp.: Raum) gamana (n. Nom. Akk. s.: sich Bewegen, Gehen, Weggehen)

> *Vyāsa* kommentiert: *„Wo immer der Körper ist, da ist der Raum, denn der Raum gibt dem Körper Bewegungsfreiheit."*

Sie stehen in einer intimen Verbindung zueinander, denn der Raum gibt dem Körper einen Bereich, wo er sein kann. Es geht hier also nicht um den Weltraum außerhalb des Körpers! Es geht vielmehr um den Raum an jeder Stelle des Körpers, den Raum jeder Körperzelle, jedes Atoms, jedes Quarks, jedes Elektrons.

Durch saṁyama auf die intime Beziehung zwischen Körper und Raum und Aufmerksamkeit auf die Leichtigkeit von Dingen, wie Baumwollfaser, Feuerfunke, Luft usw. bis zum Elektron wird der yogi gewichtslos.

Von da an gewinnt der yogi zuerst die Fähigkeit, mit den Füßen über Wasser, dann auf Spinnweben, dann auf Lichtstrahlen und auf dem Wind zu gehen. Danach geht er auf jedem beliebigen, willkürlich ausgewählten Pfad durch den Raum, das heißt er denkt sich einen Pfad im Weltraum, auf dem er dann geht.

Das Ergebnis des *sūtras* wird mit dem Kompositum *ākāśa-gamanam* beschrieben, welches grammatisch korrekt auf mehrere Arten übersetzt werden kann. *Ākāśa* ist der Raum und *gamanam* bedeutet das Gehen. Wir sind uns bewusst, dass andere Übersetzer das Ergebnis als ein Gehen im Raum beschrieben haben. Wir bevorzugen hingegen, das Kompositum als „das Gehen des Raums“ zu übersetzen. Denn mit der anderen Übersetzung des Gehens im Raum ist die intime Verbindung (*saṁbandha*) zwischen Körper und Raum nicht hergestellt. Der Körper wird dann noch als etwas vom Raum Getrenntes angesehen, weil er als Ding durch ein anderes Ding hindurchgeht. Wir bevorzugen die Übersetzung „der Raum geht“, weil diese den Körper auf der gleichen Ebene wie den Raum sieht, und somit ausdrückt, dass als Ergebnis dieses *saṁyama* die intime Verbindung zwischen Körper und Raum hergestellt ist: Wenn der Körper geht, geht der Raum.

Wie intim ist diese Verbindung zwischen dem Körper des *yogi* und dem Raum? Sie ist sehr intim, ja geradezu orgastisch. Das Wort *sambandha* hat auch die Bedeutung einer sexuellen Vereinigung. Einen weiteren Hinweis darauf gibt die Lautfolge am Anfang des *sūtra*. Sie ist *„kāyāk“* und damit völlig symmetrisch um das *„y“* welches ein Halbvokal ist, der aus den Vokalen *„i“* und *„a“* entsteht. Diese Symmetrie kommt erst durch die intime Vereinigung von Körper und Raum zustande.

Zwei Orte sollte der *yogi* kennen, um diese App erfolgreich anwenden zu können. Der erste Ort ist sein Körper, *kāya*. Wodurch bekommt der *yogi* das Wissen von seinem Körper? Natürlich durch die vollständige Innenschau des Körpers mit der Aufmerksamkeit auf den Nabel aus der App 3.29. Hierdurch entsteht das Wissen aller Strukturen im Körper, der Energieflüsse, der verschiedenen Atemströmungen usw. Dieses Wissen kann ohne weiteres bis auf die atomare und subatomare Ebene gehen. Anders ausgedrückt, alle Elementarteilchen des Körpers, die zu seiner Masse beitragen, können mit dieser App erforscht werden.

Der zweite Ort, den der flugbereite *yogi* kennen muss, ist der Raum, *ākāśa*. Dies ist nicht nur der leere Raum oder der äußere Weltraum. Es ist der alles durchdringende Raum. Alle Atome bestehen hauptsächlich aus leerem Raum. Die Erforschung dieses Raums geschieht am einfachsten mit der vorhergehenden App 3.41. Erinnern Sie sich noch an *sūtra* 3.6? Dort stand, dass die Praxis des *saṁyama* in Stufen erfolgen soll. Dies ist auch hier wieder eine sehr sinnvolle Reihenfolge. Zuerst den Raum erforschen, und dann erst das Fliegen, welches eine Raum-Technologie ist.

Dann wird der schwerelose Raum mit dem massebehafteten Körper verbunden und es wird ein Parameter neu justiert. Es soll ein neuer Wert für den Parameter der Leichtigkeit zustande kommen.

Hierzu wieder etwas Physik

Die Masse von Materie kommt im Wesentlichen durch die Kernbausteine, die Protonen und die Neutronen im Atomkern zustande. Die Elektronen in den Wolken um den Atomkern herum, tragen hingegen nur etwa 0.025% der Masse zum gesamten Atom bei.

Nun bestehen aber die Kernbausteine aus Quarks. Da gibt es ein verblüffendes Phänomen. Alle Kernbausteine bestehen jeweils aus drei Quarks. Das Proton besteht aus zwei u-Quarks und einem d-Quark. Das Neutron besteht aus einem u-Quark und zwei d-Quarks. So weit, so gut. Nun gibt es aber eine Überraschung, wenn man sie wiegt. Das Proton wiegt 938 MeV/c2, das Neutron wiegt 939 MeV/c2. Dieses sind Massenangaben, die, wie in der Kernphysik üblich, in Energieeinheiten ausgedrückt sind. Die Quarks hingegen wiegen wesentlich weniger, nämlich beim u-Quark 2.3 MeV/c2, und beim d-Quark 4.8 MeV/c2. Addiert man nun die drei Komponenten des Protons auf, kommt man mit 2*u + 1*d auf 2*2.3 + 1*4.8 = 9.4 MeV/c2. Dieses ist ziemlich genau 1% der gemessenen Masse des Protons. Beim Neutron ist es nur wenig anders: 1*d + 2*u = 1*2.3 + 2*4.8 = 11.9 MeV/c2. Das ist etwa 1.2% der gemessenen Masse des Neutrons. Der Beitrag der Elektronen von 0.025% kann hier vernachlässigt werden.

Was bedeutet dieser Wert von circa 1%? Er bedeutet, dass nur 1% der Masse des menschlichen Körpers oder auch aller anderen schweren Dinge durch die Addition seiner Bestandteile zustande kommt. Etwa 99% der Masse müssen durch etwas Anderes zustande kommen. Dieses ist noch nicht genau erforscht. Es gibt da nur Vermutungen, zum Beispiel, dass die Bindungsenergie, die durch die Gluonen zustande kommt, so hoch ist, dass sie wie Masse erscheint. Die Gluonen selbst haben keine Ruhemasse, jedoch eine bewegte Masse, welche einfach nur ihre in Masse umgewandelte Energie wäre. Dies ist die Bindungsenergie der starken Wechselwirkung in den Neutronen und Protonen des Atomkerns.

Auf das yogische Fliegen angewendet bedeutet es, dass das Beseitigen der Masse des menschlichen Körpers, also das Erzeugen eines gravitationslosen Raumbereichs im Wesentlichen auf die Bindungsenergie in den Atomkernbestandteilen abzielen muss.

Wen wundert es da noch, dass die App zum Fliegen das Konzept der Verbindung enthält? Es geht um die Verbindung zwischen dem Körper, also der Masse, und dem Raum. Damit könnte dann die Bindungsenergie in den Atomkernbestandteilen beeinflusst werden. Wenn diese Bindungsenergie auf null gestellt werden könnte, wäre damit ein Massenverlust um 99% erklärbar. Diese 99% kommen hauptsächlich durch die Bindungsenergie aus der starken Wechselwirkung zustande. Für das verbleibende 1 % der Masse müssten aber noch andere Erklärungsmodelle verwendet werden, wie zum Beispiel eine Modifikation des Higgs-Felds, welches als Anregungszustand das berühmte Higgs-Boson hat. Witziger weise bezieht sich der sogenannte Higgs-Mechanismus aber nur auf dieses verbleibende 1 % der Masse, während er den Massebeitrag von 99% durch die wesentlich einflussreichere Bindungsenergie außer Acht lässt. Bemerkt hier niemand, dass da ein schwerer Elefant im Wohnzimmer steht?

Ein Modell für die Aufhebung der restlichen Masse wäre, dass die Quarks auch wieder nach einem entsprechenden Bindungsschema aufgebaut wären und die Restmasse damit auch noch erfasst werden könnte. Oft ist es ja in der Natur so, dass sich ähnliche Phänomene auf allen Ebenen wiederholen.

Aus der Sicht der Kosmischen Software

Hier ist es ganz einfach. Alle Strings und daraus abgeleitete Elementarteilchen, wie Elektronen und Quarks, sind nichts anderes als Teilaspekte der kosmischen Software. Wenn diese Software minimal modifiziert würde, was bei Software ja kein Problem darstellt, könnte der Einfluss dieser Elementarteilchen auf den Raum minimiert werden. Dieser Raum ist auch nur Software. Es ist nur eine Frage der kosmischen Kommunikations-Schnittstellen zwischen den Elementarteilchen und dem Raum. Hier ist wieder die Verbindung das wesentliche Konzept. Diesmal eine Kommunikationsverbindung. Sobald die massereichen Elementarteilchen den Raum nicht mehr in der gewohnten Art modifizieren, entsteht gemäß der allgemeinen Relativitätstheorie kein Gravitationsfeld mehr. Die Masse wäre weg. Der *yogi* könnte schwerelos schweben.

Soweit unsere bisherigen Gedankengänge zum Thema. Da wir aber selbst noch nicht fliegen können, steht der praktische Nachweis dieses theoretischen Ansatzes noch aus.

Übungen

Übung 1

Achten Sie bei ihren yogischen Flugübungen unbedingt darauf, gut ausgeruht zu sein. Beim Eindösen oder im Halbschlaf ist es eher unwahrscheinlich, dass der Körper zu schweben beginnt. Erlauben Sie Ihrem Körper nach den Flugübungen ausreichende Ruhe, indem Sie ihn für einige Zeit hinlegen lassen.

Übung 2

Machen Sie die Flugübungen auch mit einer Einstellung, dass das schwerelose Schweben durchaus möglich ist. Um all das intellektuell verständlich zu machen, haben wir die ganze Physik hinter diesem Phänomen so ausführlich erklärt. Solange es der Verstand noch nicht begreifen kann oder will, wird er es zu verhindern suchen.

Es soll ein Experiment mit russischen Kosmonauten im Training gegeben haben, bei denen die Kosmonauten noch auf der Erde waren und dann hypnotisiert wurden und sie völlig überzeugt waren, bereits im All zu sein. Daraufhin sollen sie spontan über ihren Sitzen geschwebt sein, weil sie völlig überzeugt waren, jetzt schwerelos zu sein. Wenn diese Informationen stimmen, würden sie einmal mehr zeigen, wie wichtig die Einstellung ist, um ein Schweben auch tatsächlich zu erreichen.

Übung 3

Bei einer Vorstufe des Fliegens, dem Hopsen, ist es am besten, entsprechende weiche Unterlagen bereitzustellen.

Übung 4

Es kann leicht zu einer Verwechslung dieses *sūtra* 3.42 mit dem *sūtra* 3.39 zur Beherrschung des aufsteigenden Atems, *udāna*, kommen. Wenn jemand die Aufmerksamkeit einfach nur auf diesen nach oben steigenden Atem hat, entsteht auch eine gewisse Leichtigkeit. Das ist die Technik, um über Wasser, Sumpf usw. zu gehen. Sie ist etwas anstrengender als 3.42, jedoch durchaus eine gute Vorbereitung. Sie lässt sich auch beim einfachen Spazierengehen üben.

Übung 5

Um die Verwechslung mit der *udāna*-Technik zu vermeiden, sollte der *yogi* zuerst ganz bewusst die Verbindung zwischen dem Körper und dem Raum herstellen. Die meisten kennen den Raum noch nicht intuitiv und sollten daher 3.41 üben. Nach erfolgter Verbindung ist es aber auch wichtig, nicht zu vergessen, den Leichtigkeitsparameter neu zu justieren. *Śaṅkara* teilte uns in seinem Kommentar mit, dass wir dabei auch nicht beim ersten Stadium, der Leichtigkeit einer Baumwollfaser, stehen bleiben müssen. Sie alle kennen diese winzigen Staubteilchen aus Fasern, die in der Luft schweben können. Nach diesem ersten Stadium können wir auch die Leichtigkeit von Feuerfunken, die nach oben streben, oder sogar die Leichtigkeit von Elektronen annehmen.

Übung 6

Wie bei all den *siddhis* gilt auch hier wieder, dass die Worte des *sūtras* wenig bewirken. Es ist nur die Aufmerksamkeit auf den Körper, den Raum und ihre Verbindung, die wirkt. Das sind die Stellen für das *dhāraṇā*. Dort sitzen sozusagen die Lichtschalter, um das *siddhi* zu aktivieren. Der Begriff Aufmerksamkeit, *samāpatti*, wurde in 1.41 definiert. Er kommt jetzt hier wieder im *sūtra* vor. Wenn die Verbindung Körper-Raum hergestellt ist, wird die Aufmerksamkeit ganz sanft auf die neue Leichtigkeit der Baumwollfaser, usw. hingelenkt.

Übung 7

Tun Sie sich einen großen Gefallen bei Ihren Flugübungen. Betrachten Sie diese nicht als Muskelsport. Dabei würden Sie sich im Lotussitz durch Überdehnung nur die Kniegelenke ruinieren, wie das tatsächlich viele unserer Sportsfreunde schon geschafft haben.

Erfahrung

Bei dieser Übung dehnt sich mein Bewusstsein in den ganzen Raum aus. Das dabei entstehende Glücksgefühl übertrifft ein orgastisches Glücksgefühl um das Mehrfache und hält oft über eine Stunde an. Mein Bewusstsein ist dabei völlig klar, die Intuition extrem fein. In diesem Zustand kann ich subtil Fragen formulieren und erhalte sofort Antworten. Dieser Zustand hat mich an die Aussage in der *Madhusūdana-Purāṇa* (2.42) erinnert.

3.43

Der „große Körperlose" ist ein Denkvorgang (vṛtti) außerhalb des Körpers und nicht [nur] vorgestellt. Davon vermindert sich die Umhüllung des Lichts.

बहिरकल्पिता वृत्तिर्महाविदेहा ततः प्रकाशावरणक्षयः

bahiḥ-akalpitā vṛttiḥ mahā-videhā tataḥ prakāśa-āvaraṇa-kṣayaḥ

bahiḥ (Und.: außen, draußen) akalpita (mfn. s.: nicht künstlich, nicht gespielt, nicht vorgestellt, natürlich) vṛtti (f. Nom .s.: Denkvorgang) mahā (f. Nom. s.: groß) videha (f. Nom. s.: körperlos) tataḥ (Und.: dadurch, daraus resultierend) prakāśa (m. Komp.: Licht, Leuchten, Helligkeit) āvaraṇa (n. Komp.: Hülle, Verdeckung) kṣaya (m. Nom. s.: Verminderung, Abnahme, Verschwinden)

Diese App baut auf ihrer Vorstufe in 3.38 auf. Die Gehirnsoftware wird jetzt nicht nur vorübergehend auf ein anderes Gehirn verlagert, sondern auf den kosmischen Computer hochgeladen. Dort ist sie völlig frei von Begrenzungen und kann alle Sinneswahrnehmungen und sogar Handlungen durch die Handlungsorgane, direkt vom kosmischen Computer aus, vornehmen. Die Individualität des *yogi* bleibt dabei durchaus erhalten und er kann an jedem Platz des Universums wahrnehmen und handeln.

Es ist ein Vorgang der Gehirnsoftware außerhalb des Körpers. Er wird durch das Ruhen auf einem bestimmten Ding an einem anderen Platz erzeugt, rein willentlich, durch die Macht des samādhi und das Binden (dhāraṇā) der Aufmerksamkeit, und heißt der große Körperlose.

Wenn der yogi so weit kommt, dass er sich in einem äußeren Ding befindet, nur als ein Vorgang der Gehirnsoftware, die vollständig im Körper festsitzt, dann heißt diese Vorgang eingebildet, weil er durch eine bewusste Absicht (saṅkalpa) der Gehirnsoftware erzeugt wird, die im Körper festsitzt. Wenn er jedoch, als Ergebnis der Macht des samādhi, die Ursache der körperlichen Bindung lockert, dann ist das der äußere Vorgang der Gehirnsoftware, der selbst äußerlich geworden ist und nicht mehr mit dem Körper verbunden ist. Dieser wird „nicht eingebildet" genannt.

Mit dem Eingebildeten bleibt der yogi, der den äußeren mentalen Vorgang erreicht, immer noch auf den Körper begrenzt. Mit dem Nichteingebildeten ist seine Erfahrung nicht mehr durch die Beschränkungen der körperlichen Grundlage begrenzt. Beide heißen körperlos, insofern als in beiden der Gedanke von „außerhalb" da ist. Aber der Vorgang, der nicht eingebildet ist, heißt der große Körperlose. Durch den eingebildeten Vorgang üben die yogis den Nichteingebildeten, den großen Körperlosen. Durch das fortgesetzte Üben des dhyāna auf den eingebildeten Vorgang, erreicht der yogi schließlich den nichteingebildeten Vorgang.

Durch den großen Körperlosen gehen yogis in andere Körper ein. Durch das Binden (dhāraṇā) auf den großen Körperlosen wird die Abdeckung des Gehirnsoftware-sattva, dessen Natur Licht ist, ausgedünnt. Diese Abdeckung ist die Dreiheit der Illusionen und der karmas und ihrer Früchte. Sie wurzeln im rajas und tamas.

Erfahrungen

Erfahrung 1

Eine liebe Freundin wollte eine Zeit lang zu mir ins Haus ziehen und musste dafür erst noch eine lange Reise aus einem anderen Land unternehmen. Um ihr die Reise zu erleichtern, die bis tief in die Nacht ging, blieb ich dabei regelmäßig mit Chats mit ihr in Verbindung. Nun bezog sie gerade ein Hotelzimmer, das sie spontan herausgesucht hatte, als sie zum Weiterfahren zu müde wurde. Sie genoss meine intensive Aufmerksamkeit und wir spielten etwas mit Möglichkeiten. Ich sagte ihr, dass ich ihr neues Zimmer geradezu sehen könnte. Das wollte sie dann schon etwas genauer wissen. Also stellte sie mich auf die Probe und bat mich, die Inneneinrichtung des Hotelzimmers zu beschreiben. Für mich war das dann genauso, als würde ich sie dort besuchen. Ich konnte mich umschauen und Details erkennen, wie zum Beispiel den Rokoko-Stil des Zimmers, die Kerzenleuchter an den Wänden, die Form des Sessels und des Tisches und des Betts. Sie war von meiner Beschreibung total überrascht und sendete mir dann sofort einige Bilder, mit denen sie die Korrektheit meiner Sicht bestätigte.

Erfahrung 2

Das unerwartete Ableben meiner indischen Frau aufgrund ihres *prārabdha karmas* gab mir den Anlass, mit mentalem Heilen zu experimentieren. Ich wollte einfach verstehen, wie Krankheiten entstehen, wo ihre Informationen abgespeichert werden und wie man sie mental neutralisieren kann. Dass dies möglich ist, demonstrierte mir mein hochverehrter Lehrer *Śri Śri Bharati Tirtha Mahaswamiji* aus *Śringeri* Jahre zuvor. Ich wusste, dass er heilen kann und bat ihn, mich die Technik zu lehren. Ich hatte damals starke Knieschmerzen. Er antwortete mir, dass er selbst die Knie heilen würde. Die Schmerzen ließen tatsächlich nach. Nach vier Wochen fragte er mich, ob es besser geworden wäre. Ich bejahte. Dann aber traten zu meiner Verwunderung die Schmerzen gleich wieder auf. Aha, dachte ich, dies war also eine Demonstration und ich sollte es selbst versuchen, was ich dann erfolgreich tat.

Wenn ich meine Aufmerksamkeit auf eine Krankheit oder ein Unwohlsein („Störung") in einer Person oder bei mir richte, sehe ich oft in meiner inneren Wahrnehmung Bilder oder einen „Film", über die Krankheit selbst oder auch ihres Heilungsvorgangs, welche dazu passen. Diese Wahrnehmung kommt so spontan, dass mein Verstand keine Zeit zum Eingreifen hat. Bei Magenentzündungen, zum Beispiel, „sehe" ich in diesem Bereich einen roten Fleck. Wenn ich dann länger meine Aufmerksamkeit auf dem inneren Bereich halte und gleichzeitig bestimmte *devas* um Heilung bitte, wandelt sich die Farbe des krankhaften Bereichs von Rot in Weiß um und die Person berichtet Besserung. Das habe ich bei mehreren Personen probiert. Der mentale „Körper" stellt also eine Schnittstelle bereit, in diesem Fall einen roten Fleck, über den man auf Körper-Störungen Einfluss nehmen kann.

Während meiner Lehrzeit bei einem Schamanen behandelte ich einen Mann, der seit Jahrzehnten eine schwere Migräne hatte und starke Medikamente nahm. Ich behandelte ihn sowohl bei mir zu Hause als auch aus der Ferne. Während ich die Aufmerksamkeit auf ihn richtete, erschienen drachen- und schlangenartige „Wesen" als innere Bilder oder Filme, die keinen freundlichen Eindruck machten. Mit Hilfe von *devas* entsorgte ich sie, was sich regelrecht als ein „Kampf" vor meiner inneren Wahrnehmung abspielte. Die Person fühlte sich danach besser. Diese „Wesen" sind als intelligente negative Energien zu verstehen, die in unsere Physiologie eingreifen. Sie sind in den Kommentaren der *yoga sūtras* als *„bhūtas"* (intelligente Wesen) beschrieben. Der Bekannte teilte mir später mit, dass die Migräne verschwunden sei, allerdings hatte ich selbst drei Tage lang starke Kopfschmerzen, die ich mit meiner Meditation beheben konnte.

3.44

Durch saṁyama auf ihre physikalische Form, ihre wesentliche Natur, ihre feine Form, ihre Vererbung und ihre Zweckgerichtetheit werden die [fünf] Elemente beherrscht.

स्थूलस्वरूपसूक्ष्मान्वयार्थवत्त्वसंयमाद्भूतजयः

sthūla-svarūpa-sūkṣma-anvaya-arthavattva-saṁyamāt bhūta-jayaḥ sthūla (mf(ā)n. Komp.: grob) svarūpa (n. Komp.: eigene Form) sūkṣma (mf(ā)n. Komp.: fein, subtil) anvaya (m. Komp.: Abfolge, Verbindung, Effekt, Bedeutung, Inhalt) arthavat-tva (n. Komp.: Bedeutsamkeit, Wichtigkeit) saṁyama (m. Abl. s.:) bhūta (n. Komp.: grobstoffliche Elemente) jaya (m. Nom. s.: Meisterschaft, Beherrschen)

Diese *siddhi* wird in den angegebenen Stufen praktiziert, die nacheinander geübt werden, ohne dazwischen jeweils in *nirbīja samādhi* zu gehen. Das *nirbīja samādhi* kommt dann ganz zum Schluss. Die fünf Elemente sind Erde, Wasser, Feuer, Luft, Raum, welche grob in etwa den Aggregatzuständen von Materie entsprechen.

Erfahrungen

Erfahrung 1

Am Ende der Nacht, meist während einer ausgedehnten Aufwachphase, hatte ich immer öfters Visionen, die sich entweder auf die Zukunft oder auf die Vergangenheit bezogen. Viele meiner Zukunftsvisionen waren nur ein Ausblick auf den kommenden Tag, der dann auch so ähnlich eintraf. Andere waren aber auch eine weitergehende Vorausschau. Solche weiterreichenden Zukunftsvisionen konnte ich oft auch verifizieren, wie zum Beispiel bei meiner Vision vom „Herrn der Meere“. Dieser taucht in verschiedensten Kulturen unter verschiedensten Namen auf, zum Beispiel als *Varuṇa*, als Poseidon oder als Neptun.

Die Vision kam ganz unvermittelt und ich sah den Herrn der Meere in einer Art Kutsche, die von Meerestieren gezogen wurde. Er wurde von einer riesigen Menge verschiedenster Wasserlebewesen begleitet. Da waren Gruppen von Delphinen, Schwärme von verschiedensten Fischen, Krabbeltiere auf dem Meeresboden, eine farbige und dynamische Vielfalt des Lebens unter Wasser. Alle richteten sich auf den Herrn der Meere aus und schwammen synchron mit ihm. Die ganze Sicht wurde mir von seiner Frau gezeigt und sie teilte mir mit, „Schau, er ist wütend!“ Ich sah, wie er seine offene Kutsche lenkte und dabei einen mondförmigen Halbkreis beschrieb. Dabei entstand eine riesige Welle, die das ganze Meer in Aufruhr versetzte. Es war absolut beeindruckend und kein Hollywood-Film hätte es besser darstellen können.

Nach dem Aufwachen wurde mir dann klar, was der Halbmond zu bedeuten hatte. Es war ein Symbol für die Zeitperiode eines halben Mondes, also etwa zwei Wochen. Er wollte mir mitteilen, dass in zwei Wochen etwas mit dem Meer passieren würde.

Die Vision hatte ich am 12. Dezember 2004 und tatsächlich passierte etwas am 26. Dezember 2004, etwa zwei Wochen später. Ein gewaltiges Seebeben mit der Stärke 9,3 erschütterte den indischen Ozean vor Sumatra und löste den stärksten Tsunami der Neuzeit aus, bei dem 230.000 Menschen starben. Der Herr der Meere war stinksauer und ich denke, dass er mir mitteilen wollte, dass er die fortgesetzte Ausbeutung der Meere, ihre Verschmutzung, das Leerfischen und die Ausrottung vieler Arten von Meerestieren einfach nicht weiter ertragen wollte.

Erfahrung 2

Eine spontane Erfahrung mit der *siddhi*-Technik erfuhr ich in einer Sitzung, wo Heiltechniken gelehrt wurden. Eine junge Frau brachte zum „Aufwärmen“ den Teilnehmern bei, wie man mithilfe des Denkens Teelöffel verbiegt. Ich fühlte mich herausgefordert und machte es spontan nach, wobei ich allerdings *Gaṇeṣa* um Hilfe bat. Beim Biegen war absolut keinerlei Kraft erforderlich, sondern nur eine Art „Hineinfühlen“ in den Vorgang: Der Teelöffel wurde in meinen Händen weich wie Wachs. Das fand ich toll und wiederholte es zu Hause mit einem Esslöffel: Mit der linken Hand hielt ich den Stiel, mit rechten die Löffelschale, die Handfläche nach unten zeigend. Der Löffel wurde wieder wachsweich. Dann bog ich ihn nicht nur, sondern drehte ihn um die Achse des Griffs. Davon inspiriert wollte ich es mit einem weiteren Esslöffel versuchen. Dann hörte ich zu meiner Überraschung laut eine innere Stimme: „Hör auf mit dem Quatsch.“ Das war es dann.

Ein Freund wollte mir zeigen, dass das Biegen und Drehen auch mechanisch möglich sei. Nur mit sehr viel Kraft konnte er die Biegung des Löffels zum Teil rückgängig machen, nicht aber die Drehung, denn ein Festhalten des Löffels am Stiel ist dabei unmöglich. Den Löffel habe ich noch als Andenken.

3.45

Davon [Beherrschen der Elemente] entstehen [acht Fähigkeiten, wie zum Beispiel] klein zu werden, usw., und die Vervollkommnung des Körpers, seiner Aufgaben und seines Schutzes.

ततोऽणिमादिप्रादुर्भावः कायसंपत् तद्धर्मानभिघातश् च

tataḥ aṇima-ādi-prādurbhāvaḥ kāya-saṁpat tat-dharma-anabhighātaḥ ca

tataḥ (Und.: dadurch, davon) aṇiman (m. Komp.: winzig klein, klein wie ein Atom, Dünne, Feinheit) ādi (m. usw.) prādurbhāva (m. Nom. s.: Erscheinen, Manifestation, sichtbar werden) kāya (m. Komp.: Körper, Leib) saṁpad (f. Nom. s.: gute Beschaffenheit, Vorzüglichkeit, Gelingen, Perfektion, Exzellenz) tad (n. Komp.: jenes) dharma (m. Akk. p.: Tugend, Aufgabe) anabhighāta (m. Nom. s.: Nicht-Behindern, Nicht-Blockieren) ca (Und.: und, auch)

Die acht Fähigkeiten sind:

- *Klein werden wie ein Atom*
- *Leicht werden*
- *Groß werden*
- *Entfernungen überbrücken, zum Beispiel den Mond berühren*
- *Unwiderstehlichen Willen haben, zum Beispiel in Felsen gehen*
- *Meisterschaft über alle Welten*
- *Oberherrschaft*
- *Allmacht*

Da der yogi ohne Unreinheiten ist, wird er eine Umkehr der Natur der Dinge nicht veranlassen, denn sein Benehmen ist überaus vorzüglich.

3.46

Ein vollkommener Körper besitzt eine schöne Form, Stärke und die Härte eines Diamanten.

रूपलावण्यबलवज्रसंहननत्वानि कायसम्पत्

rūpa-lāvaṇya-bala-vajra-saṁhananatvāni kāya-sampat

rūpa (n. Komp.: Gestalt, Form) lāvaṇya (n. Komp.: Schönheit, Liebreiz) bala (n. Komp.: Kraft, Stärke) vajra (m. Komp.: Diamant, Donnerkeil, hart) saṁhanana-tva (n. Nom. Akk. p.: Härte, Festigkeit-heit) kāya (m. Komp.: Körper, Leib) sampad (f. Nom. s.: Perfektion, Exzellenz)

Drei weitere Ergebnisse von 3.44.

3.47

Durch saṁyama auf [den Prozess der] Wahrnehmung [der Sinne], ihre wesentliche Natur, ihr begrenztes „ich"-Bewusstsein, ihre Vererbung und ihre Zweckgerichtetheit entsteht die Beherrschung der Sinne.

ग्रहणस्वरूपास्मितान्वयार्थवत्त्वसंयमाद् इन्द्रियजयः

grahaṇa-svarūpa-asmitā-anvaya-arthavattva-saṁyamāt indriya-jayaḥ

grahaṇa (n. Komp.: Wahrnehmung) svarūpa (n. Komp.: eigene Form, wesentliche Natur (Qualität)) asmitā (f. Komp.: begrenztes „ich"-Bewusstsein, Identität) anvaya (m. Komp.: Abfolge, Verbindung, Effekt, Bedeutung, Inhalt, Vererbung) arthavat-tva (n.

Komp.: Zielgerichtetheit, Bedeutsamkeit, Wichtigkeit) saṁyama (m. Abl. s.:) indriya (n. Komp.: Sinnes- und Handlungsorgane) jaya (m. Nom. s.: Meisterschaft, Beherrschen)

In 2.55 wurde die Beherrschung der Sinne als Ergebnis der *pratyāhāra*-Übung erstmals erwähnt und wird hier perfektioniert. Auch diese *siddhi* wird wie 3.44 in den angegebenen Stufen praktiziert, die nacheinander geübt werden, ohne dazwischen jeweils in *nirbīja samādhi* zu gehen. Der *nirbīja samādhi* kommt dann ganz zum Schluss.

3.48

Daraus [Beherrschen der Sinne] und durch Beherrschen von [saṁyama auf] pradhāna entstehen [die Fähigkeiten,] mit der Geschwindigkeit eines Gedankens [zu reisen], ohne körperliche Organe zu existieren und die Natur zu beherrschen.

ततो मनोजवित्वं विकरणभावः प्रधानजयश्च

tataḥ manojavitvam vikaraṇa-bhāvaḥ pradhāna-jayaḥ ca

tataḥ (Und.: davon dadurch) manojavitva (n. Nom. Akk. s.: Gedankenschnelligkeit, Gedankenschnelle) vikaraṇa (n. Komp.: ohne Sinnes- und Handlungs-Organe) bhāva (m. Nom. s.: Existenz, Erscheinen, Auftreten, Werden, Art des Handelns) pradhāna (n. Komp.: Grundzustand der drei guṇas) jaya (m. Nom. s.: Meisterschaft, Beherrschen) ca (Und.: und, auch)

Pradhāna, der Grundzustand der *guṇas*, wird in 4.2 genauer erklärt. Beherrschen der achtfachen *prakṛti* kommt vom *saṁyama* auf ihren Grundzustand (*pradhāna*), ebenso das Reisen mit Gedankenschnelligkeit und Existenz ohne Körper.

Die Existenz ohne Körper bedeutet, dass die Gehirnsoftware des *yogi* vollständig auf den kosmischen Computer hochgeladen ist und dort perfekt weiter funktioniert. Im kosmischen Computer gibt es dann für den *yogi* keinerlei räumliche oder zeitliche Beschränkungen mehr.

3.49

Durch die vollständige Erkenntnis, dass buddhi-sattva und puruṣa verschieden sind, hat [der yogi] Macht über alles Existierende, und die Allwissenheit.

सत्त्वपुरुषान्यताख्यातिमात्रस्य सर्वभावाधिष्ठातृत्वं सर्वज्ञातृत्वं च

sattva-puruṣa-anyatā-khyāti-mātrasya sarva-bhāva-adhiṣṭhātṛtvam sarva-jñātṛtvam ca

sattva (n. Komp.: Reinheit, Klarheit) puruṣa (m. Komp.: stilles SELBST) anyatā (f. comp., f. Nom. s.: Unterscheidung, Verschiedenheit) khyāti (f. Komp.: Wahrnehmung, Wissen) mātra (n. Gen. s.: vollständig, nur, total, ganz, Maß, Entfernung) sarvabhāva (m. Komp.: alle/s Objekte, Existenz, Erscheinen, Auftreten, Gewordenes) adhiṣṭhātṛ-tva (mfn., m. Akk. s.: Herrscher, Herrschen, Regieren) sarvajñātṛtva (n. Nom. Akk. s.: Allwissen) ca (Und.: und, auch)

Aus dem kosmischen Computer heraus kann die ewige Individualität des *yogi* alles im Universum kennen und alles bewirken. Auf diese Weise sind schon in alter Zeit Meister zu allmächtigen Wesen aufgestiegen. Warum bringen sie nicht alles durcheinander?

Weil der *yogi* ohne Unreinheiten ist, wird er eine Umkehr der Natur der Dinge nicht veranlassen, denn sein Benehmen ist überaus vorzüglich.

Sie sind zu Software-Funktionen des allumfassenden kosmischen Computers, des *Īśvara*, geworden und regieren mit ihm zusammen das Universum. Siehe dazu auch die Beschreibung der verschiedenen Wesen im Universum in 3.26.

3.50

Wenn von der Gelassenheit sogar gegenüber jenen [Allmacht und Allwissenheit] die Saat der Unreinheiten zerstört ist, [bleibt] Einheit (kaivalya).

तद्वैराग्यादपि दोषबीजक्षये कैवल्यम्

tat-vairāgyāt api doṣa-bīja-kṣaye kaivalyam

tad (n. Komp.: jenes) vairāgya (n. Abl. s.: Gelassenheit) api (Und.: auch, selbst, sogar) doṣa (m. Komp.: Unreinheit, Mangel, Fehler) bīja (n. Komp.: Same, Keim, Saat) kṣaya (m. Lok. s.: Vermindern, Löschen, Zerstören) kaivalya (n. Nom. Akk. s.: Einheitsbewusstsein)

Die individuellen Wünsche werden nicht mehr gebraucht, obwohl durch die Allwissenheit alles erreicht werden könnte.

3.51

[Im Fall von] Einladungen durch die Herrscher himmlischer Reiche soll man weder mit ihnen verkehren noch Stolz zeigen [Lächeln], denn daraus folgt wiederum Unerwünschtes.

स्थान्युपनिमन्त्रणे सङ्गस्मयाकरणं पुनरनिष्टप्रसङ्गात्

sthāni-upanimantrane saṅga-smaya-akaraṇam punaḥ-aniṣta-prasaṅgāt

sthānin (n. Komp., n. Nom. Akk. s.: himmlisch) upanimantraṇa (n. Lok. s.: Einladen) saṅga (m. Komp.: Treffen, Hängenbleiben, Kontakt mit, Begehren, Wunsch) smaya (m. Komp.: Geehrt-Fühlen, Lächeln, Stolz, Neugierde, Dünkel) akaraṇa (n. Nom. Akk. s.:

Nicht-Tun) punar (Und.: wieder, wiederholt) aniṣṭa (n. Komp.: Übles, Nachteil, Schlechtes) prasaṅga (m. Abl. s.: Anhaften, Möglichkeit, Verbindung, Zusammentreffen)

Die Reiche sind göttliche Regionen, wie zum Beispiel der Himmel, und ihre Herrscher sind Götter, wie zum Beispiel Indra. Solche Einladungen durch sie sind zum Beispiel „Edler Herr, ich bitte Dich darum, hier Platz zu nehmen, usw." In solchen Fällen soll sich der yogi erinnern und die wesentliche Ärmlichkeit individueller Selbstheit verstehen. Und er soll nicht mit Anhänglichkeit oder Stolz reagieren. Eine Reaktion mit Anhänglichkeit oder Stolz würde unerwünschte Konsequenzen nach sich ziehen.

Es gibt vier Gruppen von Yogis

- *Den Anfänger (prathama-kalpika)*
- *Im Honigzustand (madhu-bhūmika)*
- *Mit dem Licht des Wissens (prajñā-jyotiṣ)*
- *Einer, der alles, was er praktiziert hat, überschritten hat (ati-krānta-bhavanīya)*

Beschreibung der vier Gruppen

1. *Einer, der das Licht der übernatürlichen Wahrnehmung eines göttlichen Gegenstands entzündet hat. Er hat eine der viṣayavatī-Funktionen in Gang gebracht, die auf Sinnesgegenstände gerichtet sind, wie zum Beispiel das strahlende innere Licht (jyotiṣmatī 1.36), und er praktiziert es mit Hingabe.*
2. *Er hat das intuitive Wissen (1.48). Dieses ist der Honigzustand.*
3. *Er hat die Sinne bezwungen und bleibt fest, wie es sich gehört, wenn etwas erreicht wurde; alles was bisher erreicht wurde, alles was zu erreichen war und alles was direkt wahrgenommen wurde (im Fall von Wissen) oder gemeistert wurde (im Fall von Macht); der auch die Mittel zum Erreichen von dem besitzt, was noch zu erreichen ist. Die Mittel, das zu erreichen sind Übung und Gelassenheit (1.12). Der dritte ist einer, der diese hat.*

4. *Der vierte ist einer, der alles hinter sich gebracht hat, was zu üben war und dessen einziger verbleibender Zweck nun ist, die Gehirnsoftware im pradhāna absorbieren zu lassen* [das heißt die Gehirnsoftware auf den kosmischen Computer hochzuladen]. *Er hat das siebenfache, höchste Wissen.*

Von ihnen ist es der yogi, der den Honigzustand erreicht hat, den zweiten Zustand mit wahrheitstragendem Wissen, dessen Reinheit von den himmlischen Göttern gesehen wird und den sie in ihr Reich locken und den sie mit Worten grüßen, wie „Edler Herr", wie es jetzt beschrieben wird:

„Edler Herr! Nimm doch Platz hier und genieße. Die Freude ist köstlich und hochfein das Mädchen. Dieser Trunk verhindert Alter und Tod. Hier ist ein Raumschiff, dort ein wunscherfüllender Baum. Der himmlische Fluss mandākinī, die vollkommenen Wesen und großen Weisen segnen Dich alle. Die Nymphen sind unübertroffen und willig. Sehen und hören sind göttlich und der Körper wie ein Diamant. Deine besonderen Tugenden, edler Herr, haben all das verdient. Nimm Du diese hohe Position ein, die niemals endet, ewig frisch, unsterblich und geliebt von den Göttern."

Aber wenn er so eingeladen wird, lass ihn über die Übel dieser Verbindung meditieren. Verbrannt von den intensiven Flammen des Weltentreibens, wandernd von Geburt zu Tod, habe ich gerade eben geschafft, die Lampe des yoga zu bekommen, die die Blindheit der Illusionen zerstört. Die Winde sinnlicher Dinge, die begehrenden Leiber sind die Feinde. Wie kann ich dann, der das Licht gesehen hat, irregeleitet werden durch die Trugbilder dieser Sinnesdinge und mich selbst zum Brennstoff für das brennende Feuer des Weltentreibens machen, das wieder aufflammt? Lebt wohl ihr Dinge der Träume, die von bemitleidenswerten Kreaturen verfolgt werden.

Lass ihn auf diese Weise seinen Zweck bestätigen und samādhi üben. Er soll jegliche Verbindung mit ihnen aufgeben, nicht stolz darauf sein, auf diese Weise von den Göttern selbst gebeten zu werden. Wenn er sich mit solchem Stolz selbstsicher fühlte, würde er vergessen, dass ihn der Tod bereits am Schopf gepackt hätte und er aus Unvorsichtigkeit auf neue Illusionen eingehen würde und sie mit ihren unerwünschten Folgen stärken würde. Durch das Vermeiden dieser Verbindung und dieses Stolzes wird das, was er bereits geübt hat, fest in ihm und das, was er noch zu üben hat, steht ihm direkt bevor.

3.52

Vom saṁyama auf das Jetzt und dessen zwei Abfolgen von Zeitpunkten kommt Wissen, geboren aus der Unterscheidung.

क्षणतत्क्रमयोः संयमाद् विवेकजं ज्ञानम्

kṣaṇa-tat-kramayoḥ saṁyamāt vivekajam jñānam

kṣaṇa (mn. Komp.: Augenblick) tad (n. Komp.: jenes) krama (m. Gen. Lok. d.: Ablauf, Art und Weise) saṁyama (m. Abl. s.:) vivekaja (mfn., n. Nom. Akk. s:: entstanden, geboren aus richtig Unterscheidendem) jñāna (n. Nom. Akk. s.: Wissen)

Die Abfolgen von Zeitpunkten wurden in 3.15 erklärt. Hier geht es darum, im „Jetzt" zu sein und die Veränderungen durch den Ablauf der Zeit durch das Jetzt hindurch, vorbeiziehen zu lassen. Daraus entsteht wieder Wissen der Unterscheidung, welches immer vollständiges Wissen ist. Der Same des Wissens wächst ins Unermessliche. Es geht wieder, so wie vorher in 3.35 und 3.49, um die Anwendung der *viveka khyāti* Methode aus 2.26. *Viveka khyāti* führt immer zu vollständigem, intuitiven Wissen von allem. Hier kommt nun diese Methode in einer neuen Variante, einfach als die Unterscheidung zwischen dem unveränderlichem Jetzt (*puruṣa*) und den zwei veränderlichen Zeitabläufen, von der Zukunft in die Gegenwart und von der Gegenwart in die Vergangenheit.

Wer dieses Unveränderliche von diesem Veränderlichen klar unterscheidet, gewinnt daraus allumfassendes Wissen.

Das *sūtra* beschreibt außerdem die Grundlagen der speziellen Relativitätstheorie von Albert Einstein. Das war wohl Einsteins erster Zugang zu den enormen Schätzen von Wissen, die er im Laufe seines Lebens entdeckt hat.

3.53

Dadurch [durch Wissen aus 3.52] lassen sich zwei Dinge auseinanderhalten, die scheinbar gleich sind, weil sie nicht nach Klasse, Eigenschaft oder Ort unterschieden werden können.

जातिलक्षणदेशैरन्यतानवच्छेदात्तुल्ययोस्ततः प्रतिपत्तिः

jāti-lakṣaṇa-deśaiḥ anyatā-anavacchedāt tulyayoḥ tataḥ pratipattiḥ

jāti (f. Komp.: Geburt, Klasse) lakṣaṇa (f. Komp.: Eigenschaft, Attribut) deśa (m. Ins. p.: Ort) anyatā (f. Komp., f. Nom.s., Komp.: Verschiedenheit, Unterschied) anavaccheda (m. Abl. s.: Nichtbestimmtsein) tulya (mf(ā)n. Gen. Lok. d.: gleich, gleichartig, ähnlich) tataḥ (Und.: dadurch, davon) pratipatti (f. Nom. s.: Wahrnehmung, Wissen, Bestimmen, Identifizierung)

Hier erkennen wir einen grundlegend anderen Ansatz, um Quantenphysik und Relativitätstheorie zu vereinen, weil die Quantenphysik bisher annimmt, dass Teilchen nicht einzeln identifizierbar seien. Durch den kosmischen Computer ist alles Wissen zugänglich.

Wir haben in 1.19 unter der Überschrift „Kosmische Software“ festgestellt, dass im kleinsten Volumen, welches ein Elektron, das kleinste Masseteilchen (Fermion), einnehmen kann, 10^{48} kleinste Raumelemente, sogenannte Planck-Volumina existieren. Damit kann jedes Elektron genügend Informationen mit sich tragen, um seinen gesamten bisherigen Weg seit dem Beginn des Universums zu dokumentieren. Jedes individuelle Elementarteilchen ist in unserem neuen Modell ein Software-Objekt der entsprechenden Klasse, zum Beispiel ist ein Elektron ein Objekt der Klasse „Elektronen“. Wie alle Software-Objekte enthält dieses Teilchen auch individuelle Daten, wie zum Beispiel seinen bisherigen Weg durchs Universum.

Diese Sichtweise weicht wesentlich von der heutigen Quantenphysik ab, die keine Möglichkeit sieht, scheinbar gleich aussehende Individuen der Elementarteilchen zu unterscheiden.

Dieses *sūtra* zeigt auf, wie tiefgreifend das allumfassende Wissen ist. Der *yogi*, der 3.52 ausführt, erhält damit Wissen über alles, was jemals im Universum passiert ist, und überall die verschiedenen Varianten zukünftiger Ereignisse, die noch auf ihn zukommen können. Er holt all dieses Wissen aus dem kosmischen Computer. Er braucht das Wissen nicht alles auf einmal, denn das würde den Quantencomputer des kleinen menschlichen Gehirns überlasten. Er kann sich das notwendige Wissen immer dann holen, wenn er es braucht.

Gleichzeitig nutzt er aber auch den kosmischen Computer mit seinen riesigen Informationsmengen, um seine Individualität zu erhalten und zu perfektionieren. Schon mit der Perfektion des „großen Körperlosen" in 3.43 ist er nicht mehr nur auf seinen Körper angewiesen, sondern kann das verteilte Rechnen (distributed computing) des kosmischen Computers für sich nutzen. Das ist kein Egotrip, denn das Ego hat er schon lange hinter sich gelassen. Sein individuelles SELBST wird auf kosmische Dimensionen erweitert. Er wird ein kosmisches Individuum. Seine Wünsche sind die Wünsche der Ganzheit. Er funktioniert als integrales Element der Ganzheit der Natur und im Einklang mit den Absichten des allwissenden und allmächtigen, besten Herrschers.

3.54

Und auch so entsteht Wissen, geboren aus der Unterscheidung zwischen allem im Sternenhimmel intuitiv Wahrgenommenen und der Gesamtheit von allem zu allen Zeiten.

तारकं सर्वविषयं सर्वथाविषयमक्रमं चेति विवेकजं ज्ञानम्

tārakam sarvaviṣayam sarvathā-viṣayam akramam ca iti vivekajam jñānam

tāraka (mf(ikā)n., m. Akk. s.: zum Sternhimmel gehörend) sarvaviṣaya (mfn., m. Akk. s.: bezogen auf alles) sarvathāviṣaya (mfn., m. Akk. s.: in beliebiger Erscheinungsform) akrama (m. Akk. s.: auf einmal geschehen, inaktiv, ohne Bewegung, „eingefroren") ca (Und.: und, auch) iti (Und.: so) vivekaja (mfn., n. Nom. Akk. s:: entstanden, geboren aus richtig Unterscheidendem) vjñāna (n. Nom. Akk. s.: Wissen)

Hier wird nun noch eine weitere Variante zur Erreichung des vollständigen Wissens dargestellt. Der *yogi* unterscheidet wieder zwischen einem unveränderlichen, alles Umfassenden und einem Veränderlichen, ebenfalls alles Umfassenden.

Tāraka heißt auch Stern, was auf *jyotiṣ*-Wissen hinweist (1.36 und 3.28). Dies ist das Veränderliche, in dem noch Handlungen stattfinden, weil sich Galaxiensuperhaufen, Galaxienhaufen, Galaxien, Sonnen und Planeten bewegen.

Dem gegenüber steht die „Gesamtheit von allem zu allen Zeiten", also die unbewegte, vierdimensionale Raumzeit mit allen unbewegten Weltlinien.

Aus dieser Unterscheidung entsteht wieder vollständiges Wissen, denn es ist erneut eine Anwendung der *viveka khyāti* Methode aus 2.26.

Erfahrung

Als wir diese *siddhi* genauer untersuchten, wurde mir plötzlich, schlagartig klar, was die tatsächlich bedeutete. Ich kannte diese *siddhi* bereits. Sie entspricht einer Darstellung der drei Raumdimensionen (3-D) und der Zeitdimension des Universums in einem einheitlichen Bild als vierdimensionale Raumzeit (4-D). Die Raumzeit ist die Darstellung der Gesamtheit von allem zu allen Zeiten. Darin bewegt sich dann auch nichts mehr, denn jede Bewegung im Raum und in der Zeit wird dann zu unbewegten Linien, Flächen,

Volumen oder 4-D Volumen. Im dreidimensionalen Raum hingegen bewegen sich die Dinge. Dieses entspricht dann dem, was im Universum als Bewegung wahrgenommen wird.

Somit fand ich heraus, dass ich einfach durch das Erlernen der Relativitätstheorien von Albert Einstein gelernt hatte, diese *siddhi* zu praktizieren. Da es eine weitere *siddhi* war, um alles Wissen zu entdecken, wurde mir plötzlich klar, dass dieses Einsteins großes Geheimnis war, sozusagen seine Geheimwaffe, wodurch er so viele neue Entdeckungen in der Physik machen konnte. All dieses Wissen entstand aus dem Vergleich zwischen dem veränderlichen 3-D Raum, gegenüber der unveränderlichen 4-D Raumzeit des gesamten Universums.

3.55

Wenn buddhi-sattva rein wie puruṣa ist, dann ist die absolute Einheit da (brahman-Bewusstsein, kaivalya). So ist es.

सत्त्वपुरुषयोः शुद्धिसाम्ये कैवल्यम्

sattva-puruṣayoḥ śuddhi-sāmye kaivalyam

sattva (n. Komp.:) puruṣa (m. Gen. Lok. d.:) śuddhi (f. Komp: Reinheit, frei von Verunreinigungen) sāmya (n. Lok. s., Nom. Akk. d.: Gleichheit, Ähnlichkeit) kaivalya (n. Nom. Akk. s.: totale Befreiung, absolute Einheit) iti (Und.: so ist es)

Das Wissen und die Macht, die vom yoga entstehen, wurden besprochen und vervollständigt, und es gibt kein Wissen und keine Macht jenseits dieser. Es wurde in Bezug auf jemanden, der Wissen und Macht durch yoga-Übung erreicht hat, gesagt (in 3.50): „Gelassenheit in Bezug auf das wird sofort zur absoluten Einheit.“ Hier sagt er jetzt: In einem, der Wissen, geboren aus Unterscheidung, erreicht hat, bleibt nach dem Aufhören der nach außen gerichteten Sicht diese Einheit. Wie das? Wenn das sattva rein wie puruṣa ist, ist absolute Einheit da.

Wenn die Illusionen von rajas und tamas abgeschüttelt sind, wird die Gehirnsoftware (buddhi-sattva), nachdem ihre Samenkörner (saṁskāras) geröstet sind, die Denkprozesse und die Schadsoftware in ihr aufgehört haben, nichts anderes als zum Gedanken der Getrenntheit von puruṣa. Die Gehirnsoftware geht in der Würde des Gedankens von nur diesem Getrenntsein auf und erreicht dann eine Reinheit ähnlich der von puruṣa.

Obwohl das, was aus den drei guṇas besteht, eine gegensätzliche Natur zum puruṣa hat und puruṣa von gegensätzlicher Natur zu dem ist, was aus den drei guṇas besteht, wird dennoch gesagt, dass die Gehirnsoftware (buddhi-sattva), die in den Gedanken von der Getrenntheit von puruṣa umgewandelt wird, eine vergleichbare Reinheit erreicht. In diesem Zustand ist absolute Einheit da, egal ob er die göttlichen Kräfte erreicht hat oder nicht, egal ob er im Besitz des Wissens, geboren aus Unterscheidung, ist oder nicht. Denn in beiden Fällen ist die Ursache für die absolute Einheit vorhanden, die nichts anderes ist, als das Aufhören der Unwissenheit.

Denn wenn die Samen der Illusionen geröstet sind, gibt es keine weitere Abhängigkeit von irgendwelchem weiteren Wissen. Derjenige, der richtig sieht (saṁyag-darśin), stellt fest, dass alles aus den drei guṇas besteht und dass er diesem Gedanken entkommen muss, da er selbst aus den drei guṇas besteht. Und so hängt er nicht mehr von all dem Wissen ab, wie zum Beispiel dem honigartigen Zustand. Yogisches Wissen und Macht wurden als Nebenprodukte beschrieben, die durch die Reinheit der Gehirnsoftware entstanden sind, die auf dem Weg des Strebens nach richtiger Sicht (saṁyag-darśana) erreicht wurden. Aber die höchste Wahrheit ist diese: Durch Wissen kommt das Versagen des Sehens zu Ende und wenn das aufhört, sind keine der Illusionen, die vorher beschrieben wurden, vorhanden, so wie die Ich-heit, denn ihr Bereich ist die Unwissenheit. Ohne Illusionen gibt es keine karma-Früchte, wie in den sūtras 2.12 und 2.13 gesagt wurde: „Die Ursache für alle Objekte des karma-Speichers ist Illusion" und „Aufgrund vorhandener Wurzel [Illusion] *reift jener karma-Speicher…"*

Daher hat dieses Werk die richtige Sicht [intuitive Intelligenz] *als ihr alleiniges Ziel und die Herrlichkeit des Wissens ist nicht sein Zweck. In diesem Zustand haben die guṇas ihre Beteiligung beendet und erscheinen nicht länger vor dem puruṣa als das Gesehene. Das ist absolute Einheit des puruṣa, wenn puruṣa allein in seiner wahren Natur als reines Licht dasteht. „So ist es" bedeutet, dieser Teil wurde beendet.*

Damit ist der dritte Teil der yoga sūtras des Patañjali mit dem Titel „Außergewöhnliche Fähigkeiten" beendet, mit dem Kommentar des heiligen Vyāsa und dem Kommentar des heiligen Herrschers Śaṅkara, der ein Paramahaṁsa Parivrājaka Ācārya und Schüler des heiligen Herrschers Govindapāda ist, dessen Füße zu verehren sind.

4

Kaivalya Pāda

Befreiung

Transformation der Gehirnsoftware

Zusammenfassung

In den vorherigen drei Kapiteln wurde die Weiterentwicklung zu höheren Versionen der Gehirnsoftware erläutert. Das Kapitel vier stellt diese Entwicklung nun in einen kosmischen Zusammenhang. Ausgehend von verschiedenen Arten von Lebewesen im Universum wird die Überlegenheit der Software über die Hardware erklärt. Das kosmische Individuum schafft sich mit seinem Bewusstsein (Software) eine dazu passende Hardware (Körper) und manifestiert sich dann in dieser Hardware als Gehirnsoftware. Auch die moderne Computertechnologie geht über verschiedene Ansätze in diese Richtung, zum Beispiel über „Field Programmable Gate Arrays (FPGA) " oder „Memory Driven Computing (MDC)". Die Software schafft sich dann ihre notwendige Hardware in Realtime.

Wir sind uns durchaus bewusst, dass viele Wissenschaftler davon ausgehen, dass zunächst die Gehirn-Hardware vorhanden sein muss, bevor auf dieser Hardware eine Software laufen kann, die sie dann „Bewusstsein" nennen. Wir sind uns aber auch bewusst, dass sie dabei von einem alten Computerparadigma ausgehen: Hardware vor der Software. Dieses Paradigma ist aber nicht mehr allgemeingültig, da ja heutzutage Software ihre Hardware schaffen und jederzeit modifizieren kann. Die Hardware-Software-Dualität ist dabei weitgehend aufgehoben. Wir gehen davon aus, dass das menschliche Gehirn in dieser Beziehung sogar noch intelligenter funktioniert.

Mit der zunehmenden Beseitigung von Schadsoftware aktiviert die Gehirnsoftware zum einen den unendlich schnellen Quantencomputer im Gehirn, zum anderen ist sie auch in der Lage, auf dem kosmischen Computer immer unabhängiger vom menschlichen Gehirn zu laufen. Diese Fähigkeiten wurden im Kapitel drei bei den verschiedenen *siddhi*-Techniken erläutert.

Im Kapitel vier werden nun auch andere Möglichkeiten des kosmischen Computers dargestellt, wie zum Beispiel die Vernetzung von mehreren Gehirnsoftware-Objekten. Es wird erklärt, wie die Speicherverwaltung dieser Netzwerke erfolgt, wie, warum und wie lange das Gesetz von *karma* gilt, wie die Gehirnsoftware nicht nur ein Gehirn und einen Körper, sondern die gesamte physikalische Realität im Kosmos erkennen und beeinflussen kann.

Zum Abschluss des Kapitels wird dann die höchste Perfektion beschrieben, in der perfekt reines Bewusstsein von allen Schleiern und Unreinheiten befreit, unabhängig von Gehirn-Hardware und Gehirn-Software, nur noch mit perfekter Sicht und Zugang zu unendlichem Wissen alles kennen und alles erreichen kann.

4.1

Siddhis (außergewöhnliche Fähigkeiten) entstehen durch samādhi direkt, [oder] von Geburt an, [oder] durch Heilkräuter, [oder] mantras, [oder] durch Streben nach Befreiung.

जन्मौषधिमन्त्रतपःसमाधिजाः सिद्धयः

janma-oṣadhi-mantra-tapaḥ-samādhi-jāḥ siddhayaḥ

janma (n. Komp.: Geburt) oṣadhi (f. Komp.: Pflanze, Droge, Heilkraut) mantra (m. Komp.: Meditationsklang) tapas (n. Nom. s.: Streben nach Befreiung) samādhi (m. Komp.: stilles Bewusstsein, ruhevolle Wachheit) ja (mf(ā)n., m. Nom. p.: Geburt, Entstehen) siddhi (f. Nom. p.: Kraft, außergewöhnliche Fähigkeit)

Nur *samādhi* bringt das *siddhi*-Ergebnis mit sich. Für jene ohne permanenten *samādhi* gibt es vier Methoden, um *siddhis* vorübergehend zu erreichen.

Siddhis entstehen

- *Durch Geburt in einem anderen Körper, wie im Himmel oder einer ähnlichen Region.*
- *Durch Einnehmen von Heilpflanzen, wie soma oder der āmalaka-Pflanze.*

- *Durch mantras, die wiederholt werden, werden die Fähigkeiten zu levitieren, klein wie ein Atom zu werden, und die anderen [sieben] erreicht.*
- *Durch tapas werden Fähigkeiten erzielt, wie das Annehmen jeder Form und überall durch Willenskraft hinzugehen.*
- *Durch samādhi werden siddhis erreicht, wie bereits im Kapitel 3 beschrieben.*

4.2

Vom Überschuss der prakṛti [kommt] die Umwandlung in eine entsprechende Existenzform [Wiedergeburt].

जात्यन्तरपरिणामः प्रकृत्यापूरात्

jāti-antara-pariṇāmaḥ prakṛti-āpūrāt

jāti (f. Komp.: Geburt; Existenz-Form, durch Geburt festgelegt) antara (mf(ā)n. Komp.: innen, naheliegend, verwandt) pariṇāma (m. Nom. s.: Veränderung, Umwandlung) prakṛti (f. Komp.: Natur; erzeugt die Welt, 8 Komponenten) āpūra (m. Abl. s.: Fluten, Flut, Überfluss, Überschuss)

Die feinste *prakṛti* wurde in 1.45 mit *pradhāna* gleichgesetzt, dem Grundzustand von *sattva*, *rajas* und *tamas*.

Eine nicht ausgeglichene *prakṛti* hingegen hat einen Überschuss von *sattva*, *rajas* oder *tamas*. Diese nicht ausgeglichene *prakṛti* wurde in 2.22 als „individualisiertes“ *pradhāna* bezeichnet, welches ein Parallel-Universum aufspannt, das beim Nutzer der Gehirnsoftware Versionen 7 und 8 entfällt.

Zum *pradhāna* kommt der Überschuss hinzu und dadurch wird *pradhāna* individualisiert. Zum Beispiel erzeugen unerfüllte Wünsche diesen Überschuss der *prakṛti*, was dann zur Wiedergeburt führt.

4.3

Die Ungerichtetheit der prakṛtis [erhält] eine Richtung, so wie ein Bauer einen Bewässerungsdamm hat und diesen sinnvollerweise aufbricht.

निमित्तमप्रयोजकं प्रकृतीनां वरणभेदस्तु ततः क्षेत्रिकवत्

nimittam aprayojakam prakṛtīnām varaṇa-bhedaḥ tu tataḥ kṣetrikavat

nimitta (n. Nom. Akk. s.: Ursache, Motiv, das Bestimmende, Motivation) aprayojaka (mf(ikā)n., n. Nom. Akk. s.: nicht verursachend, nicht bewirkend, ziellos) prakṛti (f. Gen. p.: Natur, Erzeuger der materiellen Welt) varaṇa (m. Komp.: Wall, Damm) bheda (m. Nom. s.: Zerbrechen, Spalten, Aufbrechen, Auflösen) tu (Und.: und, aber) tataḥ (Und.: davon, dadurch, konsequenterweise, für diesen Grund) kṣetrika (m. comp.: Bauer, Besitzer des Feldes) -vat (Affix: ähnlich, wie)

Tugend ist *dharma*, Laster ist *adharma*.

Ein Damm enthält Wasser, um die Felder zu bewässern. Der Bauer öffnet und schließt den Damm je nach Erfordernis.

Wasser fließt immer zum tiefsten Punkt, solange bis die Wasseroberflächen in ihrer Höhe ausgeglichen sind. Durch einen Damm wird dieser natürliche Wasserfluss unterbrochen. Ein Bauer kann diesen Damm an bestimmten Stellen öffnen, um jeweils die gewünschten Felder zu bewässern. Er gibt damit dem Wasser eine Richtung. An den geöffneten Stellen fließt dann das Wasser, bis der Höhenunterschied ausgeglichen ist.

Ebenso ist es mit den drei *guṇas*, die immer in Richtung *pradhāna* streben.

Das Ungleichgewicht der Überschüsse der prakṛti bewirkt zunächst noch nichts. Dann erhält es zum Beispiel eine Richtung mittels dharma, um diese Überschüsse in einer Wiedergeburt in Richtung pradhāna auszugleichen.

Wenn dharma überhandnimmt, entsteht ein sattva-Überschuss (der Damm füllt sich mit Wasser auf). Wenn adharma überhandnimmt, entsteht ein tamas-Überschuss (der Damm füllt sich mit Schlamm auf).

Die prakṛti erschafft die entsprechenden Formen von Körpern mit Sinnesorganen gemäß der veranlassenden Ursache von dharma oder adharma.

4.4

Gehirnsoftware [-Objekte] werden ausschließlich vom [begrenzten] „ich"-Bewusstsein (asmitā) erzeugt.

निर्माणचित्तान्यस्मितामात्रात्

nirmāṇa-cittāni asmitā-mātrāt

nirmāṇa (n. Komp.: Formen, Erzeugen, Machen, Schaffen) citta (n. Nom. Akk. p.: Gehirnsoftware) asmitā (f. Komp., f. Nom. s.: begrenztes ich-Bewusstsein, Identität) mātra (mf(ā)n,. n. Abl. s.: nur, alleine)

Jeder Computer benötigt ein Betriebssystem. Dieses Betriebssystem kann alle Apps (Programme) starten, überwachen und beenden. Dabei werden diese Apps vom Betriebssystem wie Objekte behandelt. Eine App kann mehrfach gestartet werden und laufen. Nun kann das Betriebssystem wiederum die App eines übergeordneten Betriebssystems sein.

So ist es auch mit der Gehirnsoftware. Sie kann das Objekt eines übergeordneten, begrenzten „ich"-Bewusstseins sein. Genau wie in der heutigen Computertechnik kann dieses auch mehrere Gehirnsoftware-Objekte erzeugen.

Jedes Gehirnsoftware-Objekt (citta) wird mit entsprechendem Körper und Sinnesorganen von einem einzigen begrenzten „ich"-Bewusstsein erzeugt.

Wenn ein yogi mit einem begrenzten „ich"-Bewusstsein mehrere Körper und Sinnesorgane erzeugt, dann ist jedem dieser Körper eine separate Gehirnsoftware zugeordnet.

Ein *yogi* ist also nicht ein Körper, sondern ein mächtiges „ich"-Bewusstsein, welches verschiedene Körper mit jeweils separaten Kopien der zugehörigen Gehirnsoftware erschaffen kann. Der *yogi* auf dieser Ebene ist auf jeden Fall schon befreit (Gehirnsoftware Version 8), hat kein Ego mehr, hat jedoch seine Individualität auf den kosmischen Computer hochgeladen. In diesem Zustand ist er Teil des kosmischen Computers geworden. Er erfüllt die Aufgaben des Allwissenden und Allmächtigen in seiner individuellen Art. Wenn zur Erfüllung dieser Aufgaben mehrere Körper notwendig sind, kann sie dieser *yogi* schaffen.

4.5

Die Unterschiede im Erscheinen vieler [cittas] werden verursacht durch ein [erzeugendes, kontrollierendes] citta.

प्रवृत्तिभेदे प्रयोजकं चित्तमेकमनेकेषाम्

pravṛtti-bhede prayojakam cittam ekam anekeṣām

pravṛtti (f. Komp.: Erscheinen, Tendenz, Aktion, Verhalten) bheda (m. Lok. s.: Unterschied) prayojaka (Adj. n. Nom. Akk. s.: verursachend) citta (n. Nom. Akk. s.: Gehirnsoftware) eka (n. Nom. Akk. s.: ein, eine) aneka (n. m. Gen. p.: viele, getrennt, nicht ein)

Ein *yogi* kann mit seiner kontrollierenden Gehirnsoftware mehrere Software-Instanzen individueller Gehirnsoftware erzeugen und kontrollieren.

Der *yogi* ist wirklich nur Software und nicht die Hardware seines Körpers. Die Hardware passt sich der Software an. Dabei spielt es keine Rolle, ob die kontrollierende Software auf einem menschlichen Gehirn oder im kosmischen Computer läuft.

Gesetze des Karma

4.6

Von den [fünf Methoden, siddhis zu erreichen], erzeugt [nur] die Methode dhyāna keinen [karma]-Speicher.

तत्र ध्यानजमनाशयम्

tatra dhyāna-jam an-āśayam

tatra (ind.: darin, dort, in dem Fall, in dem Platz) dhyāna (n. Komp.: Meditation) ja (mf(ā)n., m. Akk. s.: entstanden durch, geboren durch) an (Und.: nicht, Verneinung) āśaya (m. Akk. s.: Speicher, Ort, Lagerstelle, Sitz von Gefühlen und Gedanken, Aufenthaltsort)

Eine Gehirnsoftware kann auf fünferlei Weisen *siddhi* Apps installieren:

Durch Geburt, Heilkräuter, mantras, tapas oder samādhi. Alle außer mantras und samādhi erzeugen einen Speicher von positivem karma (Verdienste, Tugenden) oder negativem karma (Sünden, Laster), oder beidem.

Saṁskāras sind wie Sandkörner im Getriebe, *karma* wie ein Sandhaufen. Der *karma*-Speicher stellt ein Ungleichgewicht der *guṇas* dar, was zur Wiedergeburt führt.

Nur wenn die siddhis aus der Meditation (dhyāna) heraus entstehen, wird nichts zusätzlich im karma-Speicher abgelegt. Der yogi ist frei von Illusionen und karma. Daher gibt es keine Verbindung zu gut oder schlecht, da die Illusionen von diesem yogi beseitigt wurden. So wie es gesagt wurde: Der karma-Speicher wurzelt in Illusionen (2.12). Der yogi hat keinen karma-Speicher, weil keine Illusionen mehr da sind. Aber bei anderen (den ersten vier) gibt es einen karma-Speicher, weil sie ihre Illusionen nicht entfernt haben.

4.7

Die Handlung eines yogi [Gehirnsoftware Version 7+] ist weder weiß noch schwarz. Bei anderen ist sie von dreierlei Art [weiß, schwarz, gemischt].

कर्माशुक्लाकृष्णं योगिनस्त्रिविधमितरेषाम्

karma-aśukla-akṛṣṇam yoginaḥ trividham itareṣām

karman (n. Komp..: Handlung, Tat) aśukla (mf(ā)n. Komp.: nicht weiß) akṛṣṇa (n. Nom. Akk. s.: nicht schwarz) yogin (m. Gen. Abl. s.: yogi) trividham (mfn., n. Nom. Akk. s.: von dreierlei Art, dreifach) itara (nm. Gen. p.: von anderen)

Ein *yogi* (Gehirnsoftware Version 7+) schafft keine Fakten (*karma*), die weiß (tugendhaft) oder schwarz (lasterhaft) sind, dennoch handelt er durch Umwandlungen in der Einheit (3.12).

Die anderen schaffen Fakten (karma), die weiß (rein mentale, positive Handlungen), schwarz (schlecht) oder grau (gemischt) sind.

In diesem *sūtra* geht es um das Erschaffen von neuem *karma*, im nächsten (4.8) um das Ernten der Ergebnisse vom früheren *karma*.

4.8

Daraus [aus den drei Arten von karma] manifestieren sich nur diejenigen Denkmuster (vāsanās), die zur Situation passen.

ततस्तद्विपाकानुगुणानामेवाभिव्यक्तिर्वासनानाम्

tataḥ-tat-vipāka-anuguṇānām eva abhivyaktiḥ vāsanānām

tataḥ (Und.: daraus resultierend) tad (n. Komp.: jenes) vipāka (m. Komp.: Ergebnis, Frucht, Reifung) anuguṇa (mf(ā)n., m. Gen. p.: von gleicher Natur, passend zu, ähnliche Qualitäten) eva (Und.: wirklich, so, nur, tatsächlich) abhivyakti (f. Nom. s.: Manifestation, Unterscheidung) vāsanā (f. Gen. p.: Denkmuster)

Tatsächlich ist ein saṁskāra von zweifacher Art, bestehend aus Erinnerungen und verursachenden Illusionen. Er wird mit Namen vāsanā bezeichnet, wenn er im Aktivierungsprozess als Tugend oder Laster [auftritt] (Kommentar *Śaṅkaras* aus 3.18).

Vor Gehirnsoftware Version 7 verursacht ein Denkmuster (*vāsanā*) eine entsprechende Handlung (*karma*), sobald wieder eine ähnliche Situation auftaucht (4.8).

Beispiel: Jemand hat überwiegend positives (weißes) *karma*, bestehend aus mehr weißen als schwarzen *vāsanās*. Als Folge davon wird er in einer himmlischen Umgebung geboren. Damit werden die wenigen schwarzen *vāsanās* aber nicht gelöscht. Sie bleiben vorhanden, kommen jedoch nicht zur Reife, da die himmlische Umgebung nicht zu den schwarzen *vāsanās* passt

Die Befreiung (kaivalya) wurde gepriesen und nun müssen die Illusionen und karmas und vāsanās dargestellt werden, welche die Ursachen für die Hindernisse dorthin sind. Aber die Funktionsweisen der Illusionen, ihre Gegenspieler und ihre Auslöschung wurden bereits genau beschrieben. Die nächsten sūtras erklären daher, entsprechend genau, das Arbeiten, die Zustände, die Gegenspieler und die Auslöschung von karma und vāsanās. Nur wenn diese alle aufhören, wird die Befreiung (kaivalya) erreicht, und sonst nicht. Da es drei Arten von Ergebnissen, schwarz, weiß und gemischt gibt, entsteht das Ergebnis von karmas, die zu ihrer Wirksamkeit gereift sind, nur aus denjenigen vāsanās, die zum Ergebnis [zur Umgebung, zur Situation] *passen. Diese vāsanās haben also eine übereinstimmende Natur und eine ähnliche Form mit dem Ergebnis.*

Bei karmas, die zu einer göttlichen, tierischen oder menschlichen Geburt reifen, ähnelt das Ergebnis der Art von karma, die sie verursacht hat. Das Ergebnis entsteht nur aus den vāsanās, die aus der karma-Reifung entstehen.

Es ist genauso wie bei einem Jungen, der eine Person sieht, die seiner Mutter ähnlich sieht, und ihr nachläuft.

Ein Denkmuster (vāsanā) verändert einen reinen Gedanken (pratyaya)

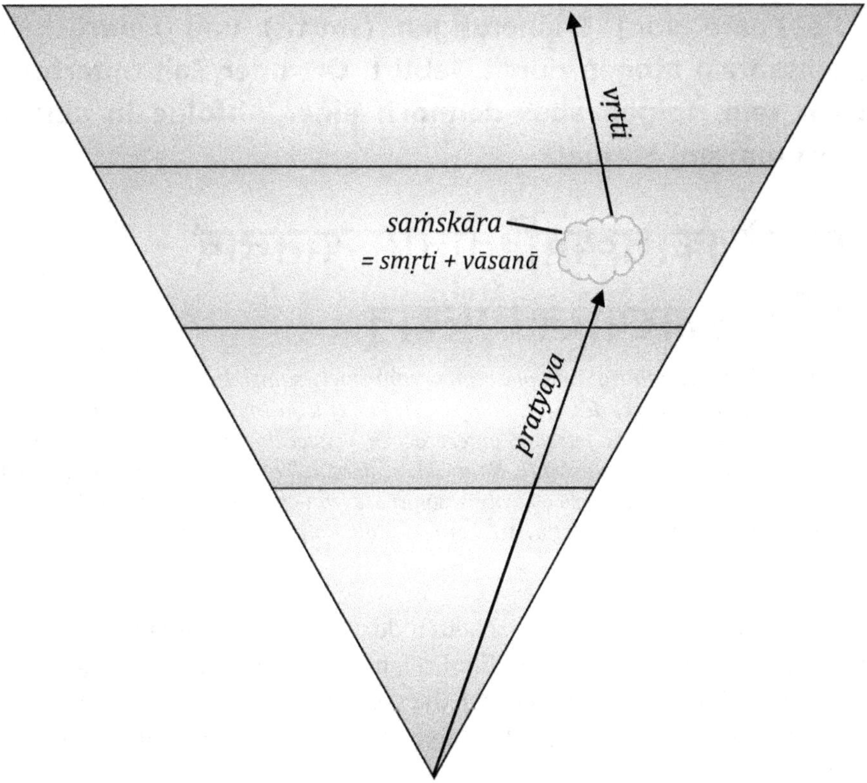

4.9

[Die Paare von] Erinnerungen (smṛtis) und Eindrücken (saṁskāras) mögen durch Geburt, Ort oder Zeit unterbrochen sein, folgen aber dennoch einer Abfolge in einem [bestimmten] Format.

जातिदेशकालव्यवहितानामप्यानन्तर्यं स्मृतिसंस्कारयोरेकरूपत्वात्

jāti-deśa-kāla-vyavahitānām api ānantaryam smṛti-saṃskārayoḥ eka-rūpatvāt

jāti (f. Komp.: Geburt) deśa (m. Komp.: Ort, Platz) kāla (m. Komp.: Zeit, Zeitpunkt) vyavahita (Adj. Gen. p.: getrennt, unterbrochen, versteckt, entfernt) api (Und.: auch, sogar, selbst wenn) ānantarya (n. Nom. Akk. s.: unmittelbare Folge, Aufeinanderfolge,) smṛti (f. Komp.: Erinnerung, Gedächtnis) saṃskāra (m. Gen. Lok. d.: Eindruck) eka (mfn.: eins) rūpa-tvāt (n. Abl. s.: Natur, Art, Form, Gestalt, Körper, Erscheinung)

Saṁskāras sind nach Ähnlichkeiten der Erfahrungen organisiert, nicht nach Inkarnation, Ort und Zeit. Ein Ereignis hinterlässt Erinnerungen und verborgene Eindrücke (*saṁskāras*). Um die ununterbrochene Aufeinanderfolge der *saṁskāra*–Reifung zu verstehen, sollte man die *daśa*-Systeme in *jyotiṣ* studieren.

Beim Nutzer vor Gehirnsoftware Version 7 werden neue *saṁskāras*, entsprechend der *daśa*-Phasen, zu existierenden *saṁskāras* hinzugefügt und machen die *saṁskāras* einflussreicher.

Saṃskāras entsprechen in der Informatik den Schadsoftware-Objekten und die Abfolge entspricht einer Durchlaufmethode durch die Listen, welche diese Objekte enthalten.

Diese Eindrücke führen in Verbindung mit Illusionen zu Leiden. *saṁskāras* werden zu Gruppen aufgrund der Ähnlichkeit ihrer Ereignisse zusammengefasst, wobei die *saṁskāras* aus verschiedenen Leben, Zeiten, Orten und Ursachen stammen können. Damit wird die Tendenz dieser Person für ähnliche zukünftige Aktivitäten gesteigert. Zum Beispiel werden Wünsche nach einer Herrscherrolle jeweils zusammengefasst und bewirken in einem zukünftigen Leben wieder das Streben nach einer Führungsrolle.

4.10

Und die Anfangslosigkeit jener [vāsanās] [schlussfolgern wir aus dem] ewigen Wunsch zu leben.

तासामनादित्वं चाशिषो नित्यत्वात्

tāsām-anāditvam ca āśiṣaḥ nityatvāt

tad (f. Gen. p.: jene) anāditva (n. Nom. Akk. s.: Zustand ohne Beginn/Anfang) ca (Und.: und, auch) āśis (f. Abl. Gen. s.: Wunsch, Segen) nityatva (n. Abl. s.: ohne Ende, Ewigkeit)

„Die Hoffnung stirbt zuletzt" – Der Überlebenstrieb ist eine Klasse (*kleśa*) von Denkmustern (*vāsanās*). Jedes neu geborene Wesen hat sofort einen Wunsch nach Überleben. Sie alle fürchten den Tod, obwohl die meisten in ihrem neuen Leben noch keine Nahtoderfahrung hatten. Die Angst vor dem Tod muss daher aus Todeserfahrungen am Ende früherer Leben stammen.

Die Gehirnsoftware hat anfangslose *vāsanās* gespeichert und wird von denjenigen getrieben, die zu der aktuellen Situation passen.

Karmische Ursachen

Die karmischen Ursachen sind verschieden stark.

Die äußeren Ursachen erfordern Mittel, wie Körper und Handlungen, wie zum Beispiel Verehrung und Begrüßung. Die inneren (mentalen) Ursachen sind solche, die mit Vertrauen beginnen, gefolgt von Stärke, Erinnerung, samādhi und intuitivem prajñā-Wissen (1.20). Innere Ursachen sind stärker als äußere Ursachen und werden in der Folge von Vertrauen bis zum intuitiven Wissen immer stärker. Saṁyama auf Freundlichkeit und die anderen siddhis sind innere Ursachen, unabhängig von Körper und Handlungen usw. und führen zum höchsten dharma.

4.11

In Abwesenheit der angesammelten Ursachen, Ergebnisse, Behälter [Gehirnsoftware] und Stützpunkte [Dinge] verschwinden jene [vāsanās].

हेतुफलाश्रयालम्बनैः संगृहीतत्वादेषामभावे तदभावः

hetu-phala-āśraya-ālambanaiḥ saṁgṛhītatvāt eṣām abhāve tat-abhāvaḥ

hetu (m. Komp.: Ursache, Grund, Bedingung, Absicht) phala (n. Komp.: Wirkung, Ergebnis, Frucht) āśraya (m. Komp.: Behälter, Empfänger enthält oder erhält, Zuflucht) ālambana (n. Ins. s.: Unterstützung, Stütze, Ursache, Grund,) saṁgṛhīta-tvāt (mfn., . Abl. s.: ergriffen, eingenommen, eingesammelt, angesammelt) [-heit]) idam (m. n. Gen. p.: dies) abhāva (m. Lok. s.: Abwesenheit [zeitlich, örtlich], Vernichtung, Nicht-Existenz) tad (n. Komp.: jenes) abhāva (m. Nom. s.: Vernichtung, Verschwinden) (tad 4.11 ist n.s., rūpa-tvāt 4.9 ist n.s.)

In 4.9 wurde diese angesammelte Erfahrungsstruktur als die gemeinsame Grundlage der *saṁskāras* bezeichnet. Erscheint ein Ding oder eine Situation, dann werden die zugehörigen *saṁskāra*-Objekte aktiviert, zum Beispiel Angst auf einer Brücke. Die Erfahrungsstruktur verschwindet, sobald ihre Ursachen entfernt werden.

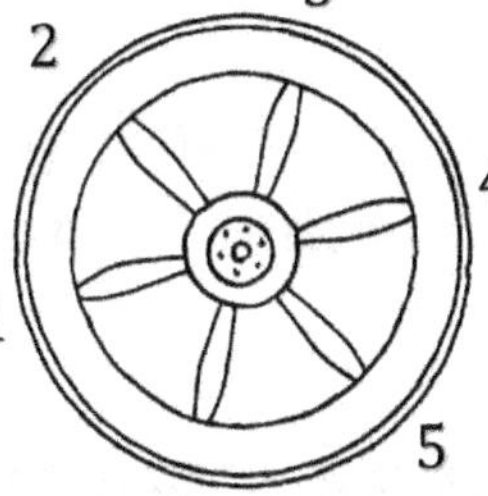

Das sechs-speichige Rad des Weltentreibens (*saṁsāra*) hat die aufeinanderfolgenden Speichen:

(1) Tugend → (2) Vergnügen → (3) Verlangen → (4) Bosheit → (5) Schmerz → (6) Hass → Anstrengung

Die Anstrengung kann alternativ in die folgenden beiden Richtungen gehen:

→ (1) Tugend

→ (4) Bosheit.

Dem Hass entfliehend, kommt jemand wieder zur Tugend zurück und das Rad dreht sich weiter.

Der Außenring (der Reif) dieses Holzrades ist die Unwissenheit (*avidyā*). Wenn einmal die Unwissenheit zerstört ist, fliegt das ganze Rad auseinander. Dann dreht sich das Rad des *karma* nicht mehr.

Solange die Gehirnsoftware noch die Aufgabe hat, Erfahrungen zu machen, ist sie in Unwissenheit und wirkt als Behälter für *saṁskāras*. Sobald sie *puruṣa* erkannt hat, ist diese Aufgabe erledigt.

4.12

Vergangenheit und Zukunft sind [subtile] Ausprägungsformen des Jetzt, die je nach Weg zu unterschiedlichen Aufgaben führen.

अतीतानागतं स्वरूपतोऽस्त्यध्वभेदाद्धर्माणाम्

atīta-ānāgatam svarūpataḥ asti adhva-bhedāt dharmāṇām

atīta (n. Komp.: Vergangenheit) ānāgata (n. Nom. Akk. s.: Zukunft) svarūpatas/ḥ (Und.: für sich, analog, in eigener Form/Gestalt, ähnlich, der Natur nach) asti (Und.: existent, präsent, gehört zu) adhvan (m. Komp.: Zeit, Reise, Weg, Pfad, Platz) bheda (m. Abl. s.: Unterschied) dharma (n. Gen. p.: Aufgabe, Tugend, Rechtschaffenheit, Charakter, Eigenschaft, Besonderheit);

Dharmin ist der Träger von Eigenschaften, zum Beispiel Lehm. *dharma* ist der Gegenstand mit Eigenschaften, zum Beispiel der Topf; (in 3.13 ausführlich erklärt). Der *dharmin* enthält alle möglichen Ausdrucksformen als Potentialität. Jedoch erst im *dharma* wird eine dieser Ausdrucksformen gewählt.

> In der Computer-Wissenschaft entspricht *dharmin* einer Klasse. *Dharma* entspricht einem Objekt dieser Klasse.

Die verschwundenen *saṁskāra*-Objekte mit ihren Erinnerungen werden als vergangen bezeichnet. Sie sind jedoch nicht absolut verschwunden, sondern verbleiben noch in einer subtilen Form in der Gegenwart. Daher sind Erinnerungen an frühere Leben möglich, sogar bei fortgeschrittener Gehirnsoftware, wenn alle *saṁskāras* abgeschaltet sind. Alles, was in der Gegenwart in Existenz kommt, muss darauf in einer subtilen Zukunftsform gewartet haben. Alles, was aus der Gegenwart in die Vergangenheit geht, wird eigentlich in eine subtile Form in der Gegenwart transformiert.

Es kann nichts geschaffen oder zerstört werden. Es wird lediglich umgewandelt. Bei Gehirnsoftware Version 1 bis 3 gibt es die Gewohnheit, dass Sinnesorgane nur Gegenwart und nur manifestierte Gegenstände wahrnehmen, obwohl alle Gegenstände in subtiler Form ihre Vergangenheit und Zukunft in sich tragen.

Ähnlich wie im *sūtra* 3.52 gibt es auch hier wieder einen Hinweis auf die spezielle Relativitätstheorie. Je nach Bewegungszustand des Beobachters, kann die gleiche Sache in der Zukunft oder in der Vergangenheit stattfindend, betrachtet werden.

Gegenstände sind dem Wesen nach Wissen

Der Topf ist seiner Natur nach nur das Wissen des Töpfers, angewendet auf den Lehm (*dharmin*). Der Verwendungszweck des Topfes, Flüssigkeit zu enthalten, ist sein *dharma*. Die Ursachen des Topfes sind Gehirnsoftware und Hände des Töpfers und Drehtisch. In der heutigen Zeit ist ein Produkt die Manifestation eines Patents, einer Idee usw. Für die Gehirnsoftware Versionen 7 und 8 ist ein Gegenstand oder ein Ding nur noch Wissen.

4.13

Jene [drei unterschiedlichen Zeitabschnitte] haben die Eigenschaften manifestiert oder subtil [zu sein].

ते व्यक्तसूक्ष्माः गुणात्मानः

te vyakta-sūkṣmāḥ guṇātmānaḥ

tad (f. n. Nom. d.: jene, m. Nom. p.: jene; hier m. da Bezug auf guṇas) vyakta (mfn. Komp.: manifest, wahrnehmbar) sūkṣma (mf(ā)n., m. Nom. p.: fein, subtil, unmanifest) guṇātman(m. Nom. p.: haben die Eigenschaften)

Devī: ich bin die Zeit, ich bin *guṇa*, ich bin *ātman*.

Devī, die weibliche Personifizierung aller Naturgesetze, verbindet das Veränderliche mit dem Unveränderlichen. *Devī* hält beide Seiten der Lücke, *ātman* und *pradhāna*.

Devī ist Gegenwart, Vergangenheit und Zukunft; *devī* ist das „Material", aus dem Zeit gemacht ist. Die Gegenwart ist nicht subtil; sie wird gleichzeitig von vielen wahrgenommen und somit sind ihre Gegenstände manifest. Vergangenheit und Zukunft sind subtil in der Gegenwart enthalten.

Macht der Gehirnsoftware

4.14

Aus der Umwandlung in der Einheit (ekatva) [ergibt sich] die Realität des Manifesten (vastu).

परिणामैकत्वाद्वस्तुतत्त्वम्

pariṇāma-ekatvāt vastu-tattvam

pariṇāma (m. Komp.: Veränderung, Transformation) eka-tvāt (n. Abl. s.: Einheitlichkeit, Einzigartigkeit, alleinig, Einheit, Vereinigung) vastu (n. Komp.: Gegenstand, Manifestation) tattva (n. Nom. Akk. s.: Prinzip, Realität, Essenz)

Dies ist die Wahrnehmung der Dreiheit von Zukunft, Gegenwart, und Vergangenheit in ewiger Einheit, im *brahman*-Bewusstsein.

Ekatva ist der Endzustand von *ekāgratā* (3.12). *Brahman*-Bewusstsein (*ekatva*) kommt mit der kosmischen Ausdehnung des Einheitsbewusstseins (*ekāgratā*). Das Manifeste gibt es nur in der Gegenwart, wobei Zukunft und Vergangenheit unmanifest sind.

Die Gegenwart ist der gemeinsame Fokus-Punkt, das Hier und Jetzt, den eine Vielzahl von Wesen, einschließlich Menschen, dafür hält.

In 3.12 wurde *ekāgratā* als eins-gerichtetes Denken definiert. Der ähnliche Gedanke ist ein Gedanke der Einheit mit allem, wie zum Beispiel: „ich bin du“, „ich bin das“, „ich bin das Universum“, „überall erblicke ich mein SELBST“.

Hier wird jetzt die Realität des manifesten Universums davon abgeleitet. Handlung im *brahman*-Bewusstsein ist Aufmerksamkeit, die alles im Universum verändert oder es so lässt, wie es ist. Diese Handlung erzeugt kein *karma* und bleibt immer in der Einheit.

Die Handlung im *brahman*-Bewusstsein wird nicht vom *karma* angetrieben.

In der Physik ist eine unitäre Transformation vollständig umkehrbar, da keine Information verloren geht. In der Sprache der *yoga sūtras* bedeutet dies, es wird kein *karma* erzeugt.

4.15

Bei einer Gleichheit des Manifesten, kommt durch unterschiedliche Gehirnsoftware jeweils ein anderer Weg zustande.

वस्तुसाम्ये चित्तभेदात्तयोर्विभक्तः पन्थाः

vastu-sāmye citta-bhedāt tayoḥ vibhaktaḥ panthāḥ

vastu (n. Komp.: Gegenstand, Substanz, Manifestation) sāmya (n. Lok. s. Nom. Akk. d.: Gleichheit, Übereinstimmung) citta (n. Komp.: Gehirnsoftware, Absicht, Denken, Wunsch, Nachdenken, Beobachten) bheda (m. Abl. s.: Unterschied, verschieden) tad (n. Gen. d.: jene) vibhakta (m. Nom. s.: verschieden, getrennt) pathin (m. Nom. s.: Weg, Pfad, Weltlinie, Reisender)

Beispiele: aus der Sicht der Tugend (dharma) kommt überwiegend Glück, gemäß der Natur von sattva. Eltern sehen eine Person als ihren Sohn, was Glück erzeugt. Aus der Sicht des Lasters (adharma) kommt überwiegend Leid, gemäß der Natur von rajas. Ein Konkurrent sieht die gleiche Person als Feind, was Leid erzeugt. Aus der Sicht der Unwissenheit (avidyā) kommt überwiegend Täuschung, gemäß der Natur von tamas. Ein Tiger sieht die gleiche Person als Futter, was den Weg der Person stark verändern könnte.

In der Gegenwart wählt die Gehirnsoftware einen von mehreren zukünftigen Wegen aus. In der Physik heißen diese Wege auch „Weltlinien".

4.16

Ein manifester [Gegenstand] ist auch nicht das Produkt einer einzelnen Gehirnsoftware, [denn] was könnte er bei einer Nichtbeachtung [durch diese schon] sein?

न चैकचित्ततन्त्रं वस्तु तदप्रमाणकं तदा किं स्यात्

na ca eka-citta-tantram vastu tat-apramāṇakam tadā kim syāt

na (Und.: nicht) ca (Und.: und, auch) eka (mfn., Komp.: ein) citta (n. Komp.: Gehirnsoftware) tantra (n. Nom. Akk. s.: Hauptpunkt, charakteristische Eigenschaft, Produkt [erschaffen als]) vastu (n. Nom. Akk. s.: Gegenstand, Manifestiertes) tad (n.

Komp.: jenes) apramāṇakam (apramāṇa-kam n. Nom. Akk. s.: Nicht-Beachtung, Bedeutungslosigkeit, ohne Gewicht; kam = wer, was) tadā (Und.: dann, danach) kim (Und. s.: was) syāt (Und.: es könnte sein)

Wäre der Mond das mentale Produkt nur eines Beobachters, müsste er verschwinden, wenn dieser nicht mehr hinschaut. Im Vorgang der Befreiung verschwinden die Gegenstände nur für den Befreiten, nicht aber für die anderen (2.22).

In der Physik: Die Wahrnehmung eines Gegenstands durch viele Beobachter definiert auch die Grenze zwischen Quantenphysik (wenige Teilchen) und klassischer Physik (viele Teilchen).

Werden die einheitlichen Feldtheorien mit dem Informationsnetz des kosmischen Computers erweitert, wie wir es in 1.23 und danach getan haben, sind alle diese Überlegungen unmittelbar einleuchtend. Es ist die kosmische Software, welche Elementarteilchen als Software-Objekte ihrer Elementarteilchen-Klassen erzeugt, aufrecht erhält und vernichtet. Solange eine Gehirnsoftware noch nicht den perfekten Zugang zur kosmischen Software hat, also vor Gehirnsoftware Version 8, hat sie darauf auch keinen wesentlichen Einfluss. Nur der *yogi*, dessen Software auf dem kosmischen Computer läuft, der also nicht mehr als „einzelne Gehirnsoftware" getrennt vom Rest des Universums funktioniert, hat diese Möglichkeiten. Er könnte also jederzeit aus dem Vakuum einen Apfel in seiner leeren Hand manifestieren (3.44).

4.17

Je nach Färbung der Gehirnsoftware durch jenen [manifesten Gegenstand] wird der manifeste [Gegenstand] gewusst oder nicht gewusst.

तदुपरागापेक्षित्वाच्चित्तस्य वस्तु ज्ञाताज्ञातम्

tat-uparāga-apekṣitvāt-cittasya vastu jñāta-ajñātam

tad (n. Komp.: jenes) uparāga (m. Komp.: Verfärbung, Überschattung, Eklipse) apekṣin-tva (n. Abl. s.: Abhängigkeit, in Bezug auf, Erwartung, Erfordernis) citta (n. Gen. s.: Gehirnsoftware) vastu (n. Nom. Akk. s.: Gegenstand, Manifestes) jñāta (n.: Komp.: bekannt) ajñāta (n. Nom. Akk. s.: unbekannt)

Wissen entsteht zum Beispiel durch Wahrnehmung. Im Wahrnehmungsvorgang wird der Gegenstand erkannt, indem die Gehirnsoftware ihren Zustand ändert, wobei sie sich dem Gegenstand anpasst. Da Gegenstände einmal bekannt sind und ein anderes Mal nicht, ist die Gehirnsoftware ein Werkzeug, dessen Zustand sich ändern kann.

4.18

Die Denkvorgänge (vṛttis) sind ihrem Herrn [puruṣa] aufgrund der Unveränderlichkeit des puruṣa immer bekannt.

सदा ज्ञाताश्चित्तवृत्तयस्तत्प्रभोः पुरुषस्यापरिणामित्वात्

sadā jñātāḥ citta-vṛttayaḥ tat-prabhoḥ puruṣasya-apariṇāmitvāt

sadā (Und.: immer) jñāta (mfn., mf. Nom. p..: bekannt) citta (n. Komp.: Gehirnsoftware) vṛtti (f. Nom. p.: Denkvorgang) tad (n. Komp.: jenes) prabhu (m. Abl. Gen. s.: Herr, Meister, Herrscher) puruṣa (m. Gen. s.: stilles SELBST) apariṇāmin-tvāt (m. n. Abl. s.: Unveränderlichkeit)

Die Unveränderlichkeit des *puruṣa* beinhaltet das ewige Wissen aller Vorgänge in der Gehirnsoftware (*citta*). *Puruṣa* sieht die Gehirnsoftware immer, weil *puruṣa* sich nicht ändert. *Puruṣa* ist der ewige, unveränderliche Beobachter. *Puruṣa* ist der Nutzer der Gehirnsoftware. *Puruṣa* ist auch der Nutzer der kosmischen Software. Für *puruṣa* sind sowohl die kosmische Software als auch die Gehirnsoftware aller Lebewesen in allen Universen etwas Relatives, das er beobachtet. Dies wird im nächsten *sūtra* näher erläutert.

4.19

Jene [Gehirnsoftware] leuchtet nicht selbst, [da] sie eine Beobachtete ist.

न तत्स्वाभासं दृश्यत्वात्

na tat sva-ābhāsam dṛśyatvāt

na (Und.: nicht) tad (n. Nom. Akk. s.: jenes) sva (mf(ā)n.: eigen) ābhāsa (m. Akk. s.: Leuchten, Glanz, Licht, Erscheinung) dṛśyatva (n. Abl. s.: Sichtbarkeit, Sicht, Erscheinung)

Puruṣa beobachtet *citta* immer, daher ist *citta* ein Beobachtetes. Die Gehirnsoftware wird also von *puruṣa* beobachtet. Diese Beobachtung hat nichts mit den Sinnen zu tun, sondern vielmehr ist es die ewige Beziehung zwischen dem Beobachter *puruṣa* und dem beobachteten *citta*. Ohne *puruṣa* ist *citta* nichts.

4.20

Und ein [gleichzeitiges] Zusammentreffen [von puruṣa und citta] bestätigt beide [als getrennte Einheiten].

एकसमये चोभयानवधारणम्

eka-samaye ca ubhaya-avadhāraṇam

eka (Adj.: ein) samaya (m. Lok. s.: Zeit, Zusammentreffen, Verbindung) ca (Und.: und, auch) ubhaya (mf(ī)n.: beiderseitig, beide, von beiderlei Art) avadhāraṇa (n. Nom. Akk. s.: Beobachtung, Bestätigung, Bejahen, Versicherung, Zusicherung)

Eine Erkenntnis kann sich prinzipiell nur auf eine Sache zu einer Zeit beziehen. Sie kann sich entweder nur auf die Gehirnsoftware beziehen oder auf *puruṣa*, den Nutzer; nicht gleichzeitig auf beide. Es benötigt immer ein klein wenig Zeit, um die Aufmerksamkeit auf etwas anderes zu lenken. Dies gilt vor Version 5. Mit dem aktivierten Quantencomputer ab Version 5 ist dann alles möglich.

4.21

Die Gehirnsoftware wird von innen durch ihre Hauptkomponente wahrgenommen und eine fortgesetzte [Wahrnehmung] durch [eine weitere] Hauptkomponente [würde zu einer] Gedächtnisverwirrung [führen].

चित्तान्तरदृश्ये बुद्धिबुद्धेरतिप्रसङ्गः स्मृतिसंकरश्च

citta-antara-dṛśye buddhi-buddheḥ atiprasaṅgaḥ smṛti-saṁkaraḥ ca

citta (n. Komp.: Gehirnsoftware) antara (n. Komp.: innen, angrenzend, nahe, Innere, Lücke) dṛśya (m. Lok. s., n. Nom. Akk. d., Lok. s.: sichtbar, Sichtbares, Wahrnehmbares, Sicht, Wahrgenommenes, wahrgenommen) buddhi (f. Komp.: Verstand, Intellekt, Hauptkomponente der Gehirnsoftware) buddhi (f. Abl. Gen. s.: Wahrnehmen) atiprasaṅga (m. Nom. s.: „Endlosschleife", Weitschweifigkeit, Verwirrung) smṛti (f. Komp.: Gedächtnis, Erinnerung) saṁkara (m. Nom. s.: Vermischung, Vermengung) ca (Und.: und, auch)

Die Hauptkomponente der Gehirnsoftware (*buddhi*) ist in der Gehirnsoftware (*citta*) enthalten und nimmt die Gehirnsoftware von innen heraus wahr. Wenn jeweils eine weitere *buddhi* zum Wahrnehmen der vorherigen *buddhi* nötig wäre, würde das eine unendliche Anzahl von *buddhis* erfordern.

In der Informatik: In einer Software führen nicht terminierte Schleifen (Wahrnehmungsprozesse) zum „stack overflow“ (Gedächtnisverwirrung).

Evolution des Verstands

4.22

Aufgrund des ungehinderten Gleichschritts des reinen Bewusstseins mit dem Inhalt jener [wahrgenommenen Gehirnsoftware] hält der Verstand, die Hauptkomponente der Gehirnsoftware, [dieses reine Bewusstsein] fehlerhaft für sein eigenes.

चितेरप्रतिसंक्रमायास्तदाकारापत्तौ
स्वबुद्धिसंवेदनम्

citeḥ aprati-saṅkramāyāḥ tat-ākāra-āpattau sva-buddhi-saṁvedanam

cit=citi (f. Abl. Gen. s.: reines Bewusstsein; s. Mylius) aprati (mfn. Komp..: unwiderstehlich, ohne Widerstand) saṅkrama (m. wird f. [Genus angepasst an cit] Abl. Gen. s.: Ablauf, Übergang, Fortschreiten) tat (n. Komp.: jenes) ākāra (m. Komp.: Form, Gestalt, äußere Erscheinung) āpatti (f. Lok. s.: Umwandlung in, Versehen, Fehler, Vergehen) sva (mf(ā)n.: eigen) buddhi (f. Komp.: Hauptkomponenete der Gehirnsoftware, Intellekt, Verstand) saṁvedana (n. Nom. Akk. s.: Fühlen, Wahrnehmen, Empfinden)

Dies ist der Erfahrungsvorgang vor dem Upgrade zu Gehirnsoftware Version 5 (kosmischem Bewusstsein). Der Verstand (*buddhi*) dieser vorherigen Gehirnsoftware Versionen sieht es folgendermaßen: Hier ist ständig reines Bewusstsein bei mir, also muss es mir gehören und folglich nenne ich es mein Bewusstsein. Das ist der Fehler des Verstands.

Der tatsächliche Vorgang ist jedoch folgender: Reines Bewusstsein (*puruṣa*) bemerkt ständig die *buddhi* mit all ihren Inhalten.

Der Denkfehler ist, dass die *buddhi* sich das Bewusstsein von *puruṣa* lediglich geborgt hat, aber meint, dass es ihr eigenes sei und sie es nicht zurückgeben müsse. Die *buddhi* setzt sich mit *puruṣa* gleich, obwohl sie in Wirklichkeit von *puruṣa* völlig verschieden ist.

Diese fehlerhafte Gleichsetzung heißt auch der „Fehler des Verstands".

Im Kommentar bringen *Vyāsa* und *Śaṅkara* ein Höhlengleichnis (etwas anders als Plato!). Gesucht wird *brahman*, die All-Seele.

Die Logik ist dabei folgende: Da *brahman*, die All-Seele, nicht von allen Menschen erfahren wird, muss er irgendwo versteckt sein. Daher beginnt die Suche nach *brahman*. Nirgendwo auf der Erde, im Universum, in den feineren Regionen, der Unterwelt oder im Himmel ist *brahman* zu finden. Da er in der äußeren Erfahrung nicht zu finden ist, wendet sich die Suche dem Erkenntnisprozess des Menschen zu. Dort wird *brahman* dann gefunden. Er ist im Fehler des Verstands versteckt. Das heißt, dieser Fehler hält das höchste Bewusstsein zurück, hält die Erfahrung der unendlichen Glückseligkeit verborgen, verschiebt die Erleuchtung in die Zukunft.

Der Fehler des Verstands besteht darin, das, was physikalisch im Gehirn abläuft, die Gehirnsoftware, nicht vom eigentlichen Selbst zu unterscheiden. Sobald diese Unterscheidung passiert, ist *brahman* (das universelle SELBST) entdeckt und wird damit aus seiner Höhle geholt und kann segensreich im Leben des erleuchteten Menschen wirken.

Vyāsa und *Śaṅkara* haben es so ausgedrückt:

Deshalb wurde gesagt: Weder in der Unterwelt, noch in tiefen Bergspalten, noch in der Dunkelheit, noch in den Tiefen des Ozeans ist die geheime Höhle, in der der ewige brahman versteckt ist; jedoch ist es der mentale Vorgang, wenn er nicht unterschieden wird.

So wurde gesagt: Durch die bloße Ähnlichkeit zum Vorgang der Gehirnsoftware (buddhi-vṛtti) wird der „Wissens"-Vorgang nur in der Gehirnsoftware (buddhi) wahrgenommen und nicht außerhalb von ihr. Weder in der Unterwelt, noch in Gletscherspalten, noch in der Dunkelheit, noch in Meerestiefen, oder irgend so einem Ding, ist die geheime Höhle, in welcher der ewige brahman verborgen ist. Diese geheime Höhle ist nicht die Unterwelt oder irgendeine der anderen kosmischen Regionen.

Was ist jetzt die geheime Höhle, wo er verborgen ist? Es ist der mentale Vorgang. Das ist die geheime Höhle der Gehirnsoftware (buddhi), der mentale Vorgang, der [fälschlicherweise] *das SELBST (ātman) genannt wird, der brahman genannt wird, solange er nicht unterschieden wird, solange er nicht herausgetrennt wird, solange er nicht vom Vorgang der Gehirnsoftware unterschieden wird. So lehren die, die den Unterschied sehen.*

Da die geheime Höhle aber im Denkprozess des Menschen verborgen ist, ermöglicht dies, jedem Menschen, seinen Denkprozess zu erforschen und mit seiner Unterscheidungsgabe, durch Anwendung der *yoga*-methoden, sein Bewusstsein auf die höchste Ebene zu bringen. Wir drücken es in unserer modernen Sprache so aus, dass durch Beseitigung der Malware (Software-Viren, Würmer, Trojaner, usw.) die Gehirnsoftware zunächst gereinigt wird. Dann wird die Gehirnsoftware durch die richtig unterscheidende Erkenntnis, durch dieses Herauslösen des Ewigen aus seiner Höhle, von den Versionen 1 bis 3 schrittweise bis auf die Versionen 7 und 8 durch Upgrades perfektioniert. Diese verbesserte Gehirnsoftware ermöglicht dann ein Leben ohne Leiden. Der Ewige, Allwissende und Allmächtige bleibt dann nicht mehr verborgen, sondern wendet unser Leben zum Guten.

4.23

Gehirnsoftware, beeinflusst vom Beobachter [puruṣa] und dem Wahrgenommenen, hat alle Zwecke.

द्रष्टृदृश्योपरक्तं चित्तं सर्वार्थम्

draṣṭṛ-dṛśya-uparaktam cittam sarva-artham

draṣṭṛ (m. Komp.: Wahrnehmender, Beobachter, Seher) dṛśya (m. Komp.: Sicht , n: Gesehene, Wahrgenommene, Erkannte) uparakta (mfn., m. Akk. s., n. Nom. Akk. s.: gefärbt, Färbung) citta (n. Nom. Akk. s.: Gehirnsoftware) sarva (mf(ā)n. Komp.: alle) artha (m. Akk. s.: Bedeutung, Ziel, Zweck)

Alle Zwecke bedeutet sowohl Erfahrung als auch Befreiung. Hier wird kosmisches Bewusstsein [Gehirnsoftware Version 5] beschrieben. *Puruṣa* ist sich der Gehirnsoftware aller Lebewesen bewusst: Er ist der „Zeuge aller denkenden Wesen". *Puruṣa* wird nicht beeinflusst, weder von der Gehirnsoftware, noch vom Wahrnehmungs-Gegenstand. *Cittas* Nähe zum *puruṣa* wird durch *cittas* Aufmerksamkeit auf das höhere SELBST erfahren. Oder in unserer modernen Sprache: Die Gehirnsoftware ist ihrem Nutzer nahe, wenn sie ihre Aufmerksamkeit auf ihren Nutzer lenkt. Das heißt, die Kommunikationsschnittstelle passt sich ihrem Nutzer an, nicht umgekehrt.

Im *prajñā*-Wissen des Nutzers der Gehirnsoftware Version 7 und 8 ist zusätzlich zu den Wissensimpulsen (was vorher äußere Gegenstände waren) immer auch die Kenntnis von *puruṣa* vorhanden. Klare Unterscheidung (nicht vermischen) von Wissendem (*puruṣa*), Wissensvorgang und Gewusstem führt zur absoluten Einheit (*kaivalya*).

4.24

Obwohl jene [Gehirnsoftware] durch zahllose vāsanās verunreinigt ist, hat sie einen anderen Zweck, hervorgerufen durch ihre Beziehung [als Diener von puruṣa].

तदसंख्येयवासनाभिश्चित्रमपि परार्थं संहत्यकारित्वात्

tat-asaṅkhyeya-vāsanābhiḥ citram api para-artham saṁhatya-kāritvāt

tad (n. Komp.: jenes) asaṅkhyeya (mfn. Komp.: zahllos) vāsanā (f. Ins. p.: Denkmuster) citra (mf(ā)n., n. Nom. Akk. s.: befleckt, verunreinigt, Verunreinigung) api (Und.: auch, sogar, obwohl) para (mf(ā)n.: andere) artha (m. Akk. s.: Bedeutung, Ziel, Zweck) saṁhatya (ind.: verbunden, kombiniert mit) kāritva (m. n. Abl. s.: Veranlassung, Hervorrufen)

Citta ist nicht Selbstzweck, sondern dient dem *puruṣa*.

Gehirnsoftware ist nicht Selbstzweck, sondern dient dem Nutzer.

4.25

Für die, die den Unterschied [zwischen buddhi und puruṣa] kennen, hört das Nachdenken über die SELBST-Verwirklichung auf.

विशेषदर्शिन आत्मभावभावनाविनिवृत्तिः

viśeṣa-darśinaḥ ātmabhāva-bhāvanā-vinivṛttiḥ

viśeṣa (m. Komp.: Unterschied, Besonderheit) darśin (mfn., m. Gen. Abl. s., Nom. p.: sehend, wissend, erkennen, beobachtend; ḥ ā=> a ā) ātmabhāva (m. Komp.: ātman als Ziel, Selbstverwirklichung, Selbstsein) bhāvanā (f. Nom. s.: Kontemplation, Gefühl der Hingabe, Nachdenken) vinivṛtti (f. Nom. s.: Beenden, Aufhören, Verschwinden)

Nutzer der Gehirnsoftware Version 8 haben das Ziel erreicht, erkennen den Unterschied und denken daher über das Ziel nicht mehr nach.

4.26

Dann neigt die Gehirnsoftware mit gründlich unterscheidender Erkenntnis zur Einheit.

तदा विवेकनिम्नं कैवल्यप्राग्भारं चित्तम्

tadā viveka-nimnam kaivalya-prāgbhāram cittam

tadā (Und.: dann) viveka (m. Komp.: richtig unterscheidende Erkenntnis) nimna (mf(ā)n., n. Nom. Akk. s.: Tiefe, Gründlichkeit) kaivalya (n. comp.: Einheitsbewusstsein, Befreiung) prāgbhāra (m. Akk. s.: Neigung, Tendenz) citta (n. Nom. Akk. s.: Gehirnsoftware)

Die Gehirnsoftware unterscheidet zwischen ihrer Hauptkomponente *buddhi* und ihrem Nutzer *puruṣa*. Durch diese Unterscheidung (3.35) neigt sie sich zur Einheit. Warum? Weil durch die Unterscheidung das Veränderliche (*buddhi*) als eine Ausdrucksform des Unveränderlichen (*puruṣa*) erkannt wird. Damit bleibt dann nur noch die Einheit *puruṣa = ātman* übrig.

Vom Kosmischen Bewusstsein führt gründlichere und tiefere Unterscheidung zwischen *buddhi* und *puruṣa* zum Einheitsbewusstsein.

4.27

In den Unterbrechungen jener [gründlichen Unterscheidung] [entstehen] zwischenzeitlich Gedanken aus saṁskāras.

तच्छिद्रेषु प्रत्ययान्तराणि संस्कारेभ्यः

tat-chidreṣu pratyaya-antarāṇi saṁskārebhyaḥ

tad (n. Komp.: jenes) chidra (mf(ā)n., n. Lok. p.: zeitlich und örtlich: Loch, Lücke, Öffnung, gelöchert) pratyaya (m. Komp.: Gedanke) antara (mf(ā)n., n. Nom. Akk. p.: Inneres, Intervall, angrenzend, nahe) saṃskāra (m. Dat. Abl. p.: Eindruck)

Wenn das Einheitsbewusstsein nur als vorübergehender Zustand da ist, entstehen in den Zwischenperioden, in denen der *yogi* keine Unterscheidung übt, Gedanken aus *saṁskāras*. Wenn das Einheitsbewusstsein noch nicht gefestigt ist, können ablenkende *saṁskāras* den *yogi* aus dieser einsgerichteten Umwandlung wieder herausholen.

4.28

Das Beenden dieser [Gedanken aus saṁskāras] [erfolgt] wie bei den Illusionen [kleśas] beschrieben.

हानमेषां क्लेशवदुक्तम्

hānam eṣāṃ kleśavat uktam

hāna (mfn., n. Nom. Akk. s.: Beenden, Aufgeben) idam (mn. Gen. p.: von diesen) kleśa-vat (m. comp.: wie bei [vat] Illusionen) ukta (mfn., m. Akk. s., n. Nom. Akk. s.: erklärt, beschrieben)

Einheitsbewusstsein kommt als Folge der Beendigung der Unwissenheit (*avidyā*) (2.24, 2.25). Wir haben im *sūtra* 2.26 die Methode der Befreiung, als die ununterbrochene, richtig unterscheidende Erkenntnis (*viveka khyāti*) beschrieben. Danach haben wir dann in 2.28 festgestellt, dass in den acht Bereichen des *yoga* eine Reinigung erfolgt, bis *viveka khyāti* voll erreicht ist.

Damit wurde klar, dass *viveka khyāti* ein fortschreitender Prozess ist und in den *sūtras* 4.27 und 4.28 gibt es nun die Anweisung für den *yogi*, was zu tun ist, wenn sein Einheitsbewusstsein noch gelegentlich durch Gedanken aus *saṁskāras* gestört wird. Er soll genauso wie bei der Bekämpfung der Illusionen vorgehen und sofort wieder *viveka khyāti* anwenden. Siehe auch die *yoga*-Methoden in 2.33 und eine weitere in 4.29.

Perfektion

4.29

Wer nicht einmal aus seiner Meditation irgendetwas erwartet, [gelangt] durch die richtig unterscheidende Erkenntnis zu einem samādhi, welcher „Regenwolke des dharma" heißt.

प्रसंख्यानेऽप्यकुसीदस्य सर्वथा
विवेकख्यातेर्धर्ममेघः समाधिः

prasaṅkhyāne api akusīdasya sarvathā viveka-khyāteḥ dharma-meghaḥ samādhiḥ

prasaṅkhyāna (n. Lok. s., n. Nom. Akk. d.: Meditation, Nachdenken) api (Und.: auch, sogar, obwohl, nicht einmal) akusīda (mfn., mn. Gen. s.: kein Interesse, Wunschlosigkeit, nichts erwarten von) sarvathā (Und.: in jeder Hinsicht, irgendetwas) viveka (m. Komp.:

Unterschied, Unterscheidung) khyāti (f. Abl. Gen. s.: Erkenntnis, Wissen, Klarheit, Kognition) dharma (n. Komp.: Tugend) megha (m. Nom. s.: Menge, Regen-Wolke) samādhi (m. Nom. s.: ruhevolle Wachheit)

Aus der Kommunikation mit vollkommenen Wesen haben wir erfahren, dass es sich bei der „Regenwolke des *dharma*" um „verfeinertes kosmisches Bewusstsein" Gehirnsoftware Version 6 handeln müsste.

Gefüllt mit Myriaden von kleinen Tropfen aus *samādhi*, mit einem wunderbaren Geschmack. Himmel auf Erden.

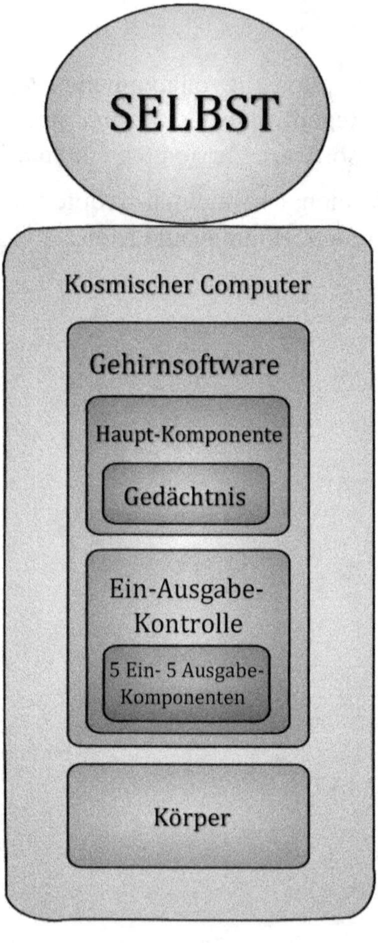

Gehirnsoftware Version 6

4.30

Daraus [folgt] das Verschwinden der Illusionen (kleśas) und des karmas.

ततः क्लेशकर्मनिवृत्तिः

tataḥ kleśa-karma-nivṛttiḥ

tataḥ (Und.: daraus) kleśa (m. Komp.: Illusion) karman (n. Nom. Akk. s:) nivṛtti (f. Nom. s.: Verschwinden)

Aus dem Wissen des Unterschieds und der „Regenwolke des *dharma*" verschwinden die Illusionen, die Wurzeln des *karma*. Damit verschwindet auch das *karma*.

Der höhere Bewusstseinszustand, der auch verfeinertes kosmisches Bewusstsein genannt wird, führt zur Auflösung aller Illusionen und des *karmas* während der *yogi* auf der Erde lebt.

Wir nennen diesen Gehirnsoftware Version 6. Siehe dazu auch die Grafik auf der vorherigen Seite. Dort hat sich gegenüber der Grafik zu Version 5 auf Seite 37 das SELBST soweit ausgedehnt, dass es das Nicht-Selbst berührt, welches es jetzt als den kosmischen Computer erkennt.

4.31

Dann, befreit von allen Schleiern und Unreinheiten, bleibt in der Unendlichkeit von Wissen nur noch ein wenig Unwissen übrig.

तदा सर्वावरणमलापेतस्य ज्ञानस्यानन्त्याज्ज्ञेयम् अल्पम्

tadā sarva-āvaraṇa-mala-apetasya jñānasya ānantyāt jñeyam alpam

tadā (Und.: dann) sarva (mf(ā)n.: Komp.: alles, ganz) āvaraṇa (mfn., n. Komp.: verborgen, Verdeckung, Hülle, Schleier) mala (n. Komp.: Schmutz, Unreinheit) apeta (mfn., mn. Gen. s.: frei von) jñāna (n. Gen. s.: Wissen) ānantya (mfn., n. Abl. s.: Endlosigkeit, Ewigkeit) jñeya (mfn.: gewusst, gelernt, verstanden) alpa (mf(ā)n., m. Akk. s., n. Nom. Akk. s.: klein, wenig, belanglos)

„Nur noch ein wenig Unwissen" heißt *leśa avidyā.* Dieses Unwissen soll nicht bleiben, sondern es ist durch unendliches Wissen zu beseitigen. Der Mensch im Einheitsbewusstsein lebt mit seinem Körper und ist dennoch befreit.

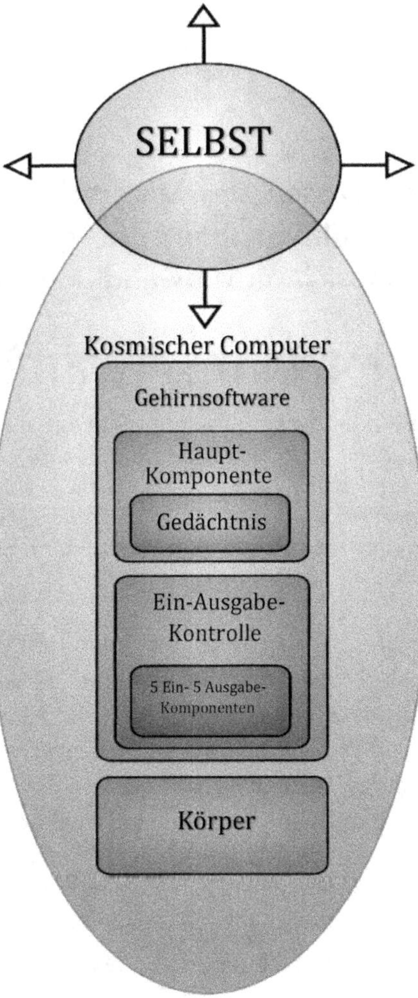

Gehirnsoftware Version 7

Guṇas und Kaivalya

4.32

Damit [mit dem Wissen des Unterschieds und mit dem Regenwolken-samādhi] haben die guṇas ihre Zwecke erreicht und der Fluss ihrer Umwandlung ist beendet.

ततः कृतार्थानां परिणामक्रमसमाप्तिर्गुणानाम्

tataḥ kṛtārthānām pariṇāma-krama-samāptiḥ guṇānām

tataḥ (Und.: dadurch, damit, als Konsequenz) kṛtārtha (mf(ā)n., n. Gen. p.: Ziele erreicht, Absichten erreicht, erfolgreich) pariṇāma (m. Komp.: Veränderung, Umwandlung, Transformation) krama (m. Komp.: Abfolge, Folge, Vorgang, Fluss) samāpti (f. Nom. s.: Beendigung, Vollendung, Beenden) guṇa (m. Gen. p.: natürliche Tendenz)

Die Zwecke der *guṇas* sind die Erfahrungen und die Befreiung. Damit können sie sich nicht einmal für einen Augenblick länger halten. Die Liste der Umwandlungen aus 3.11, 3.12, 3.13 und 4.29 kommt jetzt zu ihrem krönenden Abschluss. Das Einheitsbewusstsein erreicht den Status des absoluten Einheitsbewusstseins, welches auch *brahman*-Bewusstsein heißt und von uns als Gehirnsoftware Version 8 beschrieben wird. Im Grunde ist es nicht einmal mehr Gehirnsoftware, sondern kosmische Software, welche zusätzlich auch noch mit einem auf der Erde lebenden Gehirn verbunden ist. Der Unterschied zwischen Gehirnsoftware und kosmischer Software ist verschwunden. Der *yogi* ist nun ein kosmisches Individuum. Ihm stehen die ganze Machtfülle und alles Wissen aus dem kosmischen Computer zur Verfügung.

4.33

Die Umwandlung aufeinander folgender Augenblicke wird beendet und [dann wird] ihr Fluss erkannt.

क्षणप्रतियोगी परिणामापरान्तनिर्ग्राह्यः क्रमः

kṣaṇa-pratiyogī pariṇāma-aparānta-nirgrāhyaḥ kramaḥ

kṣaṇa (m. Komp.: Augenblick) pratiyogin (mfn., m. Nom. s.: in Beziehung stehen, zusammenhängend; irgend ein Objekt, das von einem anderen abhängt und nicht ohne es existieren kann) pariṇāma (m. Komp.: Transformation, Umwandlung, Veränderung) aparānta (m. Komp.: extremes Ende) nirgrāhya (mfn., m. Nom. s.: erkennbar, verfolgbar, wahrnehmbar) krama (m. Nom. s.: Abfolge, Folge, Vorgang, Fluss)

Guṇas als *dharmin* (Lehm) bleiben, als *dharma* (Topf) verschwinden sie, sie wandeln sich dann nicht mehr. Die Welt kommt zu Ende für den Befreiten, nicht für die anderen.

Der Fluss von Weltereignissen ist beendet und wird durch ein wesentlich interessanteres Spiel von Wissensimpulsen ersetzt. Alles *karma* ist beendet, vollkommene Freiheit ist gewonnen.

Die Welt kommt für den Nutzer der Gehirnsoftware ab Version 7 zu Ende, nicht jedoch für den Nutzer der Gehirnsoftware vor Version 7.

Das kann man aus Sicht der Physik folgendermaßen verstehen:

Aus der Schrödinger-Gleichung abgeleitete Methoden der Quantenphysik beschreiben die ganze Welt als Umwandlung von Augenblicken, die bis zu $5{,}39106 \times 10^{-44}$ Sekunden kurz sein können, um exakt zu bleiben. So lange dauern die kürzesten Vakuumfluktuationen.

Mit dem Erreichen des höchsten Bewusstseinszustands wird die physikalische Welt beendet. Das entspricht den stationären Lösungen der Schrödinger-Gleichung, in denen nur noch unitäre Transformationen von Eigenwerten stattfinden. Unitäre Umwandlung bedeutet: Der Ergebnis-Zustand stimmt mit dem Anfangszustand überein und hat stabile Energieniveaus.

4.34

Die in ihren Ausgangszustand zurückgekehrten guṇas haben für den puruṣa keinen Zweck [mehr], und absolutes Einheitsbewusstsein ist in seiner eigenen Natur gegründet. Das ist die Macht des Bewusstseins – und so ist es.

पुरुषार्थशून्यानां गुणानां प्रतिप्रसवः कैवल्यं स्वरूपप्रतिष्ठा वा चितिशक्तिरिति

puruṣa-artha-śūnyānām guṇānāṁ pratiprasavaḥ kaivalyam svarūpa-pratiṣṭhā vā citi-śaktiḥ iti

puruṣārtha (m. Komp.: Zweck, Ziel von puruṣa) śūnya (mf(ā)n. Gen. p.: nicht existierend, Leere) guṇa (m. Gen. p.: natürliche Tendenz) pratiprasava (m. Nom. s.: zum Ursprungszustand zurückehren) kaivalya (n. Nom. Akk. s.: absolutes Einheitsbewusstsein, Befreiung) svarūpa (n. Komp.: eigene Natur) pratiṣṭhā (f. Nom. s.: Grundlage, still stehen, basierend auf) vā (Und.: oder) citi (f. Abl. Gen. s.: [nur] Bewusstsein) śakti (f. Nom. s.: Kraft, Energie, Macht) iti (Und.: so ist es)

Brahman-Bewusstsein liegt vor, wenn die Gehirnsoftware ausschließlich auf dem kosmischen Computer läuft und der Quantencomputer (*buddhi sattva*) unbedeutend geworden ist.

Die Individualität ist immer noch da. Sie hat sich aber ohne Ego in kosmische Regionen ausgebreitet. Das kosmische Individuum hat seinen absoluten Status erreicht. In den *brahma sūtras* kommentiert *Śaṅkara* wie weit diese Freiheit des kosmischen Individuums geht. Der *yogi* im *brahman*-Bewusstsein hat die völlige Freiheit, seine körperliche Existenz in drei verschiedenen Varianten zu wählen.

Er kann:

- ⇨ Mit einem Körper existieren.
- ⇨ Ohne irgendeinen Körper existieren.
- ⇨ Mit beliebig vielen Körpern existieren. Dabei bleibt er immer noch der eine individuelle *yogi*, der gemäß *sūtra* 4.4 und 4.5 alle diese Körper steuert.

Nie war die Zeit, da ich nicht war,
noch Du noch dieser Fürsten Schar,
noch werden jemals wir nicht sein.
Bhagavad Gīta (2.12)

Möge die Macht mit Dir sein!

Mit dem „so ist es" endet die Unterweisung.

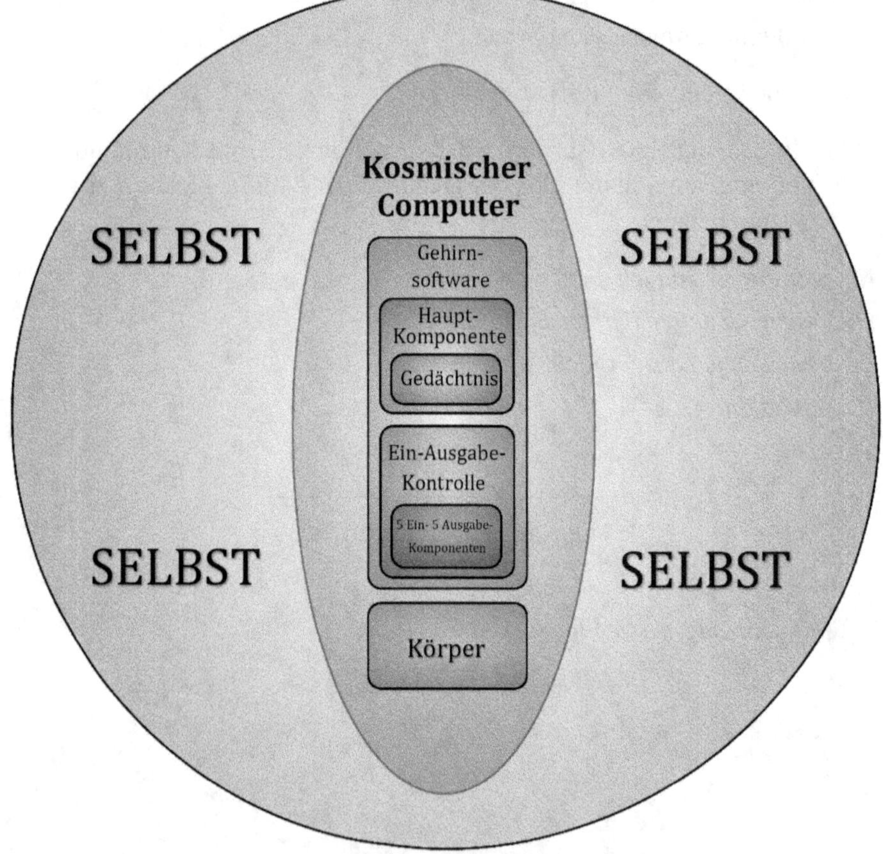

Gehirnsoftware Version 8

Lobpreisung

Dessen ausdrückendes Wort auṁ ist, von dem alle Handlung Ergebnisse bringt; Er, der selbst ohne Illusionen oder Ergebnisse der Handlungen, alles als Ergebnisse der Handlungen zustande bringt.

Herrscher der Herrscher, Überwacher der Aufrechterhaltung, der Entstehung und der Beendigung aller Schöpfungen, möge Er unsere guten Taten begrüßen und unsere schlechten aufheben.

Er hat den drei Welten Leben gegeben. Ein Bruchteil seiner unvorstellbaren Macht wurde in dieser Welt zum Fisch und zu anderen avatāras, von denen es zehn an der Zahl gibt.

Gepeinigt durch die fortgesetzte Kette der drei Leiden, die aus den Illusionen entstehen, suchen wir Zuflucht bei Ihm, der die kosmische Schlange, Śeṣa, als sein Ruhebett hat.

Wir begrüßen Patañjali, den Herrscher der yogis, Herrscher der Schlangen (als eine Inkarnation von Śeṣa), der durch die Macht des Edelsteins in seiner Haube überall auf der Erde erstrahlt, im Firmament und im Raum.

Der durch yoga die Unreinheiten des Geistes beseitigt hat, durch seine Grammatik die der Sprache, durch seine klassische Abhandlung der Medizin die des Körpers – diesem höchsten aller Weisen, Patañjali, gilt diese Verneigung mit gefalteten Händen.

Der Weise Patañjali ist der Höchste, durch den die Sucher der Ziele das höchste Gute erreichen; die Freude, die er bringt, beseitigt die drei brennenden Leiden durch die Regenwolke des dharma (samādhi).

Lobpreisung

Er, der die Hitze der Auswirkungen der illusorischen Handlungen derjenigen beseitigt, die den Pfad weltlicher Existenz beschreiten, erschien als der Wasserträger des yoga, welches zur Regenwolke des dharma führt. Vor diesem ṛṣi Patañjali verneige ich mich.

Ich verneige mich vor Ihm, dessen Antlitz ein voller Mond ist, dem Lehrer, dem Herrscher, der nicht mit Wohlstand geschmückt ist und der ohne die Schlangen-Halskette ist, vor dem unvergleichlichen Śaṅkara, dessen Füße zu verehren sind.

Damit, mit dem vierten Teil, über die „Befreiung" endet der Unterkommentar zum Kommentar über die yoga sūtras des Patañjali, verfasst vom heiligen Herrscher Śaṅkara, der ein Paramahaṁsa Parivrājaka Ācārya und Schüler des heiligen Herrschers Govindapāda ist, dessen Füße zu verehren sind.

Anhang

A - Yoga Sūtras ohne Kommentare

Kapitel 1 – Ebenen der Stille

1.1 Jetzt beginnt die Darlegung des *yoga*.

1.2 *Yoga* [ist] das Beruhigen von Denkvorgängen (*vṛttis*) in der Gehirnsoftware (*citta).*

1.3 Dann ist der Beobachter in seiner eigenen Natur gegründet.

1.4 Andernfalls [nicht im *yoga*-Zustand], [erscheint *ātman* als] dem Denkvorgang (*vṛtti*) angeglichen.

1.5 Die Denkvorgänge (*vṛttis*) sind fünffacher Art [und] leiderzeugend oder nicht leiderzeugend.

1.6 [Die fünf Arten von Denkvorgängen (*vṛttis*) sind] *pramāṇa* (richtiges Wissen), *viparyaya* (Irrtum), *vikalpa* (Vorstellung), *nidrā* (Tiefschlaf), *smṛti* (Erinnerung).

1.7 Richtiges Wissen (*pramāṇa*) ist [definiert als] direkte Wahrnehmung (*pratyakṣa*), Schlussfolgerung (*anumāna*) [oder] Wissen von einer Autorität (*āgama*).

1.8 Irrtum ist täuschendes Wissen, das nicht mit Tatsachen übereinstimmt.

1.9 Vorstellung (*vikalpa*) ist etwas, das aus Wort-Wissen folgt, [aber] keinen realen Gegenstand hat.

1.10 Tiefschlaf ist der Denkvorgang, der auf dem Gedanken der Nichtexistenz beruht.

1.11 Erinnerung ist das Nicht-Verlieren eines Erfahrungsgegenstandes.

1.12 Durch Übung und Gelassenheit wird das Beruhigen jener [*vṛttis*] erreicht.

1.13 Darin, in diesen zweien [Übung und Gelassenheit] bleibend, wird mit Eifer geübt.

1.14 Sofern er [der *yogi*] für lange Zeit, ununterbrochen, mit Sorgfalt, eifrig übt, wird [er] fest gegründet.

1.15 Absichtliches Nicht-Begehren nach gesehenen oder gehörten Gegenständen ist als Gelassenheit (*vairāgya*) bekannt.

1.16 Über jene [Gelassenheit] hinausgehend [entsteht] aus der Erkenntnis von *puruṣa* Wunschlosigkeit gegenüber den *guṇas*.

1.17 *saṁprajñāta* [*samādhi*] [ist ein Zustand von Unbegrenztheit] zusammen mit [vier] aufeinander folgenden [feiner werdenden] Ebenen [des Denkens:] Sprachverstehen (*vitarka*), feines Denken (*vicāra*), Glückseligkeit (*ānanda*), begrenztes „ich"-Bewusstsein (*asmitā*).

1.18 Wird der Gedanke des Stoppens vorher geübt, bleibt noch ein Rest von *saṁskāras* – das ist der andere [*samādhi*].

1.19 [*asaṁprajñāta samādhi*] entsteht bei Geburt in den Körperlosen (*videhas*) und in den Naturwesen (*prakṛtilayas*).

1.20 Für andere gehen [dem *asaṁprajñāta samādhi*] Vertrauen, Stärke, Erinnerung, [*saṁprajñāta*] *samādhi* und intuitives Wissen (*prajñā*) voraus.

1.21 [Für diejenigen] mit intensivem Streben nach [*samādhi*] ist [er] nahe.

1.22 Aufgrund eines milden, mittleren oder intensiven [Strebens] gibt es auch einen Unterschied [in Bezug auf die Nähe zum *asaṁprajñāta samādhi*].

1.23 Oder durch Aufmerksamkeit auf *Īśvara* [wird *samādhi* erreicht].

1.24 Unberührt von Illusionen, Aktivitäten, Ergebnissen und *karma*-Speichern [aber] verschieden von *puruṣa* ist *Īśvara.*

1.25 In ihm [*Īśvara*] [ist] der Same höchster Allwissenheit.

1.26 Er [*Īśvara*] ist sogar Lehrer der früheren [Lehrer], unabhängig von der Zeit.

1.27 Seine [*Īśvaras*] Klangcharakteristik ist *praṇava.*

1.28 Die Wiederholung jenes [Samens] verwirklicht jene [höchste Allwissenheit] als Ziel.

1.29 Davon [aus dieser Übung entsteht] die Meisterschaft über das innere Bewusstsein und auch das Verschwinden von Hindernissen.

1.30 Krankheit, Sturheit, Zweifel, Nachlässigkeit, Faulheit, Hemmungslosigkeit, Verwirrung, Erfolglosigkeit im Erreichen mentaler Entwicklungsstufen und Unbeständigkeit in einer erreichten Stufe sind die mentalen Ablenkungen in der Gehirnsoftware; das sind die Hindernisse.

1.31 Schmerzen, Verstimmung, Körper-Zittern, unregelmäßiges [seufzendes, schnaufendes, keuchendes] Aus- und Einatmen sind die Begleiterscheinungen einer mentalen Ablenkung.

1.32 Die Übung ist auf [jeweils] ein Prinzip anzuwenden, um jene [mentalen Ablenkungen] zu verhindern.

1.33 Die Gefühle Freundlichkeit, Mitgefühl, Glücklichsein und Gleichgültigkeit entsprechend angewendet auf Glückliche, Leidende, Tugendhafte und Bösartige beruhigen die Software in Gehirn [und Herz].

1.34 Auch [Beruhigen] durch Ausstoßen oder Zurückhalten des Atems.

1.35 Auch einen Gegenstand der Aufmerksamkeit zu erforschen [und] fortgesetzt [dabei zu] bleiben, bewirkt eine Faszination und beruhigt die Eingabe-Ausgabe-Komponente (*manas*) der Gehirnsoftware.

1.36 Auch wird das Leiden durch strahlendes inneres Licht beendet.

1.37 Auch [durch Aufmerksamkeit auf] einen Gehirnsoftware-Nutzer, der frei von Begehren nach Sinnesgegenständen ist.

1.38 Auch [Beruhigen durch] das Vergegenwärtigen des Wissens vom Träumen und Tiefschlaf.

1.39 Auch durch *dhyāna* mit einem geeigneten, hochgeschätzten Gegenstand.

1.40 Vom Allerkleinsten bis zum Allergrößten [Gegenstand] [erstreckt sich] dessen [*dhyānas*] Meisterschaft.

1.41 Aufmerksamkeit (*samāpatti*) [bedeutet]: So wie ein klarer Kristall die Farbe [seiner Umgebung] annimmt, so nimmt [eine Gehirnsoftware] mit beruhigtem Denken, die auf dem Wahrnehmenden, dem Wahrnehmungsvorgang oder dem Wahrgenommenen ruht, deren Eigenschaften an.

1.42 Dort [im *samāpatti*] mit [mentaler] Sprache, Kenntnis ihrer Bedeutung und Vorstellung [*vikalpa*] vermischt, [ist] *savitarka* [grobes] *samāpatti*.

1.43 Von der Erinnerung gereinigt, in der eigenen Form, als ob leer, erscheint das vollständige Ziel. Das definiert *nirvitarka* [*samāpatti*].

1.44 Ebenso sind auch *savicāra* [*samāpatti*] und *nirvicāra* [*samāpatti*] definiert, [wenn sie auf] subtiles Wahrgenommenes angewendet werden.

1.45 Das Maß der Feinheit endet in der nicht wahrnehmbaren *prakṛti*.

1.46 Jene [vier] [heißen] wirklich *samādhi* mit Samen.

1.47 Geschick [in] *nirvicāra* lässt das höchste SELBST (*ātman*) klar erscheinen.

1.48 Das intuitive Wissen darin [in *nirvicāra samādhi*] trägt Wahrheit.

1.49 Intuitives Wissen (*prajñā*) ist anders als [allgemeingültige] Autorität oder Schlussfolgerung, [da *prajñā* sich auf] bestimmte Tatsachen bezieht.

1.50 Der Eindruck, der durch jene [die *nirvicāra* Übung] entstanden ist, stoppt andere Eindrücke.

1.51 Mit dem Beenden auch dieser [aus *nirvicāra* entstandenen Eindrücke] sind alle [*saṁskāras*] beruhigt – das definiert *nirbīja* [samenlosen] *samādhi.*

Kapitel 2 – Beseitigung der Unwissenheit

2.1 Das Streben nach Befreiung, das Selbst-Studium der Veden und die Aufmerksamkeit auf *Īśvara* sind definiert als *yoga* des Handelns.

2.2 *Samādhi* [zu] erreichen und das Vermindern der Illusionen (*kleśas*), [sind] die Ziele [des *yogas* des Handelns].

2.3 Unwissenheit, [begrenztes] „ich"-Bewusstsein, Verlangen, Hass und der Überlebenstrieb sind die Illusionen.

2.4 Unwissenheit ist der fruchtbare Boden für die anderen [vier *kleśas*]; [alle fünf sind jeweils] schlafend, schwach, unterbrochen oder aktiv.

2.5 Unwissenheit ist, das Unbeständige als ewig, das Unreine als rein, das Unglück als Glück, das Nicht-SELBST als das SELBST anzusehen.

2.6 [Begrenztes] „ich"-Bewusstsein [bedeutet], die Kraft des Beobachters [des unveränderlichen SELBSTs] und die Kraft des Beobachtungsvorgangs [die intellektuelle Aktivität zu verbinden], als wären sie ein einziges Selbst [eine Identität].

2.7 Das Angenehme führt zu Verlangen.

2.8 Leiden führt zu Hass.

2.9 Der Überlebenstrieb ist angeboren, sogar beim Weisen.

2.10 Jene geschwächten [Illusionen] müssen an ihrer Ursache gelöscht werden.

2.11 *Dhyāna* entfernt die Denkvorgänge jener [Illusionen].

2.12 Die Ursache [für alle Objekte] des *karma*-Speichers ist Illusion und [sie] wird im gesehenen [gegenwärtigen] oder einem ungesehenen [zukünftigem] Leben ausgelebt.

2.13 Aufgrund vorhandener Wurzel [*kleśa*] reift jener [*karma*-Speicher als] Geburten, Leben und Erfahrungen.

2.14 Freude und Leid als Ergebnisse jener [Geburten, Leben und Erfahrungen] sind durch Verdienst und Schuld verursacht.

2.15 Veränderung, Angst, *saṃskāras*, Leiden, die von Aktivitätsmustern aus dem Streit der [drei] *guṇas* herrühren, sind für den Unterscheidungsfähigen (*vivekin*) nichts als Leiden.

2.16 Zukünftiges Leiden [ist zu] vermeiden.

2.17 Die Verbindung des Wahrnehmenden mit dem Wahrgenommenen ist die Ursache [des Leidens und ist] zu vermeiden.

2.18 [Mit dem] Streben [der drei *guṇas*] nach Klarheit, Bewegung und Festigkeit besteht das Wahrgenommene aus den Elementen (*mahābhūtas*) und den Sinnen zum Zweck der Erfahrung und Befreiung.

2.19 Die Zustände der *guṇas* [sind] speziell, allgemein, strukturiert (*liṇga*), messbar (*mātra*) und unstrukturiert (*pradhāna*).

2.20 Obwohl die Wahrnehmungskraft des Wahrnehmenden [*draṣṭṛ* = *puruṣa*] rein ist, bemerkt er Gedanken.

2.21 Der Zweck jenes [Bemerkens der Gedanken] ist tatsächlich das wahrnehmbare SELBST.

2.22 Für den [*yogi*], der den Zweck erreicht hat, ist er [der Zweck] beendet, jedoch nicht für die anderen [die Ungeschickten] aufgrund ihrer Gemeinsamkeit [mit dem Kollektivbewusstsein].

2.23 Aufgrund ihrer Verbindung werden Eigentum [Denkvorgänge] und Eigentümer [SELBST] [nur] in der Form des Eigentums wahrgenommen.

2.24 Die Ursache jener [Verbindung] ist Unwissenheit.

2.25 Durch das Verschwinden jener [Unwissenheit] verschwindet die Verbindung. Das endet in der Einheit des Bewusstseins (*kaivalya*).

2.26 Die Methode zur Befreiung ist die ununterbrochene, richtig unterscheidende Erkenntnis (*viveka khyāti*).

2.27 Deren [der richtig unterscheidenden Erkenntnis] sieben Bereiche führen zur höchsten Ebene intuitiven Wissens.

2.28 Durch die Übung der *yoga*-Bereiche erstrahlt mit der Verminderung der Unreinheit das Wissen, bis die richtig unterscheidende Erkenntnis [im jeweiligen Bereich erreicht ist].

2.29 Die acht Bereiche des *yoga* sind: Selbstkontrolle (*yama*), Lebensregeln (*niyama*), Körperstellungen (*āsana*), Atemübungen (*prāṇāyāma*), Zurückziehen der Sinne von Gegenständen (*pratyāhāra*), Fokussieren der Gehirnsoftware (*dhāraṇā*), Meditation (*dhyāna*) und absolute Stille (*samādhi).*

2.30 Gewaltlosigkeit, Wahrhaftigkeit, Nicht-Stehlen, sexuelle und sinnliche Enthaltsamkeit, Nicht-Habgierig-Sein [definieren die] Selbstkontrolle.

2.31 Die große Verhaltensregel [mit Bezug auf 2.30] bedeutet, dass sie [die Selbstkontrolle] auf der ganzen Erde gültig und nicht begrenzt ist durch Geburt, Ort, Zeitpunkt und Übereinkünfte.

2.32 Die Lebensregeln sind: Aufmerksamkeit auf körperliche Reinheit, Zufriedenheit, Streben nach Befreiung, Selbst-Studium der Veden und Hinwendung zu *Īśvara.*

2.33 Fragwürdige [Gedanken] beseitigt man durch Nachdenken über ihr Gegenteil.

2.34 Fragwürdige [Gedanken] von Gewalttätigkeit usw. – ob verübt, angestiftet oder gebilligt – entstanden aus Gier, Zorn oder Geistesverwirrung, in geringem, mittlerem oder intensivem Ausmaß, [haben] als Ergebnis unendliches Leiden und Unwissenheit. Denke daher an ihr Gegenteil.

2.35 In der Nähe eines in vollständiger Gewaltlosigkeit Gefestigten verschwindet [alle] Feindschaft.

2.36 In Wahrhaftigkeit gefestigt, führen Handlungen zu Ergebnissen.

2.37 Im Nicht-Stehlen gefestigt, fließt ihm aller Reichtum zu.

2.38 In sexueller und sinnlicher Enthaltsamkeit gefestigt, gewinnt er Vitalität.

2.39 Standhaftigkeit in Nicht-Habgier führt zur Erkenntnis über die Umstände der Geburt.

2.40 Durch körperliche Reinigung [entsteht] Gleichgültigkeit gegenüber den eigenen Körpergliedern [der körperlichen Unvollkommenheit] und gegenüber dem Berühren anderer.

2.41 [Daraus entstehen] die Befähigung zur Klarheit, Reinheit, Zufriedenheit, Zielgerichtetheit, Beherrschen der Sinne und SELBST-Erkennen.

2.42 Zufriedenheit bringt höchste Freude.

2.43 Vom Streben nach Befreiung (*tapas*) verschwindet die Unreinheit [und] davon [entsteht] die Perfektion von Körper und Sinnesorganen.

2.44 Durch das Selbst-Studium der Veden [entsteht] eine Verbindung mit dem persönlich verehrten *devatā* (Personifizierung der Naturgesetze).

2.45 Durch Aufmerksamkeit auf *Īśvara* [entsteht] Perfektion in *samādhi.*

2.46 *Āsana* ist eine feste und angenehme Körperstellung.

2.47 [Diese Körperstellung] entsteht durch Lockerung der Anstrengung und durch Aufmerksamkeit (*samāpatti*) auf die Unendlichkeit (*anantya*).

2.48 Dadurch [durch *āsana*] verletzen Gegensätze nicht.

2.49 In jener [in einer *āsana*-Stellung] bleibend, ist *prāṇāyāma* das Unterbrechen der Bewegung des Ausatmens und Einatmens.

2.50 Das Stoppen der von außen [kommenden Luft nach voller Einatmung], das Stoppen der von innen [kommenden Luft nach voller Ausatmung], und [zwischendurch] angehaltener Atem werden nach Ort, Zeit und Anzahl als lang und fein gemessen.

2.51 Bezogen auf die äußere und innere Phase gibt es ein Viertes [*prāṇāyāma*].

2.52 Davon [vom *prāṇāyāma*] verschwindet die Abschirmung des Lichts.

2.53 Und [aus dem *prāṇāyāma* folgt] die Fähigkeit, die Eingabe-Ausgabe-Komponente der Gehirnsoftware (*manas*) auszurichten (*dhāraṇā*).

2.54 Im Zurückziehen von den eigenen Gegenständen der Wahrnehmung nimmt die Gehirnsoftware (*citta*) ihren eigenen [Ruhe-] Zustand an und die Sinne und Handlungsorgane ahmen es nach. Das ist *pratyāhāra.*

2.55 Dadurch [durch *pratyāhāra*] wird vollkommene Meisterschaft über die Sinne [erreicht].

Kapitel 3 – Außergewöhnliche Fähigkeiten

3.1 Das Binden der [gesamten] Gehirnsoftware an einen Platz ist *dhāraṇā.*

3.2 Dort [gebunden an den Platz], sind die Ausdehnungen eines gleichen Gedankens definiert als *dhyāna.*

3.3 So erscheint genau jenes ganze Ziel [von 3.1 und 3.2] in eigener Form, als ob leer. Das ist *samādhi.*

3.4 Die drei [*dhāraṇā, dhyāna, samādhi*] an einem Platz sind *saṁyama.*

3.5 Durch die Meisterschaft jener [Dreiheit] erstrahlt das Licht des intuitiven Wissens (*prajñā*).

3.6 Die Anwendung von jenem [*saṁyama*] erfolgt in Stufen.

3.7 Die drei inneren Bereiche [*dhāraṇā, dhyāna, samādhi*] [sind wichtiger als] die vorherigen.

3.8 Jene [drei] Bereiche [sind] sogar noch weniger wichtig als der samenlose (*nirbīja*) [*samādhi*].

3.9 Die beruhigende Umwandlung ist diejenige, die stattfindet, wenn die ablenkenden *saṁskāras* beruhigt werden, während [gleichzeitig] *saṁskāras* des Beruhigens auftauchen. Dann ist die Gehirnsoftware für einen Moment beruhigt.

3.10 In jener [beruhigenden Umwandlung folgt] aus dem *saṁskāra* [des Beruhigens] ein ruhiges Fließen [der Gehirnsoftware].

3.11 [Dann folgt] die *samādhi*–Umwandlung, bei der die Zerstreutheit der Gehirnsoftware verschwindet und die Eins-Gerichtetheit wächst.

3.12 Dort folgt die eins-gerichtete Umwandlung, bei der in der Gehirnsoftware immer wieder ein neuer Gedanke aufsteigt, welcher dem vorher erloschenen [Gedanken] ähnelt.

3.13 Durch diese [eins-gerichtete Umwandlung] sind [auch] die Umwandlungen von Aufgaben, zeitlichen Merkmalen und Zuständen in den Elementen und Sinnes- und Handlungsorganen erklärt.

3.14 Das Material (*dharmin*) passt sich an die beendete, aktive und unbestimmbare Aufgabe (*dharma*) an.

3.15 Der Unterschied in den [drei natürlichen] Abläufen [der Evolution] ist der Grund für den Unterschied in den Umwandlungen.

3.16 Durch *saṁyama* auf die drei Umwandlungen [von Aufgabe, Zeitphase und Zustand entsteht] Wissen über Vergangenheit und Zukunft.

3.17 Aus den gegenseitigen Abbildungen von Lautfolgen, Bedeutungen und Gedanken aufeinander [entsteht] Verwirrung. Durch *saṁyama* auf die Unterschiedlichkeit jener [drei] kommt Wissen über die Lautäußerungen aller Wesen.

3.18 Durch intuitive Wahrnehmung eines Eindrucks (*saṁskāra*) [erhält jemand] Wissen über frühere Leben.

3.19 [Durch intuitive Wahrnehmung, *saṁyama*] des Gedankens eines anderen [erhält jemand] Wissen aus [dessen] Gehirnsoftware.

3.20 Aber nicht über den Bewusstseinszustand, der mit jenem Gedanken verbunden ist, weil dieser kein Thema des *saṁyamas* ist.

3.21 Durch *saṁyama* auf die [äußere] Körperform wird die Möglichkeit, von Wesen gesehen zu werden, unterdrückt. Losgelöst vom Licht des Auges [des Beobachters] wird [der Körper des *yogi*] unsichtbar.

3.22 [*Karma* wird] entweder ausgeführt oder nicht ausgeführt. Durch *saṁyama* auf jenes *karma* oder auf Omen [entsteht] Vorwissen über den Tod.

3.23 Durch *saṁyama* auf Freundlichkeit usw. [verstärken sich diese] Kräfte.

3.24 Durch *saṁyama* auf die Stärken, [zum Beispiel] eines Elefanten usw., [entstehen entsprechende körperliche] Stärken.

3.25 Durch Aufmerksamkeit [durch *saṁyama*] auf das innere Licht einer Sache [entsteht] Wissen über Feines, Verborgenes und Entferntes.

3.26 Durch *saṁyama* auf die Sonne [entsteht] Wissen über die kosmischen Regionen.

3.27 [Durch *saṁyama*] auf den Mond [entsteht] Wissen über die Anordnung der Sterne.

3.28 [Durch *saṁyama*] auf den Polarstern [entsteht] Wissen über die Bewegung jener [Anordnung der Sterne und Planeten].

3.29 [Durch *saṁyama*] auf das Nabel-Rad (*nābhicakra*) [entsteht] Wissen der Körper-Strukturen.

3.30 [Durch *saṁyama*] auf die Halsgrube hören Hunger und Durst auf.

3.31 [Durch *saṁyama*] auf den Schildkröten-Energie-Kanal [entsteht] Festigkeit [des Körpers].

3.32 [Durch *saṁyama*] auf das Licht im obersten Teil des Kopfs [entsteht] die Sicht der vollkommenen Wesen.

3.33 Oder aus der Intuition [die Erkenntnis] von allem.

3.34 [Durch *saṁyama*] auf das Herz entsteht die Wahrnehmung der Gehirnsoftware.

3.35 Erfahrung ist ein Gedanke, der nicht zwischen [*buddhi-*] *sattva* und *puruṣa* unterscheidet, obwohl sie absolut getrennt sind. Durch *saṁyama* darauf [auf *buddhi-sattva*], was zum Zweck des Höchsten da ist und auf das, was zu seinem eigenen Zweck da ist [*puruṣa*], entsteht Wissen von *puruṣa.*

3.36 [Durch *saṁyama*] darauf [auf das Wissen von *puruṣa*] wachsen Intuition, [dann] Hören, Fühlen, Sehen, Schmecken und Wissen von Ereignissen.

3.37 Jene [Intuition, usw. des *sūtras* 3.36] sind Überschattungen im [*nirvicāra*] *samādhi*, die in der angeregten [Gehirnsoftware] als Perfektionen [auftauchen].

3.38 Vom [*saṁyama* auf das] Lockern der Ursache von Bindung und Kennen des Spielplatzes [eines anderen Körpers und seiner Umgebung], kann die Gehirnsoftware andere Körper fernsteuern.

3.39 Durch das Meistern [*saṁyama*] des aufsteigenden Lebensstroms [*udāna*] [geht der *yogi*] unberührt über Wasser, Sumpf, Dornen, usw., und beim Tod nimmt [er] den nach oben gerichteten Weg.

3.40 Durch Meistern [*saṁyama*] des mittleren Atemstroms im Bauchraum [*samāna*] entsteht ein Leuchten.

3.41 Durch *saṁyama* auf die intime Verbindung von Raum (*ākāśa*) und Hören [entsteht] göttliches Hören.

3.42 Durch *saṁyama* auf die intime Verbindung zwischen Körper (*kāya*) und Raum (*ākāśa*) und Aufmerksamkeit (*samāpatti*) auf die Leichtigkeit einer Baumwollfaser, geht der Raum.

3.43 Der „große Körperlose" ist ein Denkvorgang (*vṛtti*) außerhalb des Körpers und nicht [nur] vorgestellt. Davon vermindert sich die Umhüllung des Lichts.

3.44 Durch *saṁyama* auf ihre physikalische Form, ihre wesentliche Natur, ihre feine Form, ihre Vererbung und ihre Zweckgerichtetheit werden die [fünf] Elemente beherrscht.

3.45 Davon [Beherrschen der Elemente] entstehen [acht Fähigkeiten, wie zum Beispiel] klein zu werden, usw., und die Vervollkommnung des Körpers, seiner Aufgaben und seines Schutzes.

3.46 Ein vollkommener Körper besitzt eine schöne Form, Stärke und die Härte eines Diamanten.

3.47 Durch *saṁyama* auf [den Prozess der] Wahrnehmung [der Sinne], ihre wesentliche Natur, ihr begrenztes „ich"-Bewusstsein, ihre Vererbung und ihre Zweckgerichtetheit entsteht die Beherrschung der Sinne.

3.48 Daraus [Beherrschen der Sinne] und durch Beherrschen von [*saṁyama* auf] *pradhāna* entstehen [die Fähigkeiten,] mit der Geschwindigkeit eines Gedankens [zu reisen], ohne körperliche Organe zu existieren und die Natur zu beherrschen.

3.49 Durch die vollständige Erkenntnis, dass *buddhi-sattva* und *puruṣa* verschieden sind, hat [der *yogi*] Macht über alles Existierende, und die Allwissenheit.

3.50 Wenn von der Gelassenheit sogar gegenüber jenen [Allmacht und Allwissenheit] die Saat der Unreinheiten zerstört ist, [bleibt] Einheit (*kaivalya*).

3.51 [Im Fall von] Einladungen durch die Herrscher himmlischer Reiche soll man weder mit ihnen verkehren noch Stolz zeigen [Lächeln], denn daraus folgt wiederum Unerwünschtes.

3.52 Vom *saṁyama* auf das Jetzt und dessen zwei Abfolgen von Zeitpunkten kommt Wissen, geboren aus der Unterscheidung.

3.53 Dadurch [durch Wissen aus 3.52] lassen sich zwei Dinge auseinanderhalten, die scheinbar gleich sind, weil sie nicht nach Klasse, Eigenschaft oder Ort unterschieden werden können.

3.54 Und auch so entsteht Wissen, geboren aus der Unterscheidung zwischen allem im Sternenhimmel intuitiv Wahrgenommenen und der Gesamtheit von allem zu allen Zeiten.

3.55 Wenn *buddhi-sattva* rein wie *puruṣa* ist, dann ist die absolute Einheit da (*brahman*-Bewusstsein, *kaivalya*). So ist es.

Kapitel 4 – Befreiung

4.1 *Siddhis* (außergewöhnliche Fähigkeiten) entstehen durch *samādhi* direkt, [oder] von Geburt an, [oder] durch Heilkräuter, [oder] *mantras*, [oder] durch Streben nach Befreiung.

4.2 Vom Überschuss der *prakṛti* [kommt] die Umwandlung in eine entsprechende Existenzform [Wiedergeburt].

4.3 Die Ungerichtetheit der *prakṛtis* [erhält] eine Richtung, so wie ein Bauer einen Bewässerungsdamm hat und diesen sinnvollerweise aufbricht.

4.4 Gehirnsoftware [-Objekte] werden ausschließlich vom [begrenzten] „ich"-Bewusstsein (*asmitā*) erzeugt.

4.5 Die Unterschiede im Erscheinen vieler [*cittas*] werden verursacht durch ein [erzeugendes, kontrollierendes] *citta*.

4.6 Von den [fünf Methoden, *siddhis* zu erreichen], erzeugt [nur] die Methode *dhyāna* keinen [*karma*]-Speicher.

4.7 Die Handlung eines *yogi* [Gehirnsoftware Version 7+] ist weder weiß noch schwarz. Bei anderen ist sie von dreierlei Art [weiß, schwarz, gemischt].

4.8 Daraus [aus den drei Arten von *karma*] manifestieren sich nur diejenigen Denkmuster (*vāsanās*), die zur Situation passen.

4.9 [Die Paare von] Erinnerungen (*smṛtis*) und Eindrücken (*saṁskāras*) mögen durch Geburt, Ort oder Zeit unterbrochen sein, folgen aber dennoch einer Abfolge in einem [bestimmten] Format.

4.10 Und die Anfangslosigkeit jener [*vāsanās*] [schlussfolgern wir aus dem] ewigen Wunsch zu leben.

4.11 In Abwesenheit der angesammelten Ursachen, Ergebnisse, Behälter [Gehirnsoftware] und Stützpunkte [Dinge] verschwinden jene [*vāsanās*].

4.12 Vergangenheit und Zukunft sind [subtile] Ausprägungsformen des Jetzt, die je nach Weg zu unterschiedlichen Aufgaben führen.

4.13 Jene [drei unterschiedlichen Zeitabschnitte] haben die Eigenschaften manifestiert oder subtil [zu sein].

4.14 Aus der Umwandlung in der Einheit (*ekatva*) [ergibt sich] die Realität des Manifesten (*vastu*).

4.15 Bei einer Gleichheit des Manifesten, kommt durch unterschiedliche Gehirnsoftware jeweils ein anderer Weg zustande.

4.16 Ein manifester [Gegenstand] ist auch nicht das Produkt einer einzelnen Gehirnsoftware, [denn] was könnte er bei einer Nichtbeachtung [durch diese schon] sein?

4.17 Je nach Färbung der Gehirnsoftware durch jenen [manifesten Gegenstand] wird der manifeste [Gegenstand] gewusst oder nicht gewusst.

4.18 Die Denkvorgänge (*vṛttis*) sind ihrem Herrn [*puruṣa*] aufgrund der Unveränderlichkeit des *puruṣa* immer bekannt.

4.19 Jene [Gehirnsoftware] leuchtet nicht selbst, [da] sie eine Beobachtete ist.

4.20 Und ein [gleichzeitiges] Zusammentreffen [von *puruṣa* und *citta*] bestätigt beide [als getrennte Einheiten].

4.21 Die Gehirnsoftware wird von innen durch ihre Hauptkomponente wahrgenommen und eine fortgesetzte [Wahrnehmung] durch [eine weitere] Hauptkomponente [würde zu einer] Gedächtnisverwirrung [führen].

4.22 Aufgrund des ungehinderten Gleichschritts des reinen Bewusstseins mit dem Inhalt jener [wahrgenommenen Gehirnsoftware] hält der Verstand, die Hauptkomponente der Gehirnsoftware, [dieses reine Bewusstsein] fehlerhaft für sein eigenes.

4.23 Gehirnsoftware, beeinflusst vom Beobachter [*puruṣa*] und dem Wahrgenommenen, hat alle Zwecke.

4.24 Obwohl jene [Gehirnsoftware] durch zahllose *vāsanās* verunreinigt ist, hat sie einen anderen Zweck, hervorgerufen durch ihre Beziehung [als Diener von *puruṣa*].

4.25 Für die, die den Unterschied [zwischen *buddhi* und *puruṣa*] kennen, hört das Nachdenken über die SELBST-Verwirklichung auf.

4.26 Dann neigt die Gehirnsoftware mit gründlich unterscheidender Erkenntnis zur Einheit.

4.27 In den Unterbrechungen jener [gründlichen Unterscheidung] [entstehen] zwischenzeitlich Gedanken aus *saṁskāras*.

4.28 Das Beenden dieser [Gedanken aus *saṁskāras*] [erfolgt] wie bei den Illusionen [*kleśas*] beschrieben.

4.29 Wer nicht einmal aus seiner Meditation irgendetwas erwartet, [gelangt] durch die richtig unterscheidende Erkenntnis zu einem *samādhi,* welcher „Regenwolke des *dharma*" heißt.

4.30 Daraus [folgt] das Verschwinden der Illusionen (*kleśas*) und des *karmas.*

4.31 Dann, befreit von allen Schleiern und Unreinheiten, bleibt in der Unendlichkeit von Wissen nur noch ein wenig Unwissen übrig.

4.32 Damit [mit dem Wissen des Unterschieds und mit dem Regenwolken-*samādhi*] haben die *guṇas* ihre Zwecke erreicht und der Fluss ihrer Umwandlung ist beendet.

4.33 Die Umwandlung aufeinander folgender Augenblicke wird beendet und [dann wird] ihr Fluss erkannt.

4.34 Die in ihren Ausgangszustand zurückgekehrten *guṇas* haben für den *puruṣa* keinen Zweck [mehr], und absolutes Einheitsbewusstsein ist in seiner eigenen Natur gegründet. Das ist die Macht des Bewusstseins – und so ist es.

B - Glossar

abhiniveśa, m.	Überlebenstrieb
adharma, m.	Schuld, Sünde, Ungerechtigkeit, Untugend, bösartiges Denkmuster, Laster
āgama, m.	Wissen von einer Autorität
agni, m.	Feuer, Gott des Feuers, Verdauungsfeuer, Energie
aham	ich, individuelles Selbst
ākāśa, m.n.	Raum
ākāśa-Chronik	Informationsspeicher im Raum
ānanda, m.	absolute Glückseligkeit
ananta, n.	Unbegrenztheit
anantya, n.	Unendlichkeit, Ewigkeit
antarīkṣa, n.	Welt der Sterne, Bereich zwischen Himmel und Erde
anumāna, n.	Schlussfolgerung
apāna, m.	abwärtsgehender Atemstrom
asaṁprajñāta samādhi, m.	*samādhi* ohne Denkvorgänge, ohne Anregungen, Leerlaufprozess der Gehirnsoftware, transzendentales Bewusstsein (Gehirnsoftware Version 4), absolute Stille ohne Aufmerksamkeit auf irgendetwas
āsana, n.	Körperstellung, Sitzhaltung ohne Anstrengung mit Aufmerksamkeit auf die Unendlichkeit
asmitā, f.	Ego, begrenztes „ich"-Bewusstsein; das Ego meint: „ich" tue dies, „ich" sehe, „ich" fühle, „ich" erinnere, „ich" entscheide usw.
asura, m.	Dämon, Naturgesetz mit fermionischem Verhalten
ātman, m.	SELBST (Nutzer der Gehirnsoftware), universelles SELBST
auṁ	charakteristischer Klang des besten Herrschers, feinstes Muster in der kosmischen Software
avasthā, f.	Zustand, Situation

avatāra, m.	eine Inkarnation der kosmischen Software, die sich als Körper, Nervensystem und Gehirnsoftware zeigt
āvatya, m.	Name eines vedischen Sehers
avīci, m.	Hölle; ein Bereich des Raums, in dem vorwiegend fermionische Naturgesetze herrschen
avidyā, f.	Unwissenheit (Klasse von Schadsoftware)
āyus, n.	Lebenskraft, langes Leben
bāhya-vṛtti, f.	nach außen gerichteter mentaler Vorgang
bhakti, f.	Hingabe
bhāvita, Adj.	lebendig; ein Ding wird aufrechterhalten, weil es andauernd ins Leben gerufen wird
bhoga, m.	Erfahrung, Vergnügen
bhūta, n.	Wesen; Dämon, Krankheit; eine fermionische Tendenz im Körper
bīja, n.	Samen, Samenkorn
brahmā, m.	Weltenschöpfer; die Methode der kosmischen Software, die zur Erschaffung eines Universums führt
brahmacarya, n.	Enthaltsamkeit, mit dem Streben nach Befreiung
brahman, m.	Allumfassendes, allumfassende Gesamtheit
brahman-Bewusstsein	Gehirnsoftware Version 8, das Bewusstsein unendlich ausgedehnter Einheit
buddhi, f.	Verstand, Intellekt, Hauptkomponente der Gehirnsoftware
buddhi-sattva, n.	abstrakteste und einflussreichste Ebene der Gehirnsoftware
buddhi-indriya, n.	Sinnesorgane und Wissensorgane
chandas, n.	Wahrgenommenes, Metrum
cit, f.	reines Bewusstsein, Wahrnehmender, Wissender, reine Intelligenz
cit-ātman, m.	Bewusstseinsqualität des SELBST
citi-śakti, f.	Macht des reinen Bewusstseins

citta, n.	Gehirnsoftware
darśana, n.	Sicht, Erscheinung, Vision
devanāgarī	Schrift des *saṁskṛt*
deva, m.	höchste personifizierte Ausdrucksform eines Naturgesetzes, Software-Komponente des kosmischen Computers
devatā, f.	göttliches Wesen, Wahrnehmungsprozess
Devī, f.	göttliche Mutter, sie ist *ātman* und *pradhāna*, SELBST und feinste Ebene der Natur
dhāraṇā, f.	Fokussieren der Gedanken auf einen Platz
dharma, m.	Tugend, Rechtschaffenheit, Pflicht, Gerechtigkeit, tugendhaftes Denkmuster, Aufgabe, spezielle Form des zugrunde liegenden Materials (*dharmin*)
dharmin, m.	Material als Grundlage von *dharma*
Dhruva, m.	Polarstern
dhyāna, n.	Meditation, Ausdehnen der Aufmerksamkeit auf einem Platz oder Gegenstand
doṣa, m.	Defekt, Unordnung, Fehler
dveṣa, m.	Hass
Durgā, f.	die „Unbesiegbare", eine Form von *Devī*
ekatva, n.	*brahman*-Bewusstsein, unbegrenzte Einheit
ekāgratā, f.	eins-gerichtetes Denken, ungeteilte Aufmerksamkeit, Einheitsbewusstsein
ekatāna, m. *ekatāna-ta, m.*	fortgesetzte Ausrichtung der Aufmerksamkeit auf einen Platz ; den Fluss gleicher Gedanken in die Länge ziehen; beim *dhyāna* bedeutet *ekatānata* ein Halten der Aufmerksamkeit auf einen Ort oder einen Gegenstand, ohne ablenkende Gedanken zuzulassen – aber ohne Anstrengung – ta = -heit

ekendriya, Adj.	dritte Stufe der Gelassenheit: das Begehren, nicht mehr mit den Sinnen zu erfahren, sondern nur in der Gehirnsoftware
FPGA Chip	Field Programmable Gate Array Chip
gagana, n.	Himmel: der Bereich des Weltraums zwischen 10^{-19} m bis 10^{-35} m
gandha, m.	Geruch
Gaṇeśa, m.	*deva* mit dem Elefantenkopf, Beseitiger der Hindernisse, Herrscher über die Naturgesetze und Himmelskörper, eine der Hauptmethoden der Software des kosmischen Computers
go, f.	Kuh
graha, m.	bewegliche Himmelskörper
guṇa, m.	natürliche Tendenz, die drei *guṇas* sind *sattva* , *rajas*, *tamas*
indriya, n.	Sinnes- oder Handlungsorgan
indriyas, n.	fünf Sinnes- und Handlungsorgane: Hören, Tasten, Sehen, Schmecken, Riechen und Sprechorgan, Hände, Füße, Fortpflanzungsorgane, Ausscheidungsorgane
Īśvara, m.	der beste Herrscher, Quelle des höchsten und besten Wissens, die eine kosmische Intelligenz, *īś* = Herrscher, *vara* = der Beste, der kosmische Computer
jambū, f.n.	Rosenapfel (-baum)
japa, m.	Wiederholen, Murmeln
jāti, f.	Geburt, bestimmte Familie, Familienmitglied
jīvan-mukti, m.	im Leben Befreiter
jñāna, n.	umfassendes Wissen, alle Ebenen des Wissens
jyotiṣa, n.	vedische Astrologie
kaivalya, n.	Einheit, absolute Freiheit, endgültige Befreiung
karman, n.	Aktivität, Ergebnis der Handlung, Schicksal
karmāśaya, m.	*karma*-Speicher

karmendriyas, n.	die fünf Handlungsorgane: Sprechorgan, Hände, Füße, Fortpflanzungsorgane und Ausscheidungsorgane
kāya, m.	Körper
khyāti, f.	Erkenntnis, Sicht
kleśa, m.	Illusion; die fünf kleśas sind Unwissenheit, Ego, Verlangen, Hass und Überlebenstrieb
kriyā yoga, m.	Streben nach Befreiung, Selbst-Studium der Veden, Aufmerksamkeit auf *Īśvara*
kumāra, m.	Junge, Sohn, Prinz, Kind
līlā, f.	kosmisches Spiel, Spiel, Sport
liṅga, n.	Zeichen, Charakteristik, Struktur
liṅga mātra = mahat	mathematische Regeln der Naturgesetze, kosmischer Verstand
mahābhūta, n.	die fünf groben Elemente Raum, Luft, Feuer/Licht, Wasser, Erde; sie entsprechen den Aggregatzuständen raumartig, gasförmig, plasmaförmig, flüssig, fest
mahat, n.	das große Prinzip
manas, n.	Eingabe-Ausgabe-Komponente der Gehirnsoftware, Wahrnehmungs-Handlungs-Verarbeitung, steuert Sinnes- und Handlungsorgane
mandākinī, f.	Fluss Ganges, Fluss im Himmel, himmlischer Ganges
mātrā, f.	Maß, Größe, Maßeinheit, Zeiteinheit
nāman, n.	Name, persönlicher Name
nidrā, f.	Tiefschlaf
nirbīja, Adj.	samenlos; *samādhi* ohne Anregung
nirodha, m.	Beruhigen, Stoppen, Hindern, Unterdrücken
nirvicāra, Adj.	nichts widerzuspiegeln, nichts zu reflektieren, nichts zu überlegen
nirvicāra samādhi, m.	intuitives Wissen, Zustand reines Wissens, jenseits des Subtilen
nirvitarka, Adj.	ohne Überlegung, ohne (grobe) Gedanken

nirvitarka samādhi	ohne Sprachverstehen
niyama, m.	Lebensregel, Gebot, Richtlinie, Vorschrift
nyāya, m.	Philosophie nach Gautama, Wissenschaft der Logik, Mittel richtiger Wissensgewinnung
Pāṇḍava, m.	Sohn von *Pandu*; es gab fünf *Pāṇḍavas*
pāda, m.	Kapitel, Stufe
pāpa, n.	Laster, Sünde, Übel, Missetat, Verbrechen, Unheil, Verderben
paramātman, m.	das höchste SELBST
parameṣṭhin, mfn.	Haupt-, höchster
parameśvara, m.	das höchste Wesen, der höchste Herr, der kosmische Computer
pariṇāma, m.	Transformation, Umwandlung, Evolution, Folge
Patañjali	Autor der *yoga sūtras*
pradhāna	*guṇas* im Grundzustand, im Bereich von *savicāra*, feinster Zustand der Natur
Prajāpati, m.	Erzeuger und Herrscher der lokalen Galaxienhaufen-Kette; eine der Software-Methoden des kosmischen Computers
prajñā, f.	intuitives Wissen, Weisheit, SELBST-bezogenes intuitives Wissen
prakṛti, f.	Natur; erzeugt das Universum; beruht auf drei natürlichen Tendenzen *sattva, rajas, tamas*; besteht aus acht Komponenten; ist formenlos, grenzenlos und zeitlos. Beschrieben im *sāṁkya* des *Kapila*.
prakṛtilayas, m.	Naturwesen, in der Natur absorbiert
pramāṇa, n.	angelerntes Wissen, Bücher- und Erfahrungswissen, Wissen von Autoritäten
prāṇa. m.	Lebensenergie, nach oben gehender Atemstrom, Ausatmen, Atem allgemein
praṇava, m.f.	uralt und mächtig, Klangcharakteristik, Beispiel *auṁ*

prāṇāyāma, m.	Atemübungen, Unterbrechen des Einatmens und Ausatmens
prārabdha, Adj.	begonnen, unternommen
prārabdha karma	Eindrücke früherer Taten, die wieder aktiviert wurden
pratibhā, f.	perfekte Intuition, Kreativität, leuchtend
pratisaṁvedin, Adj.	der stille Beobachter des Verstands (*buddhi*)
pratyāhāra, m.	Zurückziehen der Sinne von Gegenständen, Beherrschen der Sinne
pratyakṣa, n.	direkte Wahrnehmung, Beobachtung
pratyaya, m.	Gedanke
puṇya, n.	Tugend, gutes Werk, Verdienst
pūraka, m.	Einatmen, Füllen der Lungen
purāṇa, n.	uralt, vedische Schriften mit lehrreichen Erzählungen und Sagen
puruṣa, m.	stilles SELBST, Nutzer und Beobachter der Gehirnsoftware, ewige Stille des reinen Bewusstseins, unbeteiligter Beobachter
rāga, m.	Leidenschaft, Verlangen, Röte, Melodie
rajas, n.	einer der drei *guṇas*, die Tendenz hin zu Bewegung und Aktivität
rasa, m.	Geschmack
recaka, m.	Ausatmen, Entleeren der Lungen
ṛṣi, m.	Seher, Wahrnehmender
rūpa, n.	Form, Erscheinung
śabda, m.	Sprache, Stimme
sādhana, n.	die sechs Erfolgsstufen der *yoga*-Praxis: Vertrauen, Stärke, Erinnerung, *saṁprajñāta samādhi*, intuitives Wissen (*prajñā*) und *asaṁprajñāta samādhi*
śakti, f.	Macht, Energie, Fähigkeit, Stärke
śakti vāda	die Macht der Worte

samādhi, m.	Grundzustand absoluter Stille – gleichzeitig mit Gedanken möglich, Zustand totaler Ausgeglichenheit, ein Zustand „als ob leer“ – ohne Gedanken, Leerlaufprozess der Gehirnsoftware
samāna, m.	ausgleichend, homogen, Bewegung der Verdauungsvorgänge, einer der 5 *prāṇas*
samāpatti, f.	Aufmerksamkeit, Zusammenkommen
saṁhitā, f.	Vereinigung, Verbindung; Gesamtheit von *ṛṣi* (Wahrnehmender), *devatā* (Wahrnehmungsprozess) und *chandas* (Wahrgenommenes)
Śaṅkara	indischer Meister und Philosoph, Begründer des *Advaita*; um 800 n.Chr.
saṁskāra, m.	abgespeicherter mentaler Eindruck, beeinflusst Abläufe im Denken und Handeln, hat Entsprechung im Nervensystem
saṁskṛta, n.	die Sprache *saṁskṛt*
samyagdarśana, n.	richtige Wahrnehmung, Einsicht
samyagdarśin, m.	derjenige, der richtig sieht
saṁyama, m.	*dhāraṇā, dhyāna, samādhi* auf einen Platz oder Gegenstand angewendet
saṁyoga, m.	eine Verbindung des Wahrnehmenden mit dem Wahrgenommenen
sandhi, m.	Lautanpassung der endenden und beginnenden Buchstaben zwischen Wörtern oder Silben
śarīra, n.	Körper einer Person
sarva, Adj.	jeder, jede, jedes, alle
sat, Adj.	ewig, wahr, unveränderlich
sattva, n.	einer der drei *guṇas:* die Tendenz zur Klarheit und Erkenntnis
satya, n.	Wahrheit, Aufrichtigkeit
savicāra, Adj.	mit subtilen Gedanken, subtiles Wahrgenommenes
savicāra samādhi, m.	Zustand der Stille, begleitet von subtilen Gedanken

savitarka, Adj.	mit logischem Denken oder Argumentation, mit Sprachverstehen
savitarka samādhi, m.	Zustand der Stille, begleitet von logischem Denken, innerem Sprechen
siddhi, f.	außergewöhnliche Fähigkeit, Erfolg
siddha, m.	Experte, Meister außergewöhnlicher Fähigkeiten
smṛti, f.	Erinnerung, Gedächtnis
soma, m.	Soma Pflanze, Mond, Nektar; Software-Methode des kosmischen Computers, welche als virtuelle Fluktuationen der Raum-Zeit erscheint
sparśa, m.	Tastsinn
sukha, n.	Freude, Entzücken, Vergnügen
sūkta, n.	vedische Hymne
śūnya, Adj.	leer, abwesend, Null, hohl, transparent, unfassbar
suṣupta, n.	Tiefschlaf
sūtra, n.	Faden, Formel, Lehrsatz, Anweisung, Regel
svapna, m.	Traumzustand
śvāsa, m.	schweres Atmen, Seufzen, Zischen, Fauchen
tamas, n.	einer der drei *guṇas:* die Tendenz zu Festigkeit und Beharren
tāna, m.	ausgedehnter, angehaltener Ton; monotoner Ton beim Rezitieren; Ausdehnung
tanmātra, n.	subtiles Element, zum Beispiel elektromagnetisches Feld; *tanmātras* entsprechen den fünf mit den Sinnesorganen nicht wahrnehmbaren physikalischen Feldern (Klang, Berührung, Form, Geschmack, Geruch)
tapa, m.	Hitze, Wärme
tapas, n.	Streben nach Befreiung
tāraka, n.	Stern, Meteorit

udāna, m.	einer der fünf *prāṇas*: aufwärts steigender Lebensstrom; von den Füßen beginnend zum Kopf fließend
upakrama, m.	Herangehensweise an die *yoga*-Übungen; gibt es in drei Arten: faul, mittel, intensiv
upaśama, m.	Ruhen der Gehirnsoftware, Stille, Beenden
upāya, m.	Heilmittel, Abhilfe, Heilmethode
ūrdhvareta, Adj.	Enthaltsamkeit, Keuschheit, den Samen zurückhalten
vāda, m.	Klang, Worte, Sprache, Aussage
vairāgya, n.	Gelassenheit
varga, m.	Kategorie, Klasse, Abteilung, Gruppe
vāsanā, f,	Denkmuster; reift in Form von Tugend oder Laster
vaśīkāra, Adj.	Meisterschaft der Gelassenheit
vāyu, m.	Wind, Luft, Bewegung, Impuls, Gott des Windes
vibhūti, f.	außergewöhnliche Fähigkeit
vicāra, m.	feines Denken jenseits der Sprache; in abstrakten Formen, Farben und Klängen
videha, Adj.	körperlos
vidyā, f.	Wissen, Wissenschaft, Philosophie
vikalpa, m.	Vorstellung (Denkvorgang), basierend auf Worten
viparyaya, m.	Irrtum, Fehler
virāma, m.	Beenden, Ende, Stoppen
virāma-pratyaya	Gedanke des Stoppens
viṣaya, m.	Speicher, Feld, Inhalt, Bereich
viveka, m.	richtige Unterscheidung
viveka khyāti	richtig unterscheidende Erkenntnis
vivekin, Adj.	richtig unterscheidungsfähig, weise
vṛtti, f.	Denkvorgang; die fünf Denkvorgänge sind *pramāṇa* (richtiges Wissen), *viparyaya* (Irrtum), *vikalpa* (Vorstellung), *nidrā* (Tiefschlaf), *smṛti* (Erinnerung)

Vyāsa, m.	vedischer Meister; Kommentator der *yoga sūtras*; lebte um 3000 v.Chr.
vyatikrānta, n.	eine Stufe der Gelassenheit: Gedanke, das Nicht-Begehren in einigen Dingen erreicht zu haben und in andere nicht
yajña, m.	Zeremonie, Opfer, Ritual
yama, m.	moralische Regel, Selbstkontrolle
yoga, m.	Perfektion der Gehirnsoftware, Vereinigung, Verbindung
yoga-Zustand	Beruhigung leidverursachender Denkvorgänge

C - Simulation der Schadsoftware im Gehirn

Der folgende Code in der Sprache MATLAB simuliert die Illusions-Klassen, ihre Vererbung, die Generierung von *saṁskāras*, die Objekte (Instanzen) der Klassen, Aktivierung der Objekte, Erfassen der Daten für die *saṁskāras* und schließlich, die Zerstörung der Klasse „Unwissenheit".

```
%--------------------------------------------------------------------
%filename: unwissenheit.m

classdef unwissenheit
  %% die grundlegendste klesa Klasse
  properties
    zustand;
    intensitaet;
    ort;
    zeitpunkt;
    umstand;
    lebewesen;
  end
  methods
    % constructor
    function obj = unwissenheit (z,inten,ort,zeit,u,leb)
      obj.zustand = z;
      obj.intensitaet = inten;
      obj.ort = ort;
      obj.zeitpunkt = zeit;
      obj.umstand = u;
      obj.lebewesen = leb;
    end
    function richtigesWissen (obj)
      % richtiger Gedanke
      fprintf('Gedanke an richtiges Wissen der Klasse %s \n',class(obj));
    end
    function irrtum (obj)
      % irrender Gedanke
      fprintf('Gedanke an einen Irrtum der Klasse %s \n',class(obj));
    end
    function vorstellung (obj)
      % vorstellender Gedanke
      fprintf('Gedanke an eine Vorstellung der Klasse %s \n',class(obj));
    end
    function tiefschlaf (obj)
      % Tiefschlafgedanke an die Nicht-Existenz
      fprintf('Gedanke an Schlaf der Klasse %s \n',class(obj));
    end
    function erinnerung (obj)
```

```
      % erinnernder Gedanke
      fprintf('Gedanke an eine Erinnerung der Klasse %s \n',class(obj));
    end
  end
end

%-------------------------------------------------------------------------
%filename: ego.m

classdef ego < unwissenheit
  %% eine klesa Klasse, die von der Klasse unwissenheit erbt
  methods
    % constructor
    function obj = ego (z,inten,ort,zeit,u,leb)
      obj@unwissenheit (z,inten,ort,zeit,u,leb)
    end
  end
end

%-------------------------------------------------------------------------
%filename: verlangen.m

classdef verlangen < unwissenheit
  %% eine klesa Klasse, die von der Klasse unwissenheit erbt
  methods
    % constructor
    function obj = verlangen (z,inten,ort,zeit,u,leb)
      obj@unwissenheit (z,inten,ort,zeit,u,leb)
    end
  end
end

%-------------------------------------------------------------------------
%filename: hass.m

classdef hass < unwissenheit
  %% eine klesa Klasse, die von der Klasse unwissenheit erbt
  methods
    % constructor
    function obj = hass (z,inten,ort,zeit,u,leb)
      obj@unwissenheit (z,inten,ort,zeit,u,leb)
    end
  end
end

%-------------------------------------------------------------------------
%filename: selbsterhaltungstrieb.m

classdef selbsterhaltungstrieb < unwissenheit
  %% eine klesa Klasse, die von der Klasse unwissenheit erbt
  methods
    % constructor
    function obj = selbsterhaltungstrieb (z,inten,ort,zeit,u,leb)
      obj@unwissenheit (z,inten,ort,zeit,u,leb)
    end
  end
```

```
end

%--------------------------------------------------------------------------
%filename: samskaraEntstehung.m

%% Erzeugen von Samskara Objekten
% Funktioniert nur bei vorhandener Klasse unwissenheit (YS 2.12)
% Hier wird als Beispiel ein samskara-Objekt der Klasse verlangen erzeugt.
% Es koennen bei Lebewesen Millionen von samskaras existieren.
try
  EiscremeEssen = verlangen ('aktiv',...
                             0.85,...
                             'zuhause bei Mutter',...
                             '4 Jahre 3 Monate alt',...
                             'Erste Eiscreme hat sehr gut geschmeckt',...
                             'Mensch')
  % kann fuer beliebig viele samskara Objekte fortgesetzt werden
  % passiert andauernd im Leben, solange die klesa Klassen existieren
catch
  % Abfangen der Fehlermeldung bei nicht vorhandener Klasse unwissenheit
  % Nichts zu tun, da die Klasse unwissenheit nicht existiert.
  % Keine samskara Objekte werden erzeugt.
end
%% Erzeugt diesen output:

% Vor der Anwendung von unwissenheitLoeschen:
% EiscremeEssen =
%   verlangen with properties:
%
%         zustand: 'aktiv'
%     intensitaet: 0.850000000000000
%             ort: 'zuhause bei Mutter'
%       zeitpunkt: '4 Jahre 3 Monate alt'
%         umstand: 'Erste Eiscreme hat sehr gut geschmeckt'
%       lebewesen: 'Mensch'

% Nach der Anwendung von unwissenheitLoeschen:
% >> kein output <<

%--------------------------------------------------------------------------
%filename: samskaraAktivierenDenkmuster.m

%% Aktivieren von zwei Denkmustern
% Funktioniert nur bei vorhandener Klasse unwissenheit (YS 2.13)
try
  % die Anweisung try hilft Fehler abzufangen. Sie entspricht einer
  % Grundhaltung der Gelassenheit (vairagya).
  EiscremeEssen.irrtum
  EiscremeEssen.erinnerung
catch
  % Abfangen der Fehlermeldung bei nicht vorhandener Klasse unwissenheit
  % Nichts zu tun, da die Klasse unwissenheit nicht existiert.
end
%% erzeugt diesen output:

% Vor der Anwendung von unwissenheitLoeschen:
```

```
% Gedanke an einen Irrtum der Klasse verlangen
% Gedanke an eine Erinnerung der Klasse verlangen

% Nach der Anwendung von unwissenheitLoeschen:
% >> kein output <<

%----------------------------------------------------------------------------
%filename: samskaraErforschenFruehereLeben.m

%% Erforschen der Daten in früheren Samsakaras
% Funktioniert, solange das Samskara EiscremeEssen existiert. (YS 3.18)
% Ist unabhaengig davon, ob die klesa Klasse unwissenheit geloescht ist.
% Mit dem Loeschen der klesa Klasse bleiben die Daten erhalten, aber die
% Methoden gehen verloren.
EiscremeEssen.intensitaet
EiscremeEssen.ort
EiscremeEssen.zeitpunkt
EiscremeEssen.umstand
EiscremeEssen.lebewesen

%% erzeugt diesen output:
% samskaraErforschenFruehereLeben
% ans = 0.850000000000000
% ans = zuhause bei Mutter
% ans = 4 Jahre 3 Monate alt
% ans = Erste Eiscreme hat sehr gut geschmeckt
% ans = Mensch

%----------------------------------------------------------------------------
%filename: loescheUnwissenheit.m

%% Unwissenheit loeschen durch Loeschen der Klassendefinition
% (YS 4.11, 4.30)
try
  % die Anweisung try hilft, Fehler abzufangen. Sie entspricht einer
  % Grundhaltung der Gelassenheit (vairagya).
  delete unwissenheit.m
catch
  % Abfangen der Fehlermeldung bei nicht vorhandener Klasse unwissenheit
  % Nichts zu tun, da die Klasse unwissenheit nicht existiert.
  % unwissenheit wurde bereits geloescht.
end


%---------------------------------------------------------------------------
% Praktischer Hinweis:
% Speichern Sie jeden Abschnitt in eine separate Datei.
% Vor dem Testen des MATLAB Codes legen Sie eine Kopie der Datei
% unwissenheit.m an. Denn diese Datei wird vom Programm gelöscht.
% Sie kann dann wieder hergestellt werden.
```

www.ingramcontent.com/pod-product-compliance
Lightning Source LLC
Chambersburg PA
CBHW070520010526
44118CB00012B/1037
* 9 7 8 0 9 9 5 5 9 6 1 2 2 *